ACCESS를 이용한

보건데이터베이스

이론 및 실습

최병관 · 황규연 · 서성현 · 감비성 · 박정선
박종호 · 박태현 · 임채혁 · 강성홍 공 저

청구문화사

머 리 말

의료 수준과 함께 병원 정보 전산 환경에 많은 변화가 도래하여 병원에 처방 전달 시스템(OCS), 전자차트(EMR), 의료영상저장전송 시스템(PACS)가 도입이 되고 병원 행정은 전사적 관리 시스템(ERP) 등이 도입되면서 자료의 생성, 관리 등이 디지털화 하게 되었다. 뿐만 아니라, 인공지능이 세상을 바꾸는 4차 혁명 시대를 맞이하여 건강과 관련된 정보화 체계가 눈부신 속도로 발전하고 있다. 기존 의학은 인체 유전체 정보를 활용하는 맞춤형 의학, 정밀의학으로 발전하고 있고, 사물 인터넷과 스마트폰을 활용한 정보 수집 체계가 방대한 데이터들을 빠른 속도로 축적을 하고 있다.

이제 중요한 것은 어떻게 하면 이러한 데이터를 가공해서 의미 있는 정보를 만들어내서 생산적인 일에 활용할 수 있을까 하는 점이다. 자료를 잘 가공만 하면 임상정보나 유전체 정보를 뒤져서 새로운 병도 찾아낼 수 있고 환자 동선을 잘 분석해서 환자나 의료진의 동선 이나 대기시간을 줄여 줄 수 있다. 또는, 원가를 분석하거나 비용을 절감하는 방법을 찾아내고 수익이 높은 진료 모델을 발굴하여 병원 경영에 도움을 줄 수도 있을 것이다.

이 책은 기존의 교재를 수정 보완한 교재이다. 수정보완의 주요 의도는 보건의료 종사자들이 표준화된 질의(SQL)를 사용하는 데이터 베이스에 대한 기초 지식을 제공하여 기본적인 전산업무를 이해하고 자료를 관리하는 능력을 갖춤으로써 새로운 정보화 흐름을 앞서나갈 수 있도록 하기 위해서이다. 특히 부산대 의료정보센터가 주가 되어서 새로운 집필진을 구성하여 집필하였다.

이 책에서 다루는 MS ACCESS는 데이터 활용측면에서 좋은 도구일 뿐 아니라 몇 가지 중요한 가능성을 사용자들에게 제공해준다. 첫째 ACCESS는 관계형 데이터 베이스로서 표준화된 쿼리를 사용하여 작동할 수 있다. 표준화된 쿼리는 다른 데이터 베이스 제품도 사용할 수 있는 탄탄한 기초를 제공 해줄 것이다. 또한 ACCESS는 Visual Basic의 프로그래밍 언어의 기본 기능을 사용 할 수 있는데, 이 책에서 배운 기초를 확상해서 프로그래밍이라는 새로운 영역을 도전할 수 있다. 마지막으로 ACCESS는 폼이라는 윈도우 형식에 텍스트 박스나 버튼 등의 컨트롤을 이용하여 화면을 구성하고 함수를 적용하는 부분은 병원에서 쓰고 있는 전자 차트 시스템의 구축 단계와 유사하기 때문에 병원 정보 시스템을 이해하고 활용하는데 많은 도움을 준다.

제 1부는 데이터베이스의 개념과 데이터 및 데이터베이스 관리시스템에 관하여 기술하여 총체적인 이해를 돕게 하였으며, 제2부에서는 데이터베이스 툴 중의 하나인 MS ACCESS 2010버전 사용법과 데이터베이스에서 쓰이는 용어 및 주요 개념에 대한 기술하였다. 또 제 3부에서는 보건관련기관에 유용하게 쓰일 수 있는 실제 구축된 사례를 담아 실습하는 것으로 구성하였다. 첫 번째는 보건 기관들에서 쓰였던 보건데이터를 이용하여 우리가 원하는 정보를 도출하기 위한 방법과 또 이에 관한 예제, 두 번째는 'RFM'기법을 이용한 실제 보건데이터분석 기법 실습, 마지막은 ACCESS를 이용한 퇴원환자 자료관리로 구성하여 각 병원에서 사용하고 있는 실제 퇴원환자에 데이터에 대한 질을 ACCESS로 관리 할 수 있는 방법과 실례를 실었다.

짧은 준비기간 부족한 지식으로 인하여 책이 미흡한 점을 부끄럽게 생각한다. 조속한 시간 내에 현재 버전에 맞는 더 실제적인 자료, 최신 이론, 많은 예제들을 포함한 개정판을 내놓고자 노력하였다. 부족하나마 이 책이 우리나라 의료정보분야 발전에 밑거름이 되었으면 하는 바람을 가져보며 여러분들의 성원과 지도편달을 고대해 본다.

마지막으로 어려운 여건 속에서도 흔쾌히 출판을 맡아주신 청구문화사 편집부 직원들에게 깊은 감사를 드린다.

2016년 8월

부산대학교병원 의료정보센터

Contents

제1부 데이터베이스의 개요

제2부 ACCESS의 사용법

제3부 ACCESS의 사용법

제 1 부

데이터베이스의 개요

제 1 장
데이터베이스의 이해

데이터베이스는 무엇이고 어떻게 생겼을까? 사실, 우리는 데이터베이스란 존재를 알기 훨씬 이전부터 데이터베이스를 매일매일 쓰고 있었다. 우리가 접속하는 웹메일, 인터넷 뉴스, 네이버나 다음과 같은 인터넷 포털, 인터넷 신문, 페이스북 등의 SNS 서비스들이 사실상 데이터베이스를 기반으로 서비스가 되고 있는 것이다. 지금까지는 누군가 만들어 놓은 데이터베이스를 쓰는 단순 사용자였다면 이 책을 배우는 이제부터는 데이터베이스를 다른 사용자가 편하게 쓸 수 있도록 만들 수 있는 개발자가 되는 것이다. 이 장에서는 데이터베이스의 종류와 기능, 목적, 작동 원리 등의 개요에 대해서 이해하도록 한다.

1. 데이터베이스의 출현배경

개인이나 조직에서 다루는 자료의 양이 많아지게 되면 자료를 관리하는 일이 힘들어지게 되고 궁극적으로는 업무 효율 자체가 떨어지게 된다. 데이터베이스는 자료관리를 도와서 업무 효율을 높여주는 소프트웨어이다. 데이터베이스를 사용하지 않았을 때 어떤 문제가 있는지 구체적으로 알아보자.

◆ 데이터의 중복

한 조직의 여러 부서들은 조금이라도 연관된 일을 하기 때문에 이에 따른 중복 데이터가 자연히 각 부서들 마다 존재하게 된다. 예를 들면 원무과에서 입원환자 관리를 위해서는 입원환자의 인적사항(등록번호, 이름, 주소, 생년월일, 주치의 등) 정보가 필요하고, 의무기록실에서도 병원통계를 내기 위해서는 원무과와 마찬가지로 입원환자의 인적사항 정보가 필요하다.

◆ 데이터의 불일치

이와 같이 여러 부서들이 중복된 데이터를 가지고 있을 경우 특정 데이터에 대한 포맷 또는 내용 갱신이 이루어 질 때 다른 부서들은 특정 데이터의 갱신 사실을 각각의 시스템에 바로 적용하지 못할 수도 있으며 이는 결국 일 처리에 오류를 범할 가능성을 증폭시킨다.

예를 들면 원무관리시스템과 의무기록관리시스템에 입원환자의 인적사항이 중복되어 관리되어 있는 경우, 입력오류에 의해 동일인의 인적사항이 양 시스템에 다르게 입력되어 질 수 있다.

◆ 데이터의 낮은 활용성

데이터는 더 이상 트렌젝션 작업(OLTP)으로 인해 발생한 부산물이 아니라 내면에 감추어진 의미가 밝혀져야 좋은 정보로 재활용 되는, 분석의 대상이 되고 있다. 여기서 데이터는 가능한 다양한 데이터가 함께 분석되어져야 가치 있는 정보가 생산되어 질 수 있기 때문에 여러 곳에 흩어져 있는 데이터는 정보 생산측면에 있어 활용성이 낮을 수 밖에 없다. 즉, 데이터가 좀더 의미 있는 정보로 탈바꿈되기 위해서는 관련된 데이터의 통합은 필수적이다. 예를 들면 병원 내에서 상병별 원가분석이나 각종 통계를 내고자 할 경우 원무관리시스템과 의무기록관리시스템이 통합되어 관리되어야 하나 데이터베이스가 없는 경우는 여러 부서의 자료를 통합하여야만 얻을 수 있기 때문에 데이터의 효율적인 활용이 이루어 지기 어렵다.

◆ 데이터의 종속성

데이터의 종속성이란 데이터의 독립성과 반대되는 말로 데이터와 그 데이터를 사용하는 프로그램이 서로 종속적임을 뜻한다. 즉, 데이터는 다른 프로그램과 같이 사용될 수 없으며 프로그램은 다른 데이터와 사용될 수 없음을 뜻한다. 따라서 프로그래머의 생산성이 아주 낮아지며 프로그램 유지보수업무도 과다하게 된다. 예를 들면 의료의 질관리를 위해서 의무기록실의 퇴원요약 데이터가 필요한 경우 이러한 데이터를 의료의 질관리 프로그램에서는 퇴원요약관리 시스템에 있는 데이터를 불러오지 못하고 새로이 입력을 해야 하는 문제점이 있다.

2. 데이터베이스의 기능

데이터베이스에서 작업을 지시하는 명령어를 쿼리(query)라고 한다. 다행스럽게도 요즘의 상용 데이터베이스는 작동 방법이 표준화된 쿼리(Standard query language, SQL)를 사용하고 있기 때문에 SQL을 한 번 배우면 다양한 데이터베이스를 쉽게 배워서 쓸 수 있다. 쿼리로 작동되는 데이터베이스의 기능에는 어떤 것이 있는지 간단하게 알아보자

◆ 자료의 생성

데이터베이스에서는 자료의 생성이라는 것 보다는 자료의 첨가 내지 삽입이라고 하는 것이 더 맞는 표현일 수 있다. 왜냐하면 SQL에서는 "create"를 쓰지 않고 "insert"로 시작하는 쿼리로 작업이 이루어지기 때문이다(create문은 테이블을 만들 때 사용된다). 병원에서 환자 이름, 나이, 성별, 차트 번호로 구성된 한 명의 기본 자료를 등록하는 일, 블로그에서 글을 게시하는 것, 인터넷 쇼핑몰에서 상품 주문하기 등이 이 쿼리를 이용해서 이루어진다. [그림 1-1]은 데이터베이스의 자료 생성 기능을 활용한 버튼들의 예이다. 사용자가 버튼을 누르면 데이터베이스의 "insert"구문이 실행되어 데이터베이스에 정보가 생성된다.

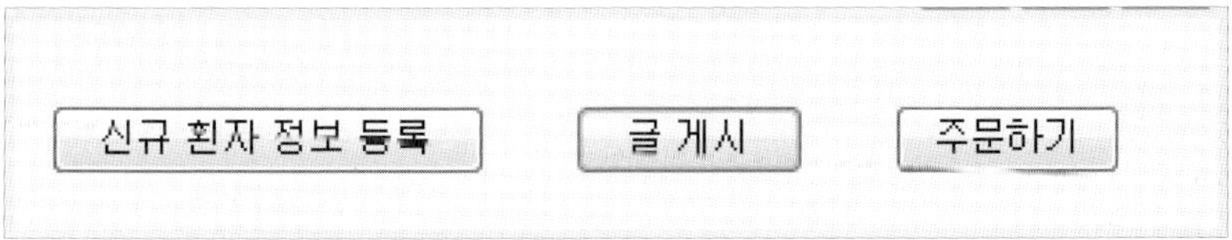

[그림 1-1]

자료를 넣는 SQL 구문을 데이터베이스에 입력했다고 해서 아무 자료나 데이터베이스에 입력이 되는 건 아니다. 생성 되는 자료가 어떤 형식을 갖추도록 미리 넣을 사료를 정의를 해두어야 한다. 구체적으로는 자료의 이름에 해당되는 테이블의 이름을 지정해두어야 하고 그 자료는 어떤 항목으로(필드라고 부른다) 이름을 정하고 몇 자의 길이로 저장할지 미리 정해두어야 한다. 정의를 해둔 기준에 벗어나는 자료를 입력하게 되면 데이터베이스는 자료를 입력하지 않는다. 예를 들어, 숫자로 입력해야 하는 체중이나 키 같은 항목에 알파벳이나 한글을 입력하게 되면 데이터베이스는 자료를 입력시키지 않고 에러를 표시하도록 되어 있다.

◆ 자료의 변경

기존에 입력된 자료라도 변경이 필요할 수 있다. 환자 기본 데이터에서 전화 번호가 바뀌었을 수 있고, 이미 게시했던 블로그에 내용을 수정해야 할 일이 있을 수 있다. 혹은 인터넷 쇼핑몰에 주문 내용을 변경을 해야 할 때 적용된다. 이러한 작업들은 SQL로는 "update"라는 쿼리를 쓰게 된다.

◆ 자료 검색 기능

사실 긴 시간과 비용을 투입해서 꼼꼼하게 자료를 기록하는 이유는 기본적으로 자료를 찾아서 다시 활용하기 위해서 이다. "select "문으로 지시하는 데이터베이스 검색기능은 사람이 하기 제일 힘든 일을 가장 효율적으로 수행해 준다. 인터넷 포털에서 검색어를 입력하여 자료를 찾거나, 인터넷 쇼핑몰에서 상품을 찾는 과정에서 "select"라는 쿼리가 전달되어 데이터베이스가 사람을 대신해서 자료를 찾아오게 된다.

데이터베이스 성능을 엿볼 수 있는 것도 이 검색기능이다. 단지 수십개의 자료를 찾는 데는 0.1초도 안 걸리던 작업이 수만 개의 자료를 찾으면 데이터베이스는 수초 내지 수 십초의 시간이 걸릴 만큼 자료 찾는 시간이 걸릴 수도 있을 것이다. 병원 전자 차트 시스템은 CPU나 메모리 같은 하드웨어의 성능을 올리거나 데이터베이스의 자료 구조를 개선해서 검색에 걸리는 시간을 최소화 하는 노력을 계속 하게 된다.

◆ 논리 기능

데이터베이스에서 자료를 찾을 때 조건을 적용해야할 필요가 있을 수 있다. 예를 들면 환자가 고령인지, 남자인지 여자 인지를 자료를 읽어서 데이터베이스는 판단을 해줄 수 있다. 많은 경우에 이러한 조건을 두 가지 이상 조합해야 작업이 수행될 수 있는데 이 때에는 논리가 적용이 된다. 구체적으로는 쿼리 내에 "NOT", "OR", "AND" 연산자를 활용해서 이루어진다. 예를 들어 환자 중에서 노약자를 찾는다고 하면 검색조건을 '65세 이상 OR 5세 이하'처럼 논리 연산자로 조건을 조합해서 필요한 자료를 구할 수 있다.

◆ 보안 기능 (자료의 암호화, 사용자 권한 정리)

최근 개인 정보 보호의 중요성이 강조되고 있다. 병원 정보 시스템은 주민등록번호 같은 민감한 내용을 암호화 시켜서 저장을 하게 된다. 많은 데이터베이스가 자료를 암호화 하는 기능들을 기본적으로 제공하고 있고 필요하면 더 복잡한 별도의 암호 프로그램을 연동할 수 있다.

데이터베이스는 보안을 위해서 사용자를 등록할 때 일일이 권한을 세부적으로 정하게 된다. 예를 들면 자료의 생성기능, 삭제기능, 수정 기능, 데이터 테이블 생성 기능에서, 각각 할 수 있는 사용자와 없는 사용자를 구분하여 관리하게 된다. 데이터 테이블을 생성할 때도 이 테이블에 접근 가능한자와 불가능한 사용자를 정하게 된다.

◆ 네트워크 기능

데이터베이스는 네트워크 연결 기능으로 수 많은 편익을 제공하게 되었다. 기본적으로 설치된 컴퓨터에서만 아니라 네트워크로 연결된 어떤 곳에서라도 작업이 가능하기 때문이다. 이 기능을 통해서 작업을 하는 곳은 진료실이나 간호사실이지만 실제 데이터의 생성, 변경, 검색 기능들은 서버실에서 일어나게 된다. 반면 이 편리해진 기능으로 인해 보안에 약점을 가지게 되어 보안을 위해서 많은 어려움이 발생되게도 되었다. 네트워크 환경에서 데이터베이스에 접속해서 작업할 수 있는 소프트웨어를 클라이언트라고 부른다.

3. 데이터베이스시스템의 구성

3.1 데이터와 정보

데이터베이스에서 데이터와 정보는 분명히 다른 용어이며 구분 되어야만 한다. 데이터는 사람, 사물, 사건, 또는 다른 어떤 것에 관한 '있는 그대로의 사실'을 의미한다. 병원이나 회사 같은 기관은 매일 매일 엄청난 양의 데이터를 내부와 외부로부터 수집하게 되는데. 이러한 데이터를 의사결정자에게 의미 있고 가치 있는 형태로 변형시켰을 때, 이를 정보라고 부른다. 예를 들어 병원 진료 기록은 의미없이 나열되어 있는 데이터지만, 이것을 가공해서 진료 실적을 보여주거나 원가 분석 자료를 만들어내면 데이터는 병원 경영에 중요한 정보로 바뀌는 것이다.

3.2 하드웨어

데이터베이스가 설치되고 운영되는 물리적인 장비를 말한다. 데이터베이스는 스마트폰부터 노트북, 데스크 탑 컴퓨터, 워크스테이션 서버에 이르기까지 많은 하드웨어에 설치되어 운영될 수 있다. 데이터베이스는 기능을 분산하여 하나 이상의 하드웨어에 설치해서 기능을 나눠서 역할을 수행하게 할 수도 있다.

◆ 서버 (Server)

데이터베이스가 설치되고 프로그램이 작동되는 곳을 의미 한다. 사용하는 기관의 크기에 따라 서버의 크기나 성능이 결정된다. 큰 종합 병원의 경우 24시간 운영되고 빠른 속도를 보장하는 성능을 갖추고 있을 뿐 아니라 한 번 켜면 1년 내내 한 번도 끄지 않고 운영하기도 한다. 개인의원이라면 개인용 컴퓨터를 데이터베이스 서버로 활용할 수 있을 것이다. 서버가 클라이언트와 분리되어서 별도로 운영되기 위해서는 네트워크 환경이 필수적이다.

◆ 클라이언트 (Client)

클라이언트는 실제 사용자의 작업이 이루어지는 장비이다. 진료실의 진료용 컴퓨터,간호사실의 간호용 컴퓨터, 의무기록실의 기록관리용 컴퓨터 등, 데이터베이스와 접속해서 작업을 할 수 있는 하드웨어를 클라이언트라고 부른다. 클라이언트라고 해서 꼭 사무실에만 존재해야할 이유는 없다. 스마트 폰으로 병원정보에 접속할 수 있다면 스마트 폰도 클라이언트의 역할을 수행하는 것이다.

◆ **저장장치**

병원의 진료 기록은 매일 매일 엄청난 양으로 발생 되고 있는 데 이들 정보가 저장되는 곳이다. 서버실에는 저장 장치가 별도로 분리 되어 있으며 만약의 사태를 대비하여 별도의 2차 저장 장치들을 가지고 있다.

◆ **네트워크**

서버와 클라이언트를 이어 주는 물리적인 연결 장치 이다. 통신 케이블을 병원 시설에 가설하여 네트워크 시스템을 구축하게 된다. 텍스트 위주의 데이터를 다루던 이전에 비해 고화질의 의료 영상을 주고 받기 위해서 점점 고성능, 고사양의 네트워크를 필요로 하고 있다.

3.3 소프트웨어

◆ **데이터베이스 관리시스템(Database Management System-DBMS)**

데이터베이스 관리시스템이란 데이터베이스를 효율적으로 관리할 수 있도록 해주는 소프트웨어이다. 문서관리를 위해서는 워드프로세서라는 소프트웨어가 있고, 통계작업을 위해서는 통계 패키지가 있듯이, 데이터를 효율적으로 관리할 수 있도록 해주는 소프트웨어가 데이터베이스 관리시스템이다.

유명 스타들이 관리자(manager)를 두어 자신의 활동 범위를 넓혀나가 듯 데이터베이스도 관리시스템을 두어 사용자들이 쉽게 사용할 수 있도록 하는 것이다. 그리고 시스템이라는 말 때문에 데이터베이스 관리시스템이 하드웨어의 일종으로 생각하기 쉬운데 반대로 소프트웨어이며 대표적인 DBMS로는 Microsoft Access, Microsoft SQL Server, Oracle 등이다.

◆ **운영체제 (Operating System)**

컴퓨터라는 하드웨어에 입출력장치, 저장장치, 중앙처리장치, 메모리장치를 논리적으로 연결하고 사용자가 원하는 응용프로그램을 설치할 수 있도록 만들어주는 소프트웨어이다. 대표적으로 UNIX, Windows, MacOS, Android, Linux등이 있다. 운영체제는 사용자들이 사용하는 응용프로그램이 마우스나 키보드 USB 포트 등의 하드웨어와 연동 될 수 있도록 기반을 제공하게 된다.

데이터베이스나 클라이언트 프로그램도 운영체제 기반위에서 설치되는 응용 프로그램이기 때문에 미리 필요한 운영체제가 하드웨어에 설치되어 있어야 한다. 운영체제는 업무 용도에 맞게 선택이 될 수 있는데, 데이터베이스가 설치되는 서버 환경에서는 UNIX, Linux, Windows Server 등의 운영체제 들이 선호되며 일반 사용자들이 사용하는 클라이언트 프로그램은 마우스나 화면이 수려한 Windows, iOS, Android 환경이 선택될 수 있다. 운영체제가 있기 때문에 개발자는 CPU 제조회사나 모델, 메모리크기 등에 수반된 하드웨어 사양에 대한 부담이 없이 단순한 개발업무를 유지 할 수 있다.

◆ 클라이언트 프로그램 (Client program)

데이터베이스에 접속해서 작업을 하기 위한 프로그램이다. 데이터베이스를 사용하는 기관이 크고 서버가 서버실에서 별로도 운영이 된다면 사용자들은 작업을 하기 위한 컴퓨터에 데이터베이스에 접속할 프로그램들이 필요하게 된다. 유의 할 점은 작업은 각자의 컴퓨터에서 하게 되지만 실제 데이터가 관리 되는 곳은 서버라는 점이다.

클라이언트 프로그램은 화면 디자인(UI)와 코드로 구성되어 있다. 클라이언트는 설치 환경에 따라 Client-server(CS환경)과 웹 환경으로 나눌 수 있다. CS환경은 개발언어나 운영체제에 따라 각각 개발을 해야 하는데, 예를 들어 PC에 설치하던 클라이언트를 스마트폰에 설치하려면 스마트폰용 프로그램을 다시 만들어야 한다. 그러나 웹 환경은 한 번 개발해서 PC, 스마트폰 등 여러 단말기에서 작동이 되게 할 수 있다. 웹 환경은 독자들이 너무나도 익숙한 환경이기도 한데, 매일 보는 인터넷 포털이 사실은 웹페이지를 통해서 데이터베이스의 자료를 가져와서 보는 것이다. 즉, 웹 환경에서 작동되는 데이터베이스의 클라이언트이다.

	Client-Server 환경	Web 환경
설치방법	별도의 프로그램 설치필요	웹 브라우저에서 작동 설치 필요 없음
개발방법	개발 언어에 따라 다름 운영체제에 따라 다름	개발환경이 표준화
개발언어	C#, C++, Java, Visual basic	HTML, javascript
속도	빠름	느림
대표 예	Access 개발환경	포털, 웹 메일, SNS

3.4 사용자

사용자는 데이터베이스를 사용하는 사람일 것이다. 실제 데이터베이스 클라이언트를 활용해서 업무를 처리하는 사람(user)과 데이터베이스 시스템을 개발하고 관리하는 개발자(developer)로 나눌 수 있을 것이다. 사용자이면서도 데이터베이스 설계, 운영, 구축 방법을 공부하는 것은 데이터베이스를 이해하면 본인의 업무를 더 효율적으로 수행 할 수 있고 구체적으로 개발자에게 필요한 프로그램 수정 내용을 전달하기 위한 의사소통을 더 원활하게 할 수 있기 때문이다. 또한, 간단한 데이터베이스는 직접 구축하여 정보화 처리 능력을 극대화 할 수 있다.

4. 데이터베이스관리 시스템의 종류

데이터베이스 관리 시스템은 데이터를 어떻게 배열(또는 표현) 하느냐에 따라 그 종류가 결정된다. 이는 의무기록실에서 챠트의 배열방식에 따라 일련번호배열, 끝자리 번호 배열로 구분하는 것과 같은 개념이다. 챠트라는 본질은 그대로이지만 이를 어떤 형태로 배열하느냐에 따라 이름을 붙이듯이 데이터베이스도 데이터를 어떤 식으로 배열하느냐에 따라 데이터베이스 관리시스템의 종류가 구분된다.

◆ 계층형(Hierarchical) 데이터베이스 관리시스템

가장 먼저 개발된 관리시스템으로 계층형이라는 말에서 알 수 있듯이 데이터의 형태가 나무뿌리와 같은 형태를 취하고 있으며 데이터간의 연결은 포인터(pointer)에 의해 연결된다. 1960년대에 메인 프레임에서 운용되었으며 IBM의 IMS(Information Management System), SAS의 System 2000 등이 있다. 빠른 수행능력으로 인기가 있었으나 자료의 구조와 관계를 변경하기가 어려운 단점을 지니고 있다.

◆ 망형(Network) 데이터베이스 관리시스템

1971년 계층형의 단점을 보안하기 위해 망형 모델이 개발되었다. 이 또한 데이터간의 연결은 포인터(pointer)에 의해 연결되었으나 제약조건이 완화되어 유연한 데이터 구조를 가질 수 있었다. 이 때 DEC(현재 Compaq에 의해 합병됨)에 의해 미니컴퓨터가 개발된 시기라 Computer Associates사의 IDMS 그리고 UNISYS의 DMS-1100과 함께 발전하였다.

◆ 관계형(Relational) 데이터베이스 관리시스템

1970년 6월 IBM 연구원인 E.F. Codd 박사의 "A Relational Model of Data for Large Shared Data Banks"라는 논문에서 처음으로 제안한 관계형 모델은 수학적 기초에 근거를 두고 있다. 관계형 모델의 개념은 최소한의 의미를 가지는(오직 하나의 주제만을 가지는) 릴레이션(relation 또는 tablc)으로 구성된다는 것이다.

관계형 데이터베이스 관리시스템이 다른 DBMS와 다른 점은 먼저 이론적 바탕이 이루어진 후 상용 RDBMS가 나왔다는 것이다. IBM에서 SYSTEM/R이라는 것을 만들었고 잇달아 SQL/DS 그리고 현재의 DB2를 만들었다. 최초로 상업적인 RDBMS를 만든 업체는 오라클로 1979년에 발표하였다.

현재 가장 많이 사용되는 DBMS가 RDBMS이다. 대표적인 RDBMS로는 가장 많은 사용자를 확보하고 있는 Microsoft Access(데스크탑 용), MS가 가장 심혈을 기울이는 Microsoft SQL Server, 그리고 기업에서 서버용으로 가장 많이 사용되고 있는 Oracle사의 Oracle 8 등이다.

◆ 객체지향(Object Oriented) 데이터베이스 관리시스템

객체 개념을 데이터베이스에 도입한 것으로 복잡한 관계를 가진 데이터들을 효과적으로 표현하는데 용이하고(관계형은 그렇지 않음) 특히 공학 분야의 데이터와 멀티미디어 데이터(비정형 데이터라고 함)를 표현하기에 적합하다. 이것이 가능한 이유는 데이터를 추상화(abstraction)하기 때문이다.

현재 OODBMS를 시장에서 확실히 이끌어 줄만한 표준이 있다고 말하기 어려운 것이 사실이며 기업에서 거의 사용되지 않고 있다. 현재 치명적인 단점으로는 RDBMS에 비해 수행성능(performance)이 좋지 못하며 여러 가지 부과 기능 또한 가지고 있지 못하다는 것이다.

◆ 객체 관계형(Object Relational) 데이터베이스 관리시스템

관계형에 기본을 두고 거기에 객체 개념을 접목시켜 장점만을 곁들인 혼합형으로 초기엔 객체지향으로 가는 과도기적 형태로 보는 경향이 짙었지만 점차 새로운 경향으로 보는 시각이 많다.

UniSQL, Informix, IBM, Oracle 등이 ORDBMS 제품을 출시하고 있으며 기존 RDBMS들도 인터넷 환경과 더불어 ORDBMS로 바뀌고 있는 추세다. 병원 전산화 작업에 있어 기존 텍스트 데이터뿐만 아니라 환자의 이미지 데이터 등의 비정형 데이터가 필수적으로 저장되어야 하므로 ORDBMS가 활용될 가능성이 가장 높다.

5. 데이터베이스의 장점과 단점

이제가지 대략적인 데이터베이스의 개요에 대해서 알아 보았다. 병원이나 회사 같은곳에서 데이터베이스를 쓰지 않는 것을 상상하기 어렵지만 거대한 조직이 데이터베이스를 구축하고 업무를 수행하는 데 수반되는 장단점에 대해서 알아보자.

5.1 데이터베이스의 장점

◆ 데이터의 중복과 일관성유지

파일 처리 방식에서 여러 곳에 중복되어 관리되던 파일들을 데이터베이스 방식을 도입하므로 하나의 논리적 구조로 통합된다. 일반적으로 데이터 항목의 각 값이 데이터베이스에 중복 없이 한 번만 기록되므로 데이터의 중복이 없고 또한 데이터의 일관성을 유지하게 된다.

◆ 데이터 취득 용이와 응답시간의 단축

데이터가 하나의 논리적 구조로 통합됨으로써 한 데이터 항목과 다른 데이터 항목을 연결시켜서 정보를 취득하는 것이 용이해진다. 예컨대, 원무관리시스템과 의무기록관리시스템의 데이터가 연계되어 있으므로 질병별 진료비 등 양 시스템에 각기 저장되어 있는 데이터를 효율적으로 활용할 수 있다.

◆ 표준화의 용이성

조직 내에서 데이터 관리를 맡은 부서에서 데이터에 관한 표준을 정하고, 그 내용을 하나의 통합된 데이터사전에 기록함으로써 모든 사용자들이 동일한 데이터 정의를 사용할 수 있게 된다.

◆ 프로그래머의 생산성 향상

모든 데이터의 기술과 접근 방법이 응용프로그램과는 별도로 저장되어 있으므로, 더 이상 프로그래머가 파일을 설계하고, 구축하고, 그리고 유지 보수할 필요가 없다. 이로써 응용프로그램 개발에 드는 시간과 비용, 더 나아가 유지보수에 있어서 2배~4배의 생산성 향상을 이룰 수 있다.

◆ 일관성 있는 데이터 관리

조직 내의 모든 데이터를 특정인이나 특정부서에서 책임지고 관리함으로써 보다 일관성 있는 보안 유지, 개인정보보호, 정확성 유지 등을 이룰 수 있다.

5.2 데이터베이스의 단점

◆ 고정비의 증가

데이터베이스 방식을 채택하기 위해서는 데이터베이스 관리 시스템이(DBMS)라는 특수한 소프트웨어를 구입해야 하며, 이를 관리하기 위해서는 전문관리자를 따로 두거나 기존 프로그래머에게 교육을 실시해야 한다.

◆ 예비(Backup)파일과 복구대책의 필요성

데이터가 중복 없이 한 곳에서 관리되므로 이러한 데이터가 유실된다면 그 피해는 상상할 수 없다. 이러한 사고를 미연에 방지하기 위해서는 항상 체계적인 데이터의 백업과 복구가 요구된다.

◆ 철저한 오류 검사의 필요성

부정확한 데이터가 입출력 될 경우 연관된 데이터를 쓰고 있는 모든 사용자에게 치명적인 영향을 줄 수 있으므로, 데이터에 대한 철저한 오류검사가 요구된다.

♣ 연 습 문 제 ♣

01 데이터와 정보의 차이를 병원에서의 예를 들어서 설명하시오.

02 데이터베이스를 사용하지 않고 자료를 관리하게 되면 어떤 문제점이 있는지 설명하시오.

03 데이터베이스의 4가지 구성요소에 대해 설명하고, 데이터베이스를 도입하고 있는1개 의료기관을 선정하여 이 기관이 채택하고 있는 4가지 구성요소의 형태에 대해 설명하시오.

04 데이터베이스의 시스템의 장단점을 설명하시오

05 병원에서 데이터베이스시스템의 도입의 필요성에 대해 설명하고, 도입시 이를 효율적으로 활용할 수 있는 방안에 대해 설명하시오.

제 2 장

데이터베이스 설계를 위한 데이터 모델

하나의 건물을 짓기 위해선 설계도가 먼저 필요하다. 레고로 만들 간단한 집이면 설계도 없이 지을 수가 있고 설령 잘못되었다고 하더라도 다시 지으면 된다. 하지만 빌딩을 설계도 없이 짓다가 마지막 층에 가서 잘못된 사실을 알게 되면 정말 진퇴양난에 빠지게 된다. 즉, 복잡하고 중요한 일을 할 땐 전체적인 설계가 선행되어야 하고 미리 계획을 세워 일을 진행해야 한다.

데이터베이스는 현실세계를 그대로 반영해야만 한다. 한 예로, 비디오 대여점에서 사용하는 비디오 대여 프로그램은 비디오 대여점 운영 및 관리 업무에서 유용하게 쓰이는 비디오 대여, 반납, 대여금 수납 등의 과정 및 규칙 등을 그대로 데이터베이스로 설계하고 표현한 것이다.

이와 같이 데이터베이스는 현실세계가 그대로 반영될 수 있도록 설계되어야 하고 컴퓨터상에서 그것이 정확히 표현해야만 한다. 또한 데이터베이스는 미래에 일어날 수 있는 변화에도 어느 정도 준비가 되어야 한다.

데이터베이스 설계 시섬에시 가장 먼저 해야 될 일은 현업 실무자들과 경영자 층과의 면담을 통해 그들이 원하는 요구사항을 먼저 알고 각 부서들마다 어떠한 일을 하며 직급에 따라 구체적으로 어떠한 일을 하는지 파악해야만 한다. 이를 도와 줄 수 있는 것은 업무 일지, 업무 규약, 업무 지침서 등이 될 수 있다.

이렇게 파악된 사항들은 데이터베이스 설계를 위해 어떠한 규칙을 가지고 알기 쉽게 표현되어야 한다. 데이터베이스는 논리적 구조와 물리적 구조로 구분될 수 있으며 데이터베이스의 논리적 구조를 흔히 데이터 모델이라고 한다.

1. 데이터베이스의 논리적 구조

데이터베이스의 논리적 구조, 즉 데이터 모델은 다시 현실세계의 데이터 모델인 상위 데이터 모델과 상용 DBMS 데이터 모델인 실행 데이터 모델로 구분된다.

여기서 모델이란 현실 세계의 객체들과 이들간의 사건에 대해 이해하기 쉽게 단순화된 표현 또는 추상화이다. 또한 모델을 통해 사용자와 시스템 개발자간의 원활한 의사소통이 될 수 있다.

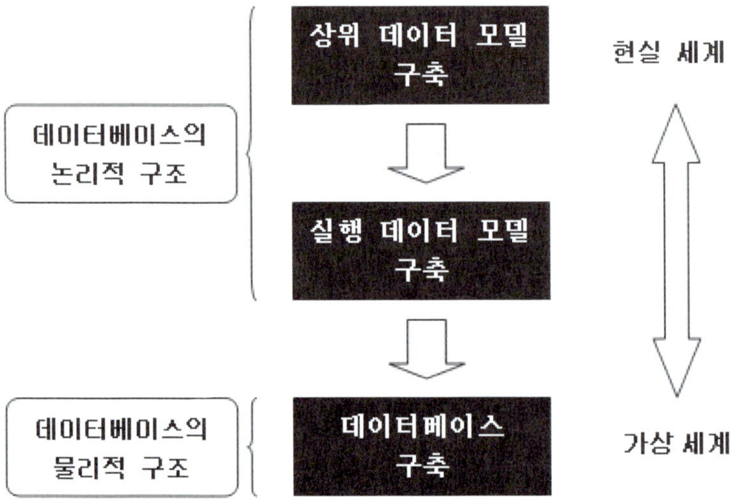

[그림 2-1]

1.1 상위 데이터 모델

상위 데이터 모델은 현실 세계의 데이터 모델로서 사용자가 데이터를 어떻게 인식하는가에 대한 모델이며 어떠한 데이터를 표현할 것인가에 대한 모델이다. 데이터베이스는 한정된 영역에서 현실 세계를 그대로 반영하여야만 한다. 이를 위해 먼저 현실 세계를 단순화 또는 추상화 하여 표현하는 것이 필요하다.

이러한 작업을 수작업으로 하든 컴퓨터를 통하여 하든 시스템엔 영향을 미치지않으나 단독으로 개발하여 싱글 유저로 사용될 시스템이 아니라면 컴퓨터를 사용하여 표준화된 방법으로 나타내는 것이 다중 개발 환경에서 생산성의 향상과 향후 시스템 유지, 보수, 변경에 큰 도움을 준다.

상위 데이터 모델의 표준화된 구현 방법으로는 최초로 제안되었으며 현재도 가장 많이 사용되고 있는 것이 Entity-Relationship 모델링 기법이다. 따라서 이 상위 데이터 모델을 ER 모델로 많이 부른다. 이는 1976년에 Chen에 의해 제안되었으며 다른 사람들에 의해 표현방법이 대폭 증가하게 되었다. 사실상 상위 데이터 모델은 ER 모델과 같이 봐도 무방하며 ER 모델은 구축하고자 하는 데이터베이스 또는 하드웨어에 독립적이다.

1.2 실행 데이터 모델

실행 데이터 모델은 상용 DBMS가 사용하는 데이터 모델로서 DBMS가 어떻게 데이터를 정의하고 조작하는 가에 관한 데이터 모델이다. 이 단계에서 데이터는 테이블 등으로 표현된다.

위에서 언급된 상위 데이터 모델의 구축이 완료되면 어떤 DBMS를 사용하는가에 따라 실행 데이터 모델은 달라지게 되며 사용할 DBMS에 맞게 상위 데이터 모델을 다시 실행 데이터 모델로 전환하게 된다. 즉, 실제적으로 ER 다이어그램이 테이블 형태로 전환된다.

실행 데이터 모델은 DBMS 종류와 같이 대략 4가지로 분류된다.

* 계층형 모델: 데이터가 계층적으로 표현되며 데이터는 포인터에 의해 연결됨
* 밍헝 모델: 데이터가 망 구조로 표현되며 데이터는 포인터에 의해 연결됨
* 관계형 모델: 데이터가 관계(즉, 테이블)로 표현되며 공통 필드를 통해 연결됨
* 객체지향형 모델: 데이터가 클래스로 표현되며 클래스의 계층구조를 통해 연결됨

2. 데이터베이스의 물리적 구조

데이터베이스의 물리적 구조는 하위 데이터 모델로 불리는 것으로 상위 데이터 모델을 거쳐 실행 데이터 모델 구축 후 데이터가 실제로 어떻게 하드웨어 즉, 저장매체(하드 디스크 드라이브)에 저장되어 향후에 조회 갱신 추가 되는가에 관한 모델이다. 실제적으로 테이블 형식으로 표현된 데이터가 SQL 등을 통해서 저장매체에 저장되는 단계로 보면 된다.

사실상 DBMS의 성능은 데이터베이스의 물리적 구조에 의해 결정될 수 있다. 따라서 요즘 출시되는 상용 DBMS는 사용자가 데이터베이스의 물리적 구조에 직접적으로 접근하지 못하도록 하고 있으며 거의 모든 사항을 상황에 따라 DBMS가 자동으로 최적화하므로 사용자가 알고 있어야 될 부분은 극히 적다. 예를 들면 로킹(locking) 관리에서 데이터베이스 관리시스템은 해당 SQL을 분석하여 테이블 전체를 로킹할 것인지, 페이지 단위로 로킹할 것인지, 단지 해당 레코드만 로킹할 것인지 등을 자동 분석하여 행동을 취한다.

3. E-R 모델(Entity-Relationship Model-개체관계성 모델)

E-R 모델은 가장 흔히 사용되는 상위 데이터 모델의 하나로 데이터베이스에 대한 지식이 전혀 없이도 아주 쉽게 이해할 수 있는 모델이다. E-R 모델을 표현하기 위해서 ERD(Entity Relationship Diagram)를 사용하는데 이는 1976년에 Chen이 최초로 고안한 것으로 직사각형, 마름모, 타원, 직선 등을 사용하여 현실 세계를 그려냈다. 요즘은 Chen의 방식을 모방하여 많이 발전된 다양한 ERD가 더 많이 사용되고 있다. 여기서 직사각형, 타원, 마름모 각각에 따른 개체(Entity), 속성(Attribute), 관계(Relationship) 등의 개념이 나타난다.

3.1 개체(Entity)

개체(Entity)란 어떠한 데이터가 저장되어야 하는가에 대한 주요한 데이터 객체로서 유형 또는 무형의 사물이나 사건 등으로 표현된다.

그리고 개체(Entity)는 ERD(Entity Relationship Diagram)에서 직사각형으로 표현되며 데이터베이스에서 개체 이름이 테이블 이름이 된다.

개체(Entity)는 자신이 가지고 있는 속성들에 의해 표현되며 이 속성들이 가지는 값에 의해 실제로 데이터베이스에서 데이터로 표현된다. 한 개체(Entity)는 현실적으로 수 많은 속성들을 가지고 있으나 그 중 실제로 데이터베이스에 저장될 속성을 고르는 작업은 향후 어떠한 정보를 데이터들 속에서 뽑아낼 것인가에 달려있다. 예를 들면 환자라는 개체는 환자번호, 퇴원일자, 이름, 성별, 취미, 최종학력 등의 속성이 있을 수 있다. 하지만 병원정보 시스템에서 환자의 취미나 최종학력 등은 일반적으로 필요 없기 때문에 속성으로 사용되지 않는다. 다시 말하면 환자라는 테이블에서 환자번호, 퇴원일자, 이름, 성별 등은 필드가 될 수 있지만 특별한 경우를 제외하고는 취미와 최종학력은 병원에서 특별한 의미를 가지고 있지 않기 때문에 필드가 될 수 없다는 말이다.

다음 표는 개체, 속성, 속성들의 값의 예를 보여준다. 그리고 이들이 실제로 데이터베이스에서 어떻게 표현되는지도 나타낸다. 즉, ERD의 개체는 데이터베이스에서 테이블로 표현되며, 속성은 데이터베이스에서 필드로 표현되며, 속성들의 값은 데이터베이스에서 테이블을 채우는 값으로 나타난다.

개체(Entity) = 테이블	속성(Attribute) = 필드	속성들의 값 = 값
환자	환자번호	000113
	퇴원일자	15.12.30
	주민등록번호	751108 - 2110211
	환자이름	정소영

[그림 2 2]

다음 표는 ERD에서 사용되는 도형들이 어떠한 의미를 가지는지 나타낸다. 즉, 개체는 직사각형으로 나타나며, 개체사이의 관계는 마름모, 속성은 타원으로 표현된다.

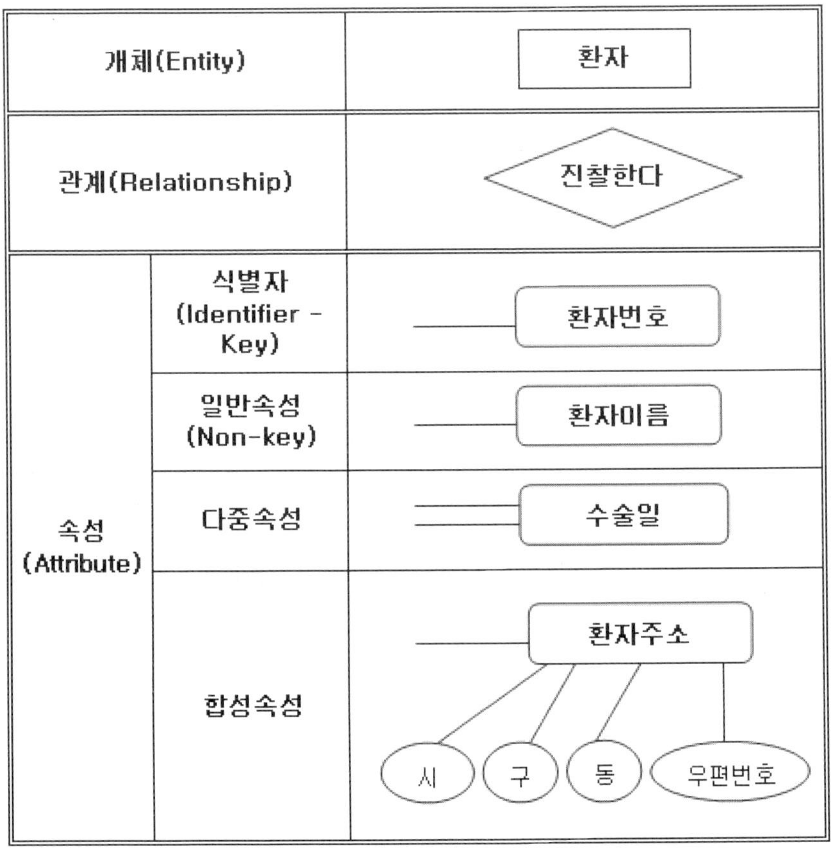

[그림 2-3]

3.2 속성(Attribute)

속성(Attribute)은 한 개체(Entity)를 잘 설명해 줄 수 있는 특성 또는 특징으로 이 속성들의 값(Value)이 데이터베이스에 저장된다. 그리고 속성은 ERD(Entity Relationship Diagram)에서 타원으로 표현되며 데이터베이스에서 속성 이름이 필드 이름이 된다.

한 개체(Entity) 내에서 자신을 유일하게 식별할 수 있는 속성 또는 속성들을 식별자(Identifier 또는 Key)라고 하며 한 개체(Entity)는 반드시 식별자를 가져야만 한다. 그리고 하나의 속성은 반드시 값을 가지는 Mandatory 특성과 어떠한 값을 가질 수도 또는 가지지 않을 수도 있는 Optional 특성을 가진다. 또한 속성은 다중값을 가질 수도 있으며 다른 속성들에 의해 유도(또는 계산)되어질 수 있다.

예를 들면 종합 병원의 모든 환자는 환자번호를 가지고 있으며 수술을 한번 또는 여러 번 받을 수도 있고 한번도 받지 않을 수도 있다. 여기서 개체(Entity)는 환자이며 환자번호는 환자들을 식별할 수 있는 속성이 되므로 식별자이다. 그리고 모든 환자는 환자번호를 가지므로 Mandatory 특성을 가진다. 환자의 특성 중에 한가지인 수술일은 속성이며 이 속성은 값을 가질 수도 있고 가지지 않을 수도 있으므로 Optional특성을 가진다. 또한 한 환자는 두 번 이상 수술할 수 있으므로 수술일 속성은 다중값 특성을 가진다. 재원일수 속성의 경우 입원일과 퇴원일로부터 아주 간단히 유도(계산)될 수 있으므로(재원일수=퇴원일-입원일) 일반적으로 데이터베이스에 저장되지는 않는다. 하지만 우편번호의 경우 주소로부터 유도될 수 있지만 프로세싱 과정이 복잡하므로 일반적으로 데이터베이스에 별도로 저장된다.

3.3 관계(Relationship)

관계(Relationship)는 두 개체(Entity)들 또는 한 개체(Entity)와 그 개체 자체 사이에서 자연적으로 발생하는 사실을 표현한 것으로 데이터베이스에선 외래키(Foreign Key)로 표현되며 관계는 ERD에서 마름모로 표현된다.

관계 타입에는 일대일 관계, 일대다 관계, 그리고 다대다 관계가 있다.

3.3.1 일대일 관계

일대일 관계는 데이터베이스에서 A 테이블(임의 테이블)에 있는 한 레코드가 B 테이블 (임의 테이블)의 단지 한 레코드와 일치하는 경우를 말한다.

예를 들면 환자 주민등록번호와 등록번호의 관계가 그러하다. 한 환자는 단지 한 환자번호만을 가지기 때문이다. 이는 다음과 같이 표현된다.

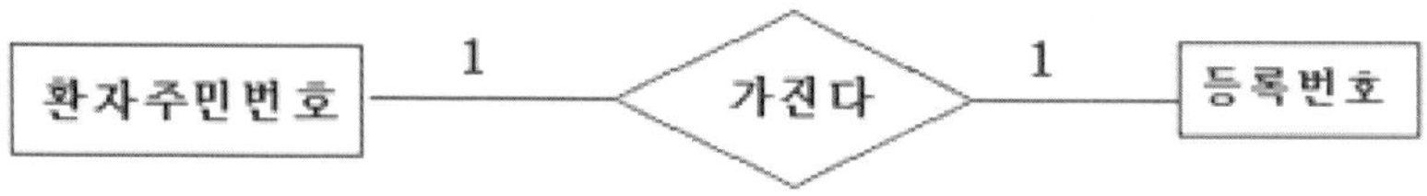

환자주민번호	등록번호
751001-1111111	AB003
781111-2222222	AB001
801210-1212121	AB002

일대일 관계 ⇔

등록번호	이름
AB003	홍길동
AB001	김동길
AB002	이길동

[그림 2-4]

3.3.2 일대다 관계

일대다 관계는 일반적으로 가장 흔히 볼 수 있는 관계로 데이터베이스에서 A 테이블(임의 테이블)에 있는 한 레코드가 B 테이블 (임의 테이블)의 하나 이상의 레코드와 일치하는 경우를 말한다. 예를 들면 환자와 주치의 관계가 그러하다. 일정시점에 있어서 한 환자는 단지 한 주치의를 가지지만 주치의는 여러 환자들을 치료한다. 이는 다음과 같이 표현된다.

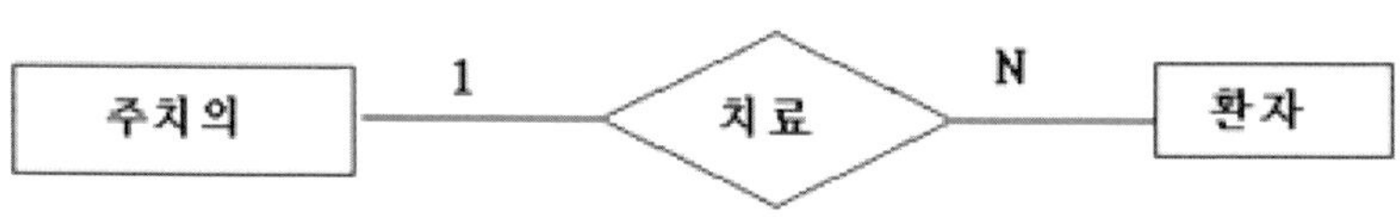

주치의 이름	주치의 코드
황윤성	OS01
오상훈	OS02
허준일	OS03

일대다 관계 ⇔

환자번호	이름
AB003	홍길동
AB001	김동길
AB002	이길동

[그림 2-5]

즉, 위 관계는 데이터베이스에서 다음과 같이 표현된다.

환자번호	주치의 코드
AB001	OS01
AB002	OS01
AB003	OS01
AB004	OS02
AB005	OS02
AB006	OS03

3.3.3 다대다 관계

다대다 관계는 데이터베이스에서 A 테이블(임의 테이블)에 있는 한 레코드가 B 테이블 (임의 테이블)의 하나 이상의 레코드와 일치하며 B 테이블에 있는 한 레코드가 A 테이블의 하나 이상의 레코드와 일치하는 경우를 말한다. 예를 들면 환자와 질병의 관계가 그러하다. 한 환자는 한가지 이상의 질병을 가질 수가 있고 한 질병은 여러 환자들에게 있을 수 있기 때문이다. 이는 다음과 같이 표현된다.

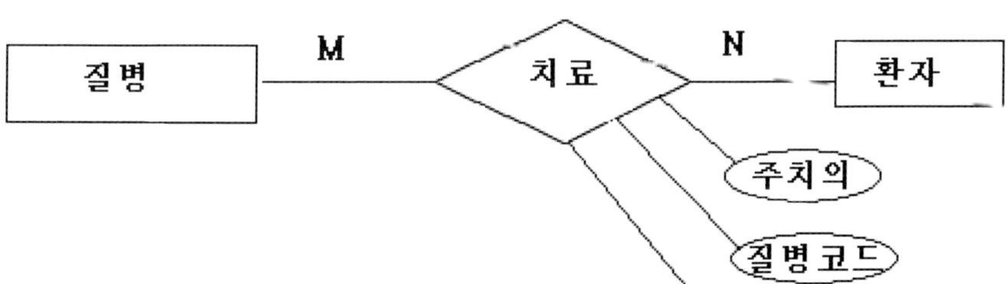

질병명	질병코드
EGC	C169
HCC	C220
LC	K746

다대다
관계
⇔

환자번호	이름
AB003	홍길동
AB001	김동길
AB002	이길동

[그림 2-6]

환자번호	이름
AB003	홍길동
AB001	김동길
AB002	이길동

다대다 관계

질병코드	질병명
C169	EGC
C220	HCC
K746	LC

⇩

환자번호	이름
AB003	홍길동
AB001	김동길
AB002	이길동

일대다 관계 ↔

환자 번호	일련 번호	질병 코드
AB003	1	C169
AB001	2	C220
AB002	3	K746

일대다 관계 ↔

질병코드	질병명
C169	EGC
C220	HCC
K746	LC

[그림 2-7]

여기서 다대다 관계가 주목을 끄는데 그 이유는 다대다 관계에서만 특별히 개체와 같이 관계에 속성이 부여된다는 사실이다. 위의 예에서는 질병코드, 환자번호가 그러하다. 그리고 이 다대다 관계는 데이터베이스에서 중간에 교차테이블(Junction Table)을 두어 반드시 두개의 일대다 관계로 분리되어야 한다

예를 들면 위와 같이 환자 Entity와 질병 Entity의 관계는 다대다 관계이다. 한 환자는 여러 가지 질병에 걸릴 수가 있으며 한 질병은 여러 환자에게 발병될 수 있기 때문이다. 이 경우 아래와 같이 중간에 치료라는 교차 개체(Intersection Entity)를 삽입하여 이들을 두개의 일대다 관계로 만든다. 이렇게 하는 이유는 다대다 관계는 RDBMS에서 직접적으로 표현되지 못하기 때문이다.

3.4 기타 E-R 다이어그램

앞서 언급되었듯이 E-R 다이어그램에는 표준이라는 것이 없다. 개발자나 실무자들에게 쉽게 이해되며 향후 실행 데이터 모델로 변경하기 쉬운 것이면 된다.

여기서는 Gordon Everest의해 많이 사용된 E-R 다이어그램으로 소개한다.

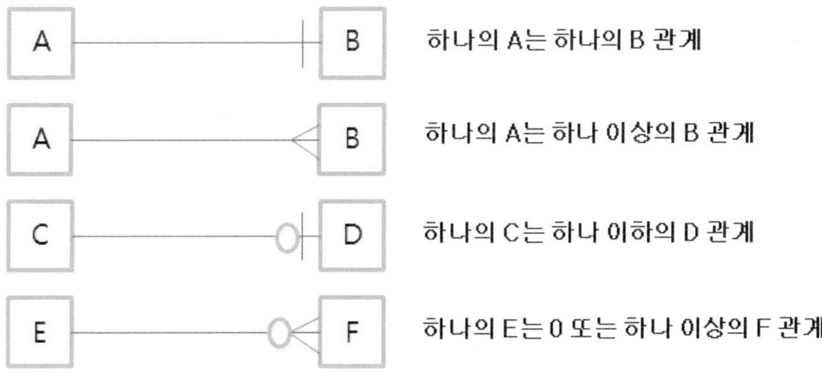

[그림 2-8]

위 다이어그램에서 A, B 개체(Entity)는 일대일 또는 일대다 관계를 가지고 있으며 필수(mandatory) 관계이다. C, D 개체는 일대다 관계를 가지고 있으며 선택(optional) 관계이다. 마지막으로 E, F 개체는 일대일 관계를 가지고 있으며 선택(optional) 관계이다.

여기서 필수(mandatory) 관계란 아래 예를 들어 퇴원요약 개체와 진단분류 개체에서 퇴원한 한 환자는 '반드시' 진단명을 받는다는 것을 의미하며 선택(optional) 관계란 퇴원한 한 환자는 수술을 '받을 수도 있고 받지 않을 수도' 있다는 것을 의미한다.

3.4.1 폐암환자에 대한 E-R 다이어그램

여기서는 Gordon Everest에 의해 많이 사용된 E-R 다이어그램으로 소개한다. 폐암환자에 대한 환자기본정보, 상병관리, 투약처방관리 데이터가 있다. 이들간의 E-R 다이어그램은 [그림 2-9]와 같다. 폐암환자에 대한 환자기본정보에 환자는 상병관리에 한 개 이상의 데이터를 가질 수 있다. 폐암환자에 대한 환자기본정보에 환자는 투약처방관리에 한 개 이상의 데이터를 가질수 있으나 데이터가 없을 수 도 있나.

투약처방관리, 상병관리 테이블에 환자번호와 입원일을 참조키(Foreign Key)를 정의 하였으며, 삽입,삭제,변경하면 참조된 테이블의 기본키 값으로 존재하지 않거나 같지 않거나, 유형이 다른 경우에 오류가 발생한다. 데이터 무결성을 위하여 참조키를 정의한다.

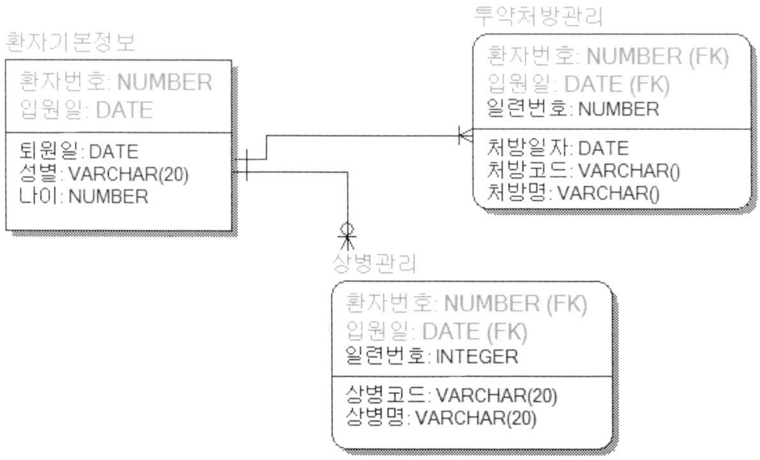

[그림 2-9]

3.4.2 백내장환자에 대한 E-R 다이어그램

백내장환자에 대한 퇴원요약, 진단관리, 표준처방내역, 처치내역 데이터가 있다. 이들 간의 E-R 다이어그램은 [그림 2-10]와 같다. 환자는 여러 개의 진단명을 가질 수 있고, 반드시 모든 환자는 진단명을 가진다. 또한 환자는 여러 개의 처방이 있을 수 있으며 반드시 처방을 가진다. 또한 환자는 여러 개의 처치를 가질 수 있지만 처치가 없을 수도 있다.

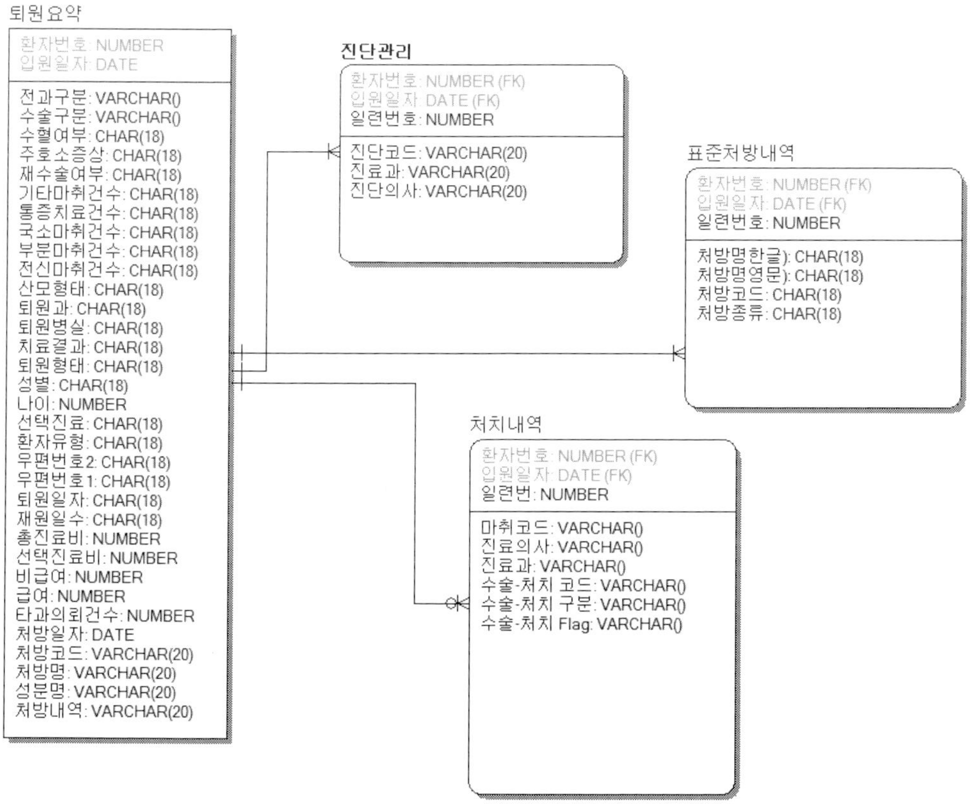
퇴원요약
환자번호: NUMBER
입원일자: DATE
전과구분: VARCHAR()
수술구분: VARCHAR()
수혈여부: CHAR(18)
주호소증상: CHAR(18)
재수술여부: CHAR(18)
기타마취건수: CHAR(18)
통증치료건수: CHAR(18)
국소마취건수: CHAR(18)
부분마취건수: CHAR(18)
전신마취건수: CHAR(18)
산모형태: CHAR(18)
퇴원과: CHAR(18)
퇴원병실: CHAR(18)
치료결과: CHAR(18)
퇴원형태: CHAR(18)
성별: CHAR(18)
나이: NUMBER
선택진료: CHAR(18)
환자유형: CHAR(18)
우편번호2: CHAR(18)
우편번호1: CHAR(18)
퇴원일자: CHAR(18)
재원일수: CHAR(18)
총진료비: NUMBER
선택진료비: NUMBER
비급여: NUMBER
급여: NUMBER
타과의뢰건수: NUMBER
처방일자: DATE
처방코드: VARCHAR(20)
처방명: VARCHAR(20)
성분명: VARCHAR(20)
처방내역: VARCHAR(20)
진단관리
환자번호: NUMBER (FK)
입원일자: DATE (FK)
일련번호: NUMBER
진단코드: VARCHAR(20)
진료과: VARCHAR(20)
진단의사: VARCHAR(20)
표준처방내역
환자번호: NUMBER (FK)
입원일자: DATE (FK)
일련번호: NUMBER
처방명한글): CHAR(18)
처방명영문): CHAR(18)
처방코드: CHAR(18)
처방종류: CHAR(18)
처치내역
환자번호: NUMBER (FK)
입원일자: DATE (FK)
일련번: NUMBER
마취코드: VARCHAR()
진료의사: VARCHAR()
진료과: VARCHAR()
수술-처치 코드: VARCHAR()
수술-처치 구분: VARCHAR()
수술-처치 Flag: VARCHAR()

[그림 2-10]

♣ 연 습 문 제 ♣

01 다음은 유방암 환자의 퇴원요약지를 데이터베이스로 구축하기 위해서 E-R관계를 그린 것이다. 이를 보고 질문에 답하시오.

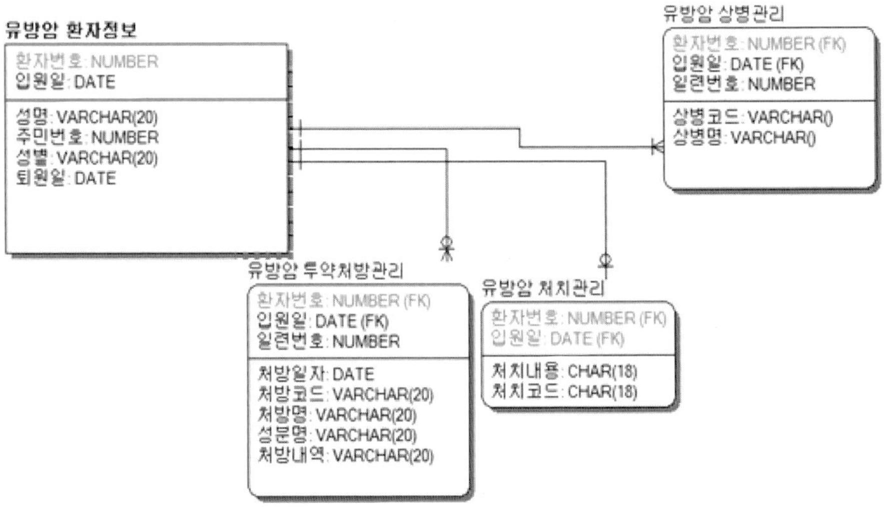

1) 유방암 환자의 퇴원요약지에는 어떤 실체(Entity)가 있는지를 확인하고 이에 대해 정의를 내리시오.

2) 속성(Attribute)이란 무엇인지 설명하고 유방암 환자의 퇴원요약지에서 도출된 실체(Entity)별로 속성을 도출하고, 도출된 속성 중 식별자(identifier)를 선정하시오.

3) 유방암 환자의 퇴원요약지에서 도출된 실체간의 관계를 선정하고 이에 대해 설명하시오.

4) 'Mandatory'와 'Optional'한 관계란 무엇인지 설명하고, 유방함 퇴원요약지에서 도출된 실체에서 'Mandatory'와 'Optional'한 관계를 설명하시오.

02 다음은 허혈성 심장질환 환자의 퇴원요약지에 대한 실체관계도이다. ㉠,㉡,㉢을 ER-다이어그램으로 관계도를 설명하시오.

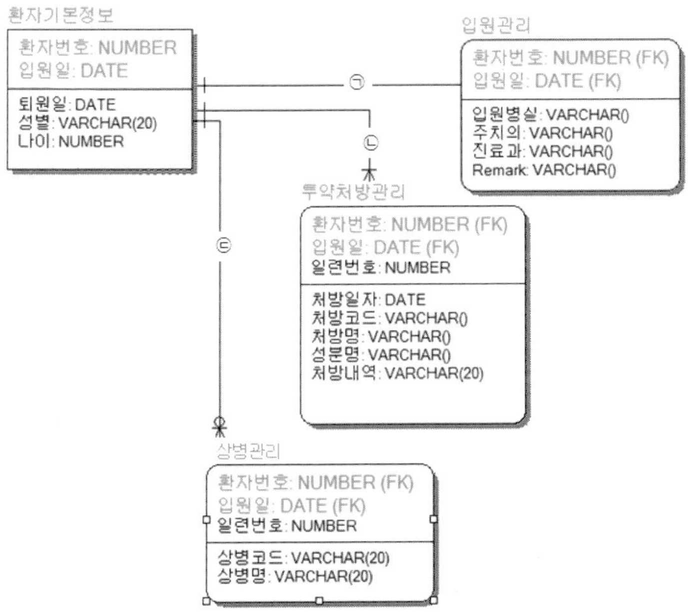

03 입원관리에서 입원일에 '홍길동'이라 표현된 부분이 어떤 제약조건에 위배되는지 설명하시오.

환자기본정보

환자번호	입원일	퇴원일	성별	나이
9911001	20160801	20160901	M	30
9912002	20160802	20160902	M	31
9911003	20160801	20160903	F	46
9813009	20160807	20160904	F	57
9811015	20160805	20160905	M	60
:				

입원관리

환자번호	입원일	입원병실	주치의	진료과	Remark
9911001	20160801	1202	T102	4444	
9912002	20160802	1208	T103	4445	
9911003	20160801	2858	T302	4555	
9813009	홍길동	2265			
:					

04 다음 실체관계도에서 입원관리와 주치의 관리관계를 설명하라.

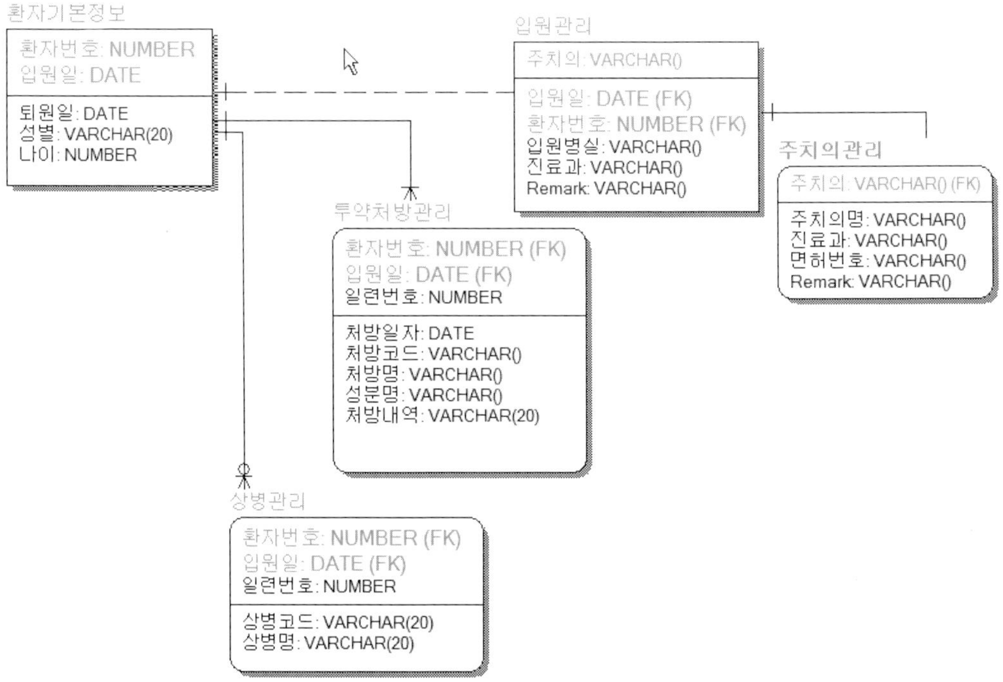

제 3 장

관계형 데이터베이스의 이해

IBM 연구원인 E.F. Codd 박사가 처음으로 제안한 관계형 모델은 수학적 기초에 근거를 두고 있으며 이 모델의 개념은 오직 릴레이션(relation)을 통해서만 데이터가 표현된다는 것이다. 여기서 릴레이션이란 데이터베이스에서 2차원 테이블을 말하며 테이블들에서 공통된 필드[주로 프라이머리 키(Primary Key)와 포린 키(Foreign Key)를 말함]를 통해 데이터가 표현된다. 즉, 쉽게 말해 관계형 모델의 개념은 하나 이상의 테이블들을 연결하여 데이터를 표현한다는 것이다.

먼저 관계형 모델을 이해하기 위해 기본적인 개념부터 알아보기로 하자.

1. 기본 개념 1 (테이블, 레코드, 필드)

1.1 테이블(Table)

테이블은 관계형 모델에서 개체(Entity)를 뜻하며 데이터베이스에서 가장 핵심적인 개체로서 아래 그림과 같이 세루의 필드와 가로의 레코드로 구성되며 실질적인 모든 데이터가 여기에 저장된다. 표면적으로는 엑셀과 다를 바 없다.

1.2 레코드(Record)

레코드란 관계형 모델에서 듀플(Tuple)을 뜻하며 어느 특정한 것에 관한 세부사항이며 필드값들의 조합이다. 한 테이블 내에서 동일한 레코드는 존재할 수 없으며 레코드의 순서는 논리적으로 중요하지 않다.

1.3 필드(Field)

필드란 관계형 모델에서 속성(Attribute)을 뜻하며 각 레코드를 구성하고 있는 요소들이며 테이블 내의 특정 데이터를 대표한다.

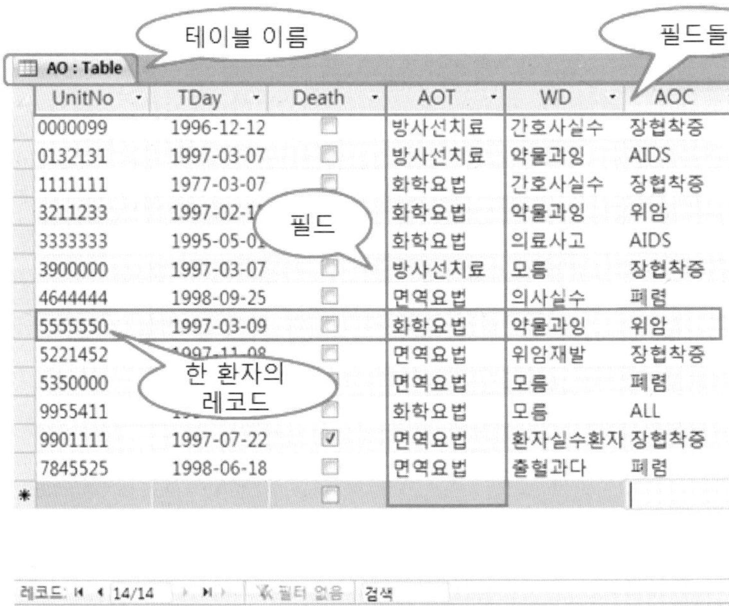

UnitNo	TDay	Death	AOT	WD	AOC
0000099	1996-12-12	☐	방사선치료	간호사실수	장협착증
0132131	1997-03-07	☐	방사선치료	약물과잉	AIDS
1111111	1977-03-07	☐	화학요법	간호사실수	장협착증
3211233	1997-02-1		화학요법	약물과잉	위암
3333333	1995-05-0		화학요법	의료사고	AIDS
3900000	1997-03-07	☐	방사선치료	모름	장협착증
4644444	1998-09-25	☐	면역요법	의사실수	폐렴
5555550	1997-03-09	☐	화학요법	약물과잉	위암
5221452		☐	면역요법	위암재발	장협착증
5350000			면역요법	모름	폐렴
9955411		☐	화학요법	모름	ALL
9901111	1997-07-22	☑	면역요법	환자실수환자	장협착증
7845525	1998-06-18	☐	면역요법	출혈과다	폐렴
*		☐			

[그림 3-1]

필드 또한 한 테이블 내에서 동일한 필드가 두개 이상 있을 수 없으며 순서도 논리적으로 전혀 중요하지 않다. 그리고 모든 필드의 각각의 값(cell이라고 한다)은 원자값을 가져야 한다. 즉, cell 값은 더 이상 분해될 수 없음을 뜻한다.

필드는 특정 타입(데이터 형식)과 길이를 가지며 테이블 설계 단계에서 설정된다. 그리고 필드의 타입과 길이는 필드가 최소한의 공간만 차지하도록 설정하여야 하나 해당 필드가 어떻게 사용될 것인가를 고려한 후 설정하여야만 된다. 예를 들면 환자번호의 경우 숫자 타입으로 설정하면 적은 공간을 차지하지만 표현이나 검색 시 오류를 범할 수도 있다. 대표적인 예는 숫자는 앞자리 수가 0이 될 수 없다는 것이다.

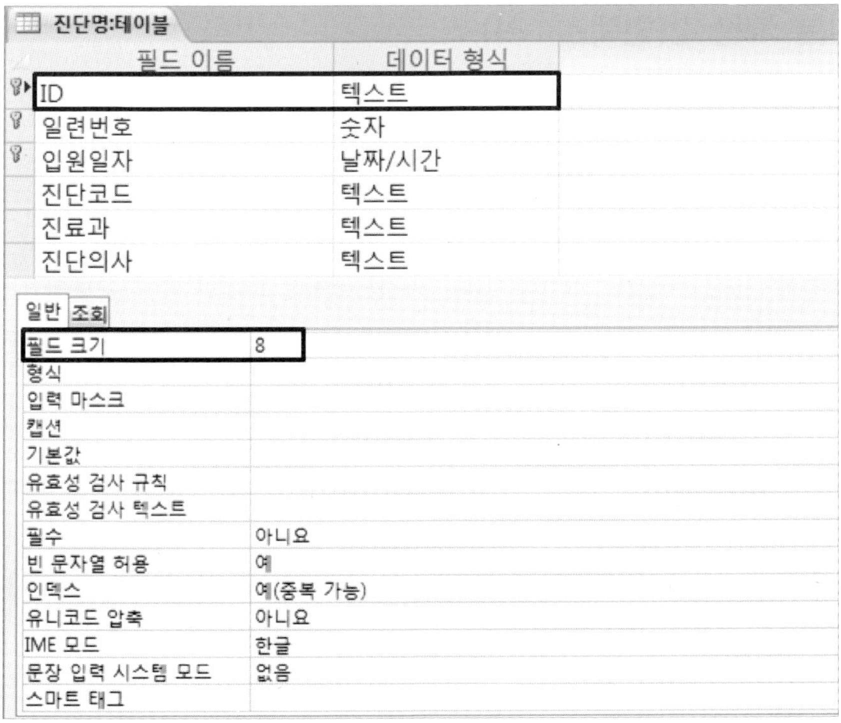

[그림 3-2]

위 그림은 엑세스의 테이블 디자인보기 화면으로 등록번호(필드 이름)는 '데이터 형식'으로 '텍스트'를 가지며 '필드 크기'는 '8'로 설정되어져 있다. 일반적으로 많이 사용되는 데이터 형식은 "덱스트", "숫자", "날짜/시간"이다.

다음 표는 데이터베이스, 관계형 모델, 관계형 데이터베이스에서 사용되는 용어들 중 같은 의미를 가지는 용어들끼리 묶은 것이다.

DB 용어	관계형 모델 용어	RDB 또는 RDBMS 용어
Data Item	Attribute	Column 또는 필드(Field)
Record	Tuple	Row 또는 레코드(Record)
File	Entity	Relation 또는 테이블(Table)

2. 기본 개념 2(인덱스, 키)

2.1 인덱스

책 끝에는 인덱스(색인)가 있어 책에서 중요하고 의미 있는 부분들을 찾으려고 할 때 빨리 찾을 수 있도록 해준다. 데이터베이스에서도 인덱스는 같은 목적으로 사용되며 테이블에서 하나 이상의 필드에 인덱스가 부여된다. 하지만 레코드 단위로 인덱스가 부과되지는 않는다. 예를 들면 입원환자 관리 테이블에서 가장 많이 검색되는 필드는 아무래도 환자번호 또는 환자이름 일 것이다. 이럴 땐 환자번호 필드와 환자이름 필드에 인덱스를 부여하면 빠르게 검색할 수 있다.

인덱스가 부여된 필드는 프로세싱 과정에서 빨리 검색될 수 있지만 너무 많은 필드에 인덱스가 부여되면 오히려 역효과가 발생한다. 대부분의 서버용 RDBMS에서는 인덱스가 부여된 필드를 인덱스가 부여된 순서 그대로 물리적으로 저장하는 옵션이 있어 좀 더 빠른 데이터 검색이 가능하다. (Microsoft SQL Server의 경우 이런 인덱스를 clustered index라고 한다.)

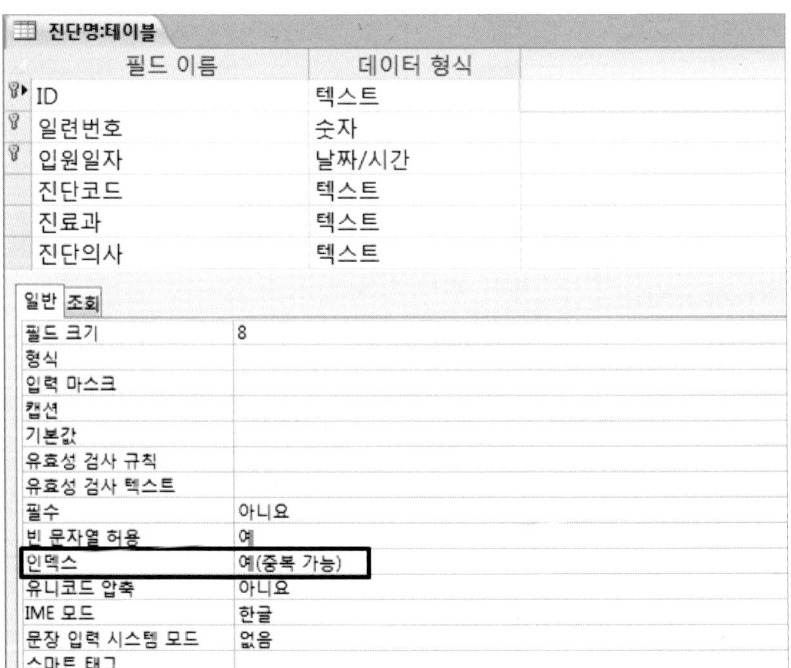

[그림 3-3]

SQL에서 Where절에 자주 언급되는 필드에 인덱스를 부여해야 효과를 볼 수 있으며 테이블들끼리 조인될 시 사용되는 필드에도 역시 인덱스를 부여해야 편리하게 사용할 수 있다. 하지만 아주 빈번한 데이터 갱신 또는 삭제가 일어나는 필드에 인덱스가 부여되면 데이터 갱신 또는 삭제가 일어날 때 마다 인덱스 또한 변경되어야 하므로 그런 필드에는 인덱스를 부여하지 않은 것이 좋다.

위의 그림은 엑세스의 테이블 디자인보기 화면으로 등록번호(필드 이름)에 인덱스가 설정된 것을 보여준다.

2.2 키(Key)

키란 한 레코드를 유일하게 식별할 수 있는 하나 이상의 필드들을 말하며 테이블들 사이에서 관계를 정의하기 위해 대부분 사용된다.

키의 종류로는 Primary Key(기본 키), Candidate Key(후보 키), 그리고 Foreign Key(외래 키) 등이 있다.

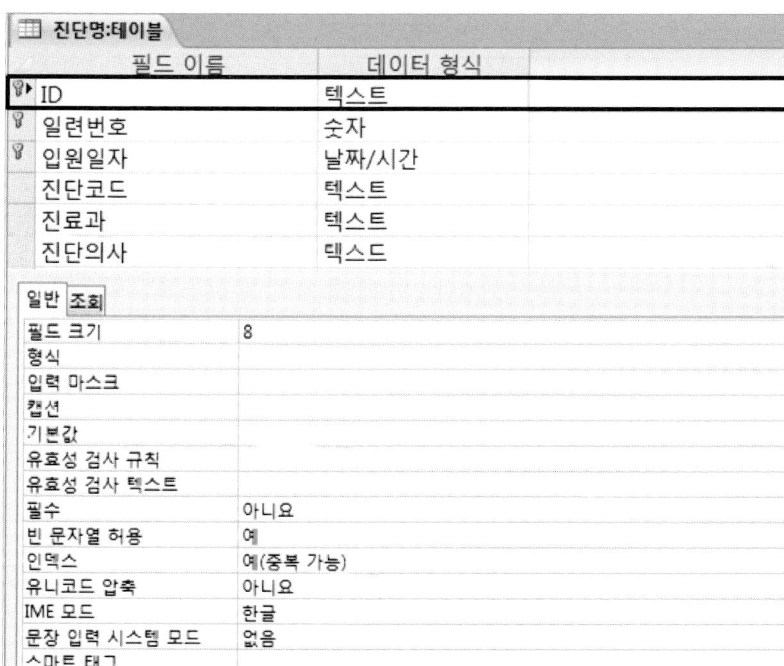

[그림 3-4]

◆ Primary Key (프라이머리 키 - 기본키)

프라이머리 키는 테이블에서 다른 레코드들로부터 한 레코드를 유일하게 식별할 수 있는 하나 이상의 필드를 말하며 최소한의 필드로 구성되어야 한다. 그러므로 프라이머리 키는 절대 중복될 수 없으며 null값을 절대 가질 수 없다.

상기의 그림은 엑세스의 테이블 디자인보기 화면으로 ID(필드 이름)가 프라이머리 키로 설정된 것을 보여준다. 필드 이름 왼쪽에 열쇠모양이 프라이머리 키로 설정 되었다는 것을 나타낸다.

아래의 표에서는 환자번호가 프라이머리 키이다. 왜냐하면 환자번호만 알고 있으면 그 사람의 이름과 성별을 알 수 있기 때문이다. 이름의 경우 동명이인이 있을 수 있기 때문에 프라이머리 키가 될 수 없다.

환자번호	이름	성별
141231001	김수찬	M
150129011	전영주	M
150201009	김정환	M
150411005	전영주	F

◆ Candidate Key (캔디데이트 키 - 후보키)

캔디데이터 키는 프라이머리 키가 될 수 있는 필드를 말하며 프라이머리키는 캔디데이트키 중에 식별자로 선정된 것이다. 아래 표에서 주민등록번호가 환자번호(프라이머리 키)를 대신할 수 있는 캔디데이트 키이며 이중에서 환자번호를 기본키로 선정하면 환자번호가 프라이머리키가 된다.

환자번호	주민등록번호	이름	성별
141231001	710108-1110211	김수찬	M
150129011	781218-1201328	전영주	M
150201009	751005-1555549	김정환	M
150411005	741009-2222200	전영주	F

◆ Foreign Key (포린 키 - 외래키)

포린 키란 어떠한 테이블의 프라이머리 키 값과 일치하는 값을 가진 다른(간혹 같은) 테이블의 하나 이상의 필드를 말한다. 물론 키 값 뿐만 아니라 타입도 일치하여야만 한다.

포린 키 값은 프라이머리 키와는 다르게 반드시 유일할 필요도 없으며 null값도 경우에 따라 가질 수가 있다. 하지만 포린 키 값은 반드시 프라이머리 키 값에 있는 것들 중에 하나이어야만 한다. 아래의 테이블들은 일대다 관계를 가지고 있으며 왼쪽(환자번호와 이름으로 구성된) 테이블에 있는 환자번호는 이 테이블에서 프라이머리 키가 되며 오른쪽 테이블에 있는 환자번호 필드와 연결된다.

프라이머리 키 ↓

환자번호	이름
141231001	김수찬
150129011	전영주
150201009	김정환
150411005	전영주

포린 키 ↓

환자번호	입원일	병실
150129011	00-1-9	D-102
150129011	00-2-1	D-303
150201009	00-3-20	E- 109
111111111 (잘못 입력된 값 ⇒)		

[그림 3-5]

오른쪽 테이블의 환자번호 값은 반드시 왼쪽 테이블의 환자번호 값 중에 하나이어야만 한다. 하지만 마지막 환자번호 111111111의 경우 왼쪽 테이블의 환자번호 값에 있는 값이 아니므로 잘못된 값이다. 즉, 이렇게 잘못 입력된다면 이름도 없는 환자가 입원하여 병실을 차지하게 되는 꼴이다.

대부분의 RDBMS에서는 두 테이블들 사이에 일대다 관계가 설정되면 이와 같은 문제를 방지하기위해 관계형 룰을 설정할 수가 있다.

만약 이러한 룰이 적용되면 오른쪽 테이블의 환자번호 필드에 잘못된 값이 저장되는 경우는 절대 없어 데이터의 무결성(integrity)을 보장 받을 수 있다.

이는 관계형 모델의 창시자 E.F. Codd가 1985년에 발표한 RDBMS의 12개 지침에서도 찾을 수 있다. 해당 내용은 다음과 같다. “데이터 무결성을 유지하기 위해 사용자의 입력을 제약할 수 있어야만 한다.”

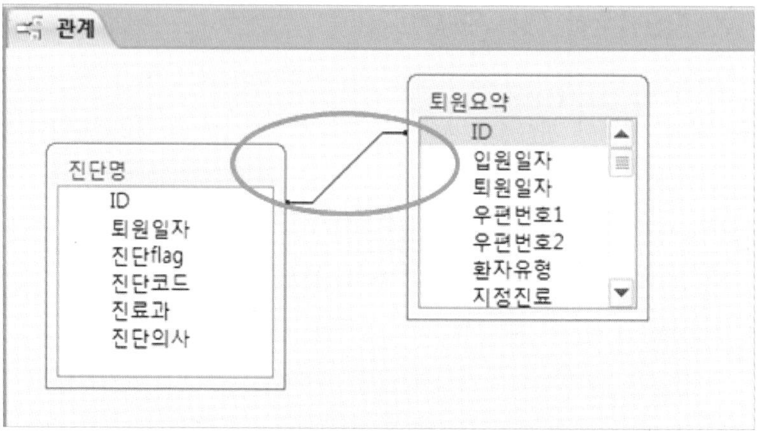

[그림 3-6]

위 그림은 엑세스에서 관계가 정의된 테이블들을 보여주며 아래는 정의된 관계를 편집할 수 있는 폼으로 참조 무결성 룰을 설정할 수 있도록 해준다.

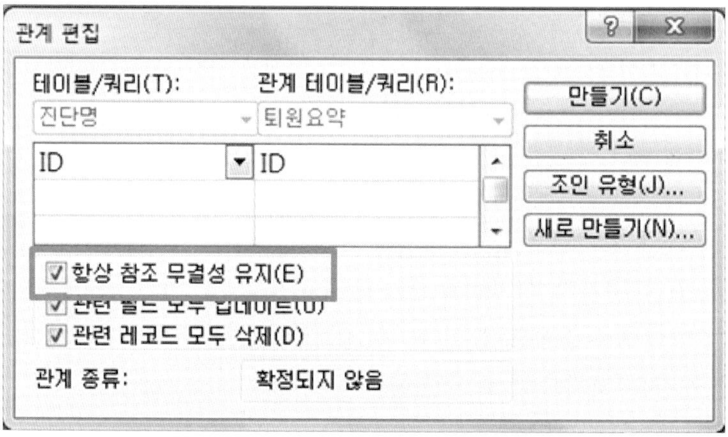

[그림 3-7]

3. 폐암 환자의 데이터베이스

폐암의 데이터베이스 파일은 [그림 3-8]과 같이 상병, 투약처방, 환자기본정보 테이블로 이루어져 있다.

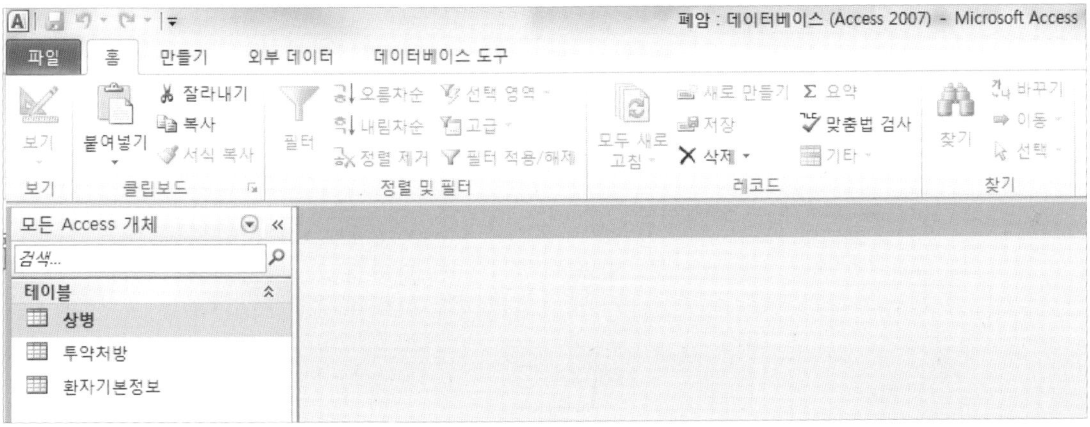

[그림3-8]

3.1 테이블(Table)

폐암 환자 데이터베이스의 테이블은 상병, 투약처방, 환자기본정보 테이블이 있다. 폐암 환자 데이터베이스에서 '환자기본정보' 테이블을 열어본다. 테이블이름은 환자기본정보이고, 테이블에는 필드와 각 필드에 대한 레코드로 이루어져 있다.

3.2 레코드(Record)

환자기본정보에서 환자번호, 나이, 성별, 입원일, 퇴원일 필드에 대한 조합을 나타내는 필드 값을 레코드라고 한다.

3.3 필드(Field)

환자기본정보에서 필드는 각 레코드를 구성하고 있는 요소들이며 테이블 내의 특정 데이터를 대표한다. 환자번호, 나이, 성별, 입원일, 퇴원일로 이루어져 있다.

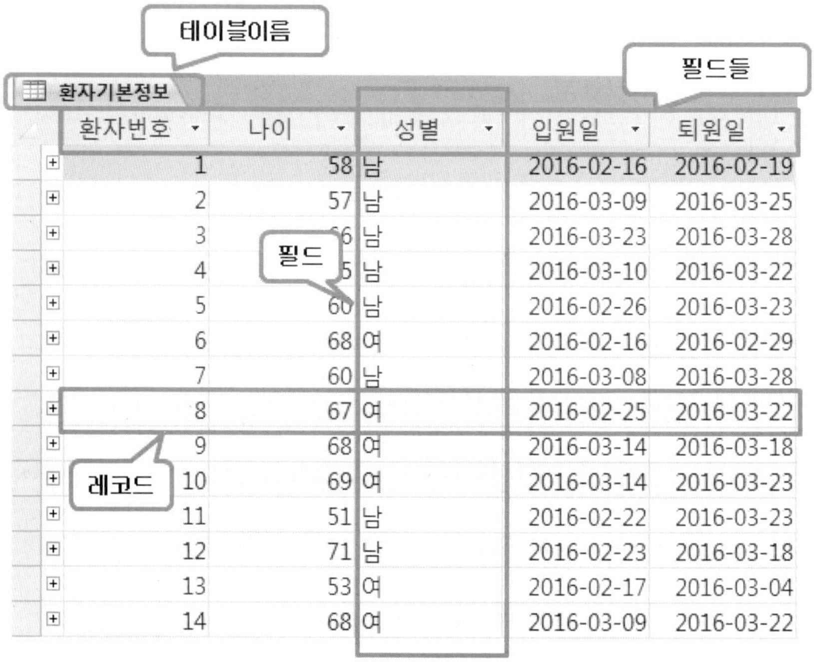

[그림 3-9]

3.4 키(Key)

[그림 3-9]의 폐암 환자 데이터베이스의 환자기본정보 테이블의 데이터를 살펴보면 한 레코드를 유일하게 식별할 수 있는 필드는 환자번호이다. 그러므로 환자번호가 프라이머리 키가 된다. 그리고, 환자번호와 같이 프라이머리 키처럼 유일하지는 않으나 프라이머리 키 값에 있는 것들 중에 유일하게 하나인 키를 나타내는는 포린 키는 입원일과 퇴원일이 된다.

3.5 관계 및 참조 무결성 룰 정의

폐암 환자 데이터베이스의 환자기본정보 테이블에서 환자번호를 프라이머리 키, 입원일을 포린 키로 지정하고 상병 테이블에서 환자번호를 프라이머리 키, 입원일과 일련번호를 포린 키로 지정하며, 투약처방 테이블에서 환자번호를 프라이머리 키, 입원일과 일련번호를 포린 키로 지정한 화면은 아래 [그림 3-10]과 같다.

환자기본정보 | 상병 | 투약처방

필드 이름	데이터 형식
환자번호	숫자
나이	숫자
성별	텍스트
입원일	숫자
퇴원일	숫자

환자기본정보 | 상병 | 투약처방

필드 이름	데이터 형식
환자번호	숫자
입원일	숫자
일련번호	숫자
상병코드	텍스트
상병명	텍스트

환자기본정보 | 상병 | 투약처방

필드 이름	데이터 형식
환자번호	숫자
입원일	숫자
일련번호	숫자
처방일자	숫자
처방코드	텍스트
처방명	텍스트
약성분명	텍스트
처방내역	텍스트

[그림 3-10]

환자기본정보 한 테이블과 상병, 투약처방의 두 테이블 사이에 일대다 관계가 되어 있어 관계형 룰을 설정한다. 아래 [그림 3-11]은 폐암환자 데이터베이스의 세 테이블 간의 관계가 정의된 것과 정의된 관계를 편집할 수 있는 폼으로 참조 무결성 룰을 설정한 것을 보여준다. 환자번호와 입원일을 키로 두고 일대다 관계를 정의하였다.

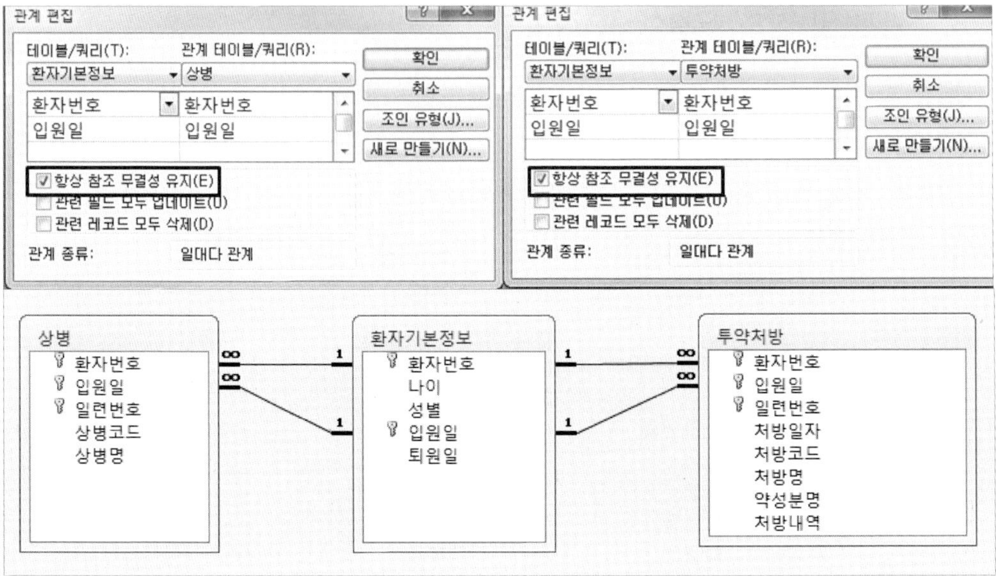
관계 편집
테이블/쿼리(T):
관계 테이블/쿼리(R):
환자기본정보
상병
환자번호
환자번호
입원일
입원일
확인
취소
조인 유형(J)...
새로 만들기(N)...
항상 참조 무결성 유지(E)
관련 레코드 모두 삭제(D)
관계 종류:
일대다 관계
관계 편집
테이블/쿼리(T):
관계 테이블/쿼리(R):
환자기본정보
투약처방
환자번호
환자번호
입원일
입원일
확인
취소
조인 유형(J)...
새로 만들기(N)...
항상 참조 무결성 유지(E)
관련 레코드 모두 삭제(D)
관계 종류:
일대다 관계
상병
환자번호
입원일
일련번호
상병코드
상병명
환자기본정보
환자번호
나이
성별
입원일
퇴원일
투약처방
환자번호
입원일
일련번호
처방일자
처방코드
처방명
약성분명
처방내역

[그림 3-11]

♣ 연 습 문 제 ♣

01 다음은 허혈성 심장질환자의 데이터베이스이다. 아래 그림을 보고 그 내용에 대해서 설명하시오.

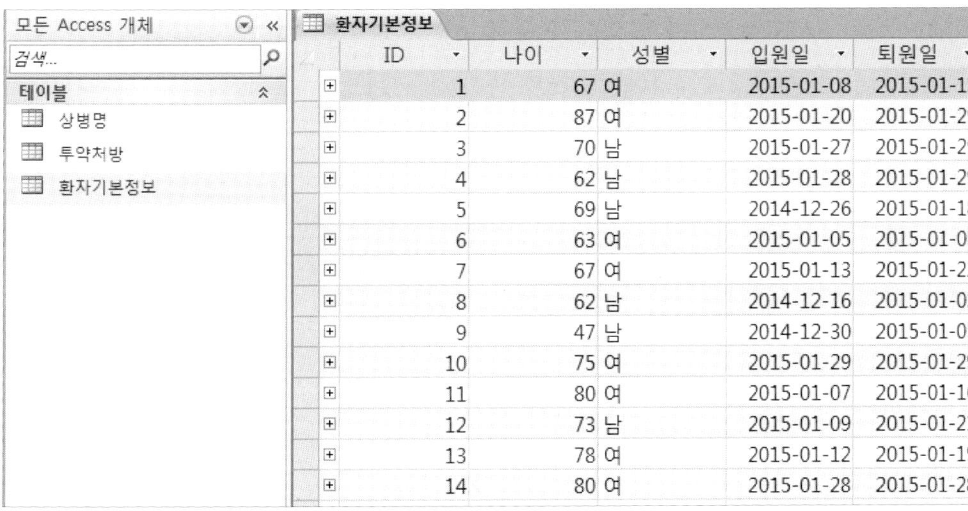

환자기본정보

ID	나이	성별	입원일	퇴원일
1	67	여	2015-01-08	2015-01-15
2	87	여	2015-01-20	2015-01-29
3	70	남	2015-01-27	2015-01-29
4	62	남	2015-01-28	2015-01-29
5	69	남	2014-12-26	2015-01-18
6	63	여	2015-01-05	2015-01-05
7	67	여	2015-01-13	2015-01-22
8	62	남	2014-12-16	2015-01-03
9	47	남	2014-12-30	2015-01-05
10	75	여	2015-01-29	2015-01-29
11	80	여	2015-01-07	2015-01-16
12	73	남	2015-01-09	2015-01-21
13	78	여	2015-01-12	2015-01-19
14	80	여	2015-01-28	2015-01-28

1) 허혈성 심장질환자의 데이터베이스에서 테이블, 필드, 레코드에 대해서 설명하시오.

2) 허혈성심장질환자 데이터베이스의 '환자기본정보' 테이블에서 기본키(Primary Key)와 포린 키(foreign Key)가 될 수 있는 필드를 설명하시오.

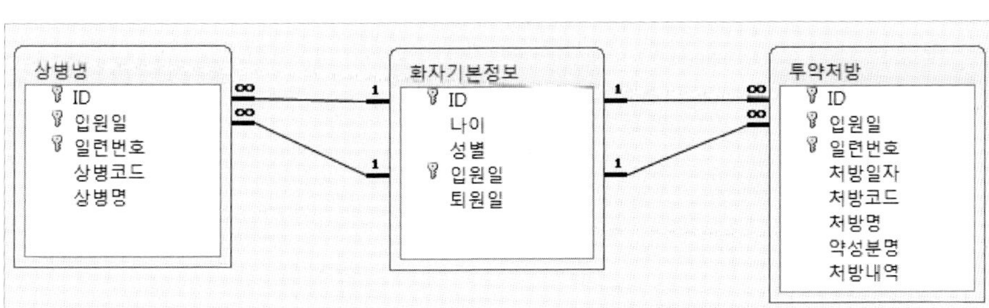

3) 위의 그림과 같이 일대다 관계를 정의하기 위해 아래그림에서 관계편집을 설정해보시오.

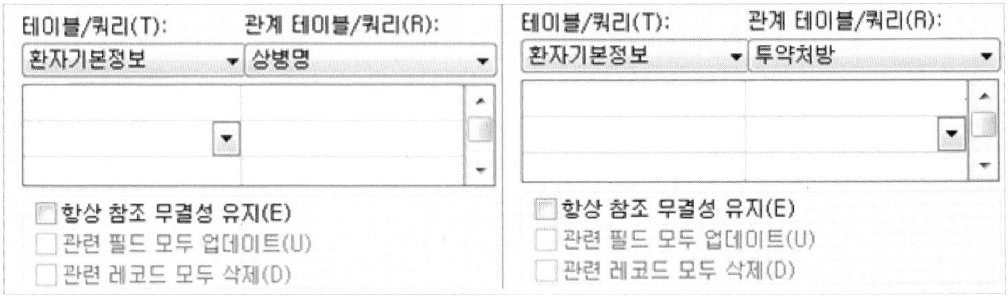

02 다음은 백내장 환자의 데이터베이스이다. 아래 그림을 보고 그 내용에 대해 설명하시오.

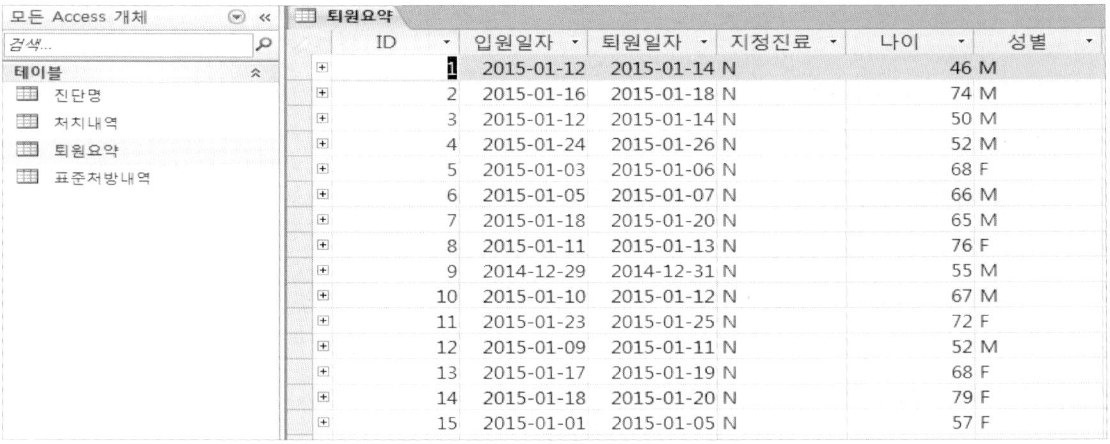

ID	입원일자	퇴원일자	지정진료	나이	성별
1	2015-01-12	2015-01-14	N	46	M
2	2015-01-16	2015-01-18	N	74	M
3	2015-01-12	2015-01-14	N	50	M
4	2015-01-24	2015-01-26	N	52	M
5	2015-01-03	2015-01-06	N	68	F
6	2015-01-05	2015-01-07	N	66	M
7	2015-01-18	2015-01-20	N	65	M
8	2015-01-11	2015-01-13	N	76	F
9	2014-12-29	2014-12-31	N	55	M
10	2015-01-10	2015-01-12	N	67	M
11	2015-01-23	2015-01-25	N	72	F
12	2015-01-09	2015-01-11	N	52	M
13	2015-01-17	2015-01-19	N	68	F
14	2015-01-18	2015-01-20	N	79	F
15	2015-01-01	2015-01-05	N	57	F

1) 위의 백내장 환자 데이터베이스에서 테이블, 필드, 레코드에 대해서 설명하시오

2) 위의 백내장 환자 데이터베이스의 '퇴원요약' 테이블에서 기본키(Primary Key)와 포린 키(foreign Key)가 될 수 있는 필드를 설명하시오.

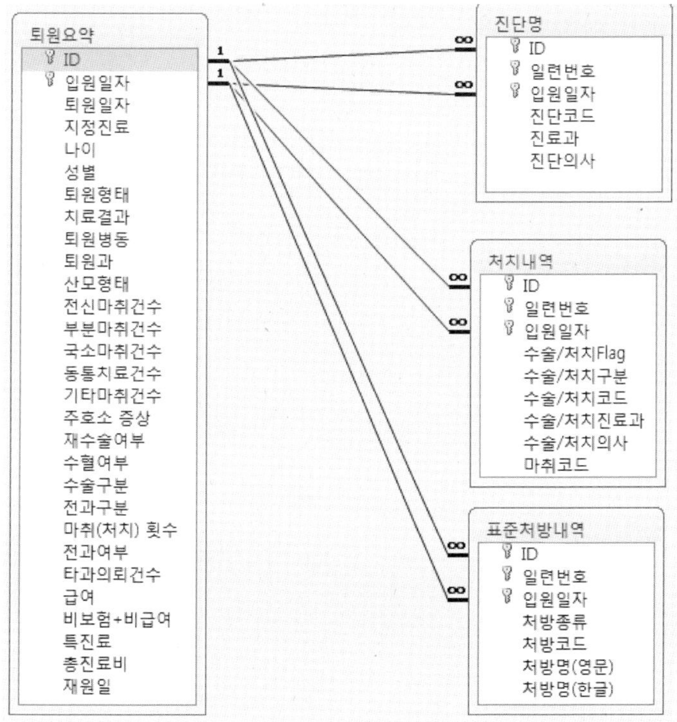

3) 위의 그림과 같이 백내장 환자 데이터베이스의 일대다 관계를 정의하기 위한 관계편집을 설정하시오.

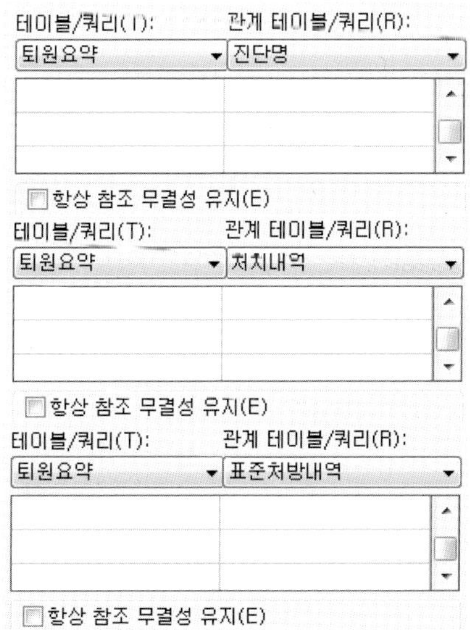

제 4 장

엑세스의 설치

마이크로소프트 엑세스는 별도의 제품으로 출시되지만 대부분의 사용자들은 오피스 제품으로 먼저 접하게 된다. 왜냐하면 마이크로소프트는 엑세스 제품을 별도로 출시하기 전에 오피스 제품군으로 먼저 출시하기 때문이며 대부분의 기업이나 학교에서 엑세스만 따로 구매하지 않고 오피스 슈트로 구입하기 때문이다.

2010오피스의 특징은 볼륨라이선스를 제공하는 프로페셔널 플러스(Professional plus), 표준(Standard), 제품라이선스를 제공하는 프로페셔널(Professional), 홈엔비지니스(home and business), 홈엔스튜던트(home and student) 4개의 버전으로 나뉜다는 점이다. 버전별 제공 제품이 다름으로 확인을 잘 하여야 한다. Access는 프로페셔널(Professional)버전들에만 존재한다.

오 피 스 제 품 군	패키지(FPP),OEM,PKC(DSP)			라이선스	
	Home & Student	Home & Business	Professional	Standard	Professional Plus
Word	●	●	●	●	●
Excel	●	●	●	●	●
Powerpoint	●	●	●	●	●
OneNote	●	●	●	●	●
Outlook		●	●	●	●
Publisher			●	●	●
Access			●		●
Infopath					●
SharePoint Workspace					●
Communicator					●

1. 오피스 2010의 설치

설치 Media를 넣으면 제품 키 입력 화면이 나타난다. 제품키를 입력하고 []을 클릭한다. 제품 키는 25자리로서 정품인증서나 CD케이스 뒷면에 나와 있으며 영문자와 숫자가 혼용되어 있으므로 잘 보고 입력해야 한다.

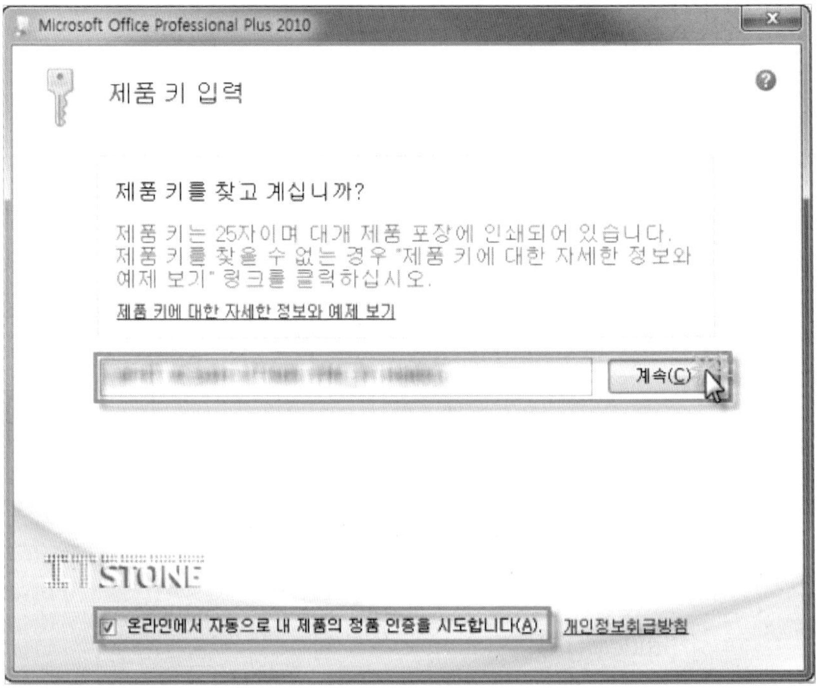

[그림 4-1]

사용권에 대한 화면이 나오면 [동의함]에 체크하고 [계속]을 클릭한다.

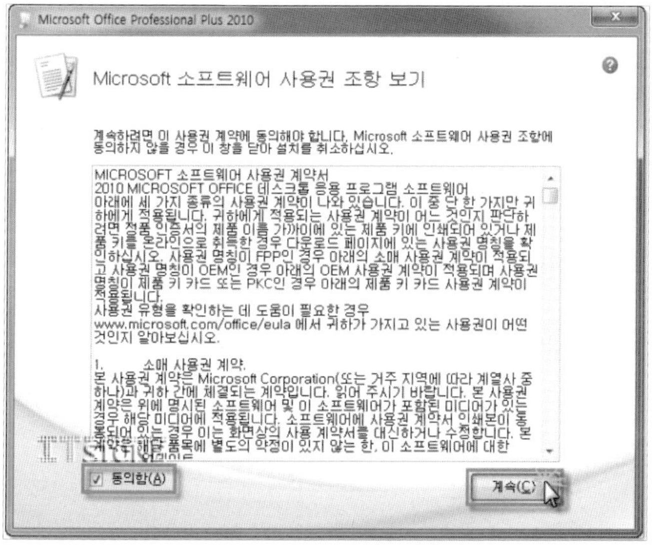

[그림 4-2]

설치 유형 선택 화면이 나타나면 [업그레이드]를 클릭하여 기존에 설치된 오피스를 업데이트할 수 있다. 여기에서는 [사용자 지정]을 클릭한다.

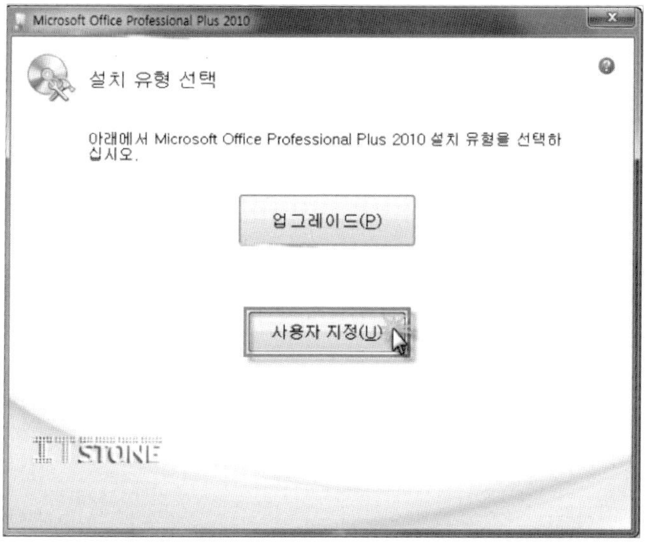

[그림 4-3]

[업그레이드] 탭에서는 설치된 이전 버전을 제거할 것인지 유지할 것인지 선택할 수 있다.

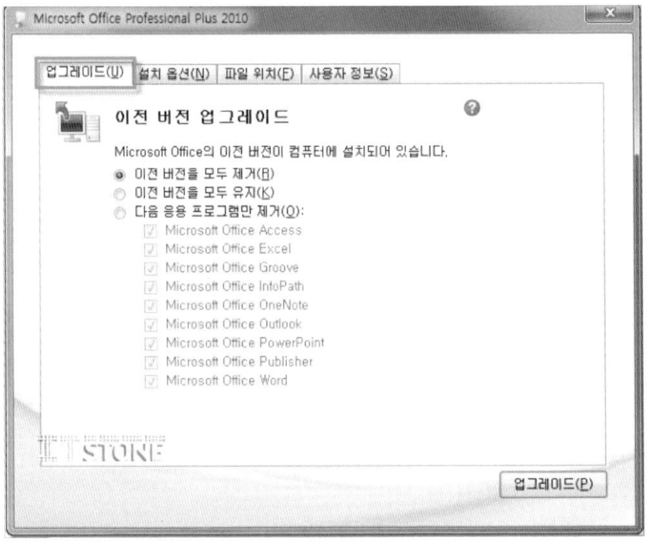

[그림 4-4]

[설치옵션] 탭에서는 오피스 프로그램의 개별 설치 여부를 선택할 수 있다.

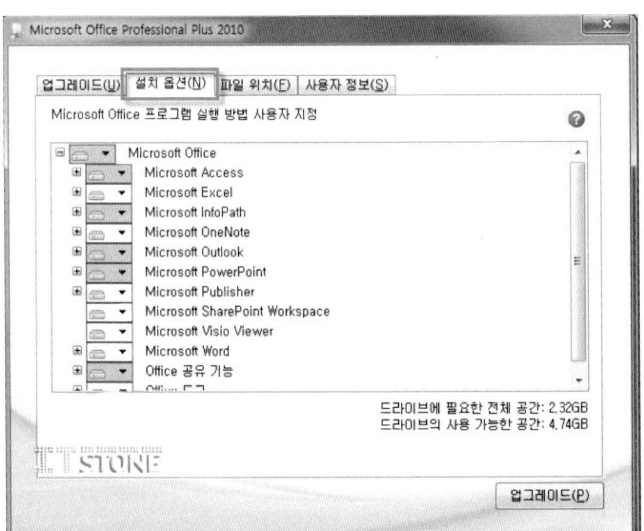

[그림 4-5]

[파일 위치] 탭에서는 설치될 폴더를 선택할 수 있다. 위의 화면에서 설치위치는 Microsoft Office 2010이 설치될 경로를 말하는 것으로, 다른 위치에 Office를 설치하려면 '찾아보기'를 클릭한 다음 원하는 위치를 선택하면 된다.

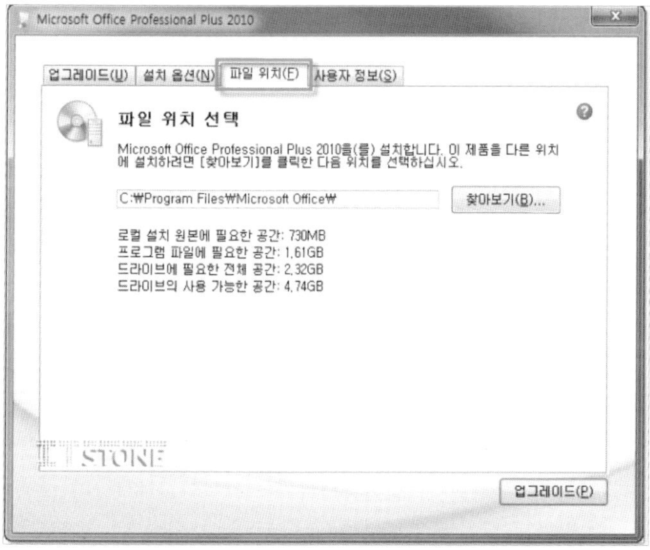

[그림 4-6]

[사용자 정보] 탭에서는 사용자 정보를 입력할 수 있다. [업그레이드]를 클릭한다.

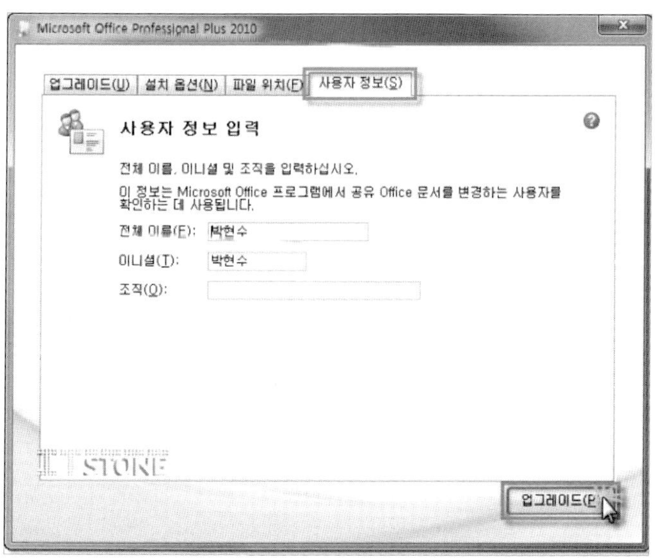

[그림 4-7]

아래와 같이 설치가 진행된다.

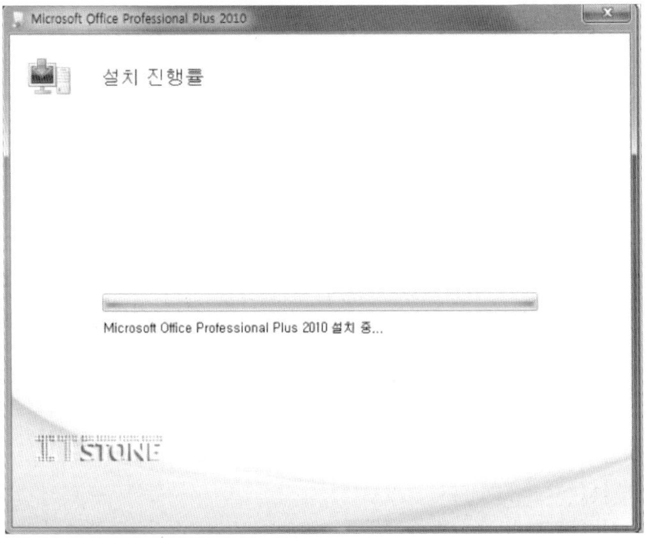

[그림 4-8]

설치 완료 화면이 나타나면 [닫기]를 클릭한다

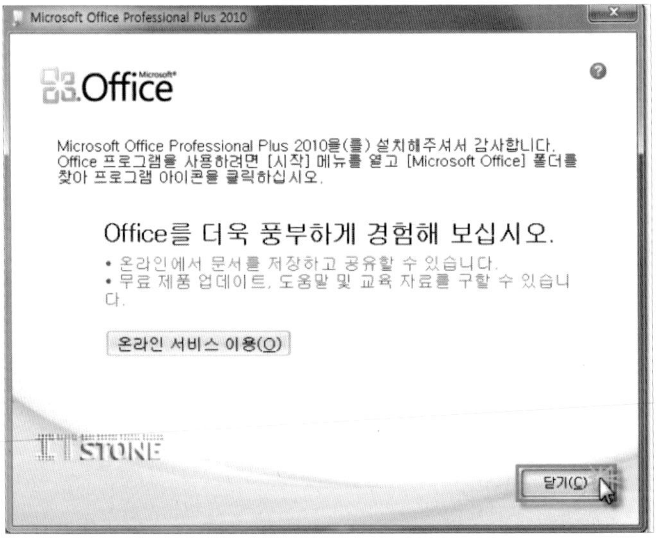

[그림 4-9]

시스템 재부팅을 한다는 메시지가 나타나면 [예]를 클릭한다.

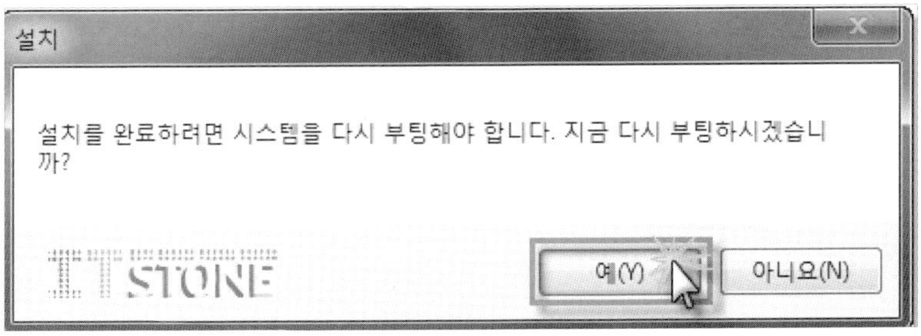

[그림 4-10]

시작 메뉴의 [모든 프로그램→ Microsoft Office)로 이동하면 MS 오피스 2010이 설치된 것을 확인할 수 있다.

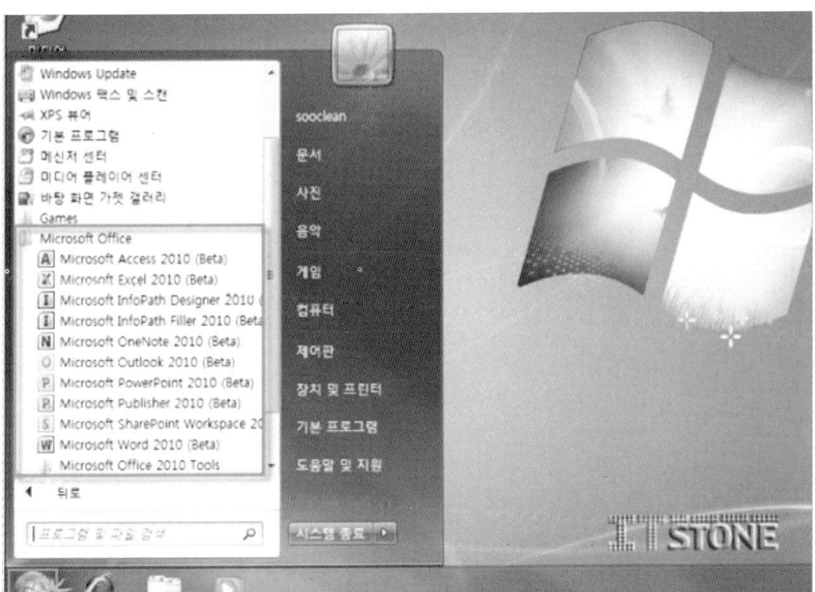

[그림 4-11]

오피스 2010의 프로그램을 실행하면 업데이트 설정 화면이 나타납니다. [권장 설정 사용]을 선택하고 [확인]을 클릭한다.

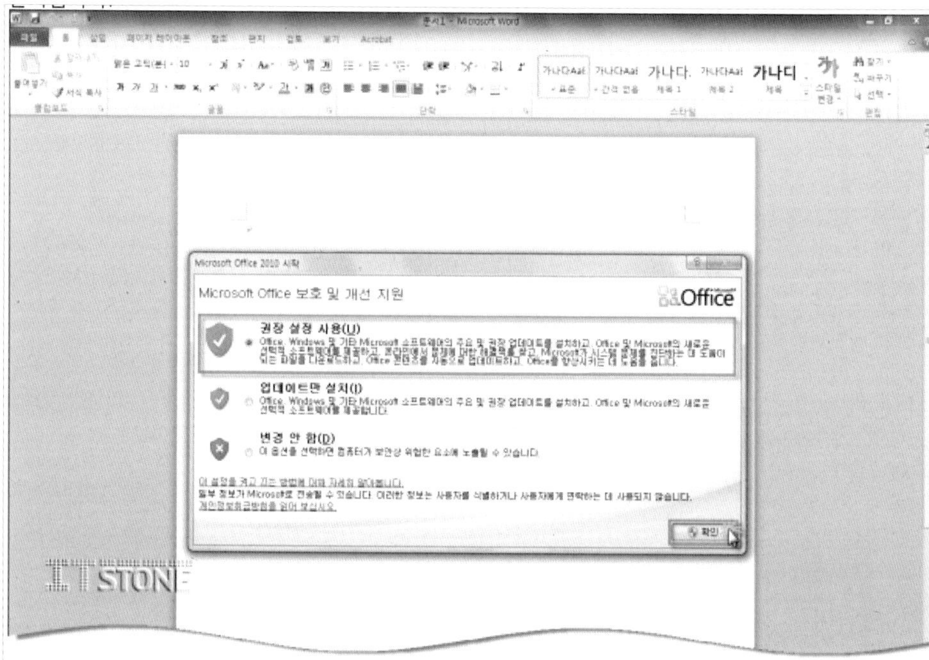

[그림 4-12]

제 5 장

엑세스의 개요 및 맛보기

엑세스 1.0이 92년 9월에 처음 출시되었을 때 엑세스는 기존 데이터베이스 관리 시스템에 비해 파격적인 형식을 가지고 있었다. 모든 데이터베이스 개체들(테이블, 쿼리, 폼, 보고서 등등)이 각각 따로 저장되는 것이 아니라 MDB라는 파일에 모두 저장된다는 것이다. 이는 데이터베이스의 저장, 관리, 서비스 등을 한 파일에서 할 수 있다는 것을 의미한다. 물론 이는 장점과 단점을 가지고 있다. 하지만 엑세스는 데이터베이스 개체들을 필요에 따라 쉽게 따로 분리할 수도 있다. 여기서는 엑세스의 데이터베이스 개체인 테이블, 쿼리, 폼, 보고서, 매크로, 모듈 등에 대해 간략하게 알아보고 이들이 어떻게 유기적으로 결합하여 데이터베이스 서비스를 할 수 있는지 알아본다.

1. 엑세스 개체들

엑세스는 테이블, 쿼리, 폼, 보고서, 매크로, 모듈 등을 공통적으로 가지고 있다.

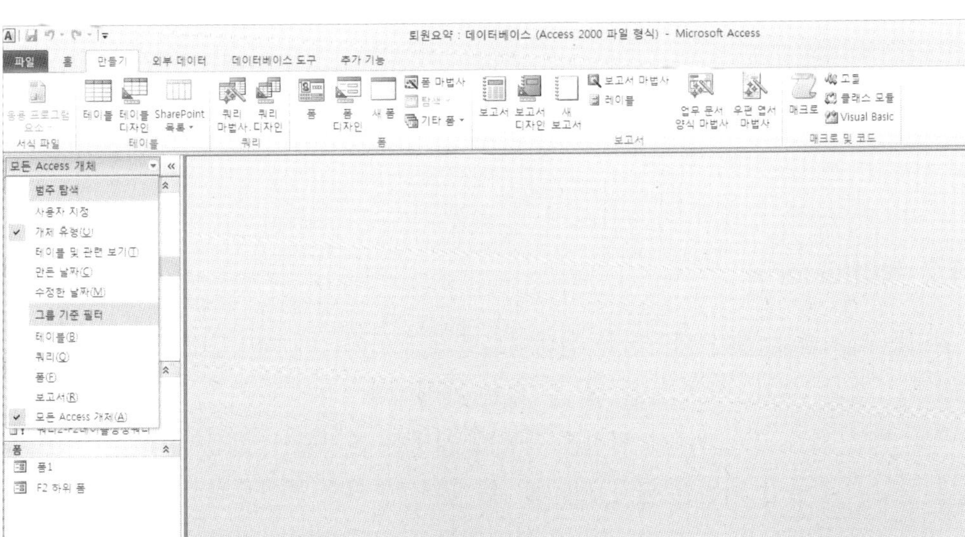

[그림 5-1]

위 화면은 엑세스2010의 데이터베이스 윈도우로서 데이터베이스 개체로 테이블, 쿼리, 폼, 보고서, 매크로, 모듈을 가지고 있음을 나타낸다.

1.1 테이블(Table)

테이블은 데이터베이스에서 가장 중요한 개체로서 데이터가 저장되어 있는 공간이다. 테이블에서 사용자는 직접 데이터를 입력하고 삭제할 수가 있다. 엑셀과 외형적으로 동일한 형태를 가지고 있다. [그림 5-2]는 테이블의 예를 보여준다.

엑세스는 시스템 메모리만 충분하면 1,024개의 테이블들을 동시에 열 수 있으며, 하드 디스크 공간만 충분하면 32,768개의 개체들(테이블, 쿼리, 폼, 보고서 등등)을 포함할 수 있다.

진단명

ID	일련번호	입원일자	진단코드	진료과
1	1	2015-01-12	H280	OT
1	2	2015-01-12	E113	OT
2	1	2015-01-16	H2599	OT
2	2	2015-01-16	I10	OT
3	1	2015-01-12	H2599	OT
4	1	2015-01-24	H2599	OT
5	1	2015-01-03	H2599	OT
6	1	2015-01-05	E112	OT
6	2	2015-01-05	N180	OT
6	3	2015-01-05	I10	OT
6	4	2015-01-05	H280	OT
6	5	2015-01-05	E113	OT

[그림 5-2]

1.2 쿼리(Query)

쿼리는 테이블에 있는 데이터를 선택적으로 불러들이거나 테이블에 있는 데이터에 일괄적인 갱신, 추가, 삭제 등을 할 수 있는 개체이다.

예를 들면 환자 테이블에서 쿼리를 사용해 사망한 환자들만 선택적으로 보거나 아니면 특정 기간동안 퇴원한 환자들을 볼 수 있다. 그리고 건강보험수가가 변경된 경우 쿼리를 사용해서 환자 테이블의 진료비 항목을 일괄적으로 변경할 수가 있다.

한 쿼리는 최대 16개 테이블들로부터 데이터를 받아올 수 있으며 선택된 테이블로부터 255개의 필드들을 가져올 수가 있다.

아래 그림은 쿼리에서 조건을 주어 재원일이 2일에서 3일 환자들만 보기 위해 쿼리를 디자인한 것을 보여주며 다음 그림은 설정한 조건에 따른 실제 환자들을 테이블과 같은 형태로 보여준다.

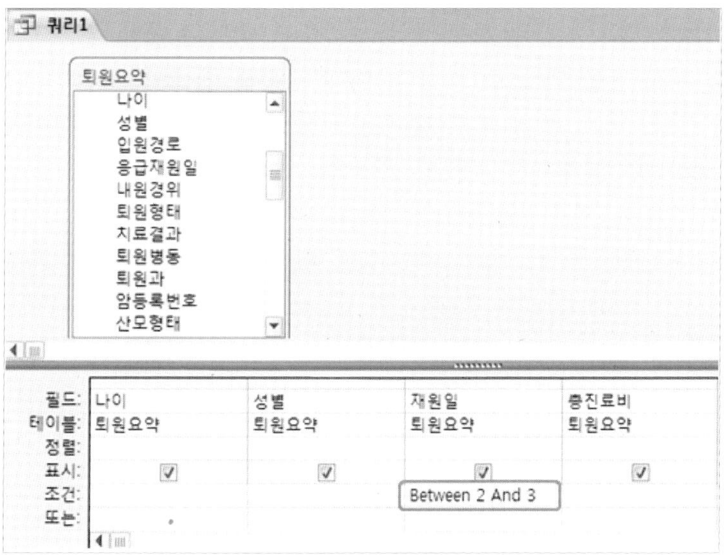

[그림 5-3]

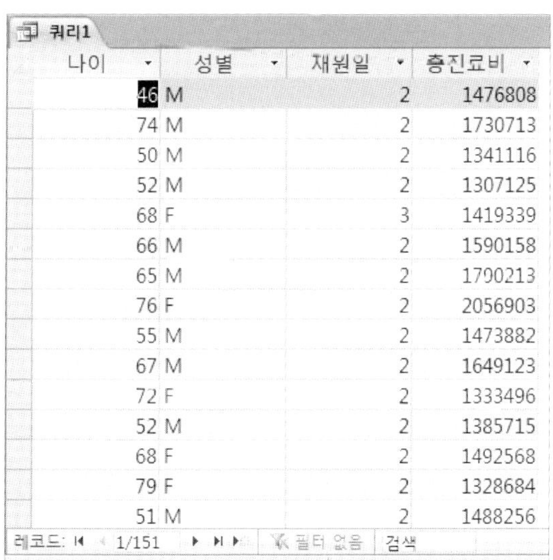

나이	성별	재원일	총진료비
46	M	2	1476808
74	M	2	1730713
50	M	2	1341116
52	M	2	1307125
68	F	3	1419339
66	M	2	1590158
65	M	2	1790213
76	F	2	2056903
55	M	2	1473882
67	M	2	1649123
72	F	2	1333496
52	M	2	1385715
68	F	2	1492568
79	F	2	1328684
51	M	2	1488256

레코드: 1/151 필터 없음 검색

[그림 5-4]

1.3 폼(Foam)

폼은 테이블 또는 쿼리로부터 데이터를 받아 데이터를 좀 더 의미 있게 나타내며 새로운 데이터 추가와 데이터 변경을 가능하게 한다. 일반적으로 사용자 입력 등에 제약을 가하여 정확한 데이터 추가, 삭제, 변경 등이 가능하게 한다. 폼에 매크로와 모듈이 가장 많이 사용된다.

폼에는 여러 가지 멀티미디어 파일이 첨가될 수 있다. 예를 들면 그림, 소리, 동화상 등이며 이들을 필요에 따라 보고, 들을 수 있다. 하나의 폼은 폼 내부에 필요에 따라 여러 개의 서브 폼을 가질 수가 있다. 아래 그림은 한 폼에 3개의 서브 폼이 포함된 예를 보여준다. 서브 폼은 부모 폼에서 사실상 테이블 형태로 보여지며 서브 폼 역시 테이블이나 쿼리로부터 데이터를 가져온다.

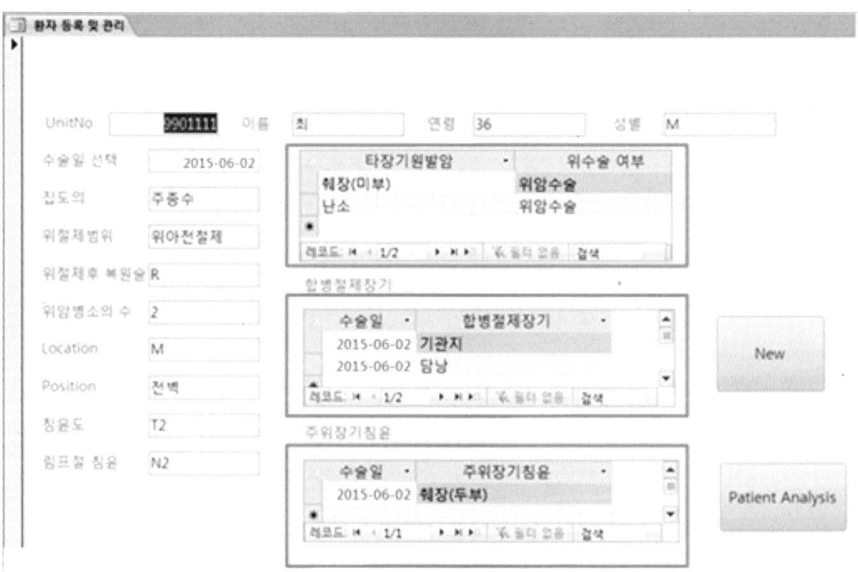

[그림 5-5]

1.4 보고서(Report)

보고서는 테이블 또는 쿼리로부터 데이터를 받아 특별한 형식으로 데이터를 프린트하는 역할을 한다. 형식화된 보고서는 워드 등에서 편집도 가능하며 데이터를 보고서 형식 그대로 Email로 보낼 수가 있다. 또한 다단편집도 지원한다.

엑세스의 보고서는 여타 어떠한 DBMS에서 제공해주는 보고서(report)보다 강력한 기능을 제공해 준다.

다음 페이지의 그림은 엑세스의 보고서로서 워드프로세서 수준의 편집 능력에다 프로그래밍을 통한 데이터 표현 능력까지 보여준다. 자동으로 페이지를 매겨주며 날짜까지도 자동으로 변경된다.

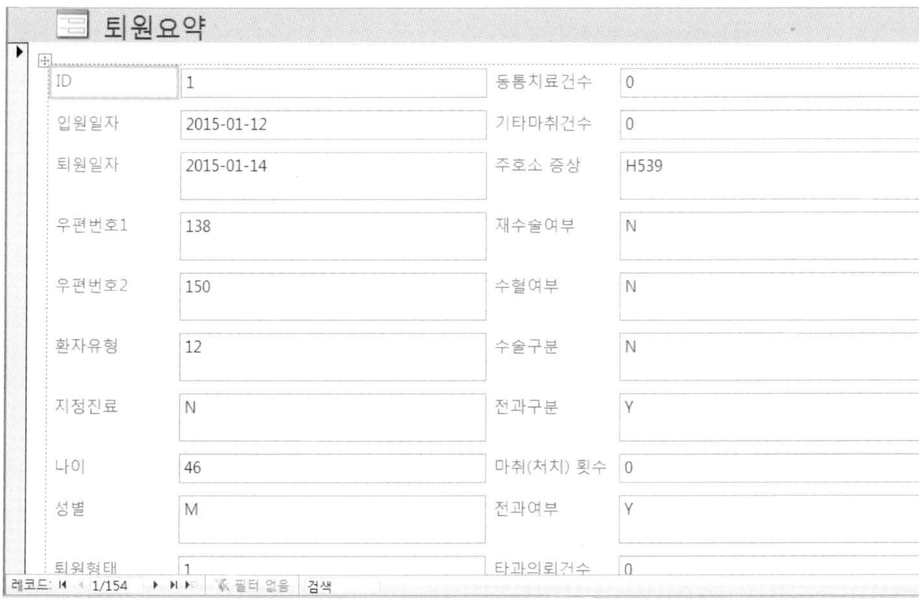
퇴원요약
ID
1
동통치료건수
0
입원일자
2015-01-12
기타마취건수
0
퇴원일자
2015-01-14
주호소 증상
H539
우편번호1
138
재수술여부
N
우편번호2
150
수혈여부
N
환자유형
12
수술구분
N
지정진료
N
전과구분
Y
나이
46
마취(처치) 횟수
0
성별
M
전과여부
Y
레코드: 1/154
필터 없음
검색

[그림 5-6]

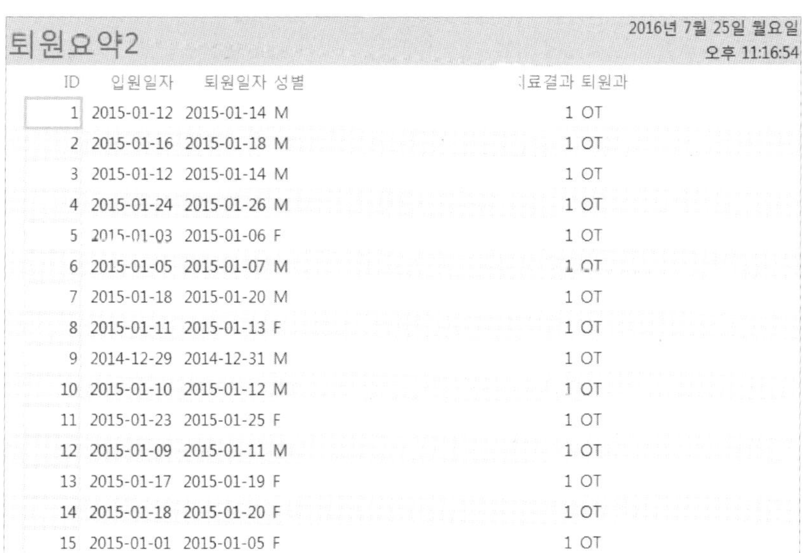

[그림 5-7]

1.5 매크로(Macro)

매크로는 엑세스의 기능을 자동화 해주는 역할을 하며 어떤 특정 조건 등에 대해 반응해서 아주 간단한 수준의 프로그래밍을 가능하게 해준다.

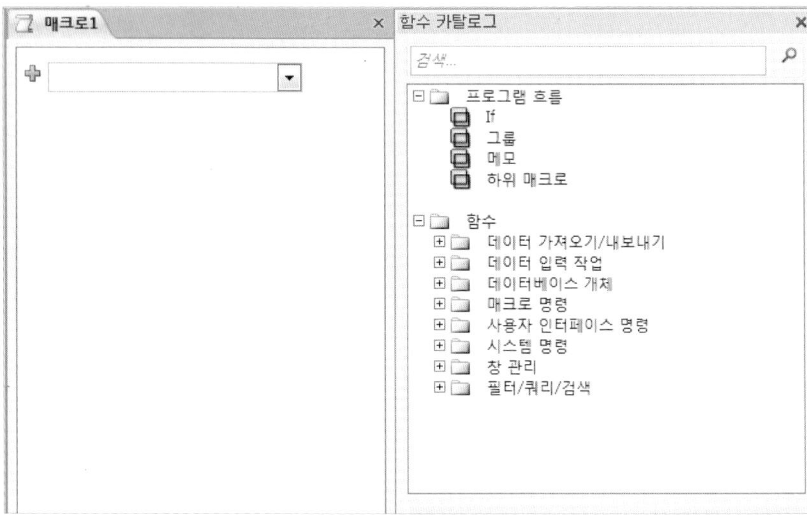

[그림 5-8]

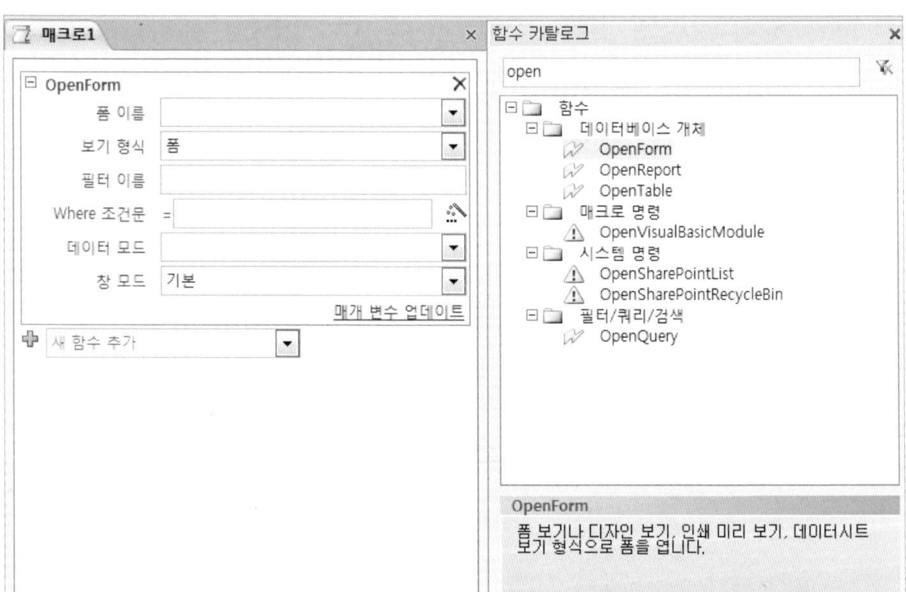

[그림 5-9]

예를 들면 특정 폼을 열거나 닫는 기능을 하는 매크로를 만들 수가 있으며 특정 필드값이 널 값을 가질 경우 경고 메시지를 띄우고 진행중인 매크로를 중단하는 매크로를 만들 수가 있다.

매크로는 익히기 쉽고 사용하기 쉽다는 장점을 가지고 있으나 모듈과 비교해서 그 기능이 떨어지며 속도 또한 늦다. 사실상 엑세스의 매크로는 이제 그 중요성이 떨어져서 마이크로소프트는 모든 사용자들이 매크로보다 모듈을 사용하기를 바라고 있다.

엑세스95부터 매크로를 완벽하게 모듈로 바꿔주는 기능이 포함되어져 있으므로 가능한 모듈을 사용하기 바란다. 아래 그림은 매크로를 모듈로 바꿔주는 기능을 이용하여 매크로를 모듈로 바꾼 결과이다.

1.6 모듈(Module)

모듈은 사실상 비주얼 베이직 코드로 엑세스의 모든 기능과 데이터를 자동화하며 제어할 수 있도록 하여 완벽한 데이터 서비스가 될 수 있도록 하는 기능이다. 주로 폼에 가장 많이 사용되며, 보고서, 그리고 아주 드물게 쿼리에도 사용된다.

모듈은 비주얼 베이직을 기본적으로 사용할 수 있어야만 어느 정도 사용할 수 있는 기능이지만 매크로를 모듈로 변환해서 그 결과 코드를 조금씩 변경하여 사용할 수 있으므로 그리 어렵지 않게 사용될 수 있다.

아래 그림은 바탕화면 해상도를 알아내기 위해 'User32' API를 모듈에서 사용한 예를 보여준다. 이 모듈을 통해 엑세스 어디에서든 바탕화면 해상도를 쉽게 알 수 있다.

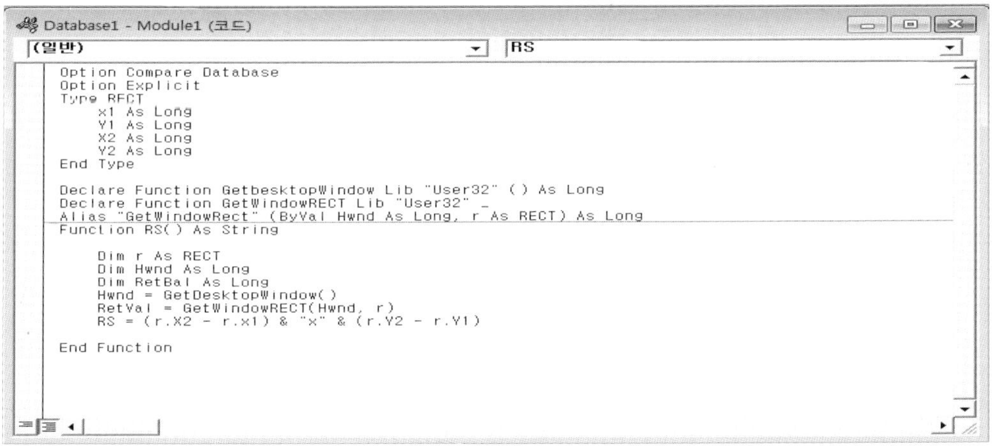

[그림 5-10]

2. 엑세스 개체들의 상호작용

앞에서는 엑세스 개체들 각각에 대해 알아보았다. 여기서는 이러한 엑세스 개체들이 어떻게 조화되어 하나의 데이터베이스 시스템이 되는지 알아본다.

아래 그림에서 테이블은 데이터 저장고 역할을 한다. 즉, 모든 데이터가 여기에 저장되고 관리된다. 테이블에서 직관적으로 데이터를 추가, 삭제, 변경할 수 있지만 실제로 그러한 경우는 거의 없다. 대부분의 경우 쿼리, 폼, 보고서에서 데이터 요청이 들어와서 데이터를 제공해 준다.

폼이나 보고서에서 나타낼 데이터는 일반적으로 쿼리를 통해 선택적으로 데이터를 가져오거나 한 테이블에서만 직접 데이터를 가져온다. 쿼리를 통할 경우 여러 테이블에서 데이터를 가져 올 수 있고 어떠한 조건을 주어 데이터를 제약하거나 데이터를 변경할 수 있기 때문에 이러한 방법이 선호된다.

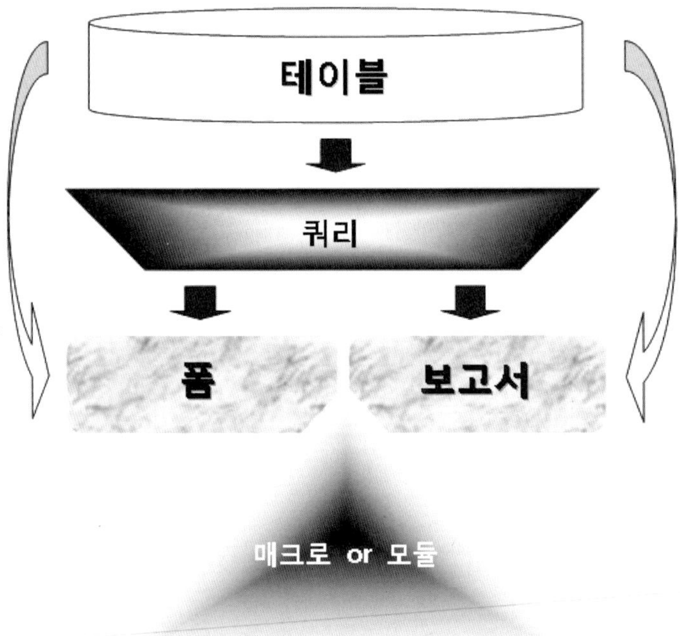

[그림 5-11]

예를 들면 입원일과 퇴원일 필드가 있다면 연산을 하여 입원일수를 새로운 필드로 나타낼 수 있고, 사망한 환자만 별도로 추출할 수가 있고, 그리고 데이터의 정렬도 오름차순 또는 내림차순으로 쉽게 할 수 있다. 이렇게 쿼리나 테이블을 통해 제공된 데이터는 폼이나 보고서에서 표현되는데 이들을 좀 더 의미 있게 표현하거나 사용자가 좀 더 정확하고 편하게 데이터를 입출력 할 수 있도록 매크로나 모듈을 이용한다. 물론 이들을 이용해서 반복적인 작업을 자동화하기도 한다.

매크로와 모듈은 거의 대부분 폼과 보고서에서 사용되며 이들이 좀 더 사용자에게 쉽게 사용될 수 있도록 지원해주는 역할을 한다.

3. 간단한 엑세스 데이터베이스의 데모

다음은 엑세스로 만든 학회관리 데이터베이스 시스템으로 엑세스의 전체적인 흐름을 파악하는데 도움을 주기위해 첨부하였다. 엑세스의 데이터베이스 개체인 테이블, 쿼리, 폼, 보고서 등은 모두 디자인 모드와 실행모드가 있다. 즉, 디자인 모드에서 여러 가지 사항을 설정하고 실행 모드에서는 설정한 결과에 따라 데이터나 기타사항을 본다.

먼저 데이터베이스에서 가장 기본적인 테이블을 살펴보는데 아래 그림은 테이블 디자인 보기 상태로 member라는 테이블은 단지 3개의 필드로만[이름(name), 주소(address), 우편번호(zip)] 구성되어져 있다. 필드이름과 테이블 이름 등은 한글로 할 수 있으나 가급적 영문으로 하는 것이 좋으며 개체 이름도 가급적 스페이스가 들어가지 않는 것이 좋다.

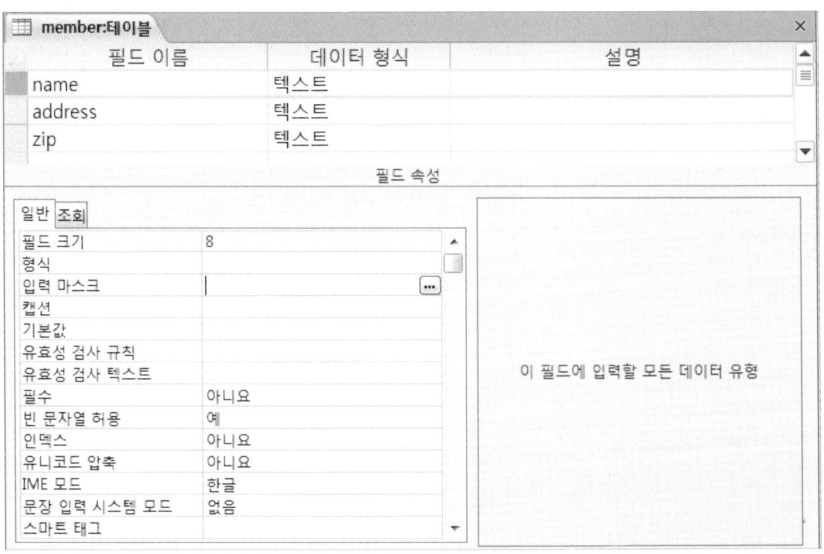

[그림 5-12]

아래 그림은 쿼리 디자인 보기로 필드 이름과 개수는 동일하나 name 필드를 오름차순으로 정렬하였다는 것이 테이블과의 차이점이라고 할 수 있다. 아래 쿼리를 실행하면 이름이 오름차순으로 정렬되어 나타난다.

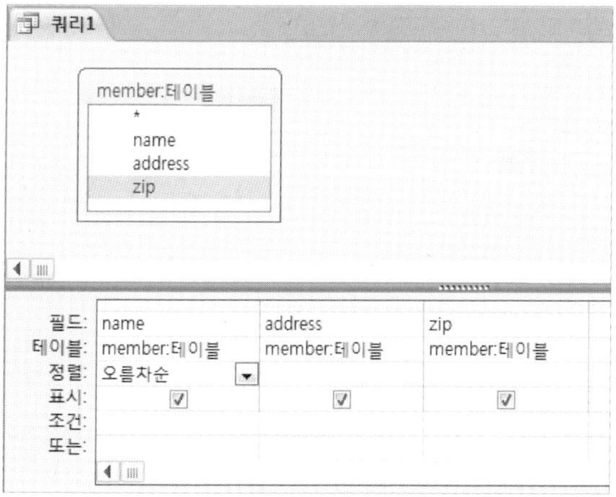

[그림 5-13]

다음 그림은 폼 보기 상태이며 이 폼은 데이터와 관련된 폼이 아니라 엑세스와 관련된 여러 가지 사항을 쉽게 할 수 있도록 해주는 폼이다. 한번의 클릭으로 엑세스를 빠져나가게 할 수 있고, 간단히 날짜와 시간을 나타내주고, 그리고 이동저장 매체에 데이터베이스를 백업 해주는 역할을 한다.(오른쪽 아래의 아이콘 - ZIP 디스크 모양)

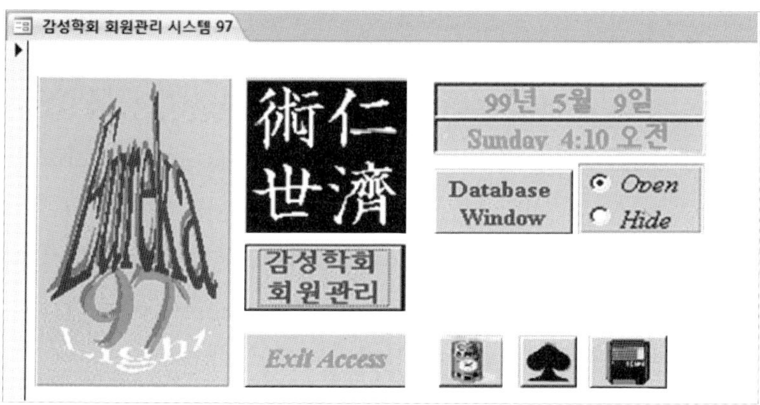

[그림 5-14]

아래 그림도 폼 보기 상태이지만 이 폼은 이전 폼과 달리 데이터와 관련된 폼이다. 이름, 주소, 우편번호 필드가 보인다. 그리고 오른쪽엔 신규회원 버튼과 회원삭제 버튼이 보이며 위쪽엔 프린트를 나타내는 듯한 버튼과 Main이라고 적혀진 버튼이 보인다.

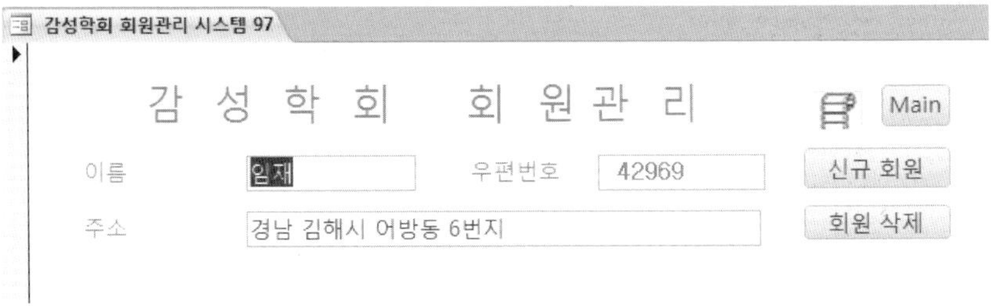

[그림 5-15]

아래 폼은 위 폼의 디자인 보기 상태이다.

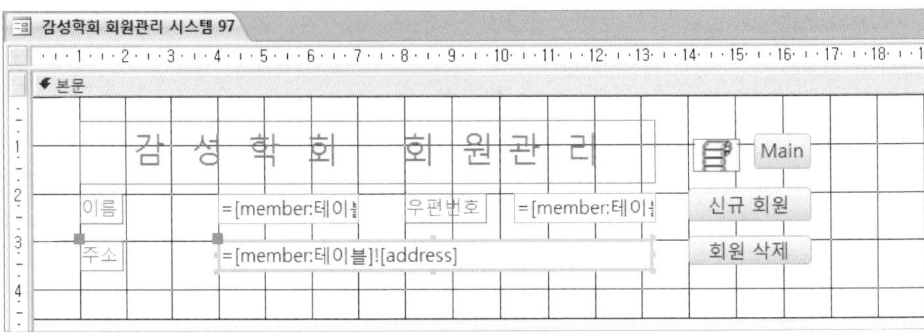

[그림 5-16]

신규회원 버튼은 새로운 데이터를 받아들일 수 있는 상태로 만들며 회원삭제 버튼은 현재 보여지는 회원데이터를 삭제한다. 오른쪽 위의 프린트를 나타내는 듯한 버튼은 회원 데이터를 보고서를 통해 프린트 한다. 그리고 Main이라고 적혀진 버튼은 메인폼(바로 위에 있는 폼)을 연다.

아래 그림은 모듈로서 위 폼에서 Main이라고 적혀진 버튼을 클릭했을 때 실행되는 코드를 나타낸다. 코드에서 보듯이 Main폼의 이름은 'mainform'이다. 이 코드를 복사하여 폼 이름부분만 변경하면 다른 폼들도 열수가 있다.

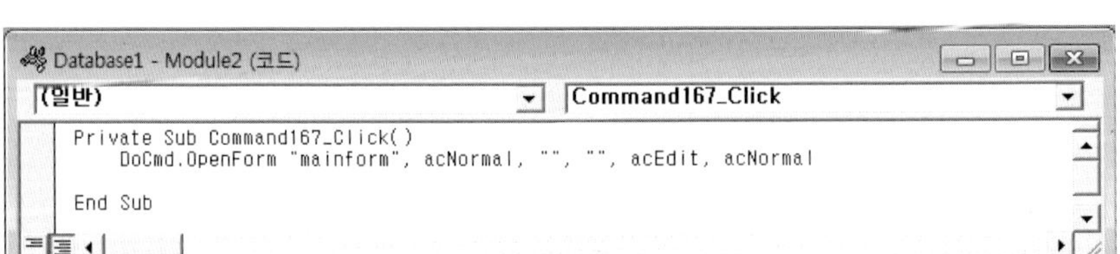

[그림 5-17]

아래 그림은 모듈로서 위 폼에서 신규 회원 버튼을 클릭했을 때 실행되는 코드를 의미한다. 신규 회원 버튼의 내부이름은 코드에서 보듯이 'Command100'이다.(이름은 변경가능 함) NewRec가 새(New)레코드(Record)를 의미한다. 그리고 다음 줄의 코드는 현재 폼에서(Me) Name이라고 명명되어진 컨트롤에 포커스를 두라는 명령이다. 즉, 입력하기 쉽게 커서가 자동으로 이동된다는 의미이다.

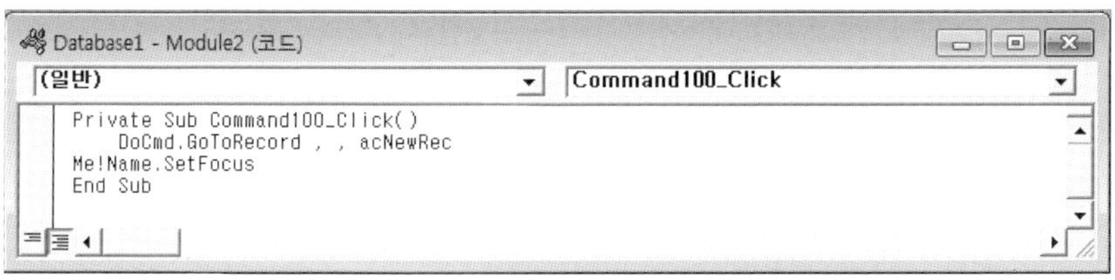

[그림 5-18]

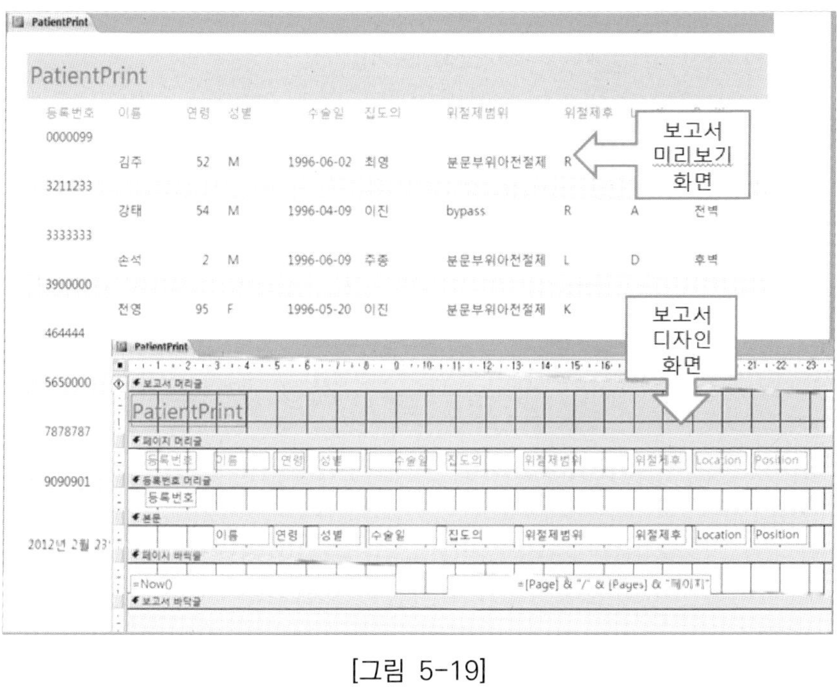

[그림 5-19]

위 그림은 보고서의 디자인 보기 화면과 미리보기 화면이다. 미리보기 화면은 워드 프로세서에서 프린트하기 전에 결과물을 확인하기 위해 보는 미리보기 화면으로 생각하면 된다. 디자인 모드가 미리보기 화면에 비해 간단하게 보이는데 이는 열 개수를 6개로 설정한 다단 프린트 기능이다.

아래는 매크로 디자인 모드로서 이 매크로를 실행하면 두개의 폼이 열리는데(함수 이름이 'OpenForm'이므로) 처음 폼은 이름이 'MainForm'이다. 매크로 이름을 'Autoexec'로 하면 도스와 같이 데이터베이스가 시작되면서 매크로에 포함된 모든 명령들을 무조건 실행한다.

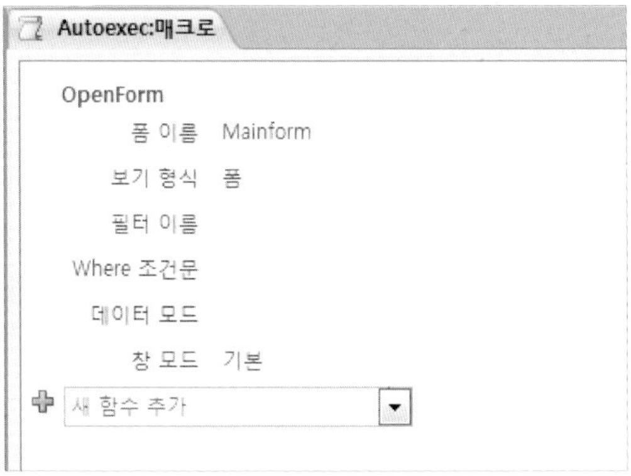

[그림 5-20]

4. 엑세스 맛보기

4.1 Access를 이용한 환자정보 관리 시스템 구축

4.1.1 DBMS의 효율적 활용

Sarah Collins는 미국 남동부에서 4개 지역에 소재한 5개의 Clinic을 운영하는 병원의 보건정보관리자(health information manager)이다. 이 병원에서는 5개 Clinic의 진료정보시스템을 통합하는 Centralized Clinical Information System를 개발하기로 하고 Information Management Team을 구성하였는데 Sarah는 여기의 팀원으로 참여했다.

이 팀의 역할은 통합정보시스템 개발을 위한 전략을 세우는 것이었다. 팀원들이 여러 달 동안 열심히 일을 하였으나 예산지원이 되지 않아 통합시스템을 구축한다는 계획은 수포로 돌아갔다. 통합시스템의 구축이 수포로 되자 5개 Clinic의 의무기록 관리자들은 챠트 관리의 어려움에 봉착했다. 통합시스템이 되지 않음에 따라 환자 색인카드를 클리닉 별로 별도로 관리해야하는 어려움에 봉착했다.

Sarah는 5개 Clinic의 master patient index를 통합해서 관리해줄 프로그램이 당장 필요했다. 보건정보관리자는 이와 같이 당장 정보가 필요한데 예산지원이 따르지 않아서 필요한 정보를 활용하지 못하는 어려움에 봉착하게 된다.

여기에 대한 해결책이 있는가. 어떤 경우에 있어서는 강력한 PC용 DBMS인 Access가 해결책이 될 수 있다. 많은 보건정보 관리자들은 그들이 필요로 하는 정보를 관계형 DBMS인 Access를 이용하여 해결할 수 있다. 더 나아가 Access를 이용하는 동안 얻은 지식으로 서버용 DBMS인 Oracle, Sybase 등을 보다 쉽게 익힐 수 있다는 장점이 있다. 이 자료는 보건정보관리자가 Access를 이용하여 스스로 End-user-computing System을 만들어 봄으로써 시스템 개발과정을 이해할 수 있게 하는데 있다.

4.1.2. System Development Life Cycle

대부분의 end-used information system은 특별하고 긴급한 목적에 대응하기 위해 개발되면서 체계적인 시스템 기획과정은 거치지 않는다. 그러나 사용자가 개발하는 것일지라도 기본적인 시스템 개발과정 (System Development Life Cycle)을 거치는 것이 중요하다. 저자에 따라 SDLC의 형태는 다양하다. 그렇지만 가장 흔한 모델은 크게 다음과 같은 5단계로 구분한다. 이러한 단계는 일반적으로 일정한 순서에 따라 움직이고 또한 피드백의 과정을 거친다.

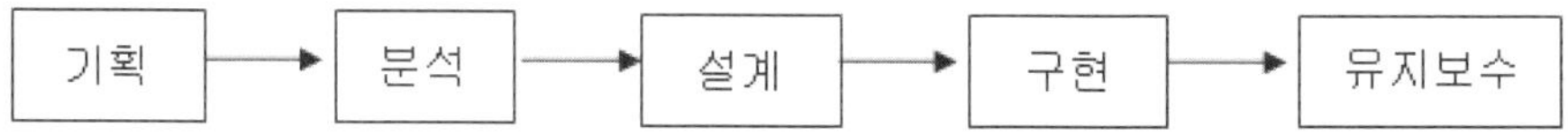

[그림 5-21]

◆ 시스템 기획

시스템을 기획하는 동한 사용자, 개발자는 조직의 목표 및 목적에 부합되는 시스템이 되도록 기획을 해야 한다. 따라서 사용자개발자(user developer)는 관리자들과 전산실장과 개발에 대해 협의해야 한다.

◆ 시스템 분석

두 번째 단계인 시스템 분석단계에서는 사용자개발자는 새로운 시스템이 기존의 시스템과 연계될 수 있도록 기존의 시스템을 이해해야 한다. 이런 과정을 통해서 기존의 시스템을 조금만 수정하면 사용자가 새로운 시스템을 개발하지 않더라도 해결될 수 있다는 것을 알 수 있다. 시스템 분석단계에서 또 다른 중요한 것은 새로운 시스템을 개발하는 의도가 무엇이고 사용자들의 요구사항이 무엇인지를 명확히 인식하는 것이다.

분석단계에서 데이터 모델링(특히 entity-relationship diagrams)은 의사소통 도구로서 매우 유용하다. 왜냐하면 많은 사람들은 말보다는 요구사항을 그림으로 전달하는 것이 더 편리하고 정확하기 때문이다. 또한 개발자는 모델링과정을 통하여 업무를 보다 정확히 이해할 수 있기 때문이다.

◆ 디자인

실제적인 시스템 디자인은 주의 깊은 분석 후에 이루어진다. 불행하게도 많은 사용자와 개발자들은 주의 깊은 기획이나 분석 없이 시스템을 디자인 한다. 대형 프로젝트에서는 분석 후에 적절한 하드웨어와 소프트웨어를 선정하지만 사용자가 개발할 경우에는 이미 설치되어 있는 하드웨어와 소프트웨어에 맞추어 개발한다.

◆ 구현

디자인된 내용에 따라 시스템이 구현된다. 구현과정에서 모든 내용에 대해 문서화를 하고 또한 제대로 되어 있는지에 대해 검증해야 한다. 검증과정에서 또 중요한 것은 적정 데이터량이 어느 정도인지를 정하는 것이다

4.1.3 시스템 디자인

설정된 모델에 근거하여 Access에서 데이터베이스를 구현하기 위해서는 테이블을 설계하여야 한다. Entity는 테이블이 되고 Attribute는 필드로 바뀌어야 한다.

◆ 환자

	데이터 유형	길이	비고
주민등록번호	문자열	14	기본키
이름	문자열	10	
주소	문자열	50	
전화번호	문자열	10	
출생일	날짜/시간		
등록일	날짜/시간		

◆ 방문

	데이터 유형	길이	비고
주민등록번호	문자열	14	외래키
진료일	날짜/시간		
클리닉 이름	문자열	20	외래키
방문횟수	일련번호		기본키

◆ 클리닉

	데이터 유형	길이	비고
클리닉 이름	문자열	20	기본키
클리닉 주소	문자열	50	
클리닉 전화번호	문자열	10	
의무기록관리자	문자열	10	

4.1.4 환자색인카드 구현

Sarah가 유지, 보수에 책임이 있음에 따라 Sarah는 새로운 시스템 사용자 메뉴얼을 만들었으며 그리고 시스템이 구현된 후에는 각 클리닉에서 입력하게 될 것이다.

○ 먼저 환자색인카드 라는 데이터베이스를 만든다.

○ Access를 실행하여 [새로만들기]-[새 데이터베이스]를 선택하여 데이터베이스 파일 저장위치를 지정하고 파일 이름을 '환자색인카드.accdb'로 입력하여 [만들기]버튼을 누른다.

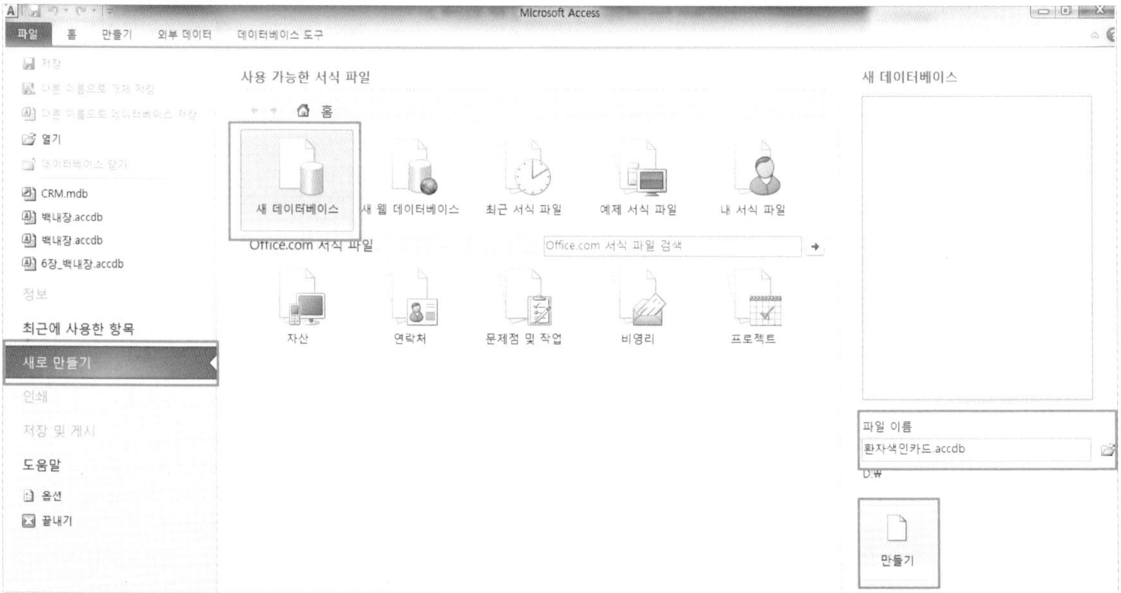

[그림 5-22]

○ [테이블1]에서 오른쪽 마우스버튼을 눌러 [디자인보기]를 선택한다.

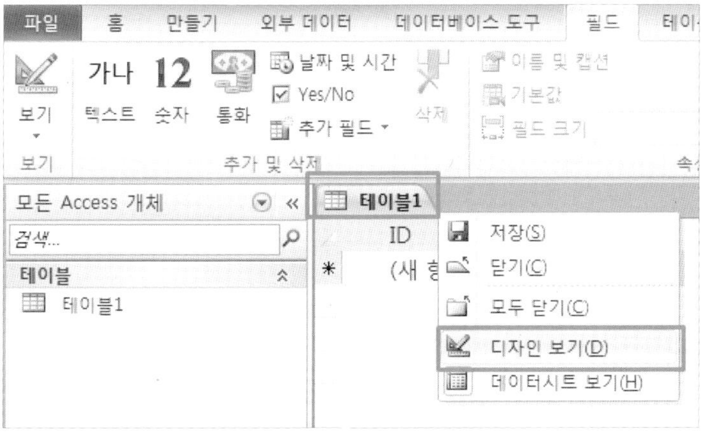

[그림 5-23]

○ 테이블 이름을 '방문'으로 입력하고 확인을 누른다.

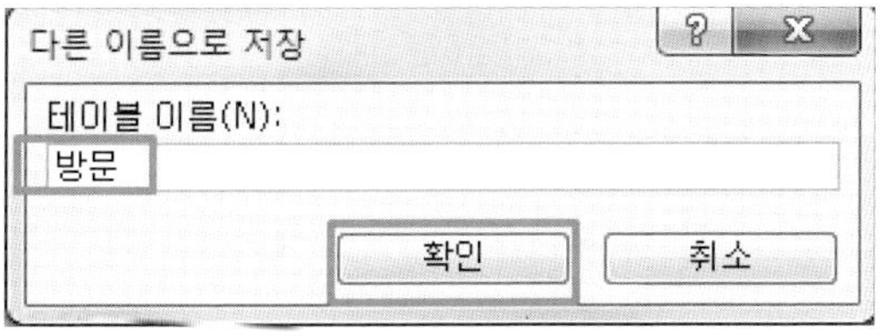

[그림 5-24]

○ 상단의 [기본키]를 눌러 활성화되어있던 ID필드의 기본키를 해제하고, 방문테이블의 제목에서 오른쪽 마우스 단추를 눌러 [저장]을 누른다.

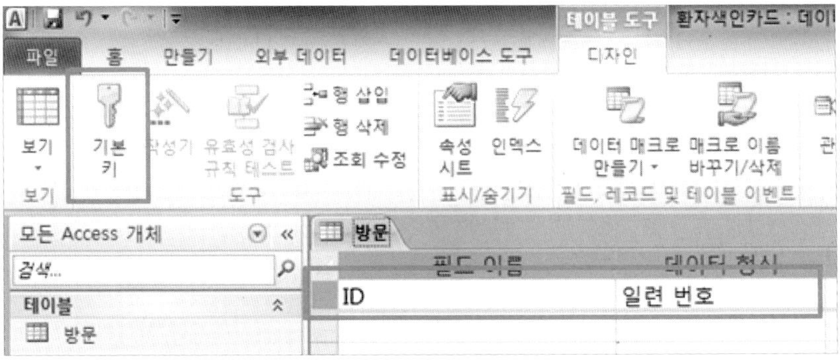

[그림 5-25]

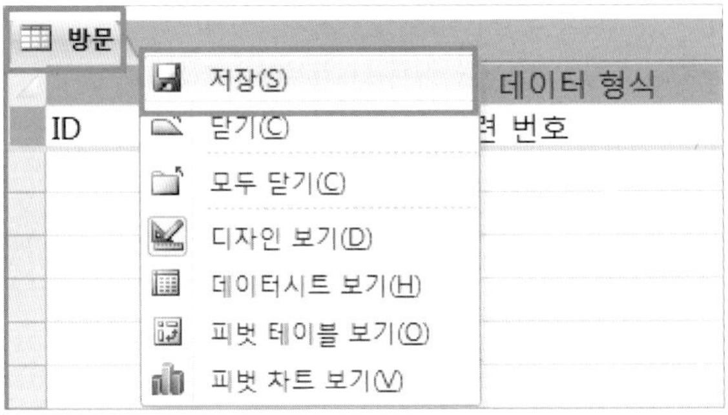

[그림 5-26]

○ [그림5-27]과 같이 필드이름을 작성하고 테이블 [저장]을 한번 더 실행한다.

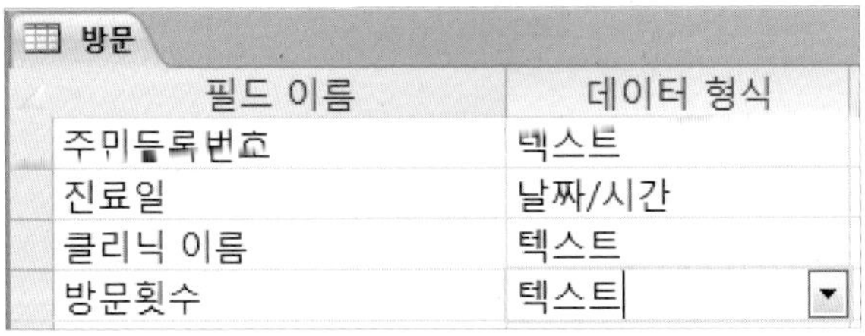

[그림 5-27]

○ 주민등록번호의 필드 크기는 '14'로 클리닉 이름은 '20'으로 지정한다.

○ [그림5-28]과 같이 방문횟수 필드의 데이터 형식을 '일련 번호'로 바꾸고 이에 '기본 키' 를 부여한다.

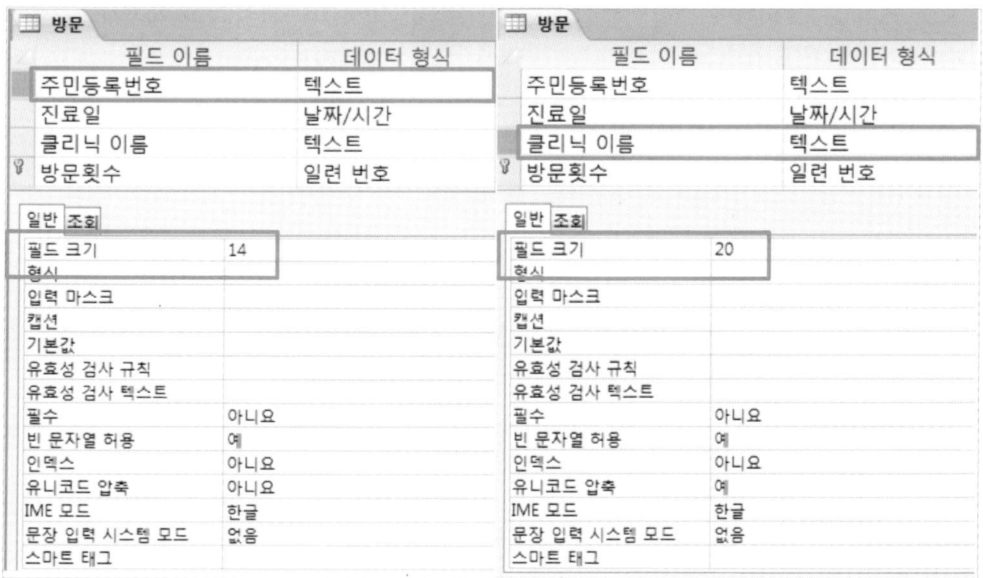

[그림 5-28]

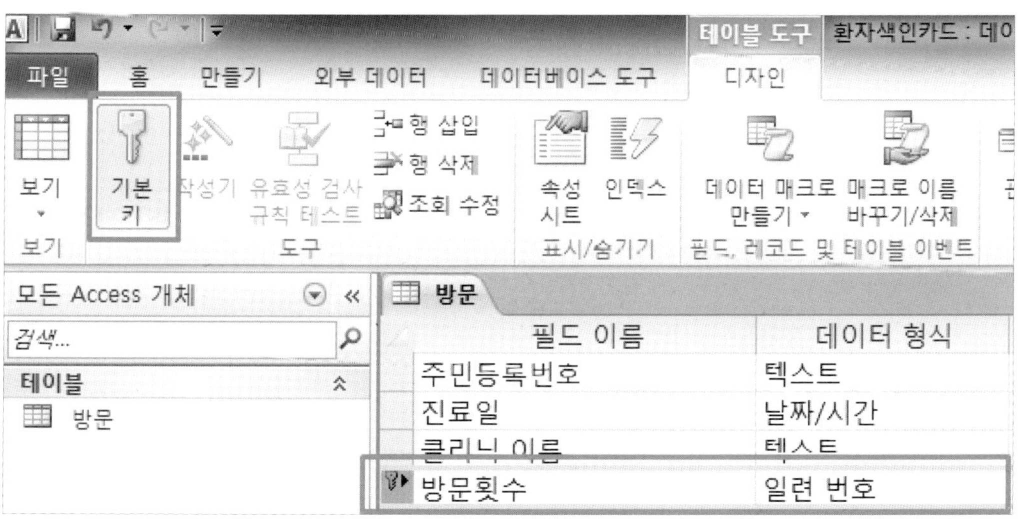

[그림 5-29]

○ [방문]테이블 제목에 오른쪽 마우스를 눌러 [데이터시트 보기]를 선택하고 저장해야 된다는 알림 창에 [예]를 누른다.

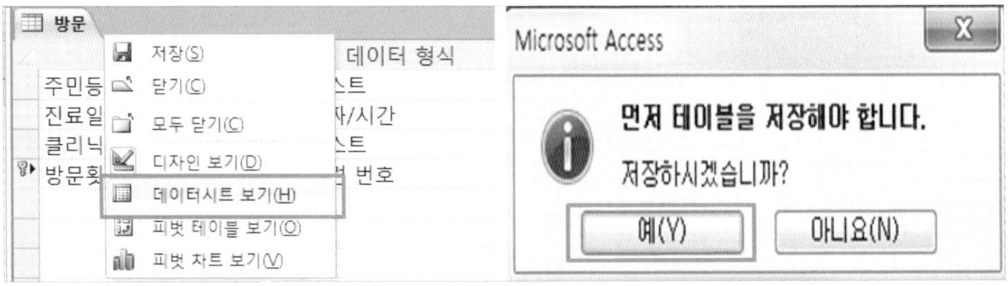

[그림 5-30]

○ [그림5-31]과 같이 방문테이블에 필드가 만들어 진 것을 확인할 수 있다.

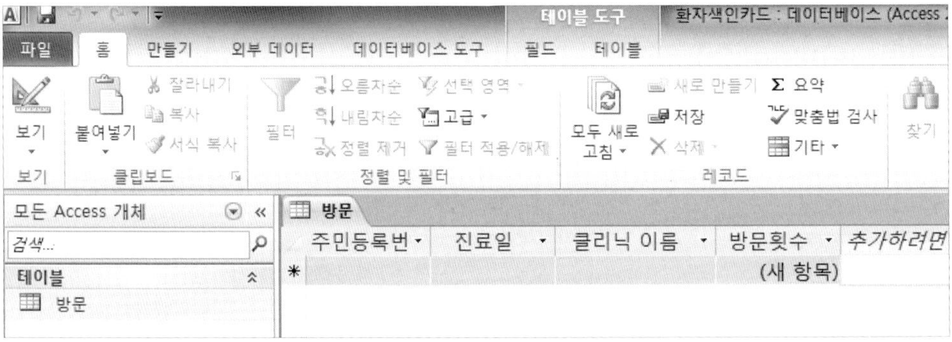

[그림 5-31]

○ 다음은 클리닉 테이블을 만들어 보도록 한다.

○ [만들기]-[테이블]을 선택한다.

○ [디자인보기]를 눌러 테이블이름을 '클리닉'으로 입력하고 확인을 누른다.

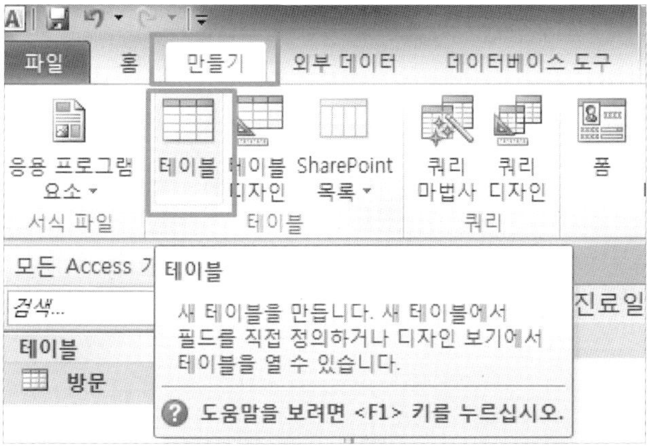

[그림 5-32]

○ [그림5-33]과 같이 필드이름을 작성하고 테이블 [저장]을 실행한다.

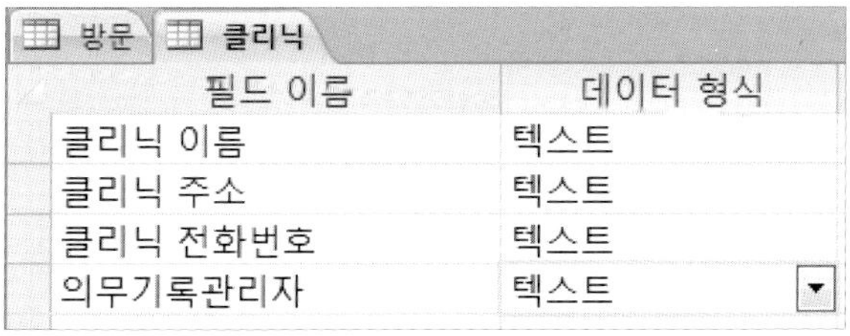

[그림 5-33]

○ 텍스트필드 크기 지정은 클리닉 이름은 '20', 클리닉 주소는 '50', 클리닉 전화번호는 '10', 의무기록관리자는 '10'으로 지정한다.

○ [그림5-34]와 같이 의무기록관리자의 필드에 '기본 키'를 부여하고, 테이블을 [저장]한 후, [데이터시트 보기]를 선택한다.

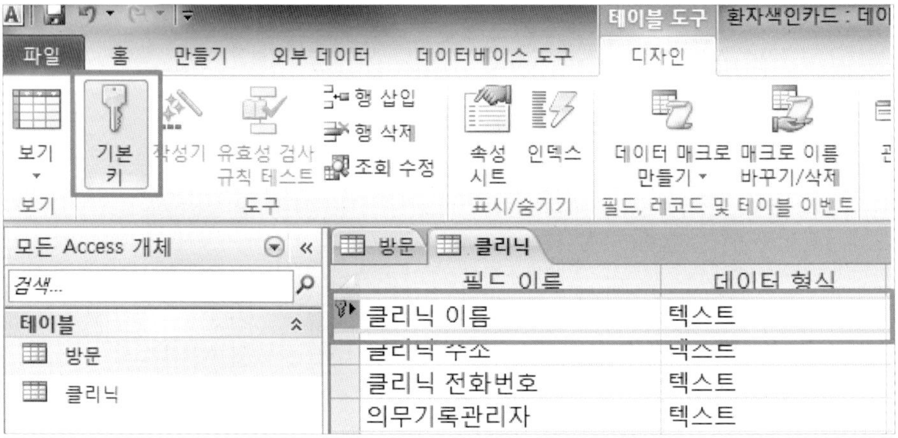

[그림 5-34]

○ 아래 표를 참조하여 클리닉 테이블의 필드 값을 [그림5-35]와 같이 입력하고, [저장]한다.

클리닉 이름	클리닉 주소	클리닉 전화번호	의무기록 관리자
제1클리닉	서울시 제1번지	888-1236	김미숙
제2클리닉	서울시 제2번지	855-1456	강미숙
제3클리닉	서울시 제3번지	832-1568	서미숙
제4클리닉	서울시 제4번지	874-1352	박미숙
제5클리닉	서울시 제5번지	888-1356	유미숙

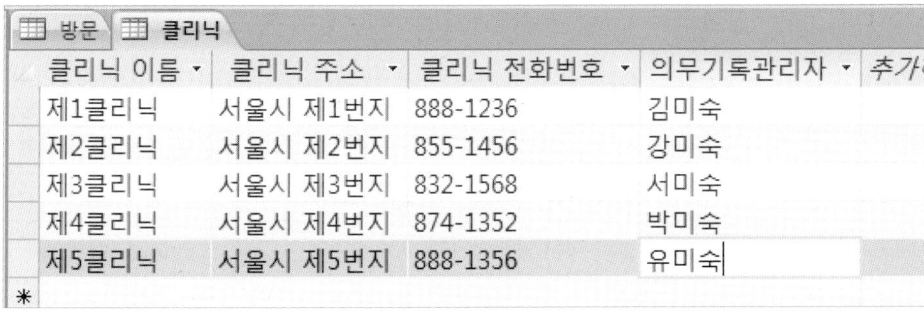

[그림 5-35]

○ 다음 [그림 5-36]과 같이 환자 테이블도 만들어 보도록 한다.

○ '환자' 테이블 만들기 - 필드 입력 - 주민등록번호 필드 '기본 키' 설정

○ 텍스트필드 크기 지정은 주민등록번호는 '14', 이름은 '10', 주소는 '50', 전화번호는 '10'으로 지정한다.

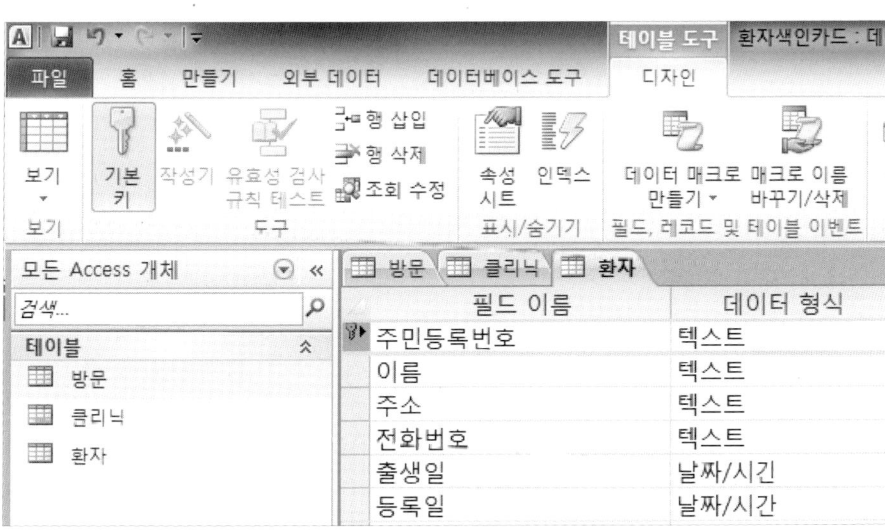

[그림 5-36]

○ 다음 표를 참조하여 [그림 5-37]과 같이 테이블에 필드 값을 입력한다.

주민등록번호	이름	주소	전화	출생일	등록일
7708112794019	김문희	경남 김해시 삼방동	622-1286	1977-08-11	2015-01-24
7709082822716	김가희	부산시 부산진구 법원	632-1245	1977-09-08	2015-01-22
7709102092333	가주영	부산시 동래구 안락동	637-1234	1977-09-10	2015-01-19
7711152122222	강한희	경남 김해시 어방동	632-1789	1977-11-15	2015-01-20
7712052107523	강미정	경남 산청군 구구면	636-1235	1977-12-05	2015-01-19

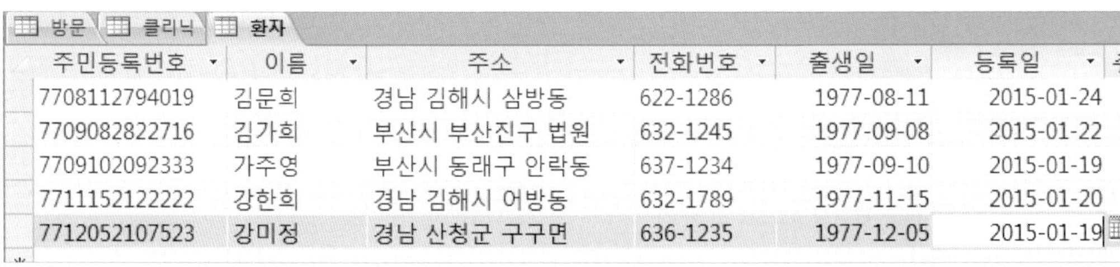

[그림 5-37]

○ 다음으로 테이블간의 관계를 설정해 주어야 한다.

○ [데이터베이스도구]에서 [관계]를 택한다.

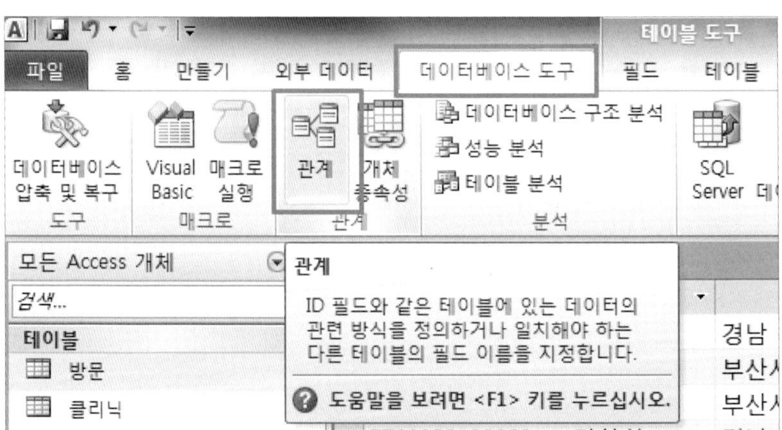

[그림 5-38]

○ [추가]를 이용하여 방문, 클리닉, 환자 테이블을 관계창에 추가한다.

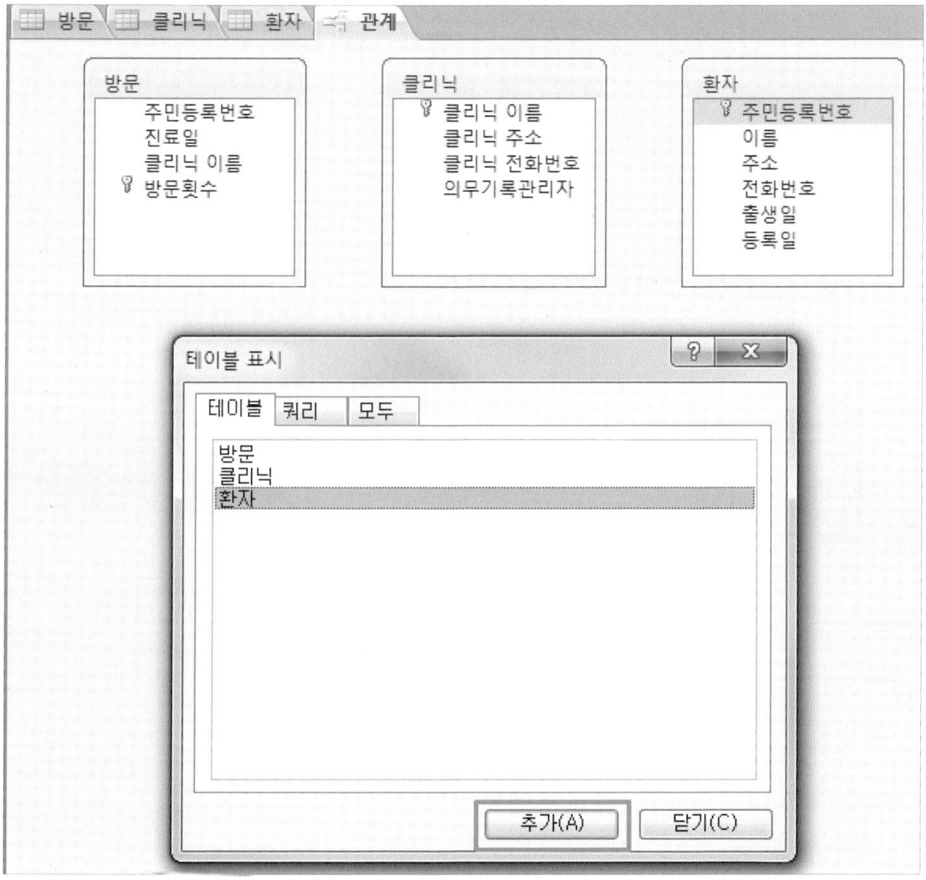

[그림 5-39]

○ 테이블간의 관계를 설정한다.(ERD의 관계를 테이블의 관계에 반영한다)

○ 설정방법은 [그림 5-40]과 같이 "환자"테이블의 "주민등록번호"와 "방문"테이블의 "주민등록번호"를 연결하고, "클리닉"테이블의 "클리닉 이름"과 "방문"테이블의 "클리닉이름"을 마우스를 이용하여 드래그하고 관계편집창이 뜨면 [확인]를 누른다.

○ 관계가 정의된 모습은 [그림 5-41]과 같다. 다음 관계 창을 저장하고 빠져나온다.

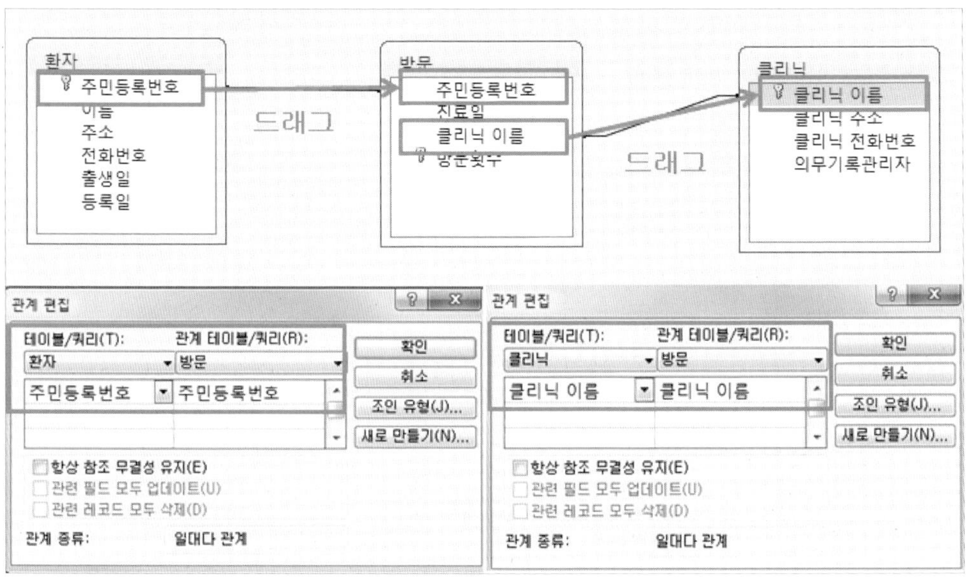

[그림 5-40]

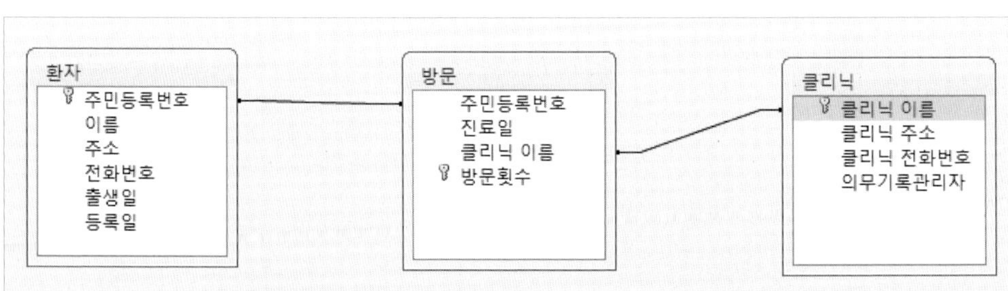

[그림 5-41]

○ 여러 개의 테이블을 포함하는 폼을 만들기 위해 상단의 [만들기]탭에서 [폼 마법사]를 선택한다.

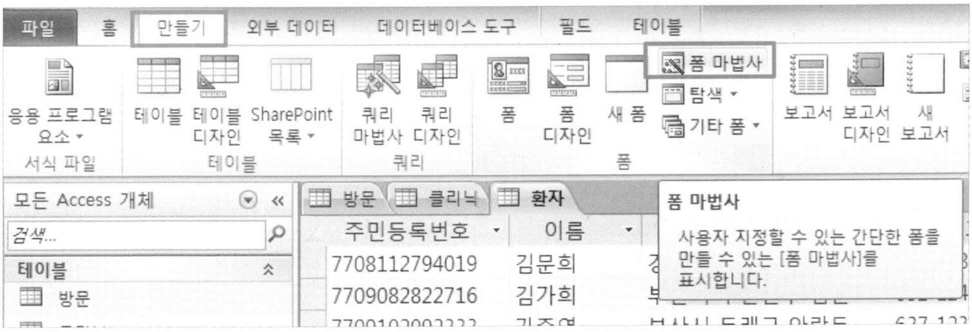

[그림 5-41]

○ "방문" 테이블에서는 모든 필드를 선택한다.

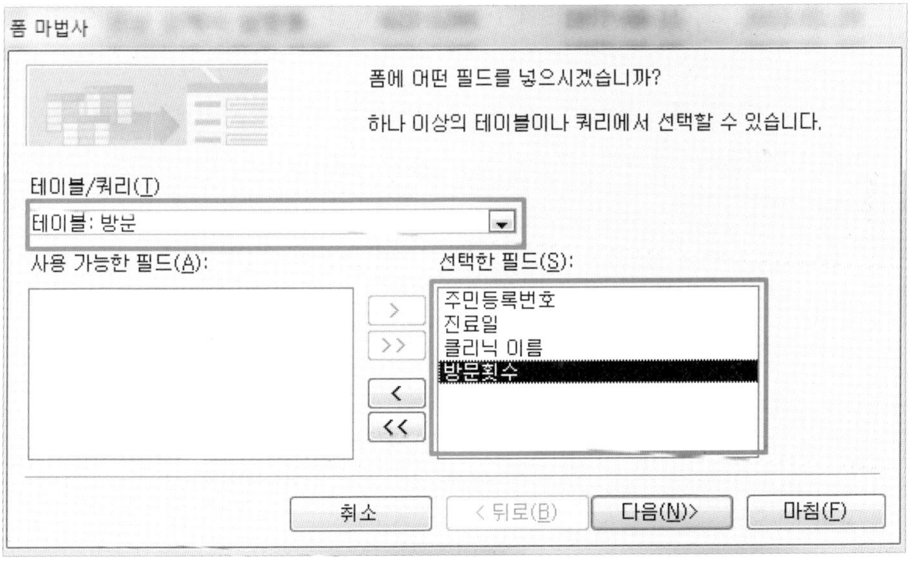

[그림 5-42]

○ 다른 테이블에 있는 필요한 필드를 택하기 위해 테이블 선택란에서 "클리닉" 테이블을 택한다.

○ 여기서 "클리닉주소", "클리닉전화번호", "의무기록관리자" 필드를 선택한다.

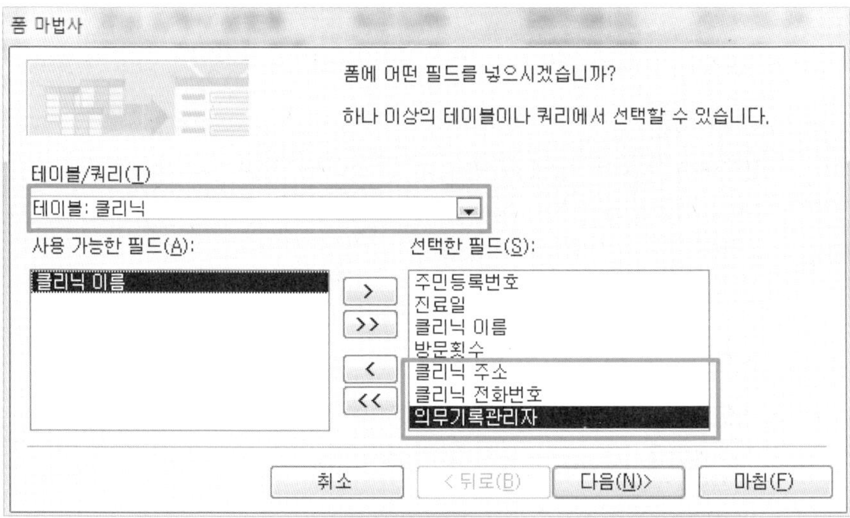

[그림 5-43]

○ 테이블 선택란에서 "환자" 테이블을 선택하고 "이름", "주소", "전화번호", "출생일", "등록일" 필드를 선택한 후 다음을 누른다.

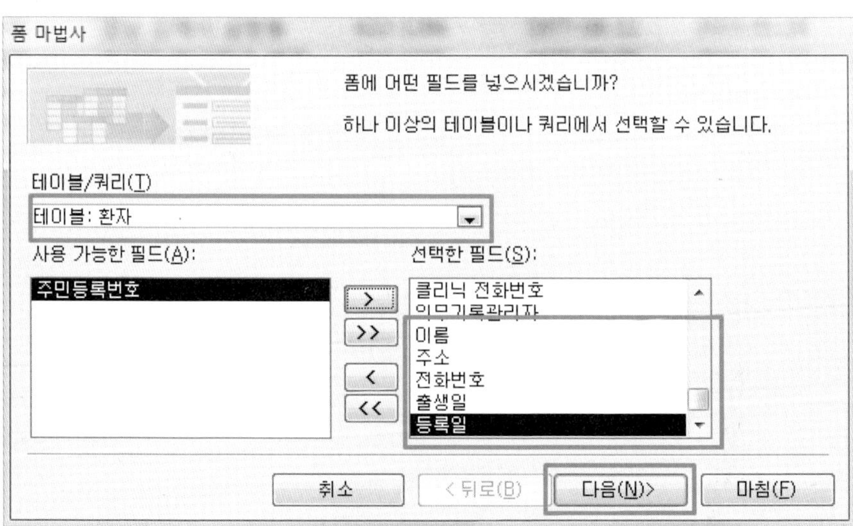

[그림 5-44]

○ "방문" 테이블을 기준으로 데이터 표시하기를 선택하고 다음을 누른다.

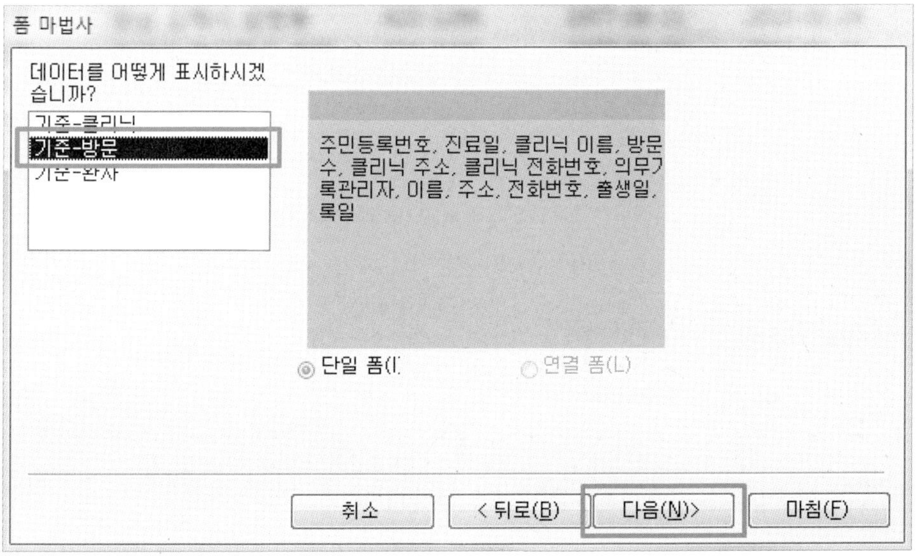

[그림 5-45]

○ 폼의 모양은 '열 형식'을 선택하고 다음을 누른다.

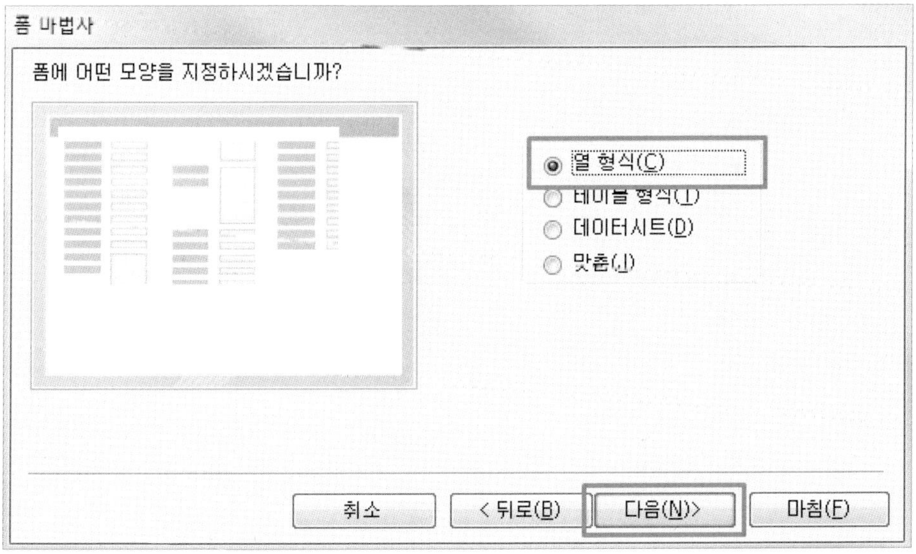

[그림 5-46]

○ 폼의 제목은 '방문'으로 하고 마침을 누른다.

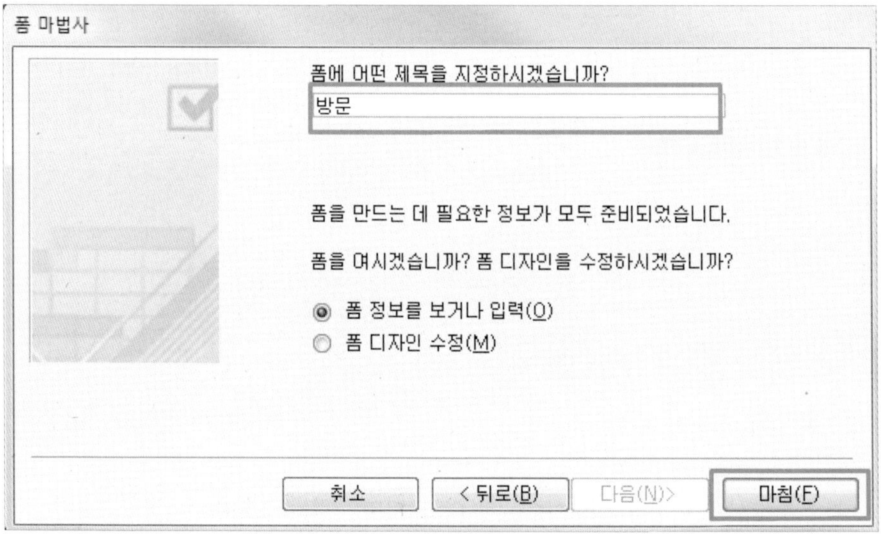

[그림 5-47]

○ 아래과 같은 '방문' 폼이 만들어 진 것을 알 수가 있다.

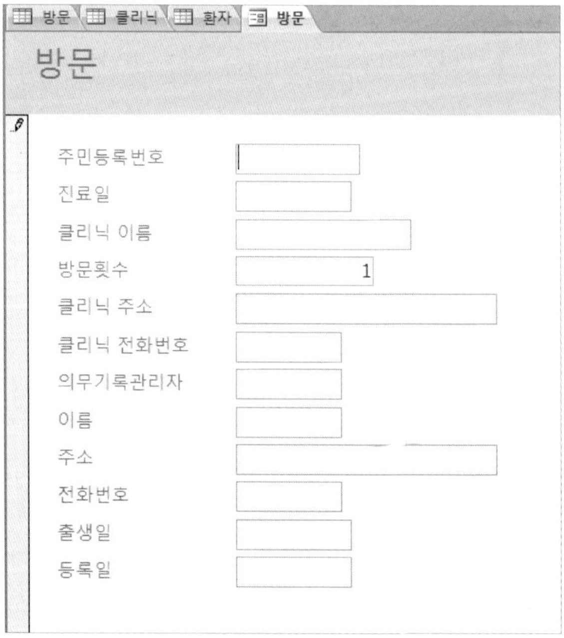

[그림 5-48]

○ 아래의 폼에 다음 예제의 자료를 입력해보도록 한다.

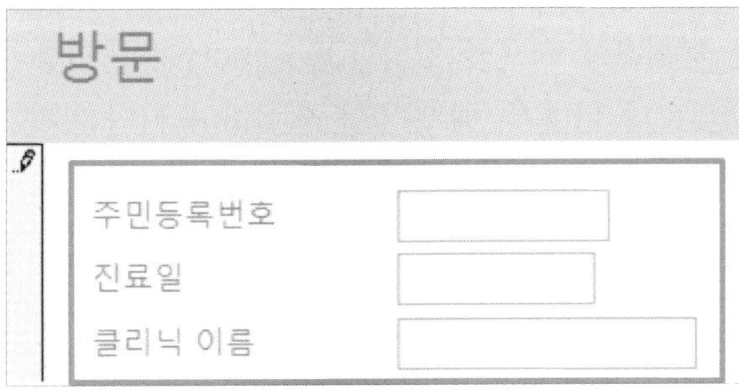

[그림 5-49]

주민등록번호	진료일	클리닉이름
7708112794019	2015-01-24	제1클리닉
7709082822716	2015-01-22	제2클리닉
7709102092333	2015-01-19	제3클리닉
7711152122222	2015-01-20	제4클리닉
7712052107523	2015-01-19	제5클리닉
7708112794019	2015-02-24	제5클리닉
7709082822716	2015-02-22	제4클리닉
7709102092333	2015-02-19	제2클리닉
7711152122222	2015-02-20	제1클리닉
7712052107523	2015-02-19	제2클리닉
7708112794019	2015-03-24	제3클리닉
7709082822716	2015-03-22	제4클리닉
7709102092333	2015-03-19	제5클리닉
7711152122222	2015-03-20	제1클리닉
7712052107523	2015-03-19	제3클리닉
7708112794019	2015-03-24	제2클리닉
7709082822716	2015-03-22	제1클리닉
7709102092333	2015-03-19	제4클리닉
7711152122222	2015-03-20	제5클리닉
7712052107523	2015-03-19	제2클리닉

○ 다음과 같이 '주민등록번호', '진료일', '클리닉 이름'을 입력하면 아래 항목들이 같이 폼에서 출력이 되는 것을 확인할 수 있다.

○ 상기와 같은 방식으로 자료를 입력한 후 Query문을 이용하여 원하는 정보를 추출할 수 있고 더 나아가 "보고서"를 이용하여 다양한 보고서를 만들 수 있다.

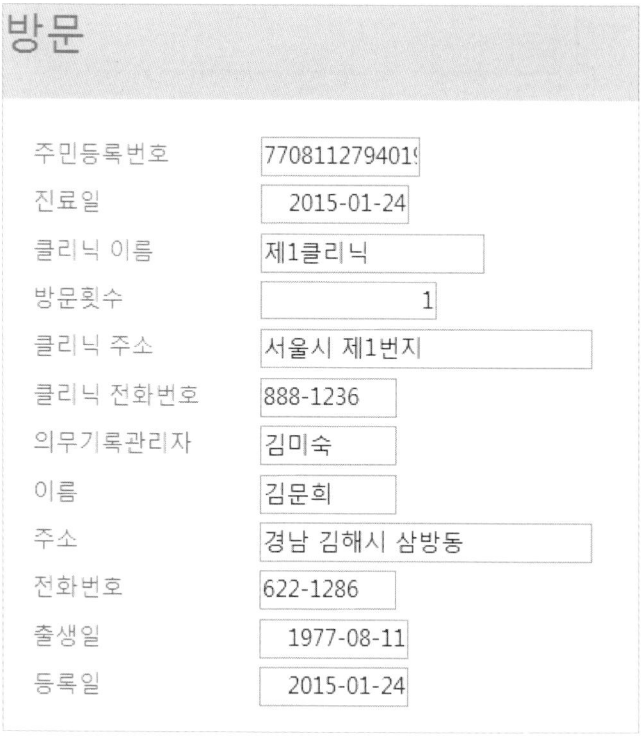

방문

주민등록번호	770811279401[illegible]
진료일	2015-01-24
클리닉 이름	제1클리닉
방문횟수	1
클리닉 주소	서울시 제1번지
클리닉 전화번호	888-1236
의무기록관리자	김미숙
이름	김문희
주소	경남 김해시 삼방동
전화번호	622-1286
출생일	1977-08-11
등록일	2015-01-24

[그림 5-50]

5. 결론

무한한 자원을 가진 이상적인 세상에서는 필요로 하는 어떤 부서에서도 정보를 볼 수 있는 통합된 임상정보 시스템을 구축 할 것이다. 그러나 예산이나 여러 가지 제한적인 요소때문에 오늘날의 의료환경은 그렇지 못하다. 어떤 경우에 있어서는 사용자가 개발한 데이터베이스 시스템이 조직차원에서 충족시킬 수 없는 정보를 충족시켜 줄 것이다.

보건의료기관에서 근무하는 임상정보 전문가로서 보건정보관리자는 개인용 DBMS를 이용하여 데이터베이스를 구축하는 과정을 알 수 있으며, 이것을 하기위해서는 SDLC, 데이터 모델링, ERD, 데이터 분석기법을 알 수 있게 된다. 보건의료정보자가 PC를 이용하여 DBMS활용법을 익힘에 따라 서버용DBMS를 활용하는 기법을 알 수 있게 될 것이다. 환자진료정보가 전산화됨에 따라 보건정보관리자는 정보시스템 분석 및 설계에 관련된 기법과 이를 구현할 수 있는 언어에 대해 서로 알아야 한다.

제 2 부

ACCESS의 사용법

제 1부에서는 데이터베이스인 엑세스의 개요에 대해 살펴보았다. 제 2부에서는 엑세스의 사용법에 대해 설명하고자 한다. ACCESS의 사용법으로 익혀야 될 내용은 데이터베이스 생성 및 관리, 테이블, 질의, 폼, 보고서, 매크로, 모듈기능인데 본 교재에서는 매크로와 모듈 기능은 예제에서 따로 설명하고자 한다.

ACCESS를 제대로 사용하기 위해서는 매크로와 모듈 기능을 이해해야 하지만 이 내용은 전문적인 내용이라 본 교재의 주대상자인 데이터베이스의 초보자들이 익히기에는 힘든 내용이라 예제 장에서 매크로와 모듈 기능 맛보기를 하고 데이터베이스에 대해 기본 개념을 익힌 사람 중 ACCESS에 대해 심층적으로 공부하고 싶은 사람은 타교재를 이용하여 공부하기 바란다.

제 6 장

데이터베이스 만들기

엑세스를 이용하여 데이터베이스를 구축하고 활용하기 위해서는 먼저 새로운 데이터베이스를 만들거나 기존의 데이터베이스를 활용하는 방법을 알아야 한다.

1. ACCESS 시작하기

Access를 시작하기 위해서는 바탕화면에 있는 'Access 바로가기'아이콘을 더블클릭하거나 [그림 6-1]과 같이 윈도우 바탕화면에 [시작]-[프로그램]-[Microsoft Access] 순으로 클릭하면 잠시 후 아래와 같은 Access 초기화면이 화면에 나타나게 된다.

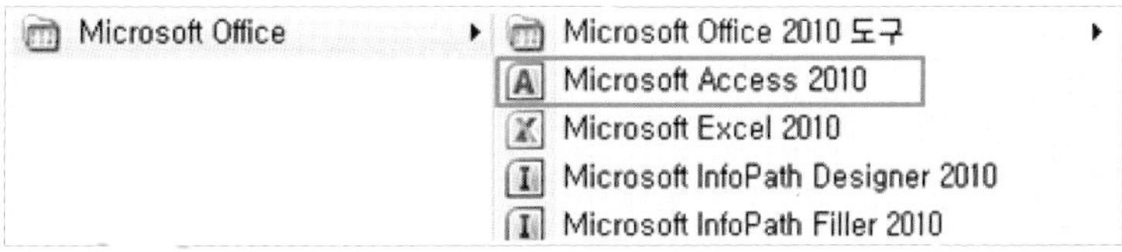

[그림 6-1]

1.1 기존파일열기

활성화된 작업창의 열기부분에 남아있는 데이터베이스명의 목록은 가장 최근에 사용했던 데이터베이스가 순서대로 표시된 것이며, 최근에 하던 작업을 계속해서 하려면 데이터베이스명을 클릭해시 기존의 데이터베이스를 열면 된다. 또는 [파일] 메뉴에서 [열기] 메뉴를 선택한 후 해당 폴더에서 해당 데이터베이스 파일(accdb 파일)을 선택하고 [열기]단추를 눌러 데이터베이스 파일을 열면 된다.

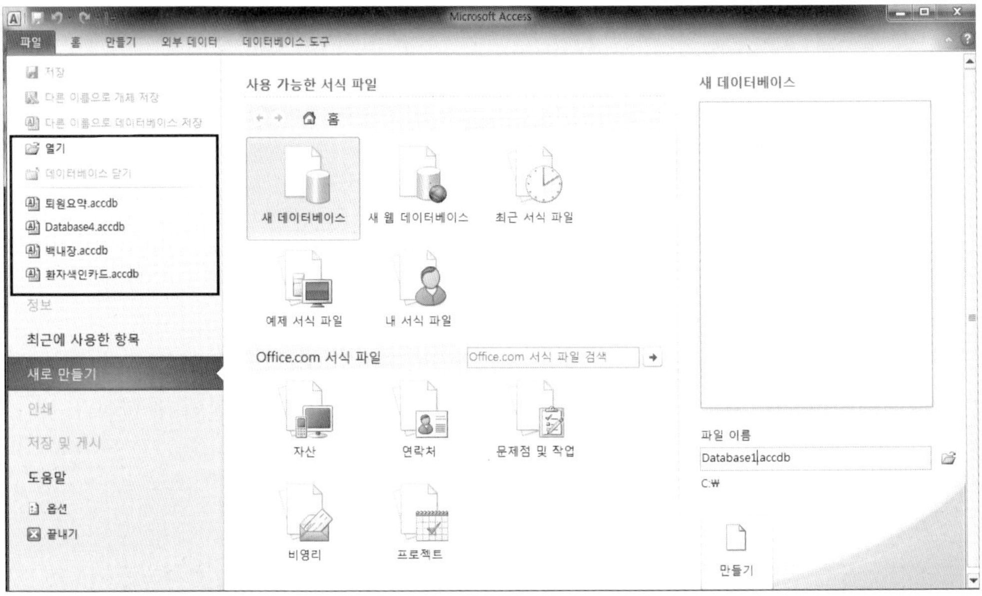

[그림 6-2]

아래의 화면은 데이터베이스 파일을 찾아서 열기 위한 화면이다.

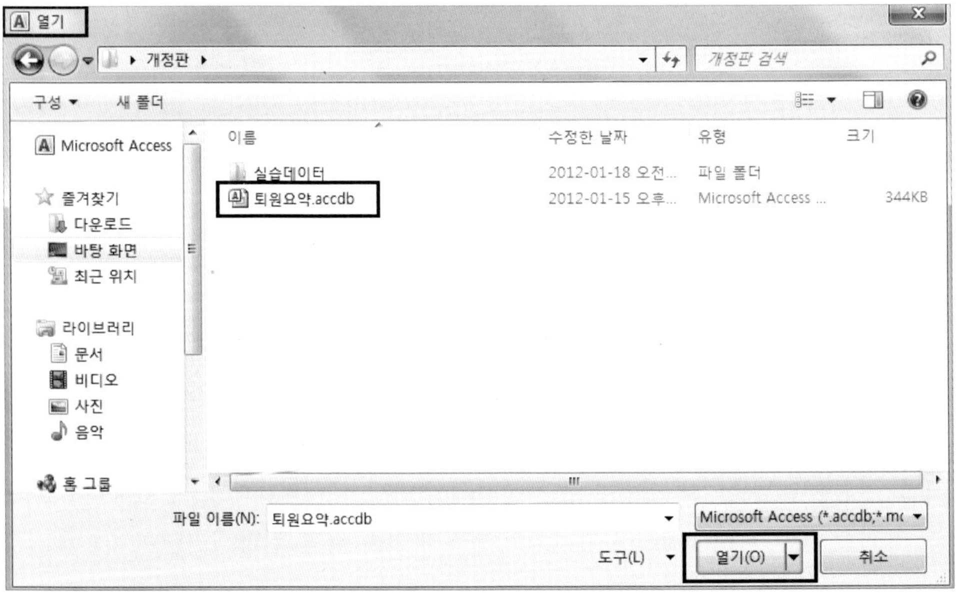

[그림 6-3]

1.2 새 데이터베이스 만들기

새 데이터베이스를 만들기 위해서는 [파일] 메뉴에서 [새로 만들기] 메뉴를 선택하고, [파일 이름]란에 새로 만들 데이터베이스 이름을 지정한다. 데이터베이스 이름을 지정한 후 [만들기] 단추를 클릭하면 새 데이터베이스를 만들 수 있다. 여기서 주의할 것은 워드나 엑셀 프로그램 같은 경우 작업을 한 후 새로운 파일명으로 저장을 하지만 엑세스는 파일이름을 기입한 다음 만들기를 클릭하여 새로운 파일(새 데이터베이스)을 먼저 생성한 후 작업을 해야 된다.

파일 이름에 '퇴원요약'을 입력하고 [만들기]를 선택하여 퇴원요약 데이터베이스를 만들어 본다.

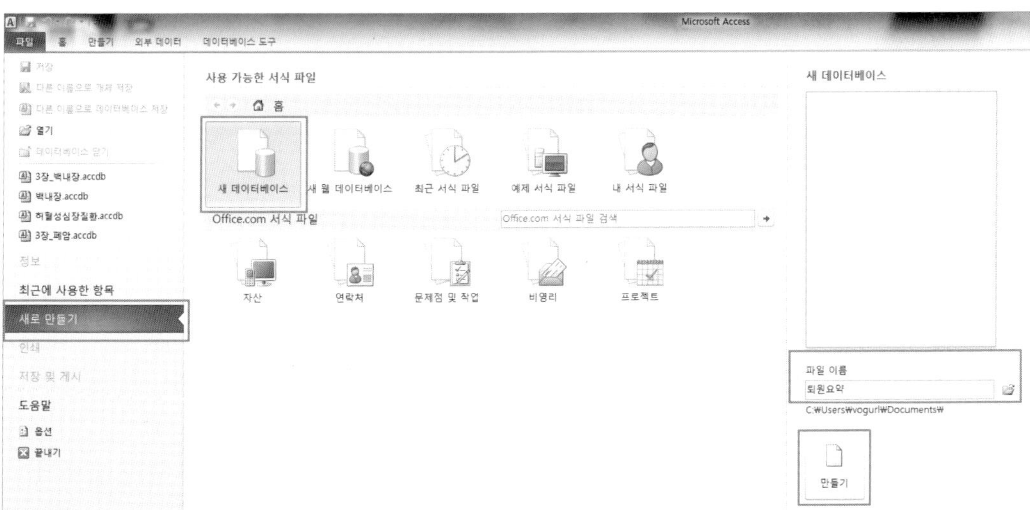

[그림 6-4]

새로 만들어진 퇴원요약 데이터베이스가 활성화되어진다.

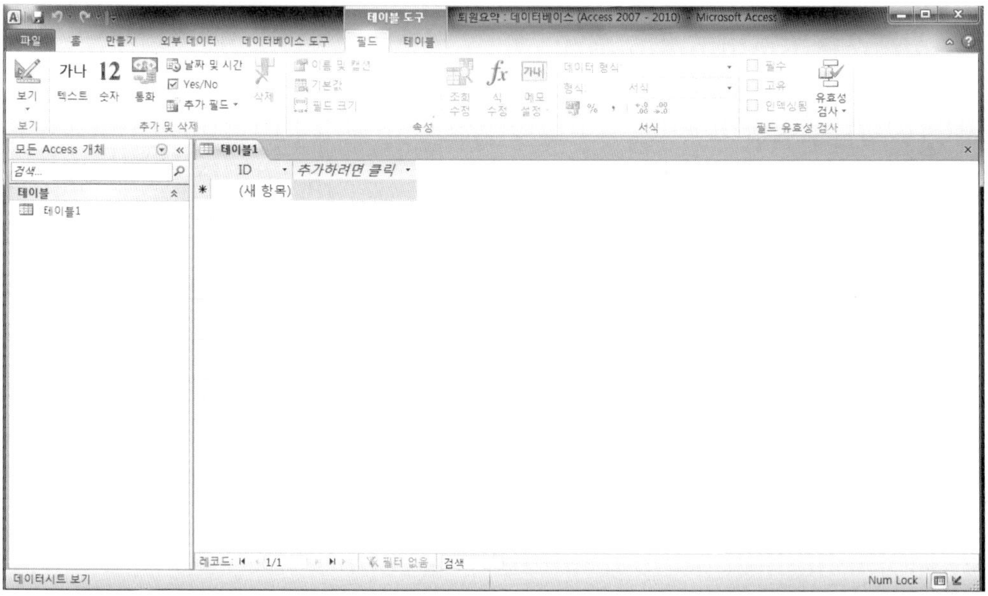

[그림 6-5]

1.3 테이블 만들기

테이블을 만들기 위해서는 먼저 데이터베이스가 생성되어 있어야 한다. 본 장에서는 퇴원요약이라는 기존에 구축된 데이터베이스에 테이블을 만들고자 한다.

기존의 데이터베이스를 활성화 시키기 위해서는[그림 6-2]의 최근에 작업한 데이터베이스명을 선택하거나 Access바탕화면에서 [파일]-[열기]를 선택하여 열수도 있다.

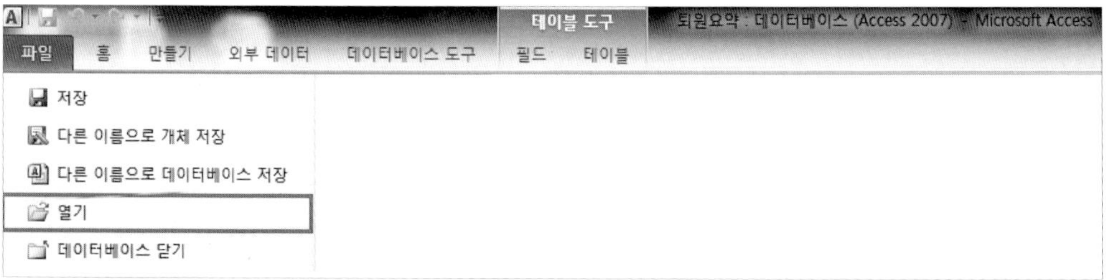

[그림 6-6]

원하는 곳에 있는 데이터베이스를 선택하여 [열기]를 선택한다.

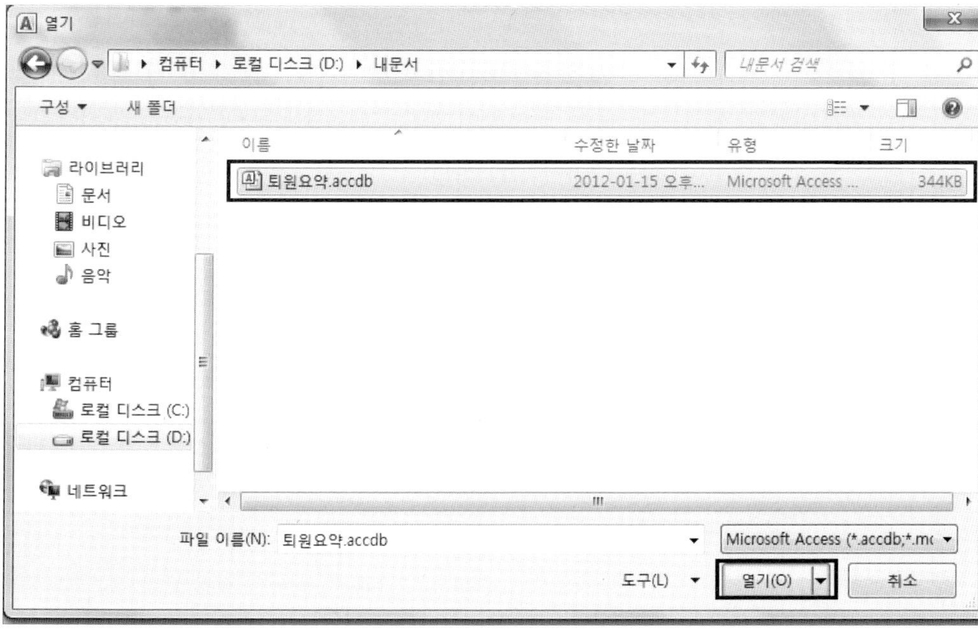

[그림 6-7]

1.3.1 테이블 만들기의 개요

엑세스의 데이터베이스 작업은 데이터베이스 창에서 이루어진다. 데이터베이스 창은 테이블, 쿼리, 폼, 보고서, 페이지, 매크로, 모듈 개체로 이루어져 있다. 그 중에서 가장 기본적이고 핵심적인 요소가 테이블이며 데이터베이스를 구성하는 실제 데이터가 저장되고 관리되는 부분이 테이블이다.

○ 테이블을 만들기 위한 조건
- 동일한 데이터의 중복을 피해야 한다.
- 다양한 자료들을 각각의 자료의 특성에 맞게 조정한다
- 데이터 입력 오류를 줄일 수 있도록 특정한 항목별로 테이블을 만들어 한번만 저장한다.

○ 테이블의 기본구성

- 테이블은 행과 열로 구성이 되며 마치 엑셀의 워크시트와 유사한 모양을 가지고 있다.
- 행을 레코드(Record), 열을 필드(Field)라고 한다. 필드가 모여 하나의 레코드로 이루어지고 레코드가 모여 테이블이 된다. 테이블을 구조(Structure)라고도 하고 필드를 컬럼(Column)이라고도 한다.

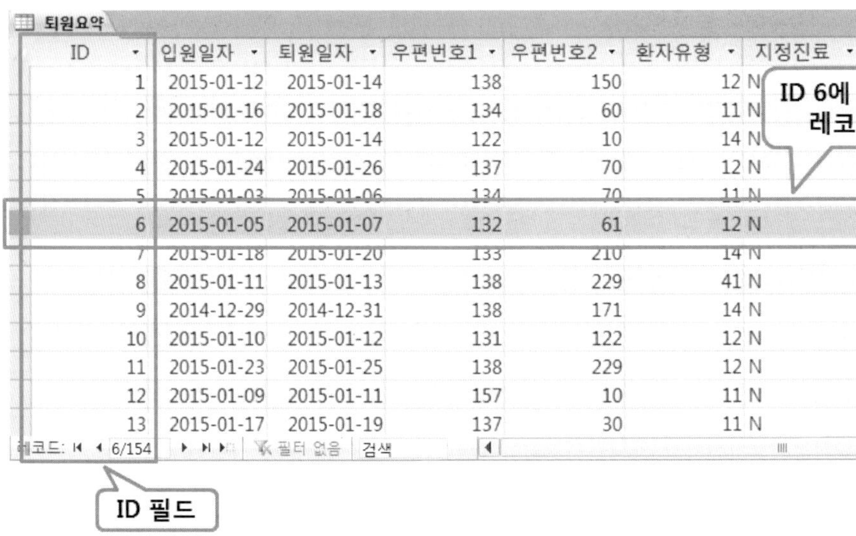

ID	입원일자	퇴원일자	우편번호1	우편번호2	환자유형	지정진료
1	2015-01-12	2015-01-14	138	150	12	N
2	2015-01-16	2015-01-18	134	60	11	N
3	2015-01-12	2015-01-14	122	10	14	N
4	2015-01-24	2015-01-26	137	70	12	N
5	2015-01-03	2015-01-06	134	70	11	N
6	2015-01-05	2015-01-07	132	61	12	N
7	2015-01-18	2015-01-20	133	210	14	N
8	2015-01-11	2015-01-13	138	229	41	N
9	2014-12-29	2014-12-31	138	171	14	N
10	2015-01-10	2015-01-12	131	122	12	N
11	2015-01-23	2015-01-25	138	229	12	N
12	2015-01-09	2015-01-11	157	10	11	N
13	2015-01-17	2015-01-19	137	30	11	N

[그림 6-8]

○ 테이블을 만드는 방법

- 데이터를 바로 입력하면서 테이블을 만드는 방법
- 디자인보기를 이용하여 테이블 만들기

1.3.2 데이터를 입력하여 테이블 만들기

이 방법으로 테이블을 만들게 되면 테이블을 따로 설계하지 않더라도 사용자가 데이터를 입력하게 되면 엑세스에서 자동으로 데이터를 분석하여 필드형식을 지정해 주어 간편하게 테이블을 만들 수 있다. 하지만 사용자가 특정 데이터형식을 주고자 한다면 '디자인보기'에서 손수 다시 고쳐야 하는 단점도 있다.

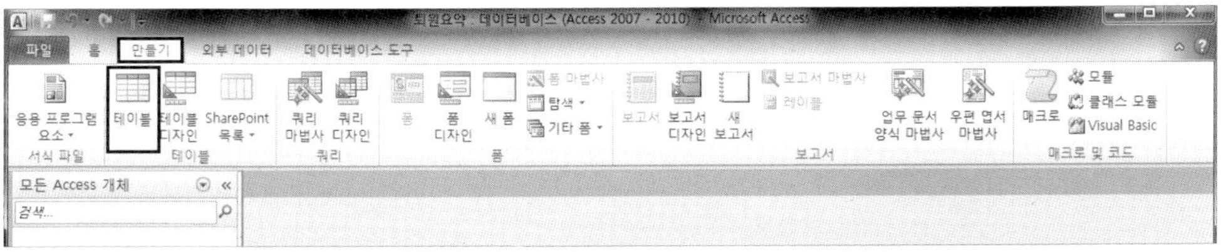

[그림 6-9]

메뉴의 [만들기] 탭에서 [테이블] 그룹에 있는 [테이블]을 클릭한다[그림 6-9]. 잠시 후, 빈 테이블이 데이터시트 보기 화면으로 나타나고, 테이블 이름은 '테이블1'과 같이 자동으로 지정된다[그림 6-10]. 여기에 그냥 데이터를 입력하기만 하면 되고, [추가하려면 클릭]이라는 열 머리글을 클릭하면 새로운 필드가 추가되면서 필드명에 원하는 내용을 입력할 수 있다[그림 6-11].

내용을 저장 할 때에는 빠른 실행 도구 모음에서 저장아이콘( )을 클릭하면 저장이 된다. 이때 저장할 테이블 명을 기입한다.

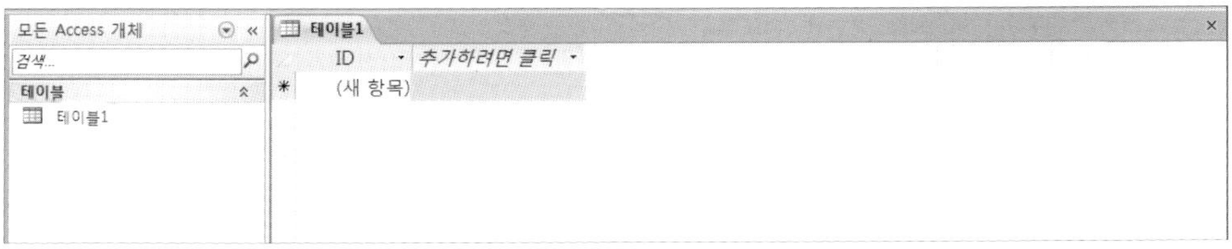

[그림 6-10]

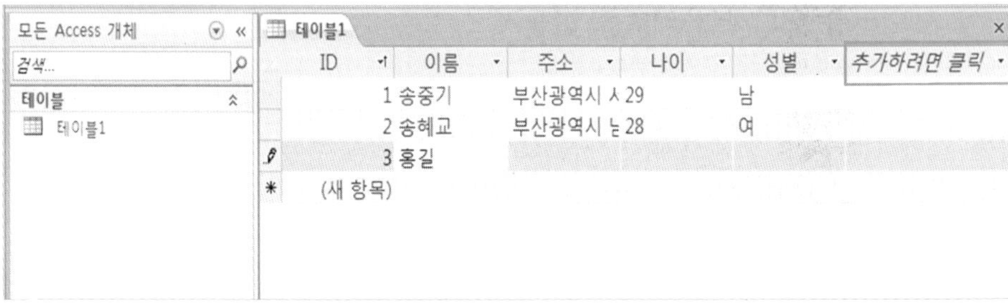

[그림 6-11]

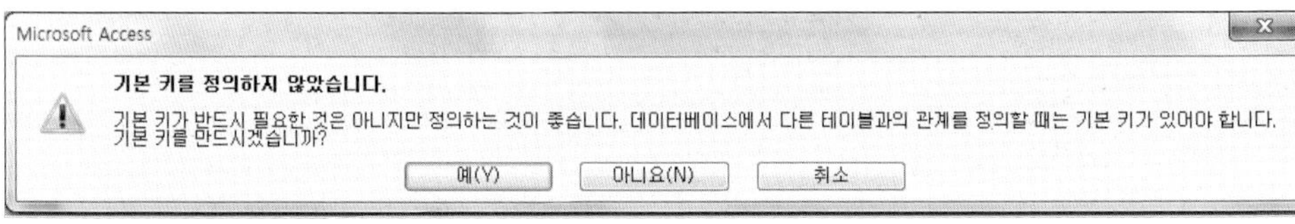
Microsoft Access
기본 키를 정의하지 않았습니다.
기본 키가 반드시 필요한 것은 아니지만 정의하는 것이 좋습니다. 데이터베이스에서 다른 테이블과의 관계를 정의할 때는 기본 키가 있어야 합니다.
기본 키를 만드시겠습니까?
예(Y)
아니요(N)
취소

[그림 6-12]

기본키를 정의하지 않았을 때에는 위의 그림처럼 주의 메세지 창이 뜬다. 여기서는 [예]를 선택하여 자동으로 기본키를 선택하기로 한다.

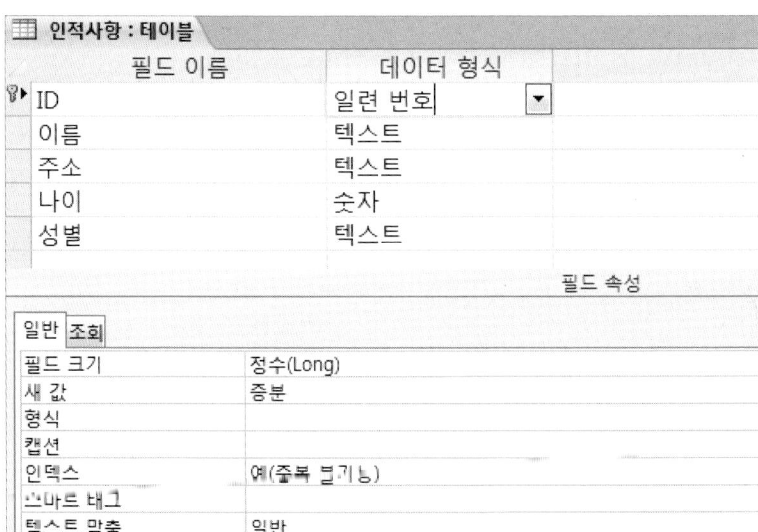

[그림 6-13]

데이터가 저장되고 나서 '디자인보기'를 선택하면 [그림 6-13]의 화면이 활성화 된다. ID라는 필드가 기본키로 생성되어져 있는 것을 알 수 있다. 여기서 자신이 원하는 데이터형식을 수정할 수 있다.

1.3.3 디자인 보기를 이용하여 테이블 만들기

직접 데이터를 입력하여 테이블을 만드는 경우, 자료형이나 크기, 속성들은 다시 수정해야 한다는 단점이 있다. 그래서 대부분의 사용자들은 처음부터 직접 디자인보기를 택해서 테이블을 만든다. 이는 테이블을 생성하는데 세부적인 사항을 하나씩 적용하는데 용이하기 때문이다. 이 방식은 테이블의 제목선정, 필드명, 필드내용 등의 테이블구성이 먼저 선행되어야 한다.

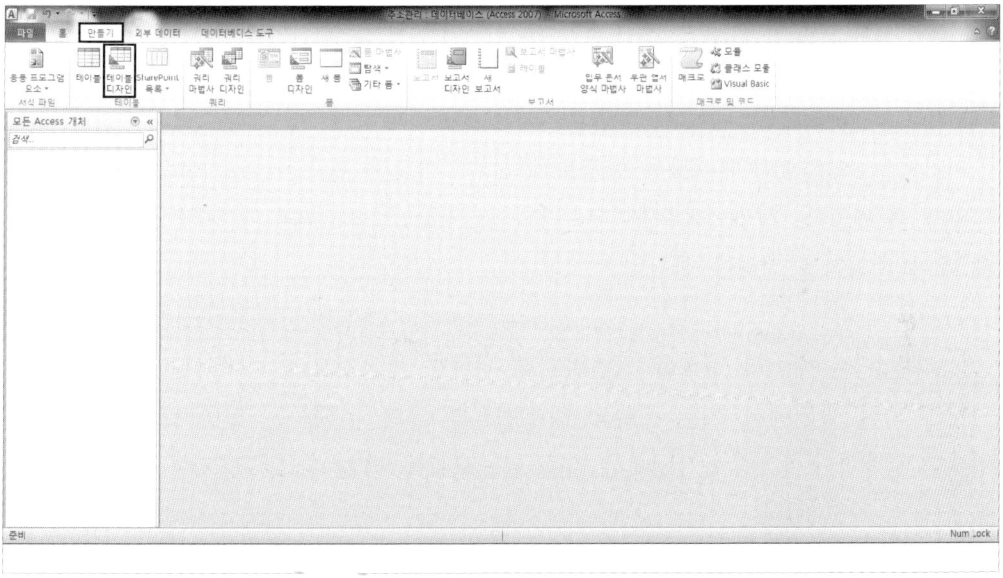

[그림 6-14]

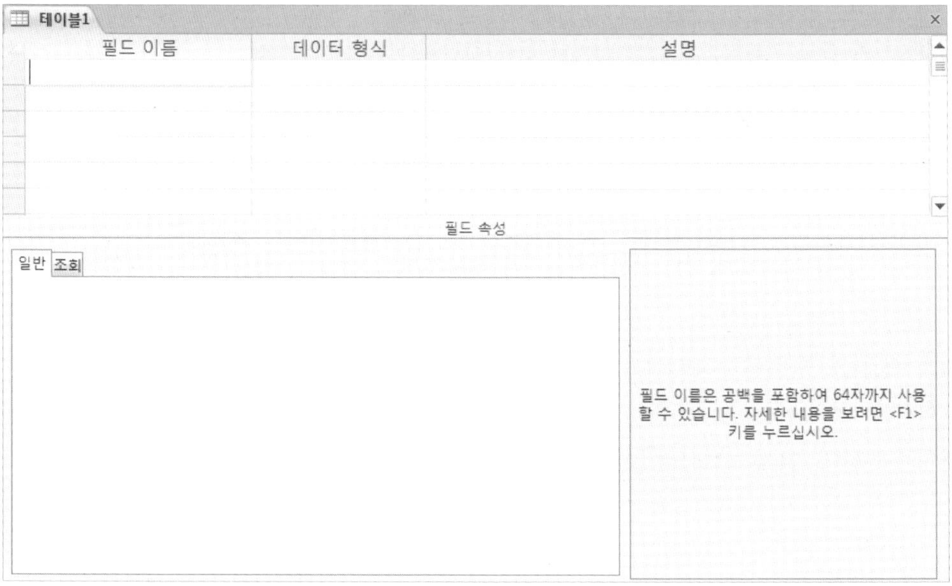

[그림 6-15]

여기서는 '퇴원요약'테이블을 만들도록 하자. 필요한 필드로는 등록번호, 성명, 입원일자, 퇴원일자, 성별, 재수술여부, 타과의뢰일수, 총진료비이다. 각각의 필드에 대해 데이터 형식을 정해야 한다.

[등록번호]는 데이터 형식을 일련번호로 정하면 기본적으로 주어지는 고유의 값을 가지게 되나 병원에서 쓰는 고유의 등록번호를 넣기 위해서는 일반적으로 '텍스트' 형태를 선택한다. [그림 6-16]에서 기준 필드크기를 정할 수 있고, 기본 텍스트 형태를 한글로 잡고 있다.

[성명]은 텍스트 형태를 선택한다.

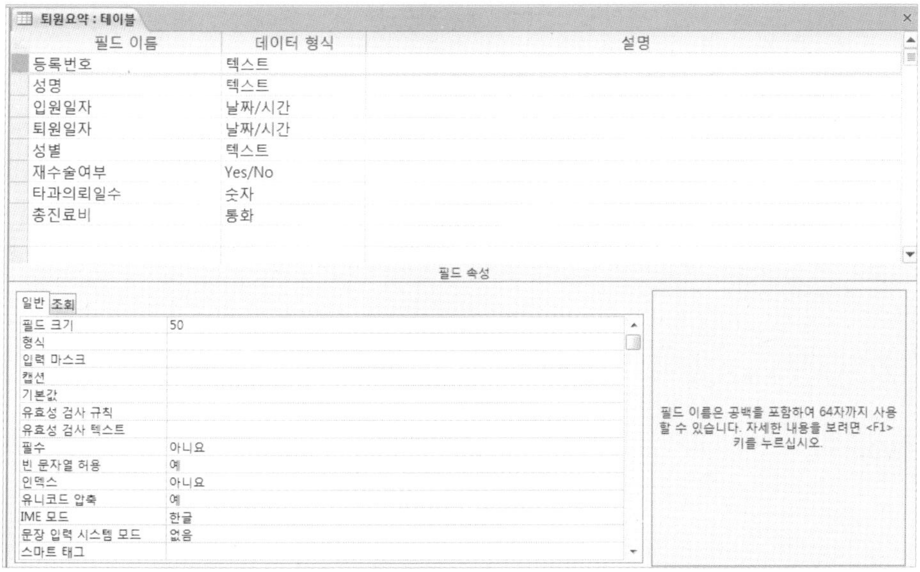

[그림 6-16]

[입원일자]와 [퇴원일자]는 날짜/시간 형식으로 한다. 구체적인 날짜의 형식을 정하려면 하단부에 있는 [형식]을 선택하면 원하는 날짜 형식을 볼 수가 있다. 예를 들어 형식을 '날짜(L)'로 정하고, 데이터 입력을 '2015-03-29'로 하면 자동으로 '2015년 03월 29일 화요일'로 나타나게 된다. [그림 6-17]

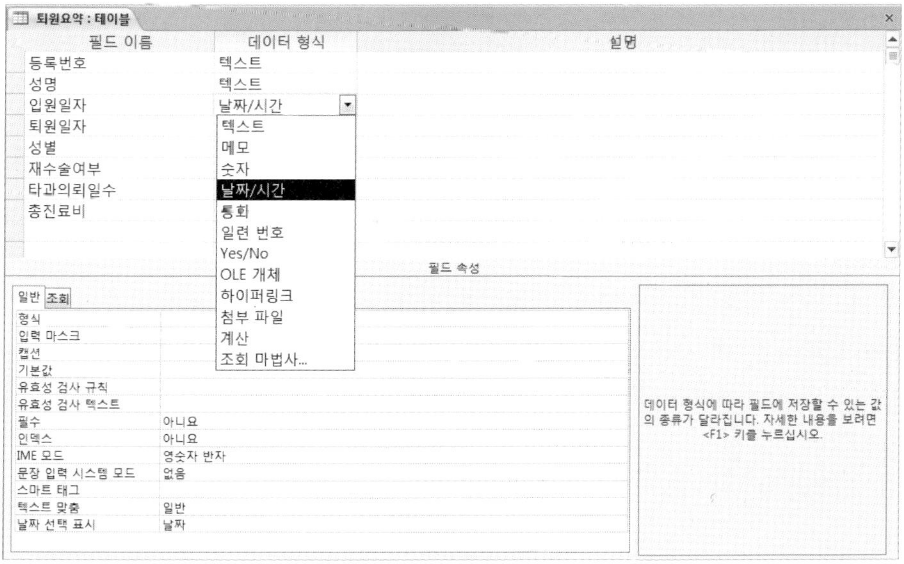

[그림 6-17]

성별은 'M' 또는 'F'로 나타낼 것이므로 '텍스트'를 선택한다. 여기서 'M'또는 'F' 값 외에 다른 값을 넣을 수 없게 만들기 위해서는 '유효성 검사 규칙'에 해당 문자를 위와 같은 형식으로 입력한다. [유효성 검사규칙 메시지]는 유효성검사에 위반되는 입력이 있을 때 입력한 메시지가 경고문구로 화면에 활성화 된다[그림 6-18].

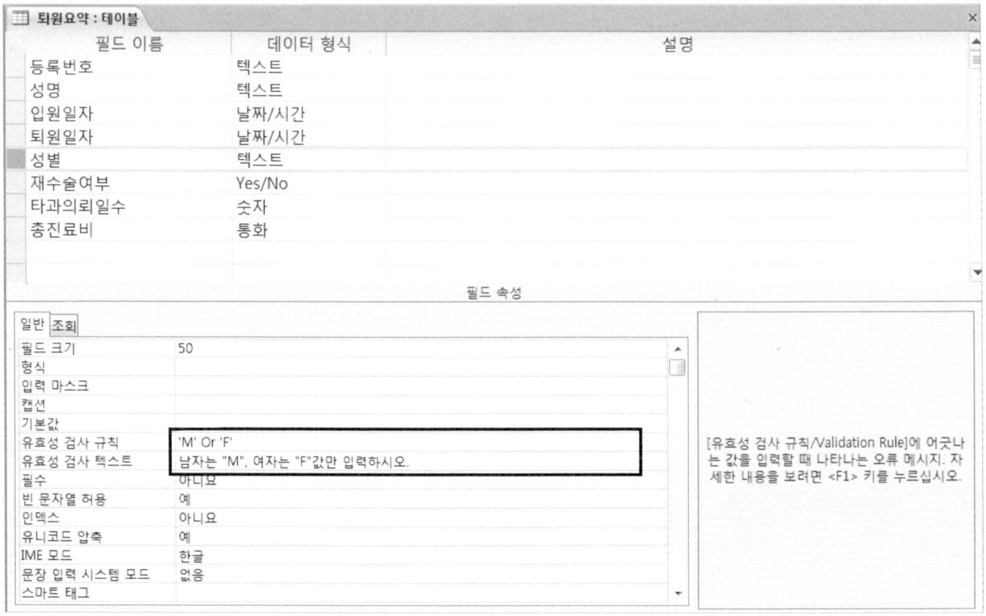

[그림 6-18]

○ 재수술여부는 수술여부를 묻는 것 이므로 '예/아니오' 형식을 선택한다.

○ 타과의뢰건수(협의진단건수)는 '숫자' 형식를 선택한다.

○ 총 진료비는 통화를 선택한다. 통화의 형식은 기본적으로 '₩'이다.

기본키는 [등록번호]로 정의한다. 기본키를 등록할 때에는 해당 필드에 마우스 오른쪽버튼을 클릭하면 메뉴가 나오는데 여기서 [기본키]를 클릭하거나 상단 단축아이콘의 ( )을 클릭하면 해당필드가 기본키로 정의된다.

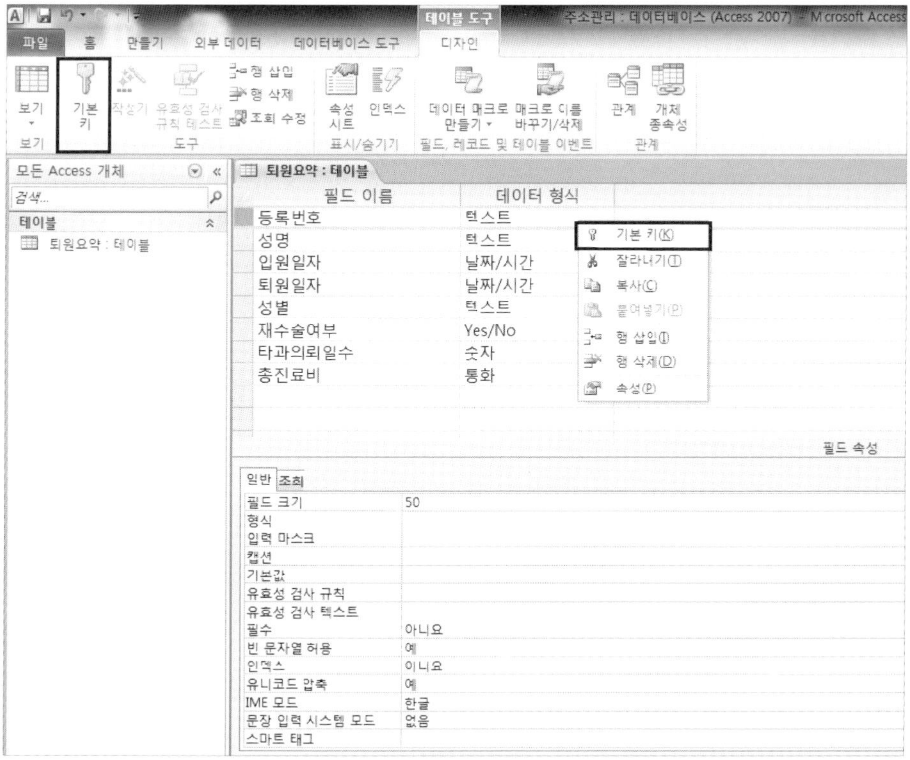

[그림 6-19]

완성된 테이블에 데이터를 입력한다.

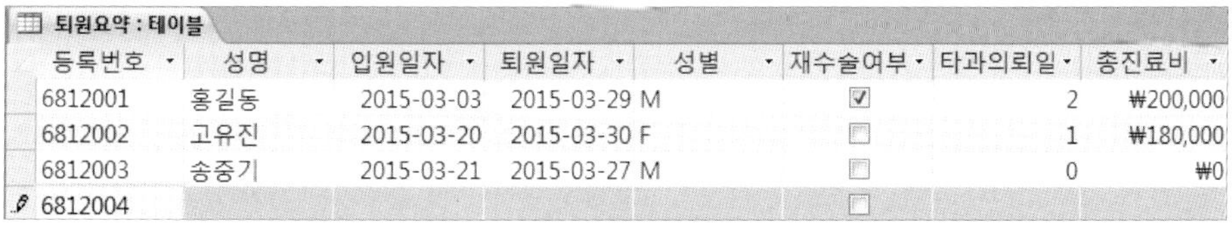

퇴원요약 : 테이블

등록번호	성명	입원일자	퇴원일자	성별	재수술여부	타과의뢰일	총진료비
6812001	홍길동	2015-03-03	2015-03-29	M	☑	2	₩200,000
6812002	고유진	2015-03-20	2015-03-30	F	☐	1	₩180,000
6812003	송중기	2015-03-21	2015-03-27	M	☐	0	₩0
6812004					☐		

[그림 6-20]

◆ 유효성 검사 규칙의 사례

성별은 M, F로 입력 범위가 정해져 있는데 남자라고 입력할 경우 남자는 입력 범위에 해당되지 않으므로 [그림 6-21]와 같은 메시지가 뜬다. 데이터베이스에 이와 같은 위험성 검사 규칙이 있으므로 잘못된 데이터의 입력을 막아 주어서 데이터의 무결성을 보장할 수 있다.

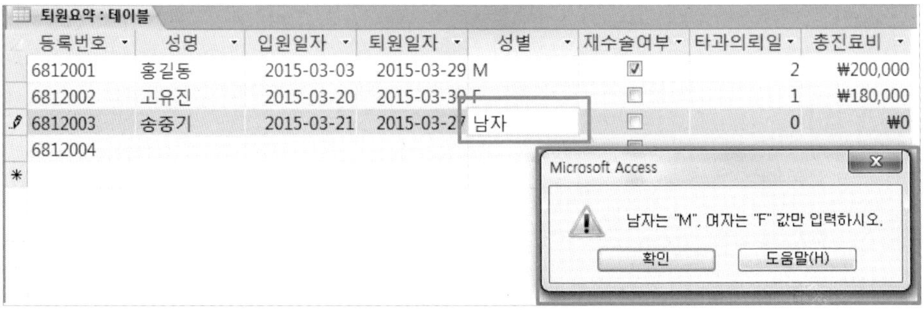
퇴원요약 : 테이블
등록번호
성명
입원일자
퇴원일자
성별
재수술여부
타과의뢰일
총진료비
6812001 홍길동 2015-03-03 2015-03-29 M 2 ₩200,000
6812002 고유진 2015-03-20 2015-03-30 F 1 ₩180,000
6812003 송중기 2015-03-21 남자 0 ₩0
6812004
Microsoft Access
남자는 "M", 여자는 "F" 값만 입력하시오.
확인
도움말(H)

[그림 6-21]

2. 데이터 형식 알아보기

데이터를 저장할 때 각 필드마다 서로 다른 데이터 형식을 가질 수 있다. 엑세스에서 제공하는 데이터형식의 종류와 특성에 대해 알아보자.

◆ 텍스트

일반적으로 가장 많이 사용되는 데이터 형식으로 디폴트 데이터 형식이기도 하다. 계산이 필요 없는 숫자(예, 우편번호, 전화번호, 등등)와 문자가 입력될 수 있다. 255자까지의 글자 또는(와) 숫자를 허용하며 숫자를 사용해서 연산을 시도하면 에러를 발생시킨다.

만약 어떠한 필드를 텍스트(문자 수 5)로 설정한 후 다시 텍스트(문자 수 3)로 설정하면 뒷 데이터부터 손상 받는다. 예를 들면 위 설정대로 하면 '가나다라마'는 '가나다'로 변경된다. 사이즈 결정시 고려할 사항은 영문, 숫자 1자리의 크기는 1byte이고, 한글 1자는 2byte의 용량을 차지 한다는 점이다. 예를 들어 이름이라는 필드에 한글로 최대 5자리까지 들어가야 한다면 필드의 크기는 '10'으로 해야 한다.

◆ 메모

텍스트 데이터 형식과 비슷하지만 65,535자까지의 글자 또는(와) 숫자를 허용한다. 대부부의 경우 어떠한 사항을 설명하는 부분에 사용된다. 예를 들면 '비고' 항목 등에 사용된다. 메모 필드는 기본 키(Primary key) 또는 외부 키(Foreign key)를 설정할 수 없다.

◆ 날짜/시간

100년에서 9999년까지의 날짜와 시간을 나타내기 위해 사용되는 데이터형식으로 여러 가지 형식을 선택할 수도 있으며 좀 더 다양하게 변경할 수도 있다. '날짜/시간' 데이터 타입도 엑세스 내부에서는 사실상 숫자(8byte를 사용)로 관리된다.(정수부분은 날짜이며 소수부분은 시간이다.) 따라서 '날짜/시간'도 연산이 가능하다. 예를 들면 퇴원일에서 입원일을 빼면 재원일수(단입법)가 된다.

◆ 통화

소수점 위 15자리와 소수점 아래 4자리까지 통화를 표현할 수 있는 데이터 타입으로 8 byte를 사용하는 일종의 숫자이다.

◆ 숫자

7개의 하위 데이터 형식을 가지는 데이터 타입으로 일반적으로 계산이 필요한 숫자에만 사용된다. 하위 데이터 형식으로는 아래와 같이 바이트, 정수, 정수(Long), 실수(Single), 실수(Double), 복제 ID, 실수를 가진다.

구분	설명	소수점	저장크기
바이트	0~255까지의 숫자 저장(분수는 없음)	없음	1바이트
정수	-32,768~32,768 까지의 숫자 저장(분수는 없음)	없음	2바이트
정수(long)	기본 값으로 -2,147,483,648 ~ 2,147,483,648 까지의 숫자를 저장(분수는없음)	없음	4바이트
실수(Single)	-3.4x1038 에서 3.4x1038 사이의 부동 소수점 숫자값 저장	7	4바이트
실수(Double)	-1.797x10308 에서 1.797x10308 사이의 부동 소수점 숫자값 저장	15	8바이트
복제ID	전역 고유식별자(GUID,주로 복제할 때 사용)	N/A	16바이트
실수	-1038-1~1038-1 까지의 숫자저장(.adp) -1028-1~1028-1 까지의 숫자저장(.mdb)	28	12바이트

◆ 일련 번호

테이블에 레코드가 하나씩 저장될 때마다 자동으로 입력되며 1씩 증가 또는 임의로 입력되는 숫자로 일반적으로 일련번호 등으로 사용된다. 기본적으로 4 byte를 사용하여 232개까지 표현될 수 있다. 필드 크기를 복제 ID로 선택하면 2128개까지 거의 무한대로 표현될 수 있다.

◆ 예/아니오

Yes/No, True/False, On/Off와 같이 두 값 중 하나만 갖는 데이터 타입이다. 1 bit만 사용하므로 저장공간을 극소화 할 수 있다. '사망여부'와 같은 필드에 적합하다.

◆ OLE 개체

엑세스는 관계형 데이터베이스 관리시스템이지만 개체(object)들을 테이블 수준에서 저장하고 관리해주는 기능을 가지고 있다. 그림 파일, 음악 파일, 동영상 파일, 엑셀 파일, 워드 파일 등등과 같은 개체(object)들을 다른 데이터와 같이 테이블에 저장하고 관리 할 수 있는데 이러한 개체(object)들이 들어갈 필드에 지정하는 데이터 타입이 'OLE 개체'이다. 'OLE 개체' 데이터 타입은 '메모' 데이터 타입과 같이 기본 키(Primary key) 또는 외부 키(Foreign key) 설정을 할 수 없으며 인덱스 또한 부여할 수 없다.

◆ 하이퍼링크

홈 페이지의 링크와 같이 테이블에 하이퍼링크를 저장할 수가 있다. 이 주소는 인터넷상에 있는 주소일 수도 있고 로컬 컴퓨터 내의 파일일 수도 있다. 테이블에 있는 이 주소(하이퍼링크)를 클릭하면 웹 브라우저를 자동으로 실행시켜 해당 파일을 연다.

3. 기본 키 알아보기

엑세스와 같은 관계형 데이터베이스의 장점 중의 하나는 여러 개의 독립된 개체로 만들어진 테이블을 연결하여 하나의 테이블처럼 사용할 수 있다는 점이다. 하지만 이러한 작업을 하려면 테이블에서 각 레코드를 고유하게 식별할 수 있는 필드가 존재해야 한다. 이때 이 고유한 정보를 가진 필드를 테이블의 기본 키(Primary Key)라고 한다.

그렇다고 기본 키로 설정한 필드끼리만 테이블을 연결할 수 있는 것은 아니다. 또한 기본 키를 정의하지 않아도 테이블은 사용할 수 있다. 하지만 기본 키를 정의해서 사용하는 것이 오류를 미연에 방지할 수 있고 작업하기도 수월해 진다.

기본 키로 설정할 필드에는 절대 중복된 데이터가 존재해서는 안 된다. 예를 들어 회원 관리하는 자료에서 사람의 이름에는 동명이인이 있을 수 있기 때문에 기본 키로 설정할 수 없다. 따라서 사원번호, 주민등록번호, 자동차 등록번호 등과 같은 고유한 값을 가진 필드에 기본 키를 설정해야 한다. 만약 중복된 데이터나 아무 것도 입력하지 않은 Null 값이 저장된 필드를 기본 키로 정의했다면 테이블을 저장할 때 오류 메시지가 나타날 것이다.

3.1 자동으로 기본 키 생성하기

테이블을 디자인 하고 저장버튼을 눌렀을 때 기본 키를 지정하지 않았으면 아래그림과 같은 주의 메세지가 활성화 되는데 여기서 [예]를 선택하면 테이블에 'ID'라는 이름의 기본 키로 설정된 필드가 자동적으로 생긴다. 먼저 일련번호 데이터 형식의 필드가 있다면 이를 기본 키로 설정하게 된다. 하지만 일련번호 형식의 필드가 존재하지 않는다면 자동으로 첫 행에 [ID]라는 이름의 필드가 추가된 후에 이를 기본 키로 설정하게 된다.

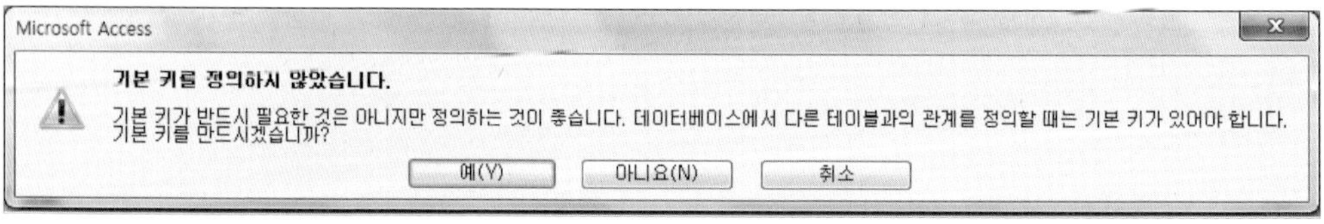
Microsoft Access
기본 키를 정의하지 않았습니다.
기본 키가 반드시 필요한 것은 아니지만 정의하는 것이 좋습니다. 데이터베이스에서 다른 테이블과의 관계를 정의할 때는 기본 키가 있어야 합니다.
기본 키를 만드시겠습니까?
예(Y)
아니요(N)
취소

[그림 6-22]

3.2 기본 키 변경하기

특정 필드에 이미 설정된 기본 키를 해제하거나 새로운 필드를 기본 키로 설정하려면 다음과 같이 작업한다. 여기서는 주소록일련번호 필드에 설정된 기본 키를 해제하고 이름 필드에 설정해본다.

○ 앞에서 만든 '퇴원요약' 테이블[그림 6-19]에서 현재 기본 키로 설정된 [등록번호]필드를 선택한다.
○ 엑세스 창의 상단에 있는 도구 모음에서 열쇠 모양의 [기본 키] 단추를 누른다.
○ 그러면 행 선택기 부분에 표시된 열쇠 모양의 아이콘이 사라지면서 기본 키가 해제될 것이다.

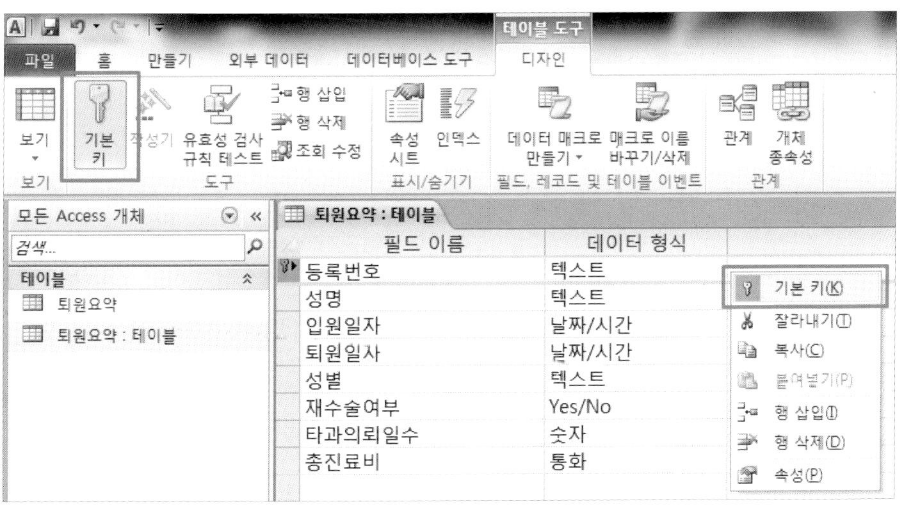

[그림 6-23]

○ 새로운 필드에 기본 키를 설징하기 위해서 [성명] 필드를 선택한다.
○ 다시 한번 도구 모음에서 [기본 키] 단추를 누르면 [성명] 필드의 행 선택기 부분에 열쇠 모양의 아이콘이 나타나면서 기본 키로 설정된다.

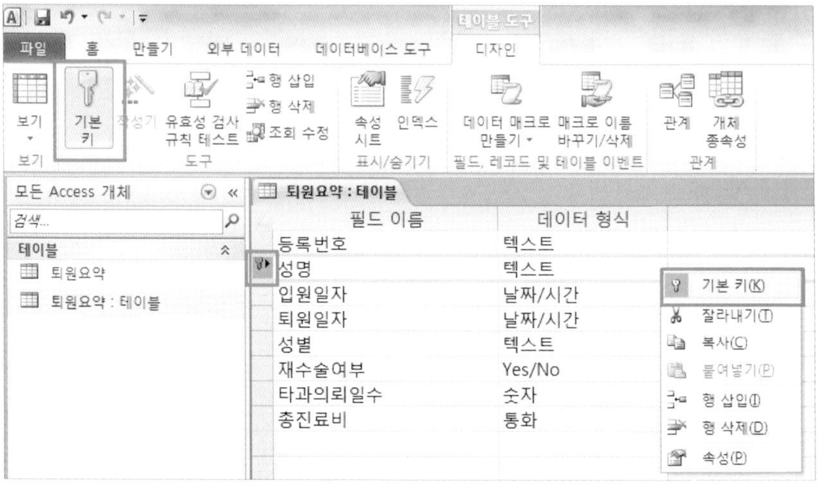
파일
홈
만들기
외부 데이터
데이터베이스 도구
테이블 도구
디자인
보기
기본 키
유효성 검사 규칙 테스트
행 삽입
행 삭제
조회 수정
속성 시트
인덱스
데이터 매크로 만들기
매크로 이름 바꾸기/삭제
관계
개체 종속성
모든 Access 개체
테이블
퇴원요약
퇴원요약 : 테이블
필드 이름
데이터 형식
등록번호
텍스트
성명
텍스트
입원일자
날짜/시간
퇴원일자
날짜/시간
성별
텍스트
재수술여부
Yes/No
타과의뢰일수
숫자
총진료비
통화
기본 키(K)
잘라내기(T)
복사(C)
붙여넣기(P)
행 삽입(I)
행 삭제(D)
속성(P)

[그림 6-24]

4. 데이터 가져오기와 내보내기

엑세스의 강력한 기능중의 하나는 바로 엑세스에서 만들어진 데이터뿐만 아니라 다른 응용프로그램 형식의 데이터를 공유할 수 있다는데 있다. 텍스트, 워드, 엑셀 등과 같은 형식은 물론이고, Paradox, dBase, Microsoft FoxPro, Microsoft SQL Server, Microsoft Visual Basic 의 데이터베이스 엔진을 이용한 데이터베이스에서 데이터를 가져오거나 연결할 수 있다. 반대로 엑세스에서 만들어진 데이터를 다른 오피스 프로그램이나 다른 데이터베이스형식으로 내보낼 수도 있다.

4.1 데이터 가져오기

다른 프로그램에서 만든 데이터 파일을 가져와 엑세스에서 수정하거나 사용이 가능하다. 가져온 데이터 파일은 원본과는 별도의 파일로 인식되므로 수정작업을 했다 하더라도 원본에는 아무런 영향을 미치지 않는다.

4.1.1 텍스트 형식의 데이터 가져오기

텍스트 형식의 데이터란 아스키코드 형태로 된 데이터를 의미한다. 모든 컴퓨터는 아스키코드를 지원하므로 병원 전산실에 있는 데이터를 PC수준에서 다운로드 받아서 활용하고자 하는 경우 전산실에 데이터를 텍스트 형태로 다운로드 해달라고 요구하면 된다. 이번 실습에 사용되는 데이터는 실제 전산실의 데이터를 텍스트 형태로 다운로드 받은 내용이다.

○ 데이터를 가져오기 위해서는 상단 메뉴의 [외부데이터]-[텍스트파일]을 선택한다[그림 6-25].

○ [외부 데이터 가져오기] 마법사 창이 활성화 되면, [찾아보기] 단추를 눌러 원하는 데이터를 찾아서 선택한 다음 [확인]버튼을 클릭한다[그림 6-26].

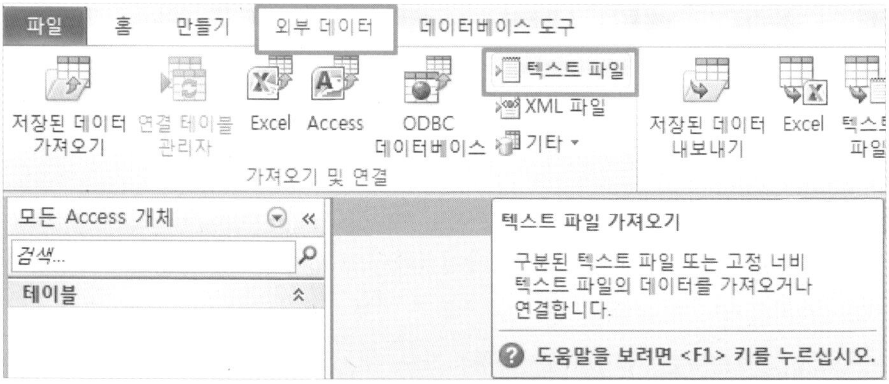

[그림 6-25]

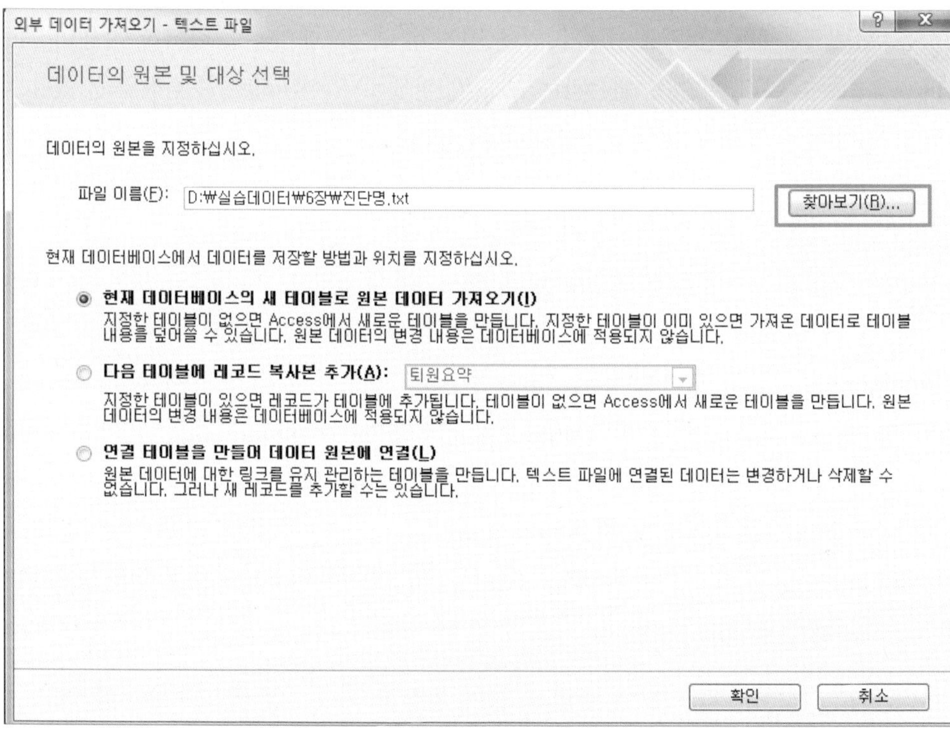

[그림 6-26]

○ 데이터형식이 구분자를 이용한 데이터인지 고정너비 방식으로 작성한 데이터인지를 선택하는 단계인데 여기서는 선택옵션에서 [구분]을 선택하고 [다음]을 선택한다[그림 6-27].

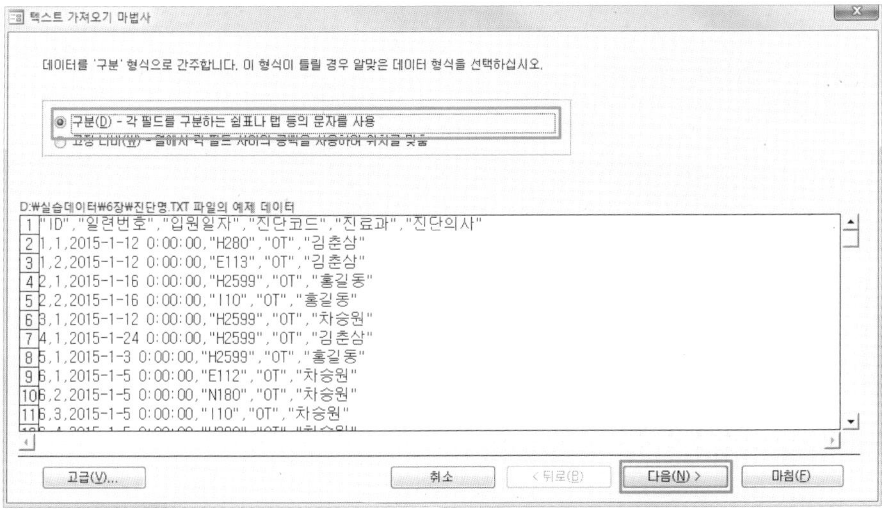

[그림 6-27]

○ 원본 텍스트 파일이 어떤 형태로 구성되어있는지에 따라 탭, 세미콜론, 쉼표, 공백 등으로 나뉘는데 여기서는 기본 값으로 주어진 '쉼표'를 선택한다.

○ 데이터 맨 위에 제목을 필드 이름으로 쓰고자 하는 경우는 [첫행에 필드 이름 포함]에 체크를 하고 [다음]을 누른다[그림6-28].

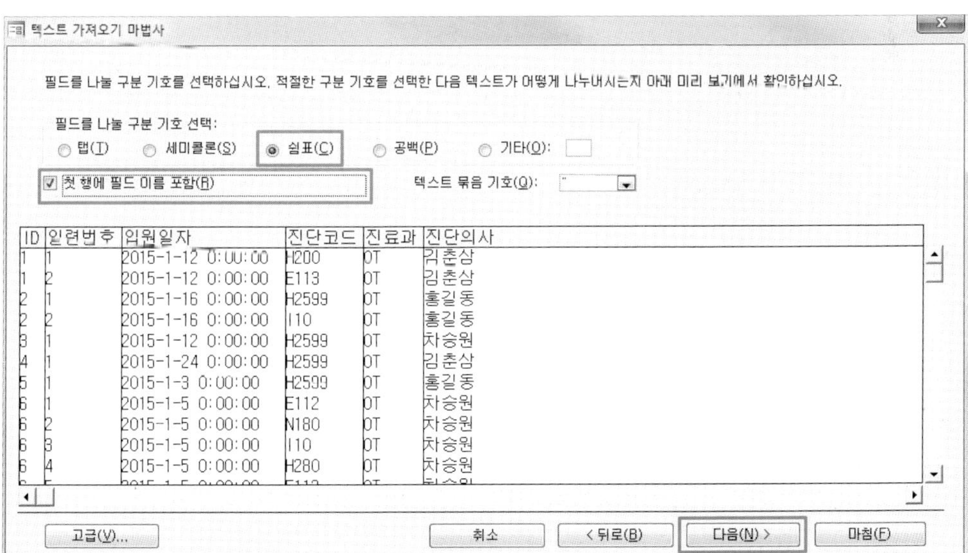

[그림 6-28]

○ [그림 6-29]에서는 필드에 대한 정보를 수정할 수 있는 단계이다. 여기서는 그냥 [다음]을 누른다.

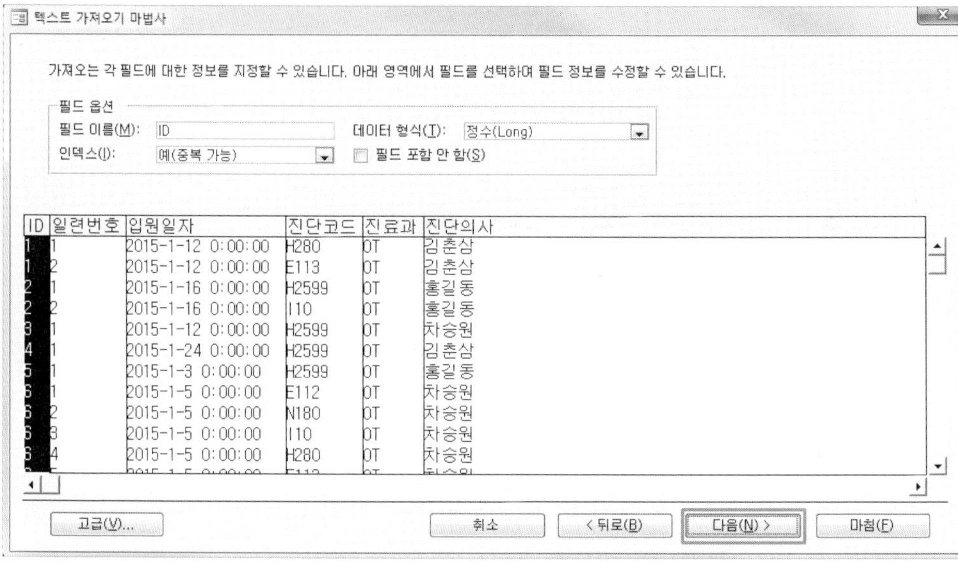

[그림 6-29]

○ 기본 키를 선택하는 단계이다. 여기서는 기본 키 없음을 선택한다.

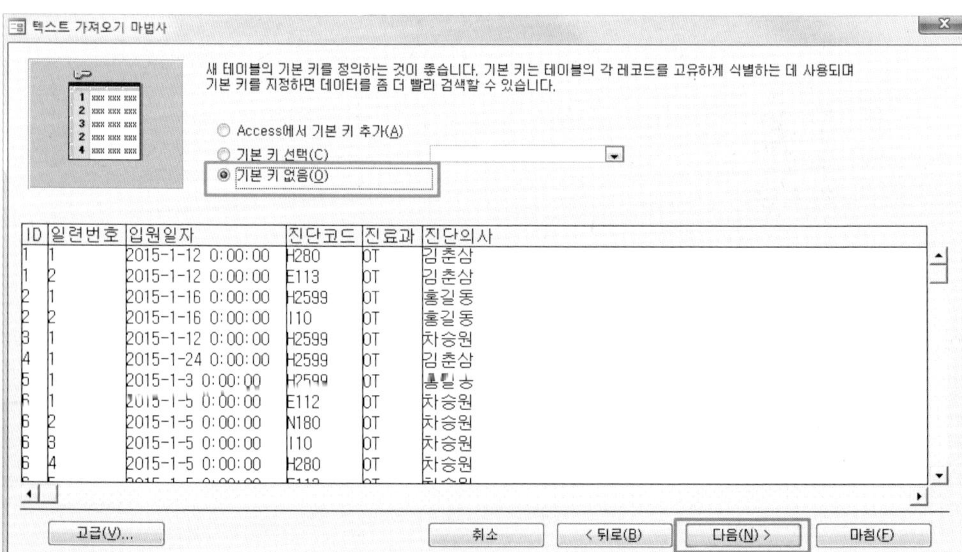

[그림 6-30]

○ 테이블명을 '진단명'으로 정한 다음 [마침]을 선택하면 가져온 데이터가 테이블로 생성된다[그림 6-31].

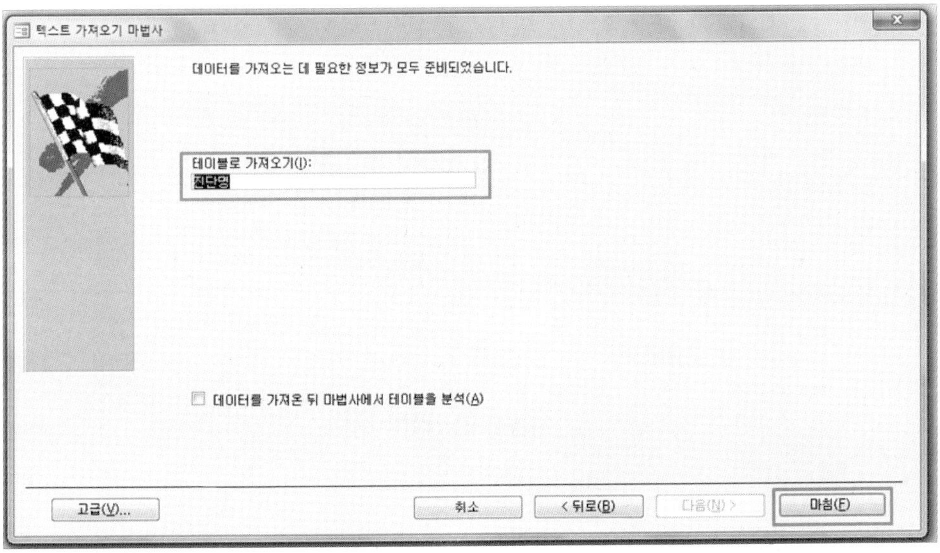

[그림 6-31]

○ 텍스트파일 가져오기가 완료되었으면 [닫기]를 누른다.

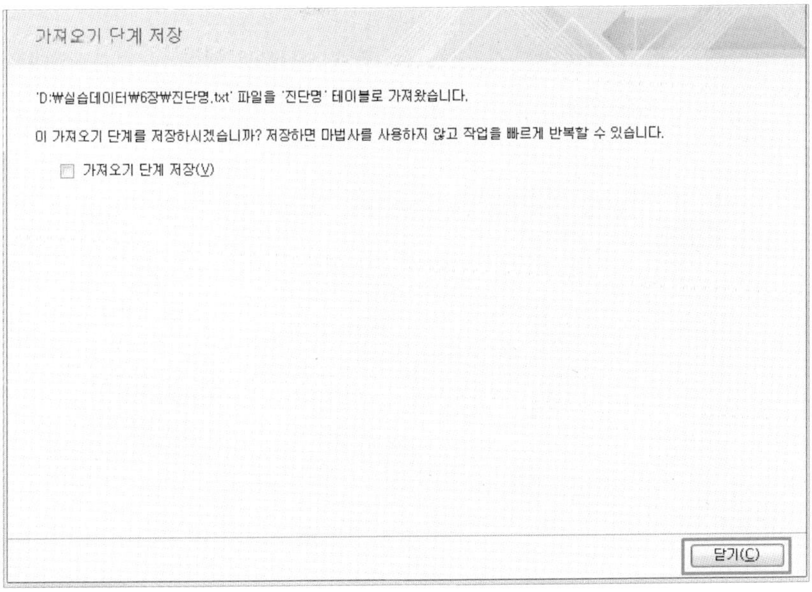

[그림 6-32]

○ Access 개체에 '진단명' 테이블이 있는 것을 확인할 수 있다.

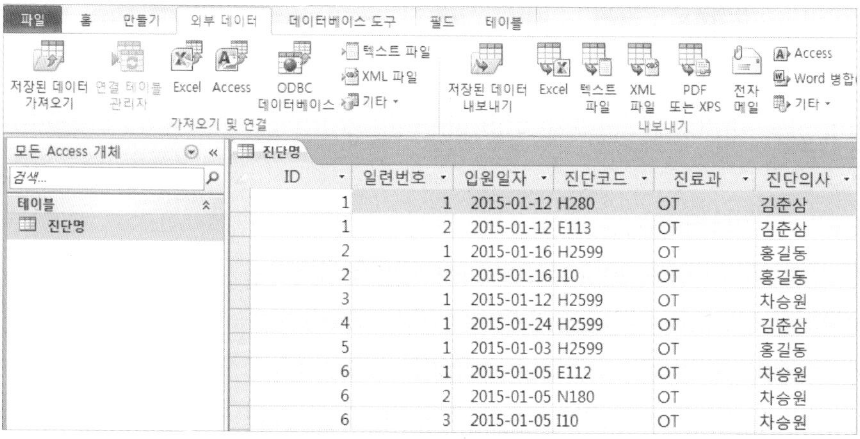

[그림 6-33]

4.1.2 엑셀 형식의 데이터 가져오기

'진단명.txt' 텍스트 파일을 가져왔고, 다음은 '처치내역.xls'과 같은 엑셀형식의 파일을 가져오도록 한다.

○ 상단 메뉴에서 [외부데이터]-[Excel]을 선택한 후, [외부데이터 가져오기] 마법사 창이 나오면 [찾아보기] 단추를 눌러 가져올 엑셀 파일을 선택하고 확인을 누른다[그림6-34][그림 6-35].

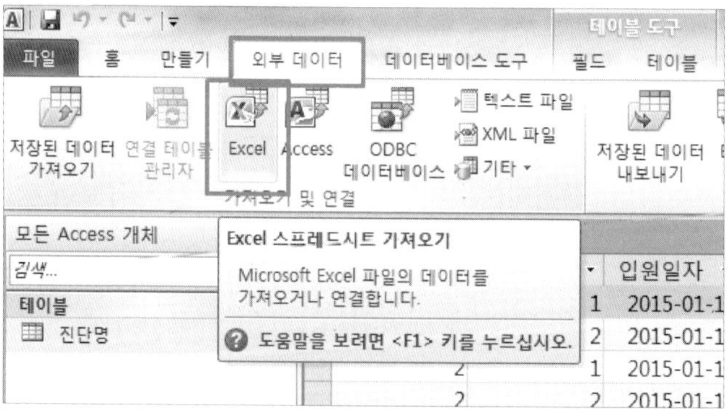

[그림 6-34]

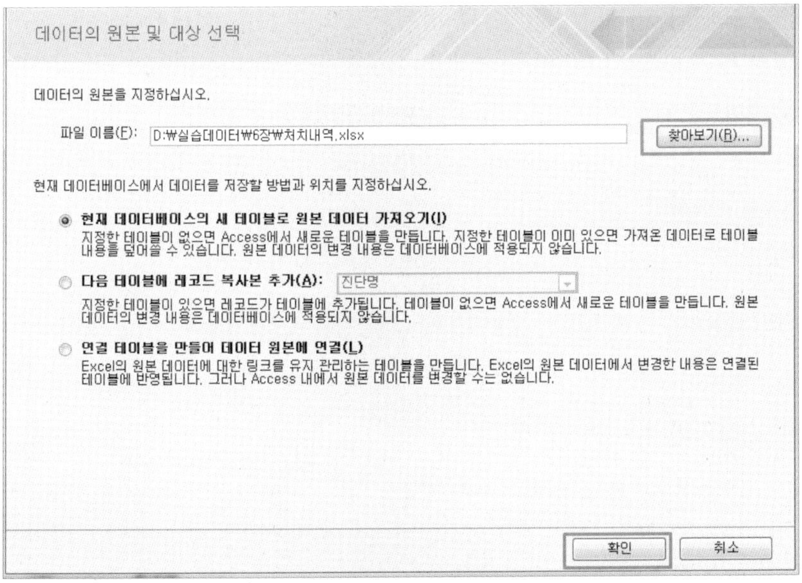

[그림 6-35]

○ 엑셀 워크시트가 여러 개 있는 경우 해당 워크시트를 선택하는 창이다. [워크시트 표시]를 선택하고 [다음]을 누른다.

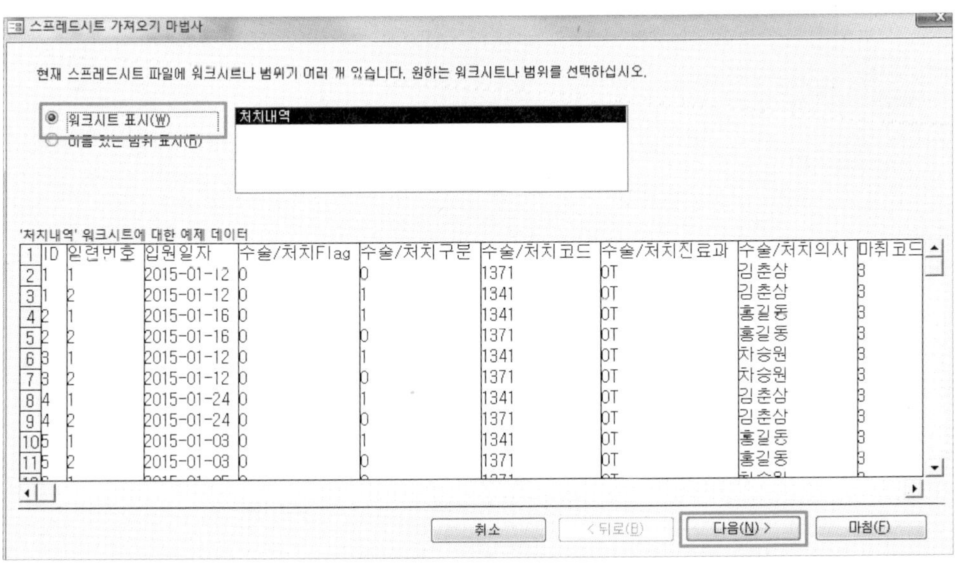

[그림 6-36]

○ [첫 행에 열 머리글이 있음]을 선택하고, [다음]을 선택한다[그림 6-37].

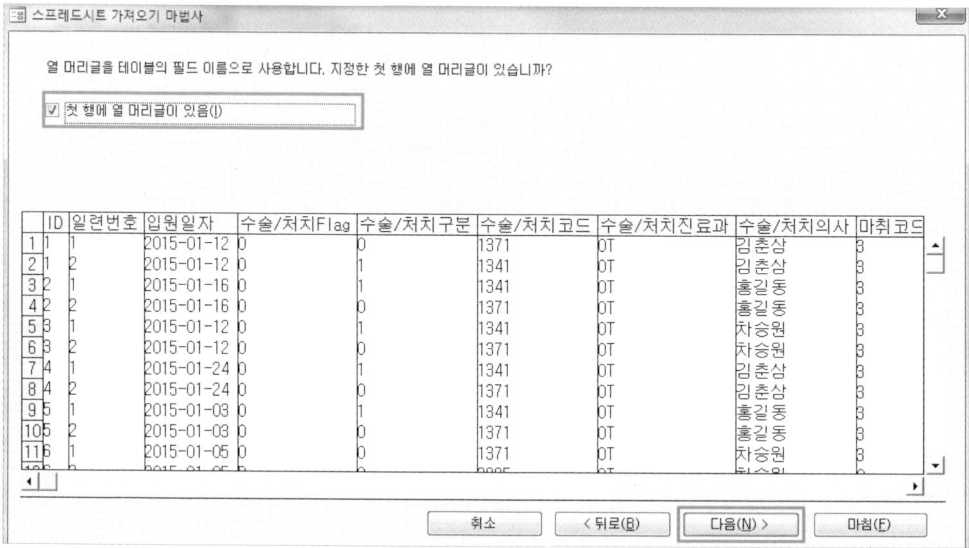

[그림 6-37]

○ [그림 6-38]에서는 필드에 대한 정보를 수정할 수 있는 단계이다. 변경할 필드를 수정하고 [다음]을 누른다.

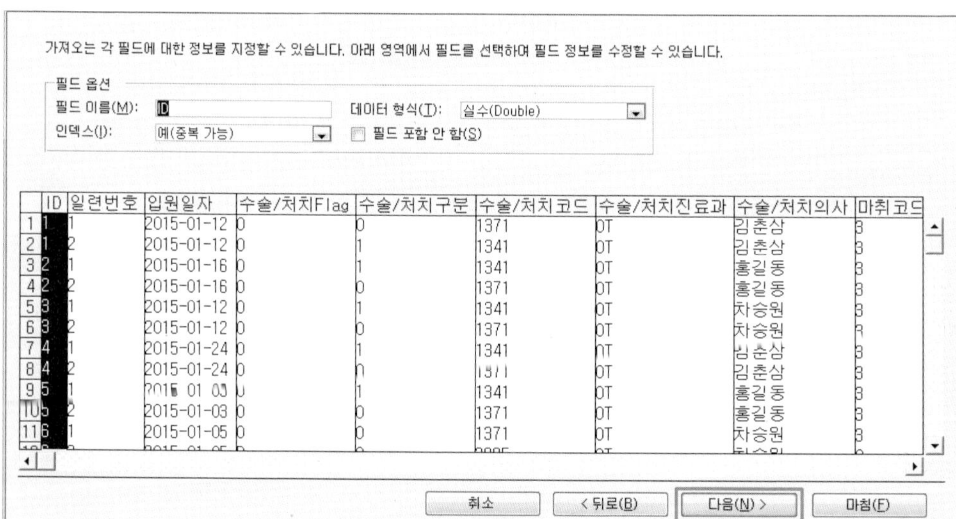

[그림 6-38]

○ 기본 키를 선택하는 단계이다. 여기서는 [기본 키 없음]을 선택하고 [다음]을 누른다.

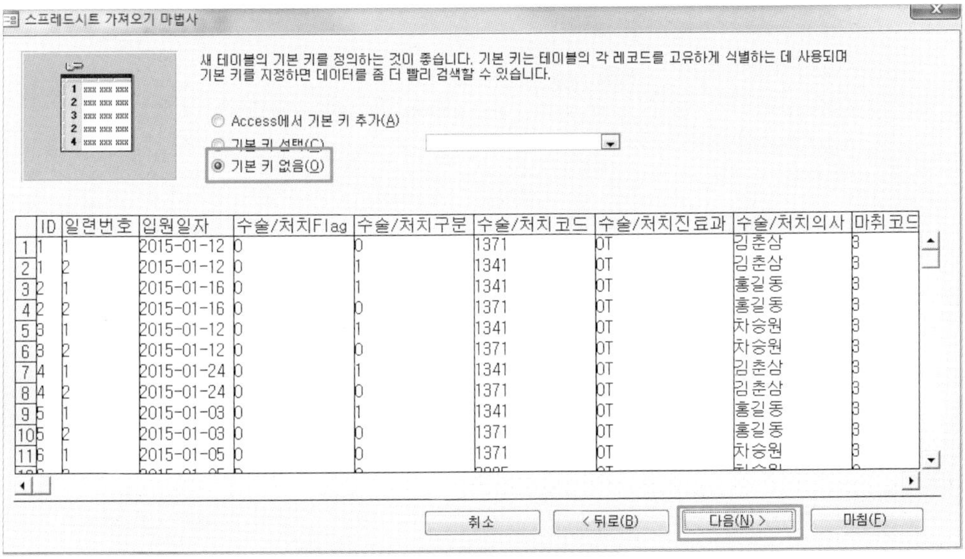

[그림 6-39]

○ 테이블명을 '처치내역'으로 정한 다음 [마침]을 선택하면 가져온 데이터가 테이블로 생성된다[그림 6-40].

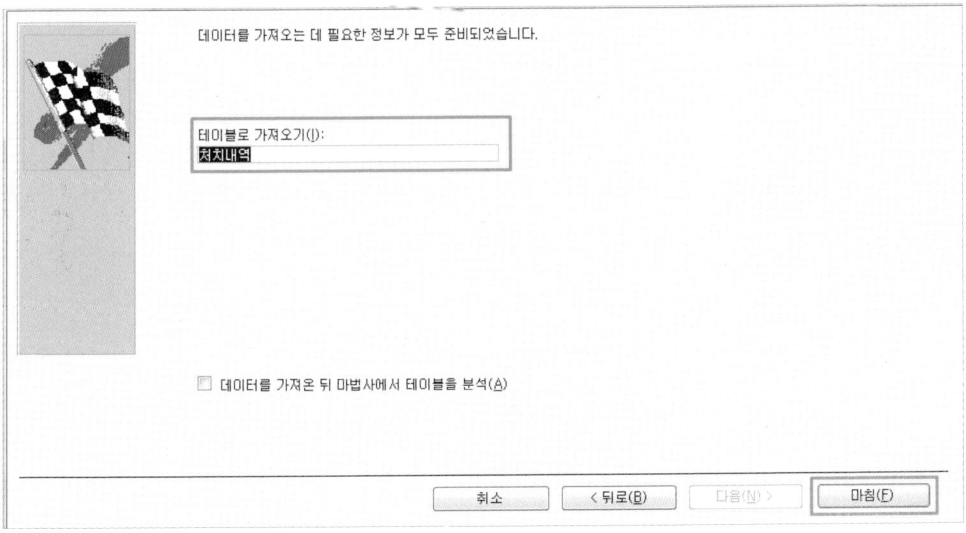

[그림 6-40]

○ 텍스트파일 가져오기가 완료되었으면 [닫기]를 누른다.

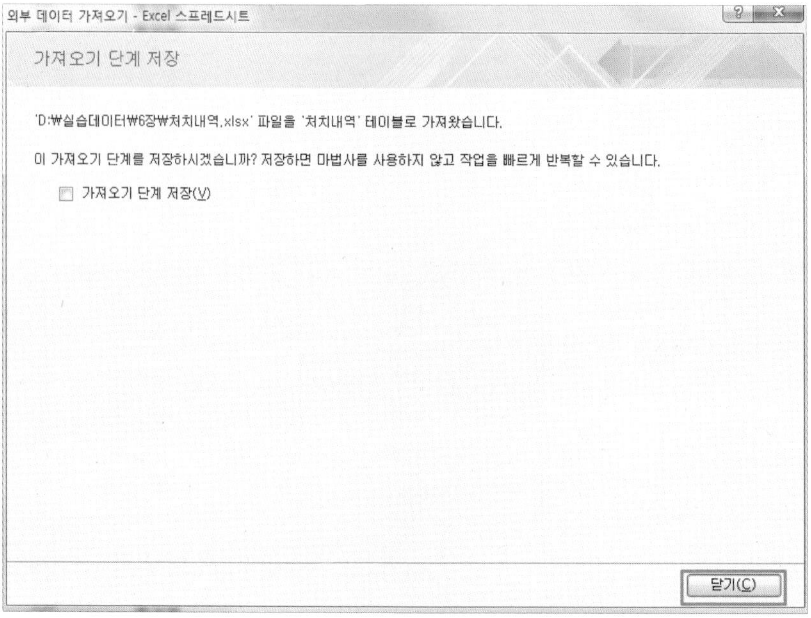

[그림 6-41]

4.2.1 엑셀 데이터 연결하기

엑세스에서는 다른 형식의 데이터를 연결하여 사용할 수도 있다.

○ 상단 메뉴에서 [외부데이터]-[Excel]을 선택한다.

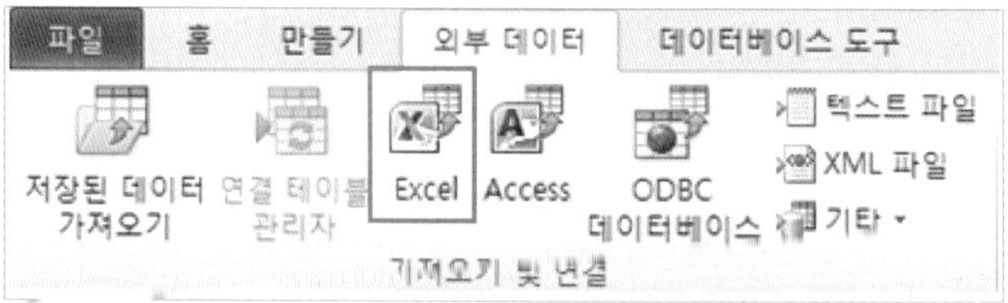

[그림 6-42]

○ 연결할 엑셀 파일을 선택한 다음 [확인]을 선택한다.

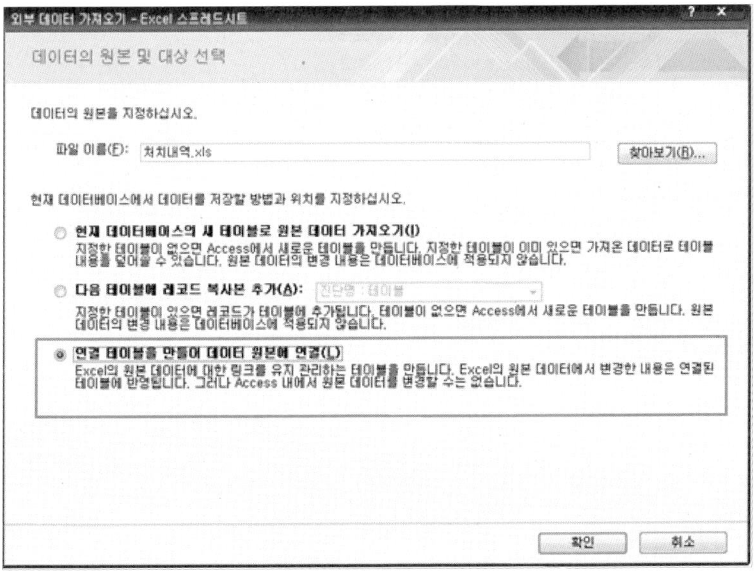

[그림 6-43]

○ [첫 행에 열 머리글이 있음]을 선택하고 [다음]을 누르고 넘어간다.

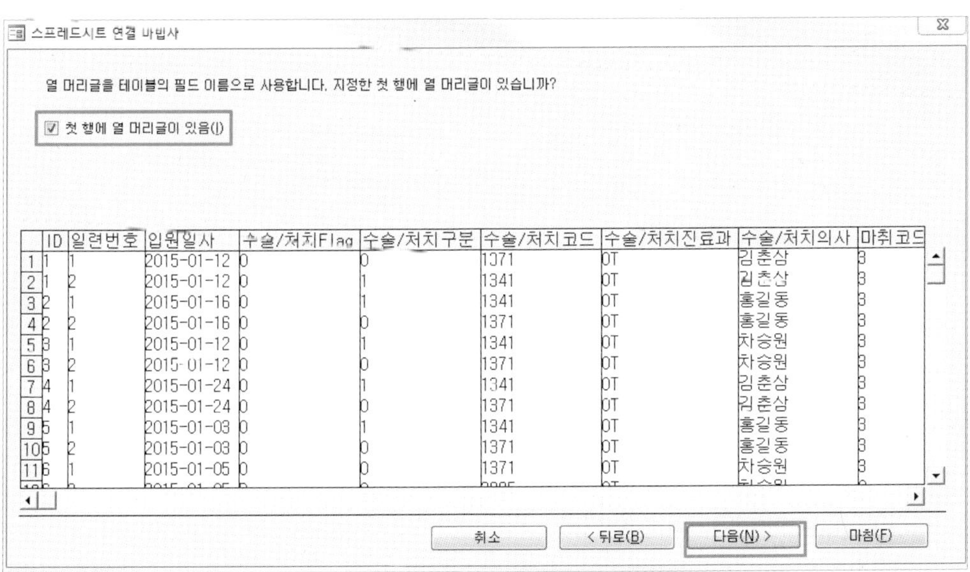

[그림 6-44]

○ 연결테이블 이름을 입력하고 [마침]을 누른다.

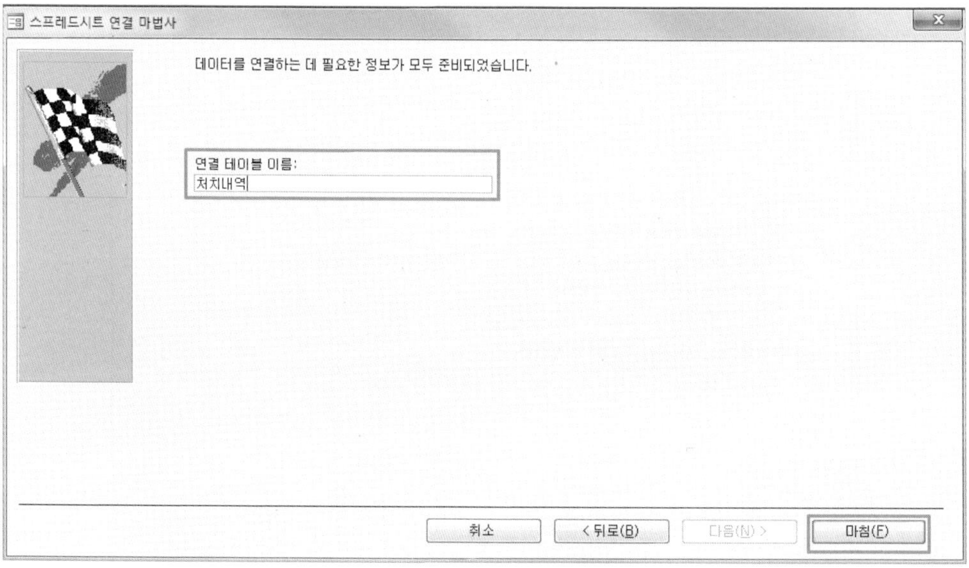

[그림 6-45]

○ 파일연결이 완료되었다는 메시지창이 뜨면 확인을 누른다. 좌측의 테이블에 '처치내역.xls' 파일이 연결 되었다는 것을 확인할 수 있다.

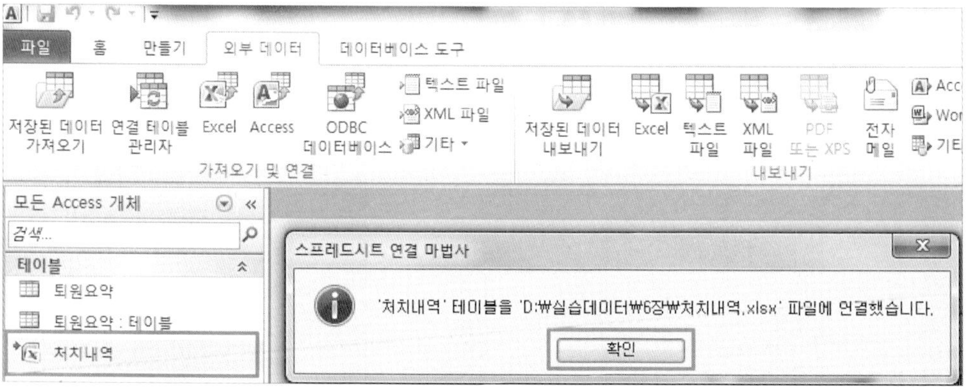

[그림 6-46]

4.3 데이터베이스 내보내기

앞의 내용과는 반대 개념으로 엑세스에서 생성된 데이터를 다른 응용프로그램형식으로 저장하여 내보내지는 것을 말한다. 내보내기는 [그림 6-47]과 같이 엑셀, 텍스트, dBase, FoxPro, ODBC 등의 파일 형식으로 보낼 수 있다. 본 교재에서는 엑셀 파일과 텍스트파일로 내보내기를 해보도록 한다. 먼저 6장 '백내장.accdb' 데이터베이스 파일을 불러온다.

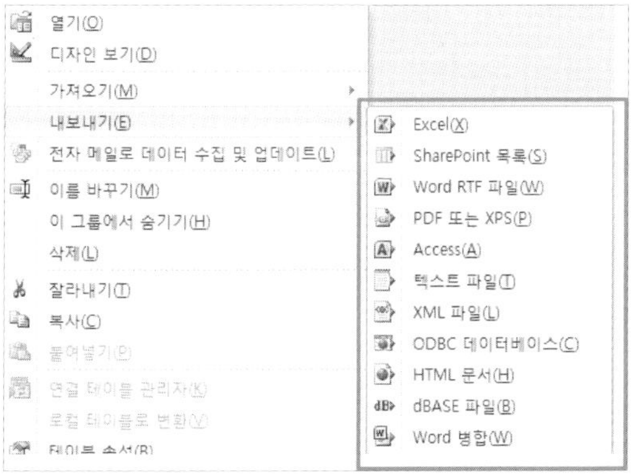

[그림 6-47]

4.3.1 텍스트 파일 내보내기

○ '진단명' 테이블에서 오른쪽 마우스를 눌러 [내보내기]-[텍스트 파일]을 선택한다.

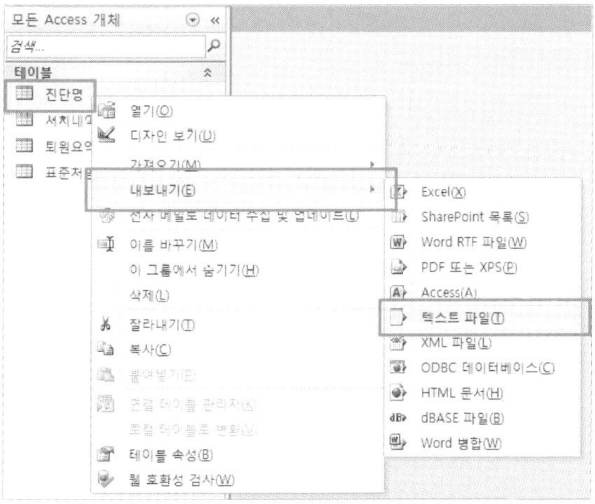

[그림 6-48]

○ 텍스트파일로 내보낼 위치는 '찾아보기'를 선택하여 지정을 하고 [확인]을 누른다.

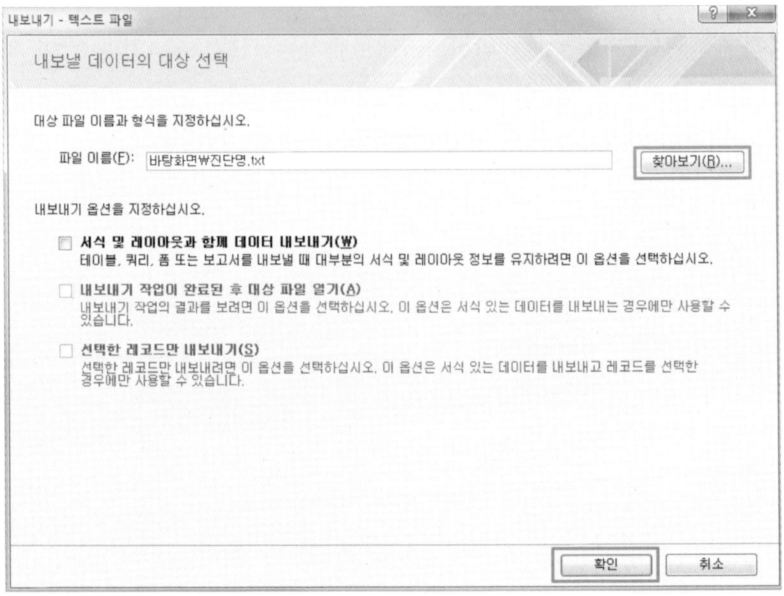

[그림 6-49]

○ 텍스트 파일에서 각 필드를 구분하는 구분기호를 정하기 위해 [구분]을 선택하고 [다음]을 누른다.

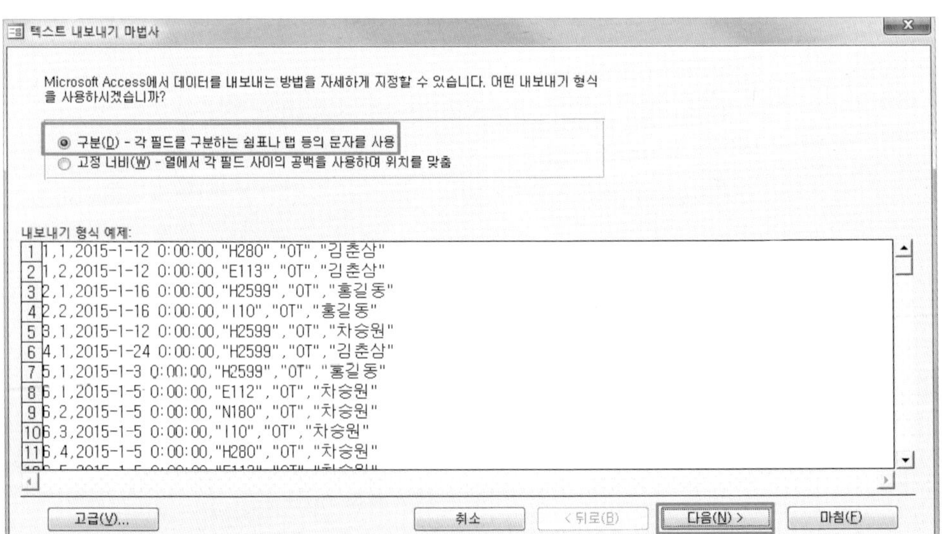

[그림 6-50]

○ 구분기호는 탭, 세미콜론, 쉼표, 공백 및 기타 기호로 나타낼 수 있다.
○ '쉼표'를 선택하고, '첫 행에 필드 이름이 있음'에 체크를 한 후 [다음]을 누른다.

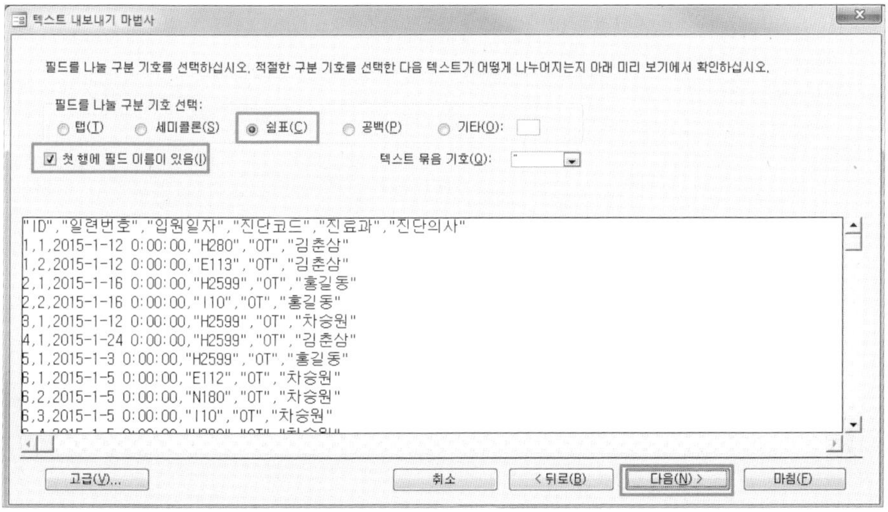

[그림 6-51]

○ 데이터를 내보내는 정보가 준비되었다는 창이 활성화되면 [마침]을 눌러서 내보내기를 완료한다.
○ 지정했던 위치에 '진단명.txt' 파일이 내보내진 것을 확인할 수 있다.

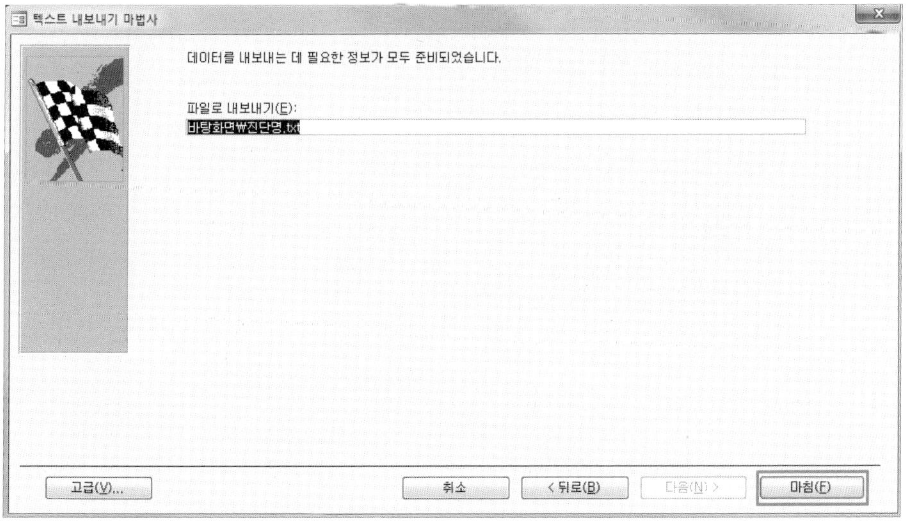

[그림 6-52]

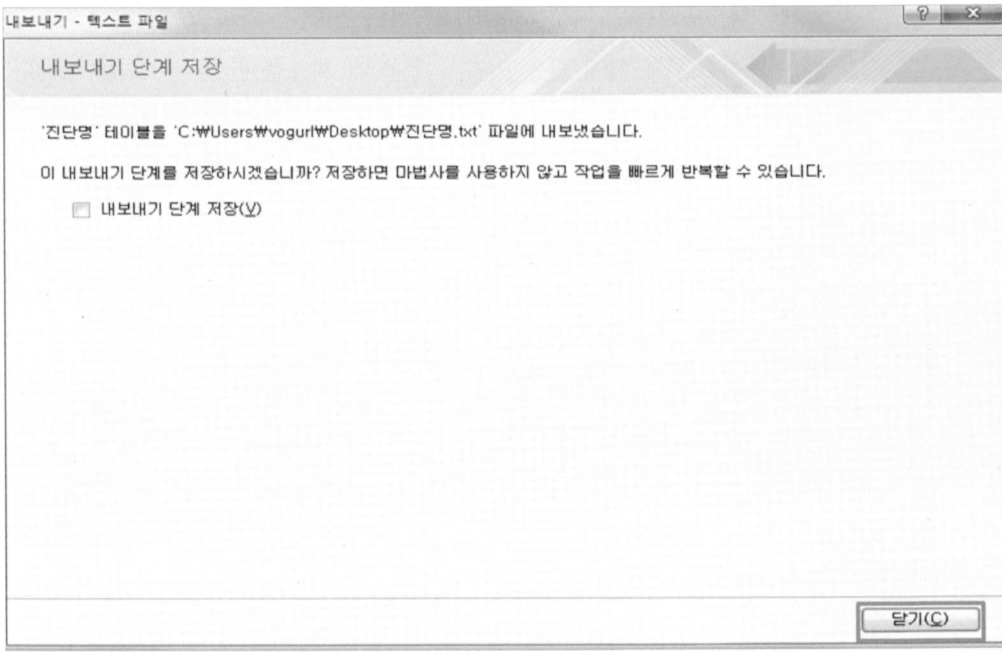
내보내기 - 텍스트 파일
내보내기 단계 저장
'진단명' 테이블을 'C:₩Users₩vogurl₩Desktop₩진단명.txt' 파일에 내보냈습니다.
이 내보내기 단계를 저장하시겠습니까? 저장하면 마법사를 사용하지 않고 작업을 빠르게 반복할 수 있습니다.
내보내기 단계 저장(V)
닫기(C)

[그림 6-53]

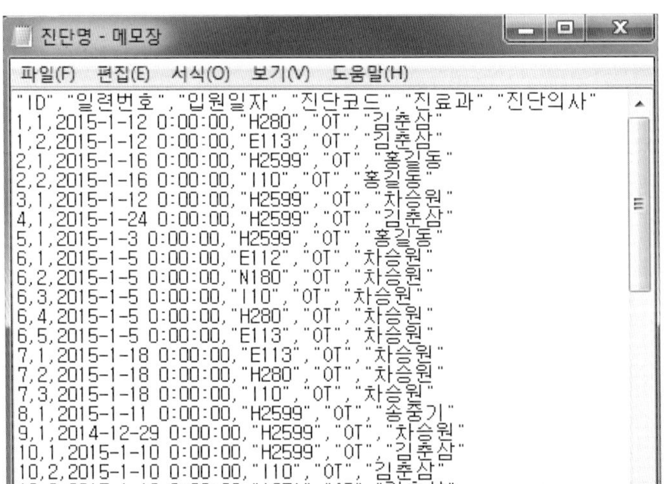
진단명 - 메모장
파일(F) 편집(E) 서식(O) 보기(V) 도움말(H)
"ID","일련번호","입원일자","진단코드","진료과","진단의사"
1,1,2015-1-12 0:00:00,"H280","OT","김춘삼"
1,2,2015-1-12 0:00:00,"E113","OT","김춘삼"
2,1,2015-1-16 0:00:00,"H2599","OT","홍길동"
2,2,2015-1-16 0:00:00,"I10","OT","홍길동"
3,1,2015-1-12 0:00:00,"H2599","OT","차승원"
4,1,2015-1-24 0:00:00,"H2599","OT","김춘삼"
5,1,2015-1-3 0:00:00,"H2599","OT","홍길동"
6,1,2015-1-5 0:00:00,"E112","OT","차승원"
6,2,2015-1-5 0:00:00,"N180","OT","차승원"
6,3,2015-1-5 0:00:00,"I10","OT","차승원"
6,4,2015-1-5 0:00:00,"H280","OT","차승원"
6,5,2015-1-5 0:00:00,"E113","OT","차승원"
7,1,2015-1-18 0:00:00,"E113","OT","차승원"
7,2,2015-1-18 0:00:00,"H280","OT","차승원"
7,3,2015-1-18 0:00:00,"I10","OT","차승원"
8,1,2015-1-11 0:00:00,"H2599","OT","송중기"
9,1,2014-12-29 0:00:00,"H2599","OT","차승원"
10,1,2015-1-10 0:00:00,"H2599","OT","김춘삼"
10,2,2015-1-10 0:00:00,"I10","OT","김춘삼"
10,3,2015-1-10 0:00:00,"I251","OT","김춘삼"

[그림 6-54]

4.3.2 엑셀 파일 내보내기

○ 이번에는 '표준처방내역'테이블을 엑셀파일로 내보내기를 해보도록 한다.

○ '표준처방내역' 테이블에서 오른쪽 마우스를 눌러 [내보내기]-[Excel]을 선택한다.

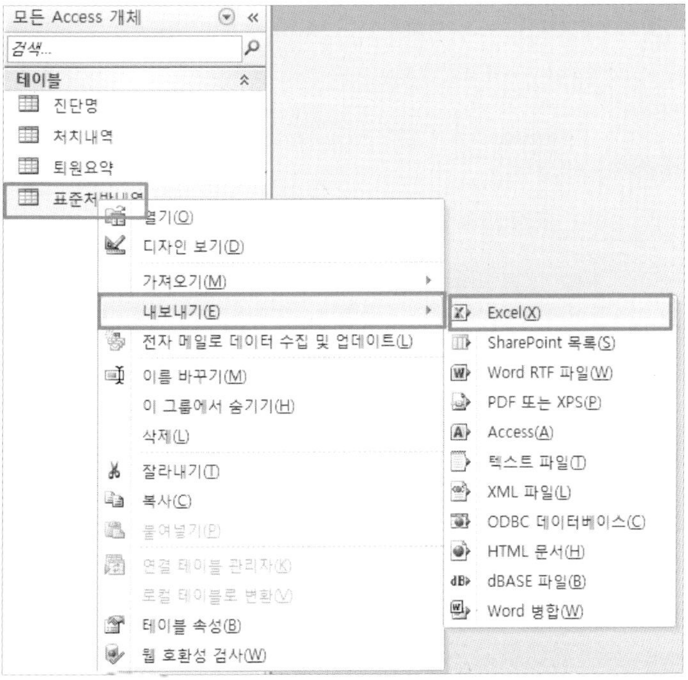

[그림 6-55]

○ '찾아보기'를 선택하여 엑셀파일로 내보낼 위치와 파일이름을 지정하고 파일형식을 'Excel 통합문서(*.xlsx)'로 선택한 다음 [확인]을 누른다.

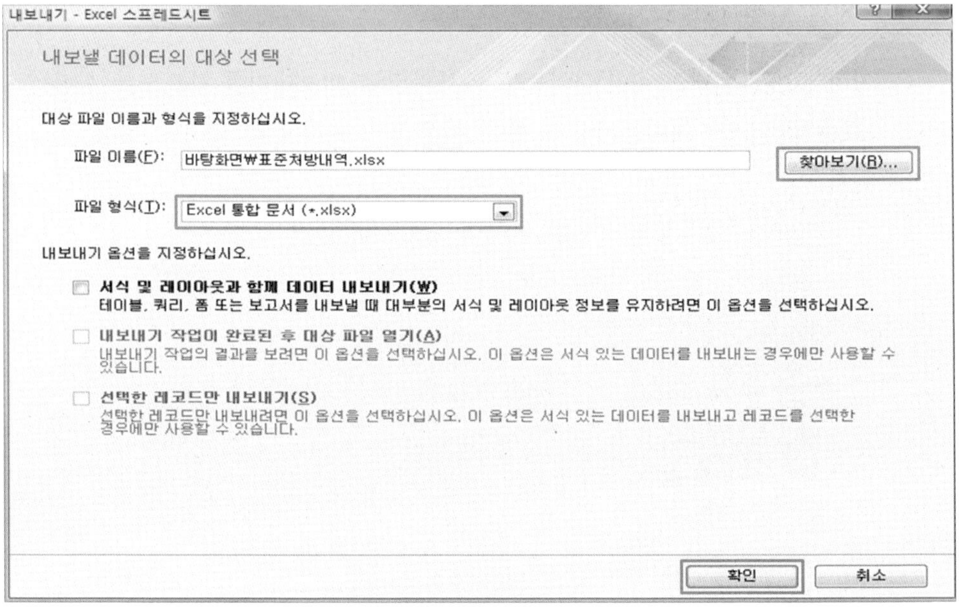

[그림 6-56]

○ 내보내기가 완료가 된 후 [닫기]를 누르고, 지정한 위치에 엑셀파일로 내보내진 것을 확인할 수가 있다.

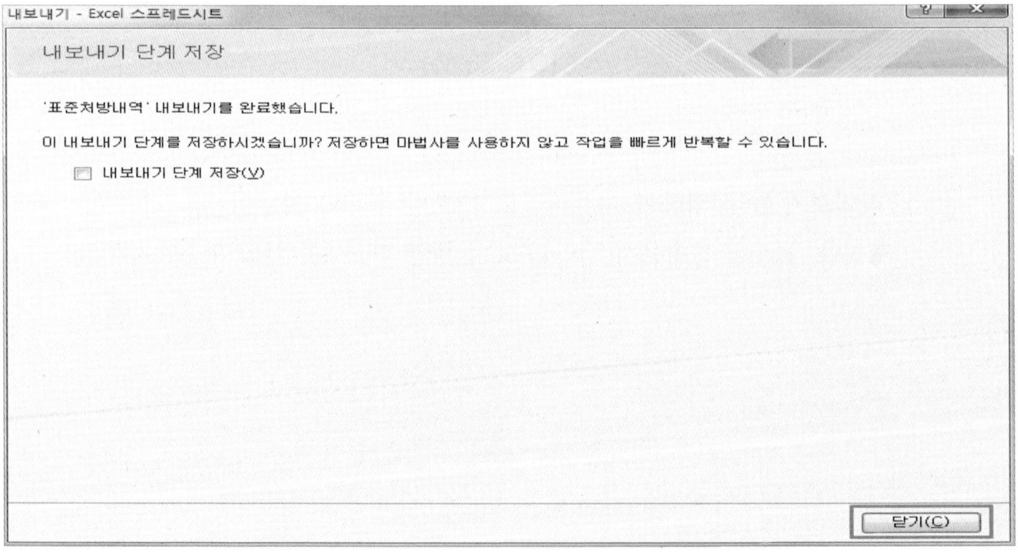

[그림 6-57]

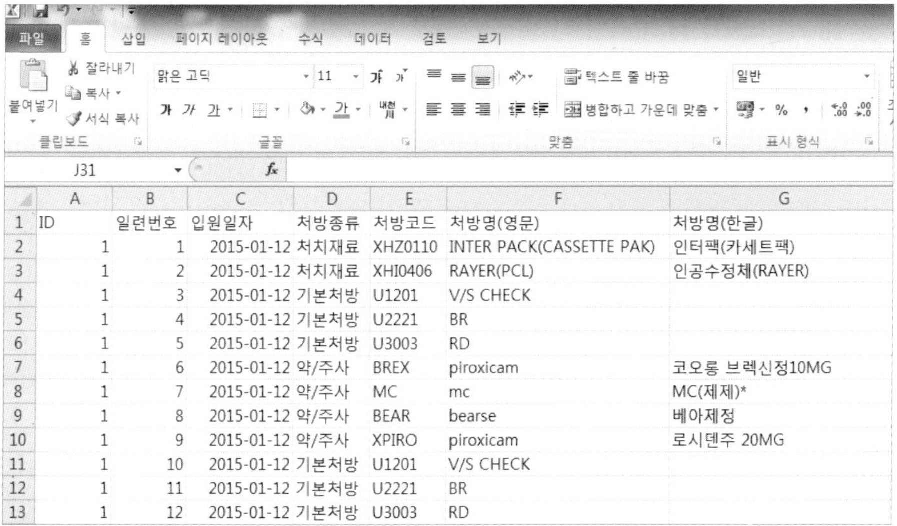

	A	B	C	D	E	F	G
1	ID	일련번호	입원일자	처방종류	처방코드	처방명(영문)	처방명(한글)
2	1	1	2015-01-12	처치재료	XHZ0110	INTER PACK(CASSETTE PAK)	인터팩(카세트팩)
3	1	2	2015-01-12	처치재료	XHI0406	RAYER(PCL)	인공수정체(RAYER)
4	1	3	2015-01-12	기본처방	U1201	V/S CHECK	
5	1	4	2015-01-12	기본처방	U2221	BR	
6	1	5	2015-01-12	기본처방	U3003	RD	
7	1	6	2015-01-12	약/주사	BREX	piroxicam	코오롱 브렉신정10MG
8	1	7	2015-01-12	약/주사	MC	mc	MC(제제)*
9	1	8	2015-01-12	약/주사	BEAR	bearse	베아제정
10	1	9	2015-01-12	약/주사	XPIRO	piroxicam	로시덴주 20MG
11	1	10	2015-01-12	기본처방	U1201	V/S CHECK	
12	1	11	2015-01-12	기본처방	U2221	BR	
13	1	12	2015-01-12	기본처방	U3003	RD	

[그림 6-58]

5. 관계 정의하기

엑세스와 같은 관계형 데이터베이스에서는 여러 개의 테이블이 있는 데이터들을 연관시켜 작업을 한다. 하나의 거대한 테이블 보다는 연관된 필드를 중심으로 한 여러 개의 테이블이 좀 더 효과적으로 작동하기 때문이다. 이를 위해 기본 키를 설정하게 되는 데 그 다음 단계가 바로 테이블간의 관계 설정이다. 관계란 여러 테이블의 데이터를 연결시키는 방법인데 이런 연결이 효과적일수록 전체 데이터베이스가 효과적이고 탄력적으로 기능을 수행하게 될 것이다.

○ 내보내기를 작업했던 '백내장.accdb' 데이터베이스 파일에서 관계정의를 이어서 하도록 한다.

○ 관계를 설정하기 위해서 [데이터베이스 도구] 탭에서 [관계] 아이콘을 선택한다.

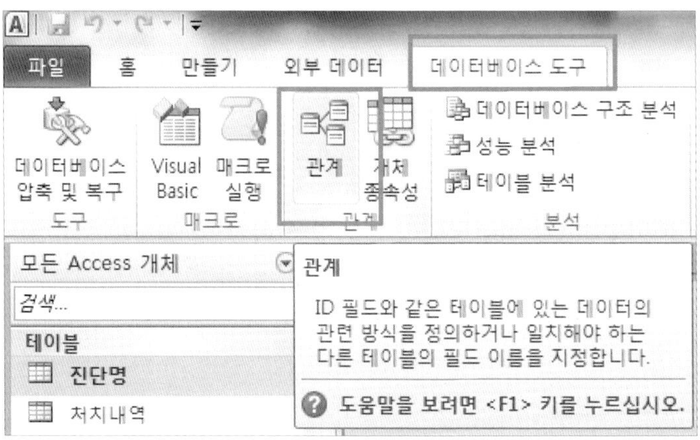

[그림 6-59]

○ 관계를 설정할 '진단명', '처치내여', '퇴원요약', '표준처방내역' 테이블들을 추가하고 [닫기]를 선택한다.

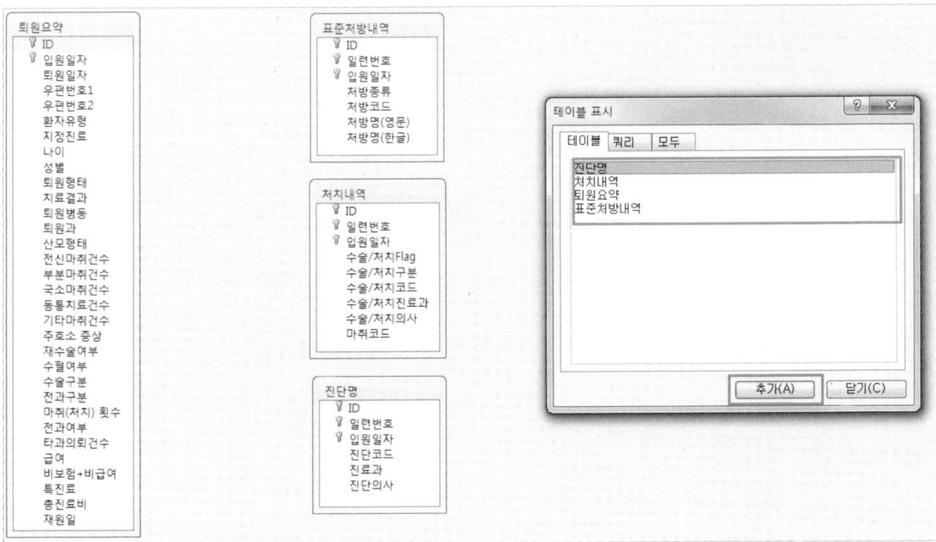

[그림 6-60]

○ 퇴원요약 테이블을 기준으로 표준처방내역, 처치내역, 진단명의 일대다 관계를 만들도록 한다.

○ 퇴원요약테이블에 있는 'ID' 필드를 표준처방내역, 처치내역, 진단명이 있는 테이블로 드래그하여 각각의 관계편집 창을 활성화 시킨다.

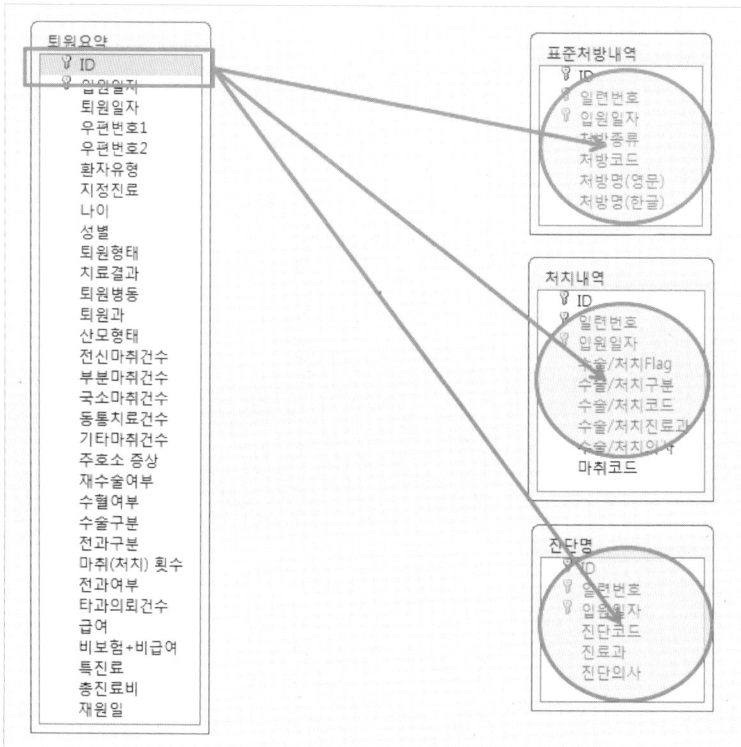

[그림 6-61]

○ 관계 편집할 테이블간의 조인유형과 키를 설정하고, '항상 참조 무결성 유지'를 체크한 다음 [만들기]를 누른다.

○ 이렇게 퇴원요약-표준처방내역, 퇴원요약-처치내역, 퇴원요약-처치명 간의 관계를 편집하여 만든다.

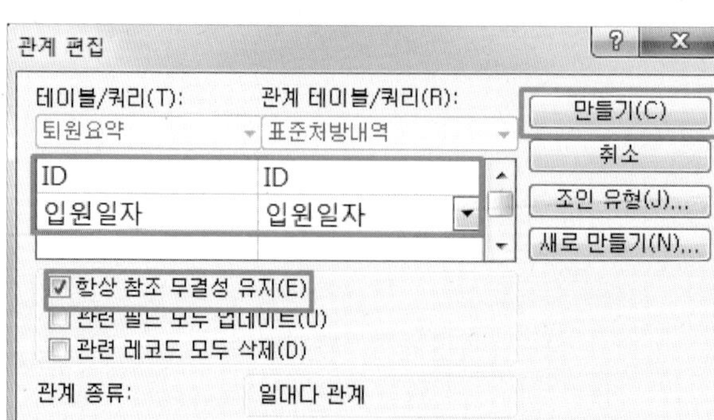

[그림 6-62]

○ 관계편집이 완료되면 관계 창에서 [그림 6-63]과 같이 1대다 관계가 완성된 것을 확인할 수 있다.

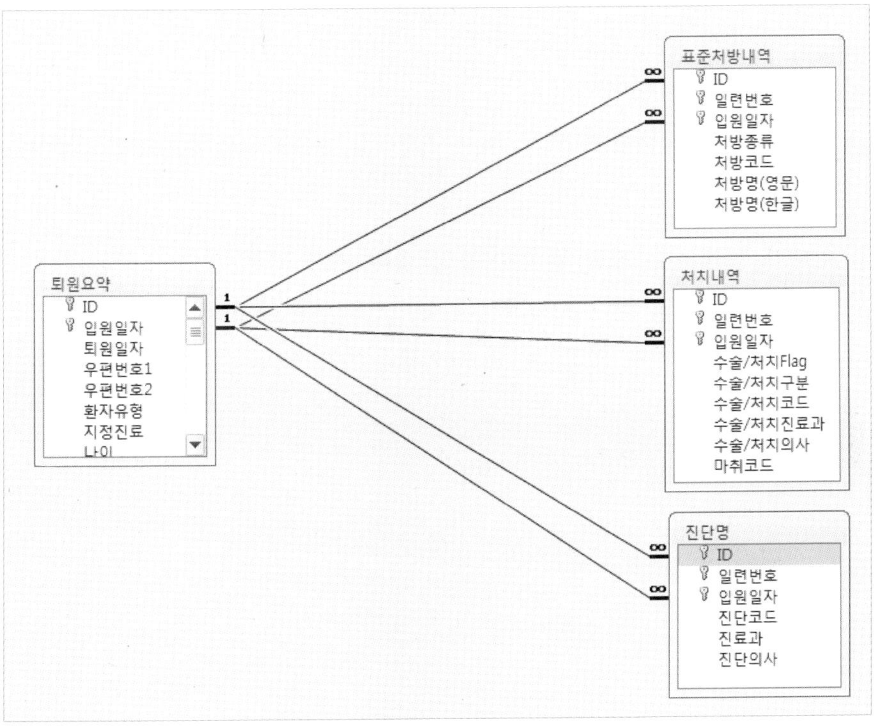

[그림 6-63]

○ 설정된 관계를 '삭제' 또는 '관계편집'을 하고자 할 때는 관계 선 위에 마우스 오른쪽버튼을 클릭하고 '삭제' 또는 '관계편집'을 선택한다.

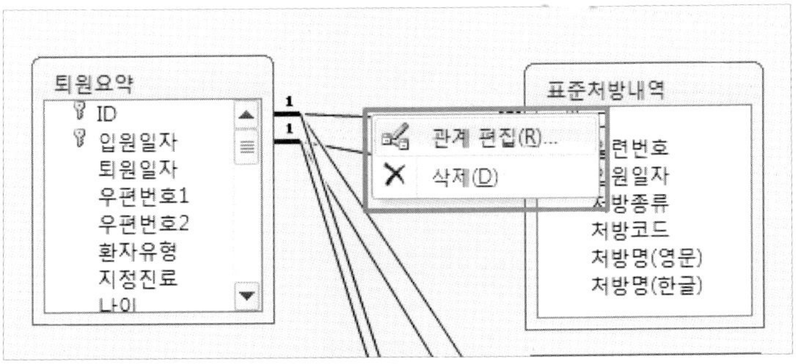

[그림 6-64]

엑세스에서 만들어지는 관계의 종류는 관련된 필드가 정의되는 방법에 따라 달라진다.

○ 일대다 관계는 관련된 필드 중 한 개만 기본 키이거나 고유 인덱스가 있는 경우에 만들어진다.

○ 일대일 관계는 관련된 필드 모두 기본 키이거나 고유 인덱스가 있는 경우에 만들어진다.

○ 다대다 관계는 실제로 두 테이블의 외래 키가 기본 키로 구성된 제3 테이블에 대한 두 개의 일대다 관계로 만들어진다. 즉 다대다 관계에서는 두 테이블을 직접 연결할 수 없고 제3의 테이블을 이용하여 관계를 설정 할 수 있다.

♣ 연 습 문 제 ♣

01 다음의 주소록을 데이터베이스로 관리하고자 한다.

일련번호	이름	전화번호	성별	주소	우편번호
1	김철수	019-636-1234	남	부산시 사하구	456-369
2	나민수	011-653-2351	여	서울시 영등포구	123-441
3	박영수	016-789-3256	남	경남 김해시	123-789
4	박철호	017-256-4756	남	부산시 북구	475-321
5	김수호	019-369-7854	여	부산시 서구	214-369
6	이철호	018-654-3214	여	서울시 성북구	258-333
7	이민호	017-717-3298	남	광주시 동구	321-344
8	이수동	011-323-1125	남	경남 창원시	112-332

1) "주소록"이라는 데이터베이스를 만드시오.
2) "디자인 보기를 이용하여 테이블 만들기"를 이용하여 테이블을 만드시오. 이 때 성별 필드에는 유효성 검사 규칙과 유효성 검사 규칙 메시지도 포함하시오.
3) '일련번호'를 기본 키로 설정하시오.
4) 테이블이 완성되면 주소록의 데이터를 입력하시오.

02 다음은 유방암 환자의 텍스트 및 excel 데이터이다. 이를 유방암 데이터베이스로 불러와서 관계를 설정하시오.(유방암데이터베이스 만들기, 상병명.txt, 유방암환자기본정보.xlsx, 두약치방내역,txt 불러오기, 기본 키 설정, 관계정의)

03 다음은 폐암 환자의 텍스트 및 excel 데이터이다. 이를 폐암 데이터베이스로 불러와서 관계를 설정하시오.(폐암데이터베이스 만들기, 상병.xlsx, 환자기본정보.xlsx, 투약처방,txt 불러오기, 기본 키 설정, 관계정의)

04 다음은 허혈성 심장환자의 텍스트 및 excel 데이터이다. 이를 허혈성 심장환자의 데이터베이스로 불러와서 관계를 설정하시오.(허혈성심장질환데이터베이스 만들기, 상병명.txt, 환자기본정보.txt, 투약처방,txt 불러오기, 기본 키 설정, 관계정의)

제 7 장

쿼리 만들기

엑세스의 가장 큰 장점은 기존의 데이터베이스는 원하는 정보를 조회하고자 하는 경우 프로그램 기법을 이용하여야 하였으나 엑세스에서는 윈도우 기법을 이용하여 클릭만으로 원하는 정보를 쉽게 조회할 수 있게 했다는 것이다. 엑세스에서는 이 기능을 쿼리(Query)로 이름을 붙였다.

1. 쿼리 만들기

테이블에 들어 있는 다양한 형태로 조회하기 위해서는 주로 쿼리를 사용한다. 테이블의 데이터가 많아지고 복잡해질수록 원하는 데이터를 찾아 관리하는 일이 점점 어려워진다. 또한 복잡한 업무 환경에서 발생하는 다양한 조건에 대해서 쉽게 데이터를 조회하거나 추출할 필요성을 느낀다. 엑세스에서는 이러한 작업을 지원하기 위해서는 쿼리 라는 개체를 통하여 이러한 일련의 작업을 쉽게 처리할 수 있게 해준다.

1.1 마법사를 사용하여 쿼리 만들기

마법사를 이용하여 쿼리를 작성하기는 쉬우나 세부적인 요구사항까지 완벽하게 만족하여 만들 수는 없을 것이다. 먼저 '백내장.accdb' 데이터베이스 파일을 불러온다.

○ 상단 메뉴에서 [만들기] 탭을 선택한 다음, [쿼리] 영역에서 [쿼리 마법사] 단추를 누른다.

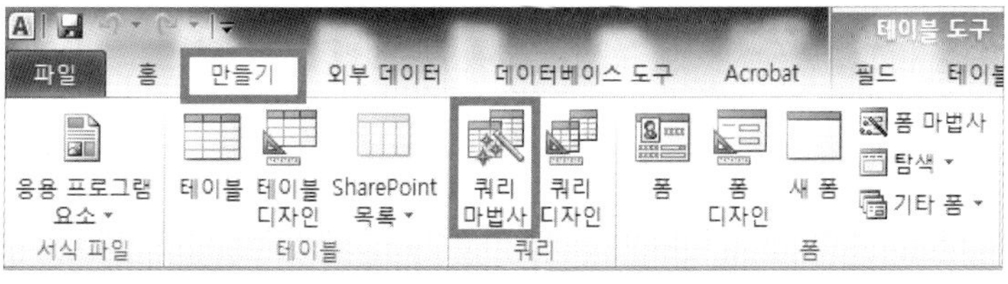

[그림 7-1]

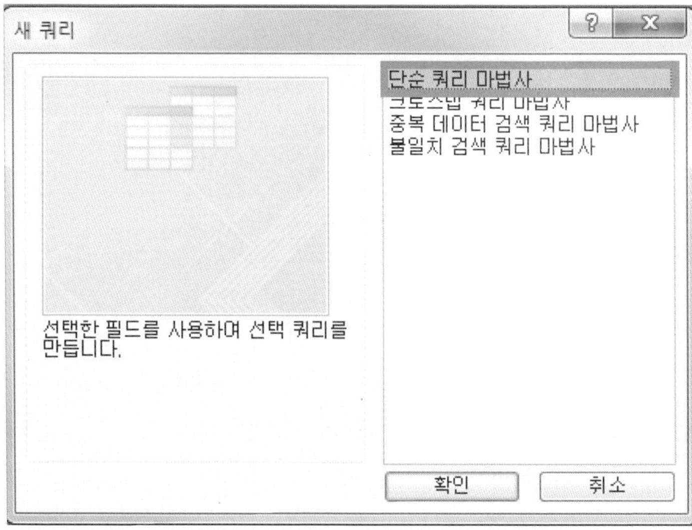

[그림 7-2]

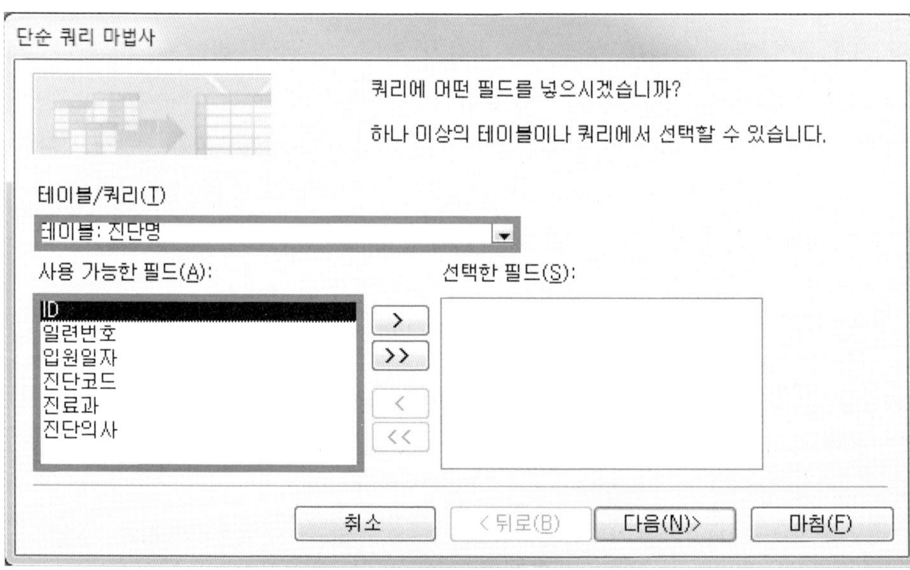

[그림 7-3]

○ 원하는 테이블을 선택하여 그에 해당되는 필드들을 선택한다. 원하는 필드를 하나씩 보낼 때는 '〉', 전체 필드를 보낼 때는 '〉〉'를 선택한다. 반대로 선택한 필드를 취소하고자 할 때는 '〈', '〈〈'를 사용한다. 선택이 끝난 후에는 다음버튼을 선택한다.

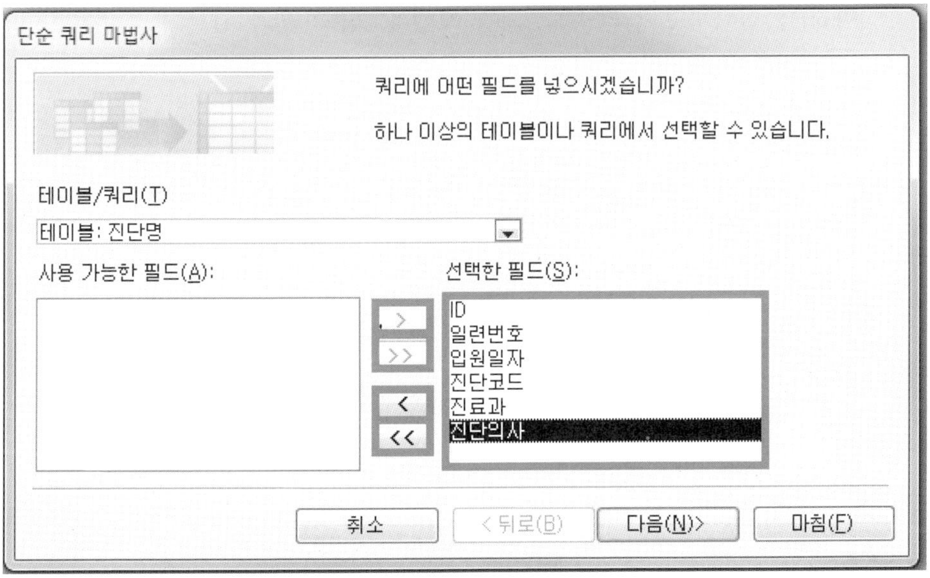

[그림 7-4]

○ 이 단계에서는 마치고 난 후 어떤 작업을 할 것인가를 선택하는데, '쿼리 정보보기'는 완성된 쿼리결과를 보는 것이고, '쿼리 디자인 수정'은 쿼리를 수정할 수 있도록 한 디자인보기를 실행하는 것이다.

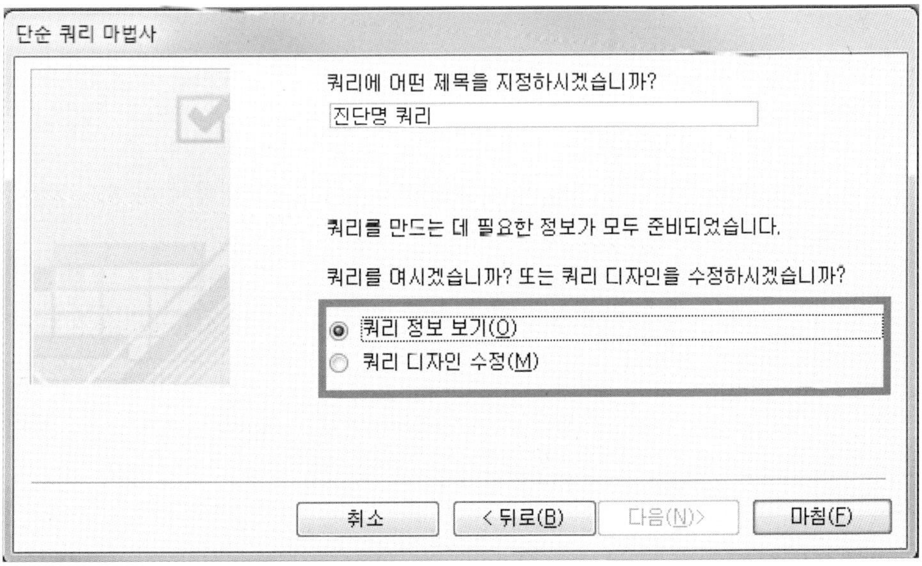

[그림 7-5]

○ [마침]을 실행하고 쿼리 한 결과를 보면 [그림 7-6]과 같다.

진단명 쿼리

ID	일련번호	입원일자	진단코드	진료과	진단의사
1	1	2015-01-12	H280	OT	김춘삼
1	2	2015-01-12	E113	OT	김춘삼
2	1	2015-01-16	H2599	OT	홍길동
2	2	2015-01-16	I10	OT	홍길동
3	1	2015-01-12	H2599	OT	차승원
4	1	2015-01-24	H2599	OT	김춘삼
5	1	2015-01-03	H2599	OT	홍길동
6	1	2015-01-05	E112	OT	차승원
6	2	2015-01-05	N180	OT	차승원
6	3	2015-01-05	I10	OT	차승원
6	4	2015-01-05	H280	OT	차승원
6	5	2015-01-05	E113	OT	차승원
7	1	2015-01-18	E113	OT	차승원
7	2	2015-01-18	H280	OT	차승원
7	3	2015-01-18	I10	OT	차승원
8	1	2015-01-11	H2599	OT	송중기
9	1	2014-12-29	H2599	OT	차승원
10	1	2015-01-10	H2599	OT	김춘삼
10	2	2015-01-10	I10	OT	김춘삼
10	3	2015-01-10	I251	OT	김춘삼

레코드: 1/280 필터 없음 검색

[그림 7-6]

1.2 디자인보기에서 새 쿼리 만들기

○ 디자인보기에서 쿼리를 만들면 세부적인 수정 사항에 대해서 아주 능동적으로 대처할 수 있다.

○ 디자인보기에서 새 쿼리를 만들려면 상단 메뉴에서 [만들기]-[쿼리] 영역-[쿼리 디자인] 단추를 누른다.

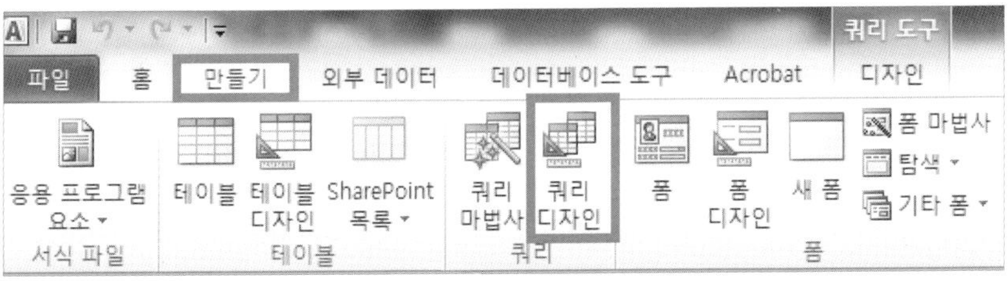

[그림 7-7]

○ [쿼리 디자인] 창이 활성화 된다. 쿼리 할 테이블을 선택하고 [추가]버튼을 선택한다. 여기서는 '진단명'을 선택하고 [닫기]버튼을 선택한다[그림 7-8].

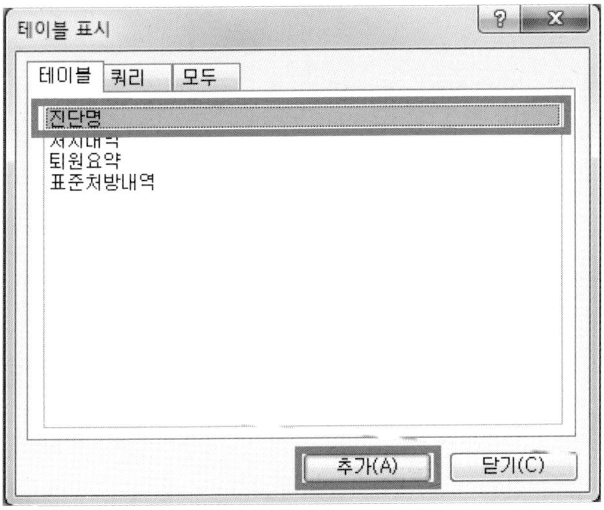

[그림 7-8]

○ 쿼리에 대한 디자인보기 창은 두 부분으로 구성된다. 윗부분[그림 7-9]은 테이블이 표시되는 창이고, 아랫부분[그림 7-9]은 그 테이블의 필드들이 나열되는 곳이다.

○ 그리고 [그림 7-9]에서 '정렬'은 쿼리 실행결과를 '내림차순', '오름차순' 또는 '정렬안함'으로 설정할 수 있으며, '표시'는 필드 선택은 했지만 결과 창에는 표시를 안하고 싶을 때에는 'V' 표시를 없앤다. '조건'행은 필드에 추출할 조건을 입력한다. AND, OR 등의 조건이 입력될 수 있다.

○ 테이블에서 필드를 선택해서 더블클릭 하거나 드래그 하면 필드가 선택된다. 전체 필드를 선택하고자 할 때에는 테이블 제목이 있는 파란부분을 더블클릭 하면 전체선택 표시가 되고 이것을 드래그 하면 된다.

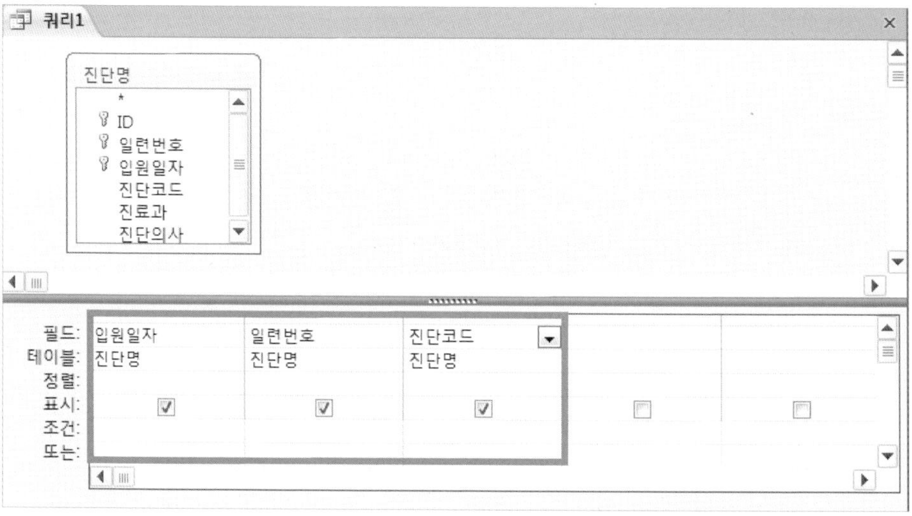

[그림 7-9]

○ 쿼리를 실행 하고자 할 때에는 상단 메뉴에 있는 [실행]단추()를 클릭 한다.

○ 쿼리를 실행한 결과는 [그림 7-10]과 같다.

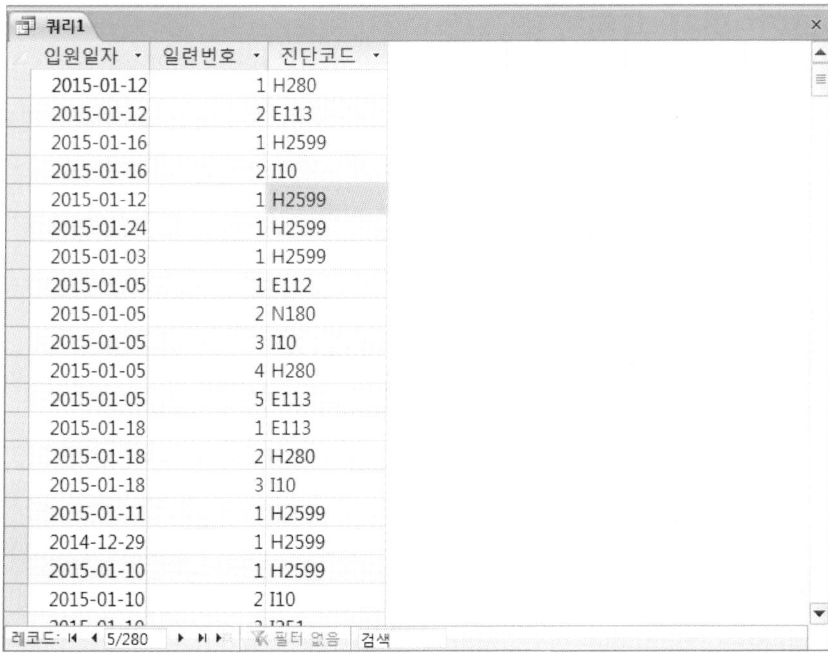

입원일자	일련번호	진단코드
2015-01-12	1	H280
2015-01-12	2	E113
2015-01-16	1	H2599
2015-01-16	2	I10
2015-01-12	1	H2599
2015-01-24	1	H2599
2015-01-03	1	H2599
2015-01-05	1	E112
2015-01-05	2	N180
2015-01-05	3	I10
2015-01-05	4	H280
2015-01-05	5	E113
2015-01-18	1	E113
2015-01-18	2	H280
2015-01-18	3	I10
2015-01-11	1	H2599
2014-12-29	1	H2599
2015-01-10	1	H2599
2015-01-10	2	I10

[그림 7-10]

2. 다양한 쿼리 사용하기

사용자의 요구에 맞게 다양한 쿼리를 구사하기 위해서는 여러 옵션들이 필요하다. 예를 들어 환자를 가나다 순으로 보고 싶다든가, 재원일수가 평균보다 높은 의사를 순서대로 보고 싶다든가 할 때에는 정렬, 조건 외에 많은 부가 옵션을 사용하게 되는데 여기서 하나씩 살펴보도록 하자.

2.1 쿼리 정렬하기

○ [쿼리 디자인] 단추를 누른 후, '퇴원요약' 테이블을 선택하고 [테이블 표시] 창을 닫는다.

○ 'ID', '재원일', '총 진료비' 필드를 선택한다. 재원일수가 높은 환자별로 결과를 실행시키고자 할 때에는 재원일수가 선택된 필드 '정렬'란에서 '내림차순'을 선택하고, 실행을 한다. 결과는 [그림 7-12]과 같다.

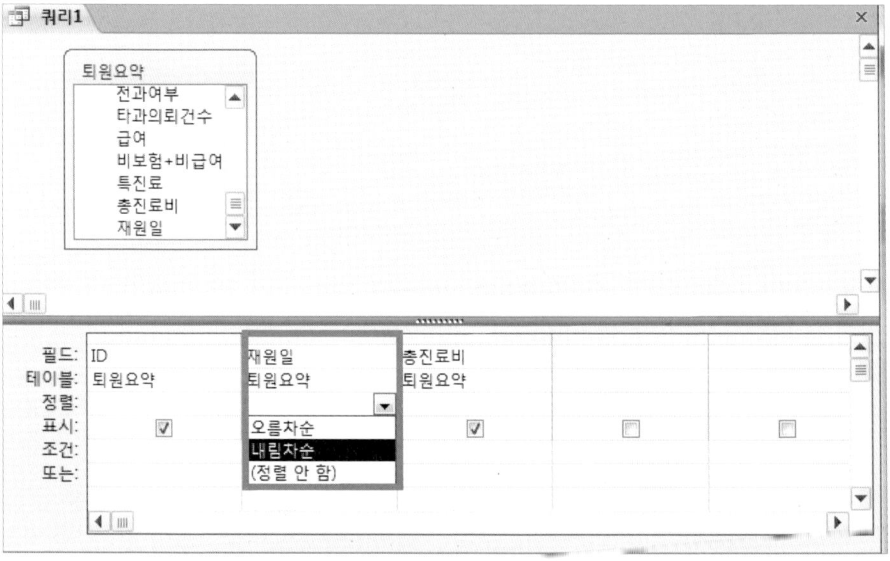

[그림 7-11]

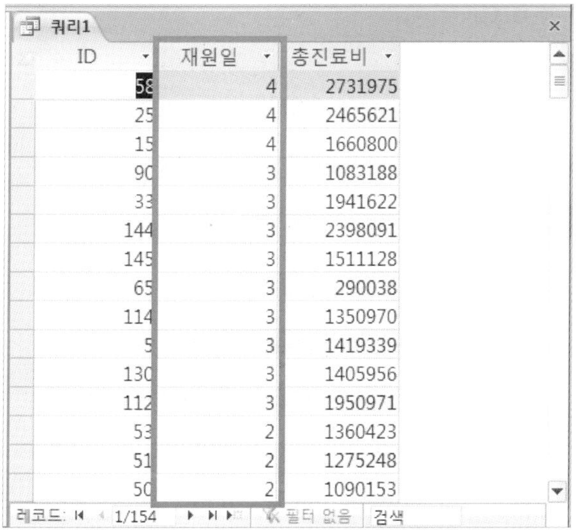

[그림 7-12]

○ 정렬조건을 두개 또는 그 이상을 주게 되면 첫번째 주어진 조건으로 정렬을 하고 그 정렬된 조건 하에서 두 번째 조건을 가지고 정렬하게 된다. [그림 7-13]은 재원일수가 높은 환자 순으로 정렬을 하고, 그 조건 하에서 총 진료비가 낮은 환자 순으로 정렬을 한 것이다.

○ 결과를 실행 하면 [그림 7-14]와 같다. '재원일'이 높은 순으로 '총진료비'가 낮은 순으로 정렬된 결과이다. 이를 [그림 7-12]과 비교하면 틀린 점을 알 수 있다.

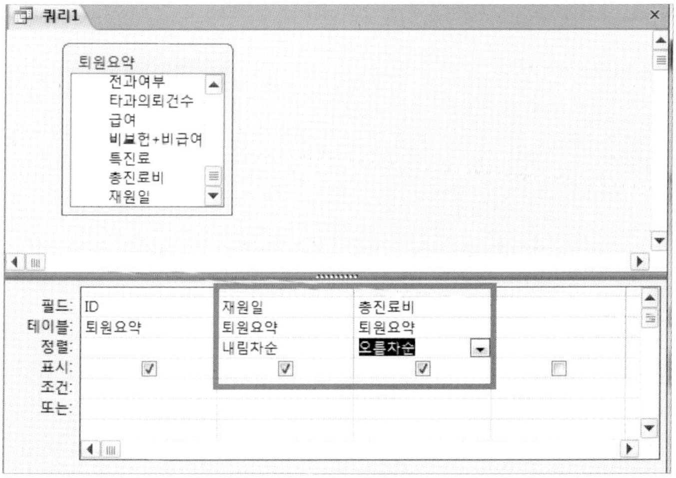

[그림 7-13]

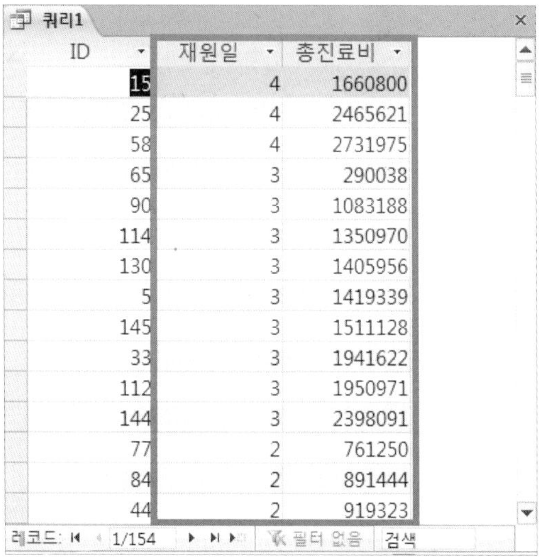

쿼리1

ID	재원일	총진료비
15	4	1660800
25	4	2465621
58	4	2731975
65	3	290038
90	3	1083188
114	3	1350970
130	3	1405956
5	3	1419339
145	3	1511128
33	3	1941622
112	3	1950971
144	3	2398091
77	2	761250
84	2	891444
44	2	919323

레코드: 1/154 필터 없음 검색

[그림 7-14]

2.2 쿼리 조건 지정하기

○ 쿼리에 조건을 지정하여 사용자가 원하는 데이터 값을 추출해 보자. '진단명' 테이블에서 '일련번호'가 1인 데이터를 선택하고자 할 때는 [그림 7-15]과 같이 '조건' 행에 "1"이라고 입력한다.

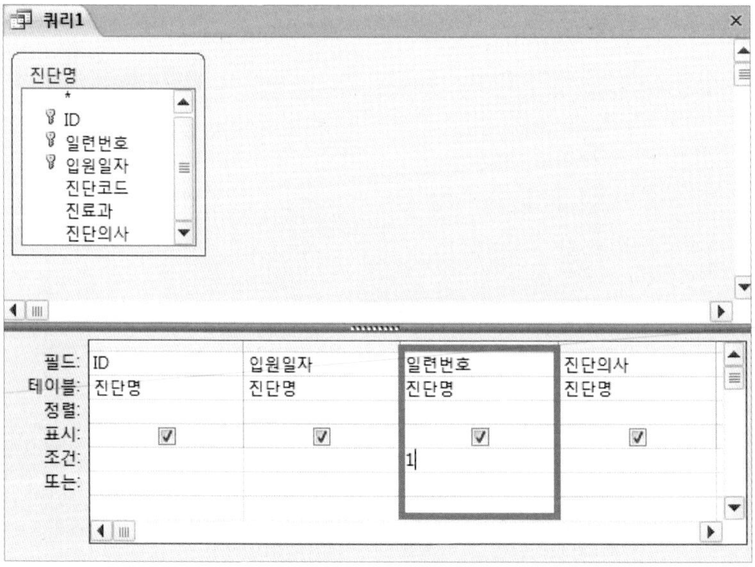

[그림 7-15]

○ 결과를 실행 하면 [그림 7-16]과 같다. '일련번호'가 1인 데이터들만 나타났다.

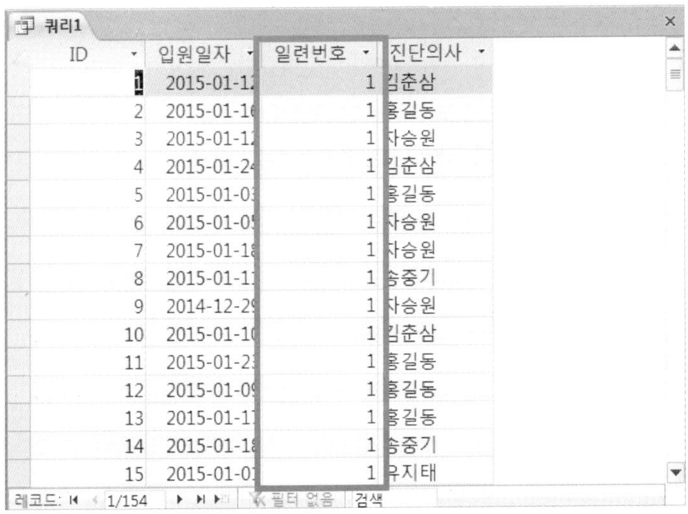

[그림 7-16]

○ 여기서 '일련번호' 값이 "1"이고, '진단의사'가 "김춘삼"인 데이터를 조회하고자 하면 조건을 [그림 7-17]과 같이 준다.

○ '일련번호'가 "1"이고, '진단의사'가 "김춘삼"인 값만을 출력한 결과가 [그림 7-18]와 같다.

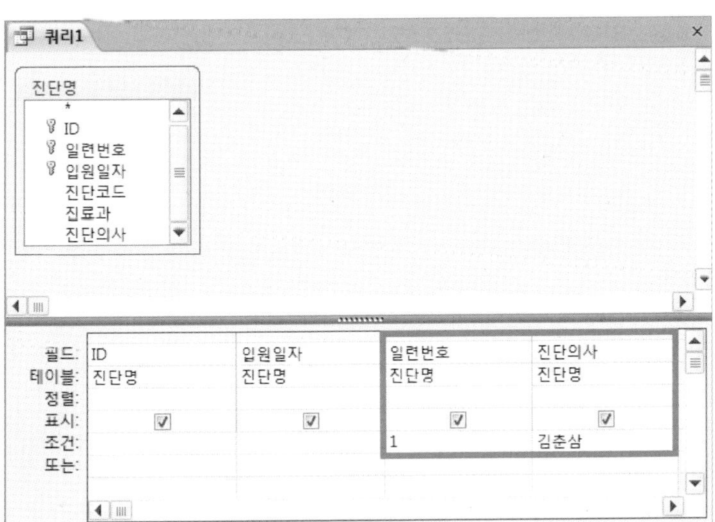

[그림 7-17]

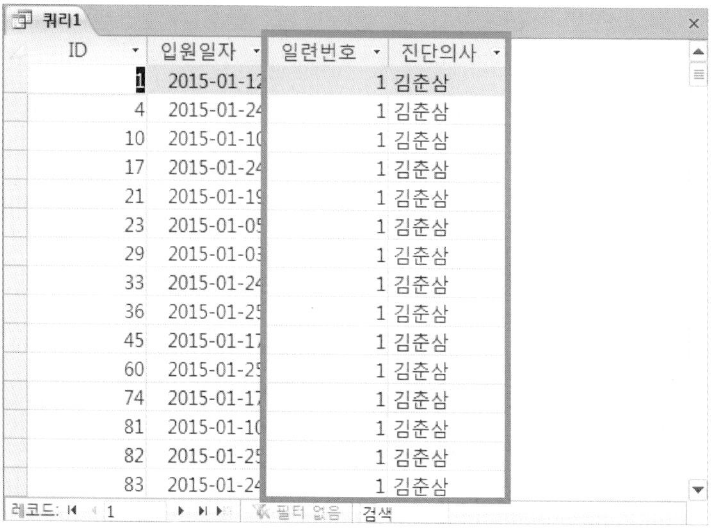

[그림 7-18]

○ 진단의사가 "김춘삼" 이거나 "홍길동" 값을 쿼리해 보자. 진단의사 조건행에 "김춘삼" or "홍길동"이라고 입력한다. 그 결과는 [그림 7-20]과 같다.

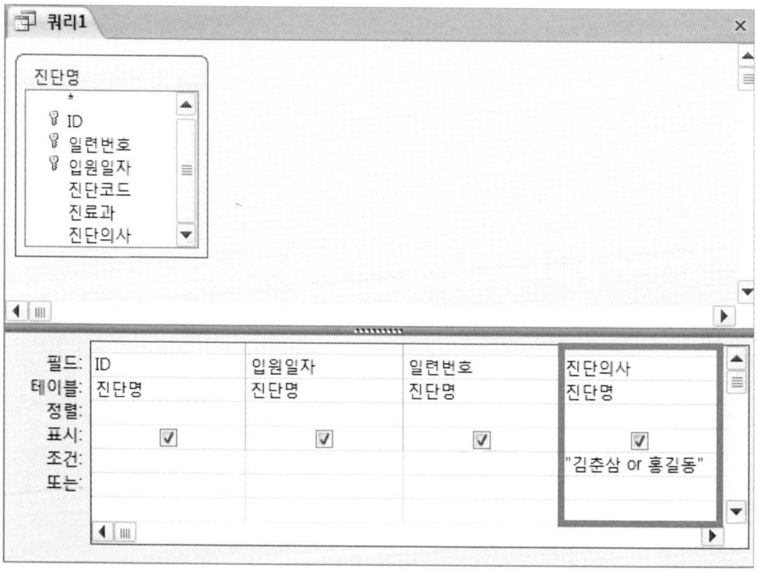

[그림 7-19]

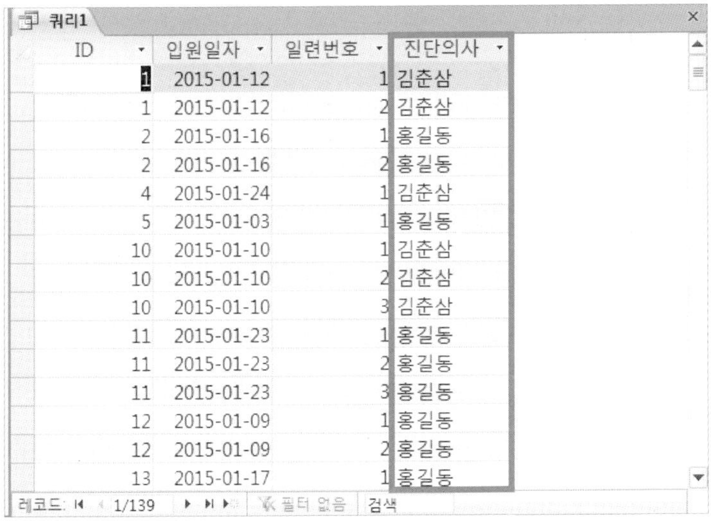

쿼리1

ID	입원일자	일련번호	진단의사
1	2015-01-12	1	김춘삼
1	2015-01-12	2	김춘삼
2	2015-01-16	1	홍길동
2	2015-01-16	2	홍길동
4	2015-01-24	1	김춘삼
5	2015-01-03	1	홍길동
10	2015-01-10	1	김춘삼
10	2015-01-10	2	김춘삼
10	2015-01-10	3	김춘삼
11	2015-01-23	1	홍길동
11	2015-01-23	2	홍길동
11	2015-01-23	3	홍길동
12	2015-01-09	1	홍길동
12	2015-01-09	2	홍길동
13	2015-01-17	1	홍길동

[그림 7-20]

○ 함수와 비교 연산자를 사용하여 쿼리를 실행하여 보자.

○ '퇴원요약' 테이블을 선택하여 'ID', '재원일', '총진료비'를 선택한 다음 '재원일'의 조건란에 'between 3 and 4'를 입력하고 '총진료비'란에는 '>1500000'을 입력한다. 실행한 결과를 보면 [그림 7-22]과 같다.

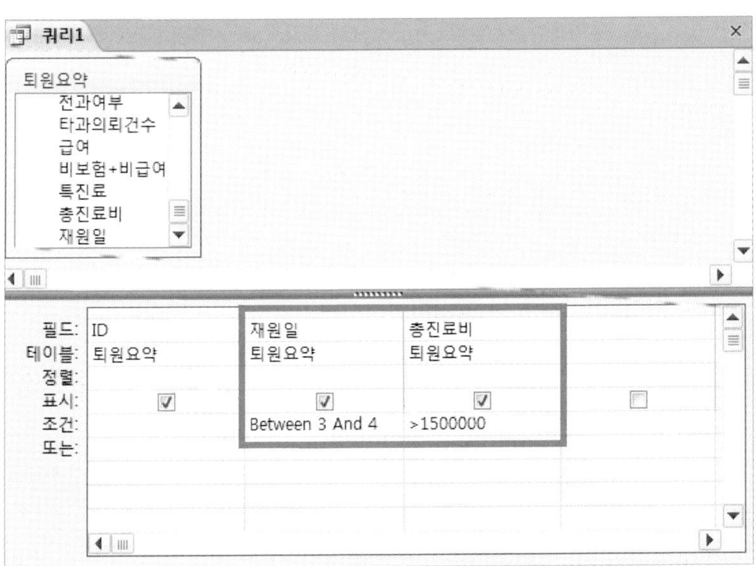

[그림 7-21]

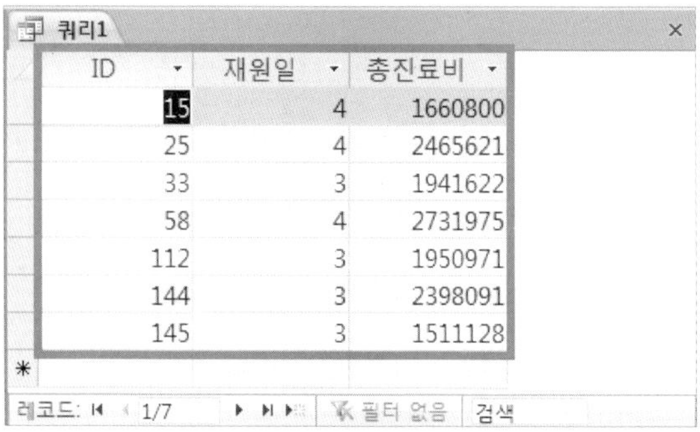

쿼리1

ID	재원일	총진료비
15	4	1660800
25	4	2465621
33	3	1941622
58	4	2731975
112	3	1950971
144	3	2398091
145	3	1511128

레코드: 1/7 필터 없음 검색

[그림 7-22]

○ 조건 지정에서 사용되는 연산자의 종류를 나열하면 다음과 같다.

◆ 산술 연산자

연산자	의미	예제
+	더하기	4+5
-	빼기	4-6
*	곱하기	8*7
/	나누기	4/8
%	백분율	30%
^	지수	5^3(5*5*5와 같음)
MOD	나눈 나머지	Mod(10,3)
&	문자열 결합	"데이터" & "베이스"

◆ 비교 연산자

연산자	의미	예제
=	같음	= "수박"
〉	보다 큼	〉 200
〈	보다 작음	〈 40
〉=	크거나 같음	〉= "S"
〈=	작거나 같음	〈= "ㄴ"
〈〉	같지 않음	〈〉 "수박"
Between	두 값 사이	Between 1 and 10
In	여러 값 중 하나	In("s","o","a")
Like	문자열 패턴 일치	Like "김*"
Is Null	비어있는 필드	Is Null
Is Not Null	비어있지 않은 필드	Is Not Null

◆ 논리 연산자

연산자	의미	예제
AND	양쪽 조건이 참일 때 참	〉=1 And 〈=10
OR	양쪽 조건 중에서 하나만 참이어도 참	"수박" Or "사과"
NOT	조건의 반대 논리 값	Not(〉= 1 And 〈= 10)

2.3 테이블 작성 쿼리 사용하기

쿼리에서는 주어진 데이터를 가공하여 사용자가 원하는 값을 보여주는데 그친다. 하지만 이렇게 실행된 값들을 하나의 테이블로서 저장해서 사용할 수도 있다. 이것이 '테이블 작성 쿼리'이다. [그림 7-22]의 예에서 만든 쿼리를 테이블로 저장해 보자.

○ 쿼리에 조건을 지정해 준 다음 실행하기 전에 상단 메뉴에서 [디자인]-[테이블 만들기]를 선택한다. 그러면 [그림 7-24]와 같이 테이블 만들기 창이 활성화 되는데 여기에 적당한 테이블 명을 입력한 다음 [확인]을 선택한다. 쿼리를 실행시키기 위해 실행아이콘(!)을 클릭한다. [그림 7-23]에 보면 테이블(재원일)이 새로 생성되었음을 볼 수 있다.

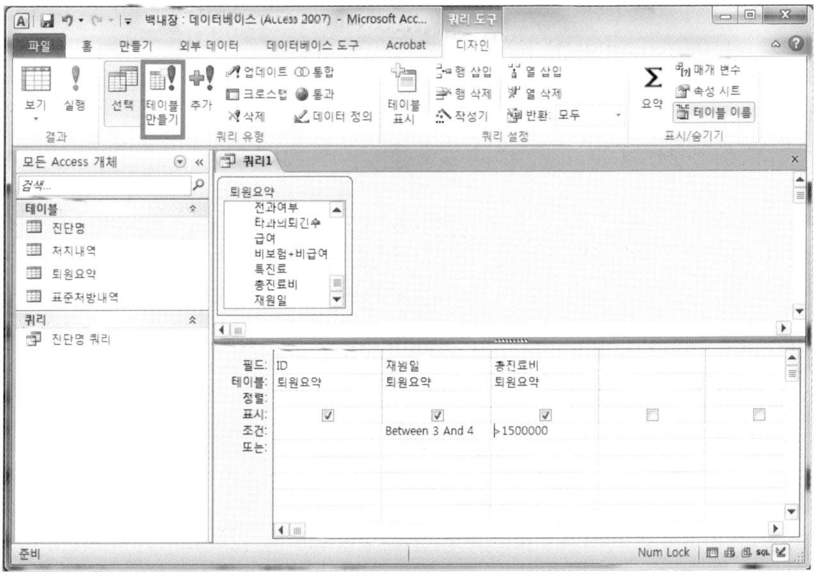

[그림 7-23]

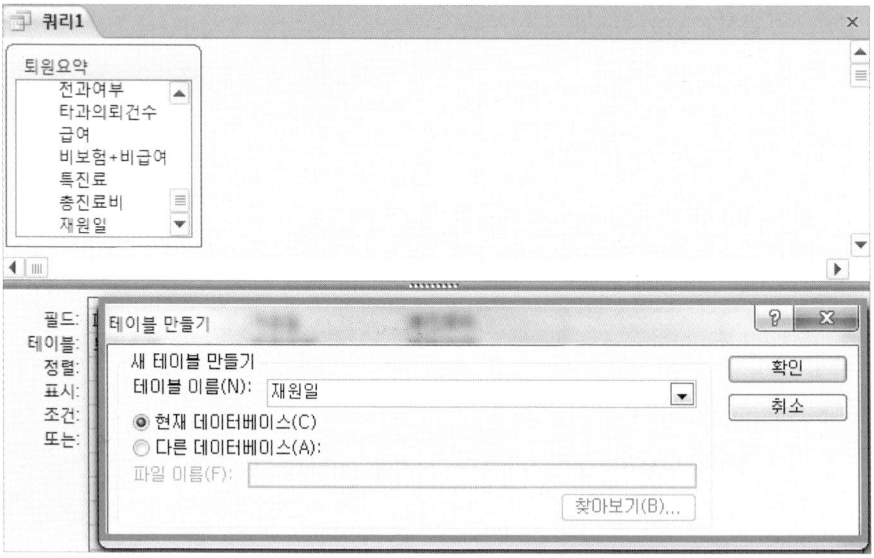
쿼리1
퇴원요약
전과여부
타과의뢰건수
급여
비보험+비급여
특진료
총진료비
재원일
필드:
테이블:
정렬:
표시:
조건:
또는:
테이블 만들기
새 테이블 만들기
테이블 이름(N): 재원일
현재 데이터베이스(C)
다른 데이터베이스(A):
파일 이름(F):
찾아보기(B)...
확인
취소

[그림 7-24]

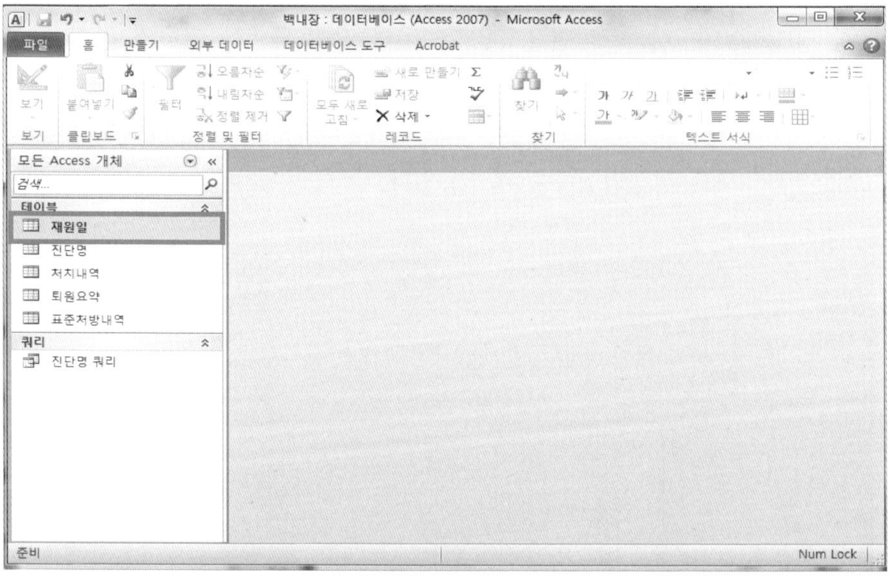
백내장 : 데이터베이스 (Access 2007) - Microsoft Access
파일
홈
만들기
외부 데이터
데이터베이스 도구
Acrobat
모든 Access 개체
검색...
테이블
재원일
진단명
처치내역
퇴원요약
표준처방내역
쿼리
진단명 쿼리
준비
Num Lock

[그림 7-25]

2.4 크로스 탭 쿼리 사용하기

크로스탭 쿼리는 가로와 세로 양 방향으로 그룹화한 통계 자료를 추출하는 쿼리이다. 크로스탭 쿼리를 작성하려면 디자인 보기로 직접 만들 수 있지만 마법사를 이용하면 훨씬 쉽게 만들 수가 있다. 크로스탭 질의를 이용하여 환자유형별 퇴원형태를 알아보자.

○ 상단 메뉴 [만들기]-[쿼리 마법사]를 선택한다.[그림 7-26]

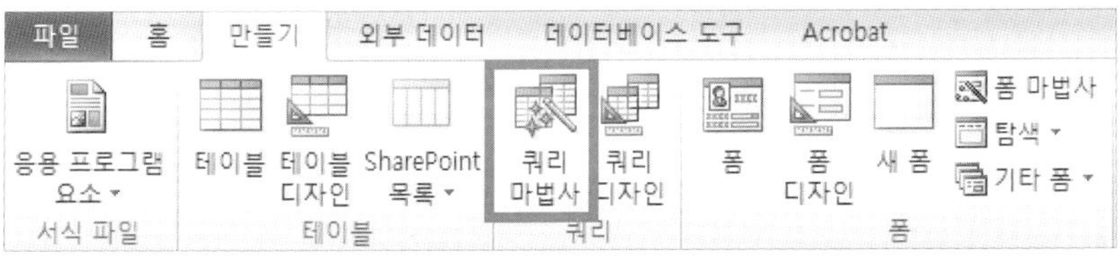

[그림 7-26]

○ '새 쿼리' 창이 활성화 되는데 여기서 '크로스탭 쿼리 마법사'를 선택한다.[그림 7-27]

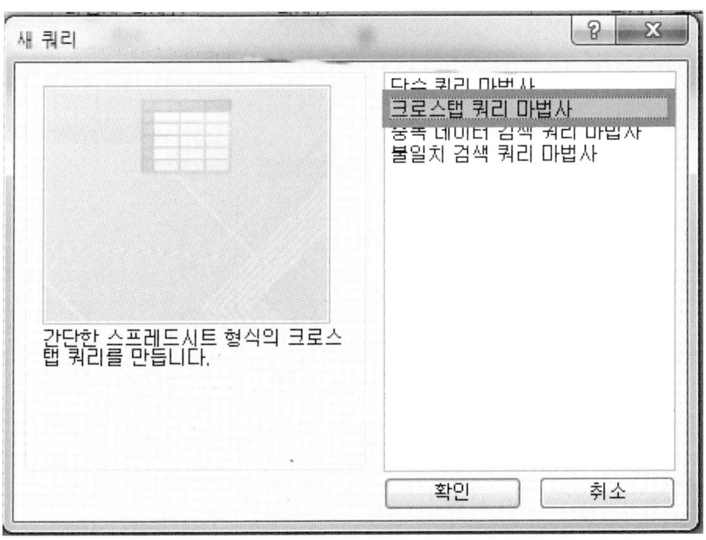

[그림 7-27]

○ '크로스탭 쿼리 마법사' 창이 활성화 된다. '퇴원요약' 테이블을 선택한 뒤 [다음]을 선택한다.[그림 7-28]

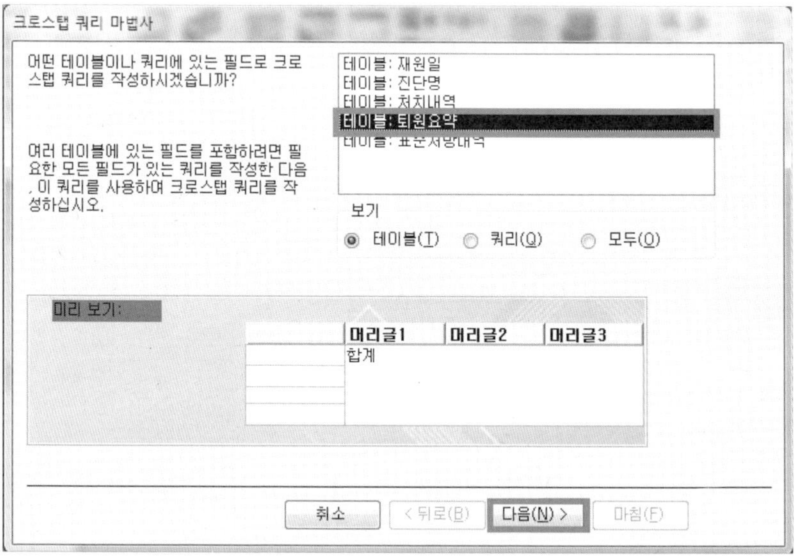

[그림 7-28]

○ 세로방향으로 그룹화할 행 머리글을 선택한다. 여기서는 [환자유형]을 선택한다.[그림7-29]

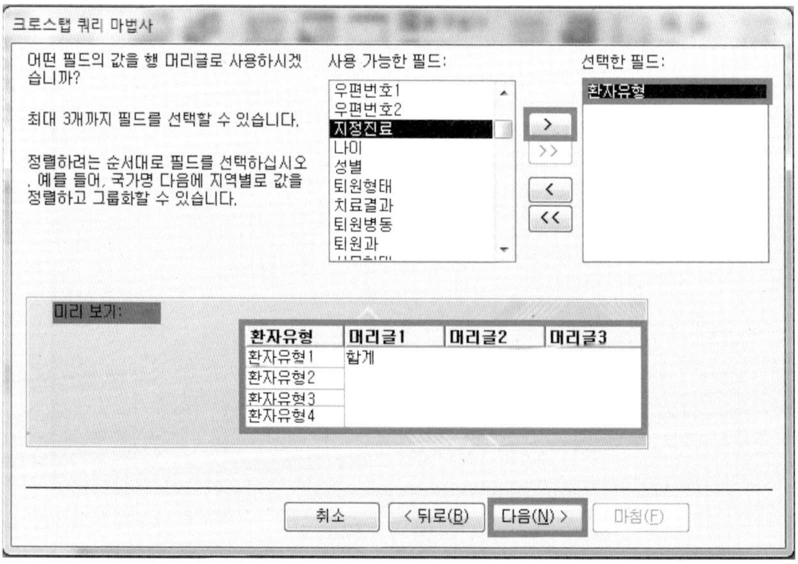

[그림 7-29]

○ 가로방향으로 그룹화 할 열 머리글로 [퇴원형태]를 선택한다.[그림 7-30]

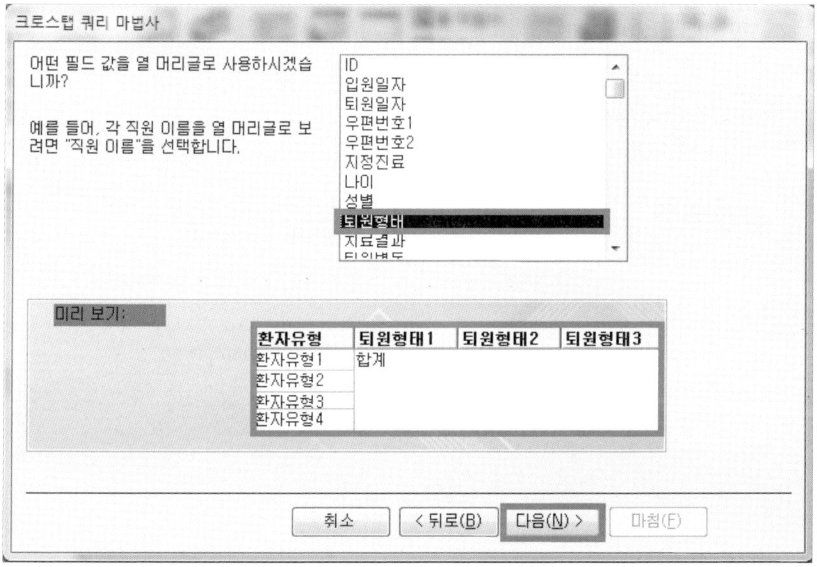

[그림 7-30]

○ [그림 7-31]에서는 가로와 세로가 교차하는 곳에서 계산할 필드와 사용할 함수를 선택한다. 인원수를 계산할 것이기 때문에 여기서는 어떤 필드이든지 상관없이 [개수]를 선백한다.

○ 마지막 단계에서 쿼리 이름을 입력하고, 마침을 선택한다. 실행결과는 [그림 7-32]과 같다.

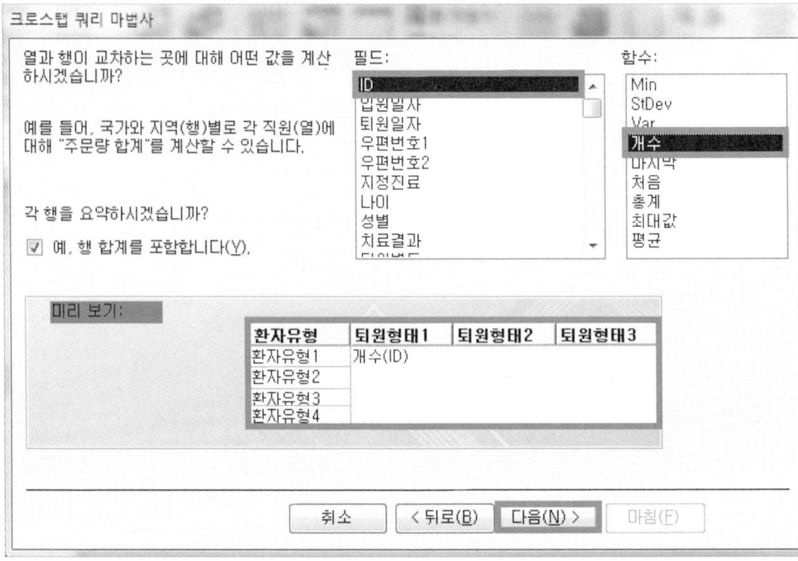

[그림 7-31]

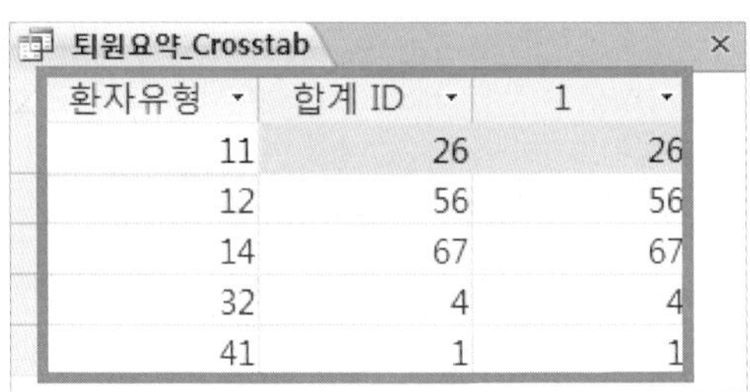
퇴원요약_Crosstab

환자유형	합계 ID	1
11	26	26
12	56	56
14	67	67
32	4	4
41	1	1

[그림 7-32]

2.5 업데이트 쿼리 사용하기

○ 업데이트 쿼리는 테이블의 레코드에서 예를 들어 '남'을 모두 '남자'로 변경해야 할 경우와 같이 공통된 조건인 경우에 데이터를 쉽고 빠르게 수정할 수 있다. 여기서는 '진단명' 테이블의 '진료과' 내용을 'OT' 대신에 '인과'도 고쳐본다

○ 먼저 상단 메뉴에서 [만들기]-[쿼리]영역-[쿼리 디자인]을 선택한다. 그 다음 업데이트 하고자 하는 필드를 드래그한다. 그 후 상단 메뉴에서 [디자인]-[업데이트]를 선택한다.

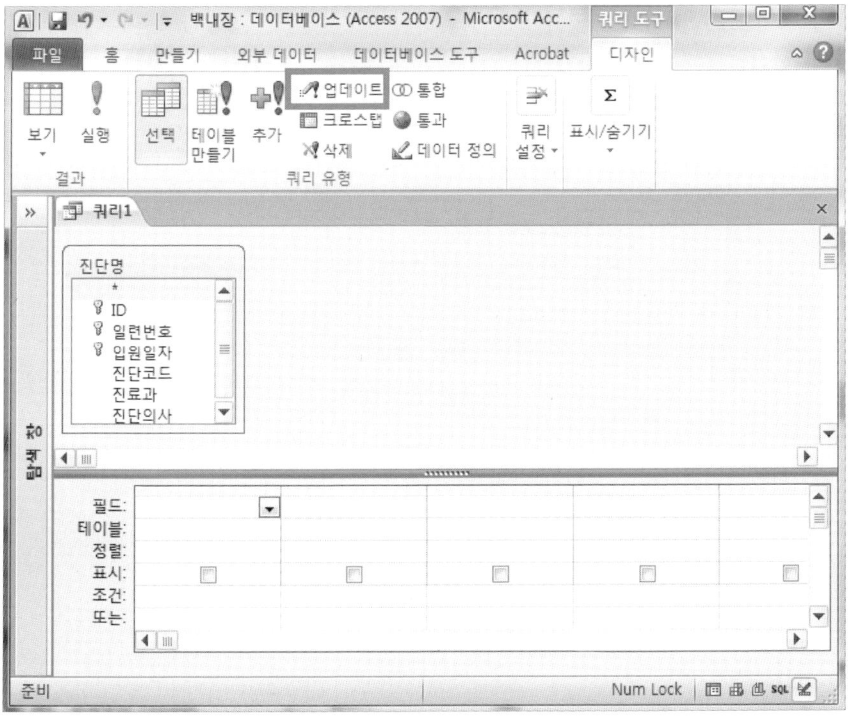

[그림 7-33]

○ 업데이트 행에는 '안과'를 입력하고, 조건 행에는 'OT'를 입력한다.

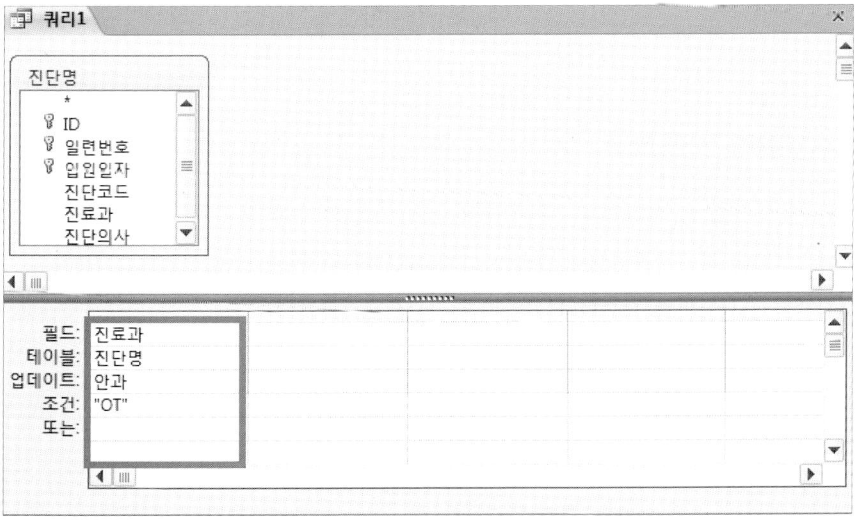

[그림 7-34]

○ 실행아이콘을 클릭하면 [그림 7-35]과 같은 창이 활성화 된다. 쿼리를 저장하고 '진단명' 테이블을 활성화한 결과를 보면 [그림 7-36]과 같다.

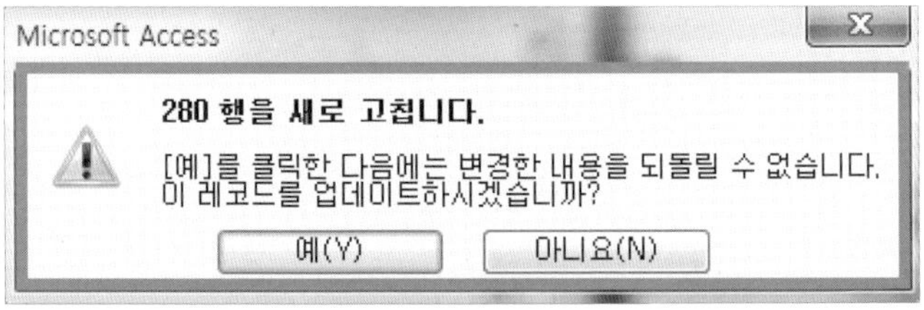

[그림 7-35]

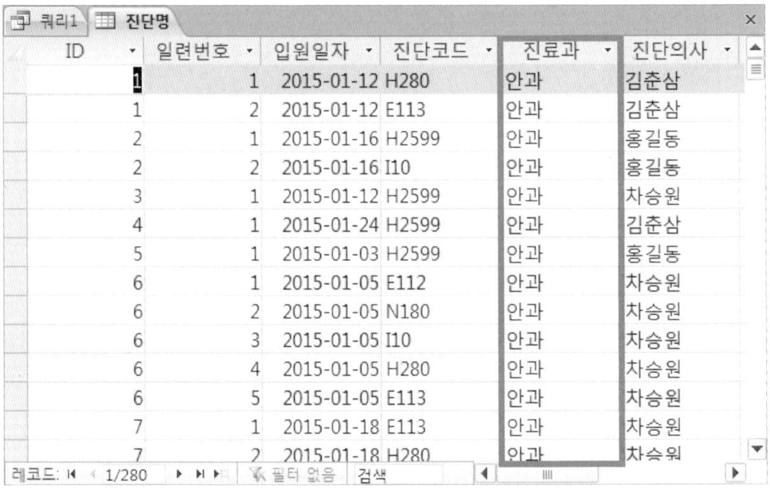

ID	일련번호	입원일자	진단코드	진료과	진단의사
1	1	2015-01-12	H280	안과	김춘삼
1	2	2015-01-12	E113	안과	김춘삼
2	1	2015-01-16	H2599	안과	홍길동
2	2	2015-01-16	I10	안과	홍길동
3	1	2015-01-12	H2599	안과	차승원
4	1	2015-01-24	H2599	안과	김춘삼
5	1	2015-01-03	H2599	안과	홍길동
6	1	2015-01-05	E112	안과	차승원
6	2	2015-01-05	N180	안과	차승원
6	3	2015-01-05	I10	안과	차승원
6	4	2015-01-05	H280	안과	차승원
6	5	2015-01-05	E113	안과	차승원
7	1	2015-01-18	E113	안과	차승원
7	2	2015-01-18	H280	안과	차승원

[그림 7-36]

2.6 추가쿼리 사용하기

새로운 데이터를 입력하려면 데이터시트를 이용하거나 폼을 이용해서 추가할 수 있다. 하지만 이미 다른 테이블에 원하는 데이터가 있다면 손으로 직접 입력하지 않아도 '추가쿼리'를 이용해 손쉽게 데이터를 입력할 수 있다.

○ 추가쿼리를 사용할 때 중요한 점은 추가할 데이터가 추가 받는 기존의 테이블과 동일한 필드로 구성되어 있어야 한다는 점이다. 데이터 형식이 다르면 오류가 발생하며, 기본 키로 정의된 필드에 이미 존재하는 데이터와 같은 값을 입력하게 되면 중복 데이터로 인식되기 때문에 오류가 발생한다.

○ '퇴원요약' 테이블의 '입원일자' 필드를 '진단명' 테이블에 추가하고자 한다. [만들기]-[쿼리]영역-[쿼리 디자인]을 실행하고 추가할 테이블을 선택한다. 여기서는 '퇴원요약'테이블을 선택한다. 상단메뉴에서 [디자인]-[추가]를 실행한다.

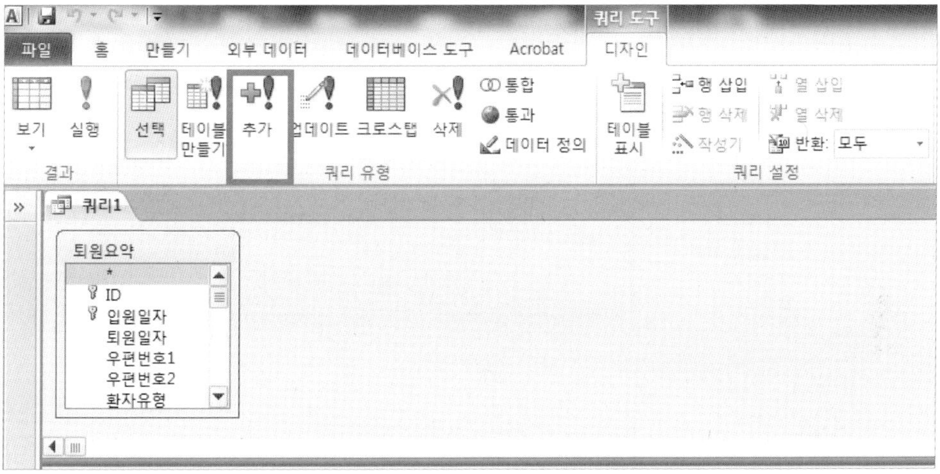

[그림 7-37]

○ 데이터가 추가되는 테이블을 선택한다. 여기서는 '진단명' 테이블을 선택한다. [그림 7-38]

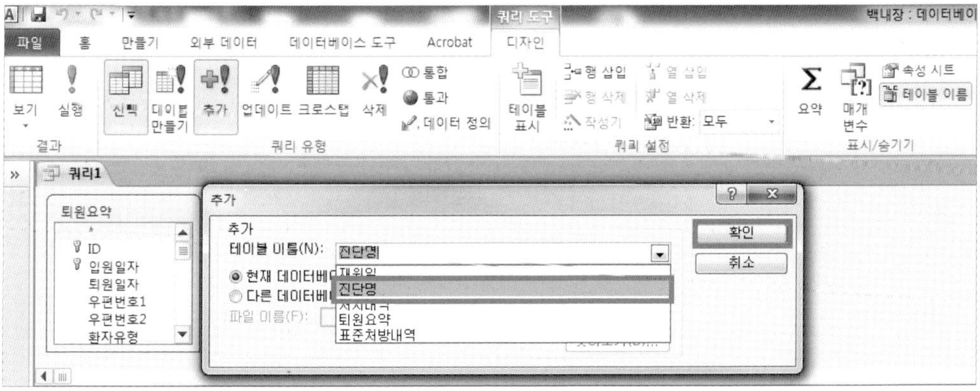

[그림 7-38]

○ 추가되는 필드를 선택한다. 여기서는 '입원일자'를 선택한다. [추가] 행에는 자동으로 추가되는 필드와 같은 필드가 표시된다[그림 7-39].

○ 실행아이콘을 클릭하면 [그림 7-39]과 같이 주의 창이 활성화 된다. [예]를 누르고 쿼리를 저장한 다음 진단명 테이블을 활성화 시키면 [그림 7-40]과 같이 '입원일자'필드가 추가된 것을 알 수 있다.

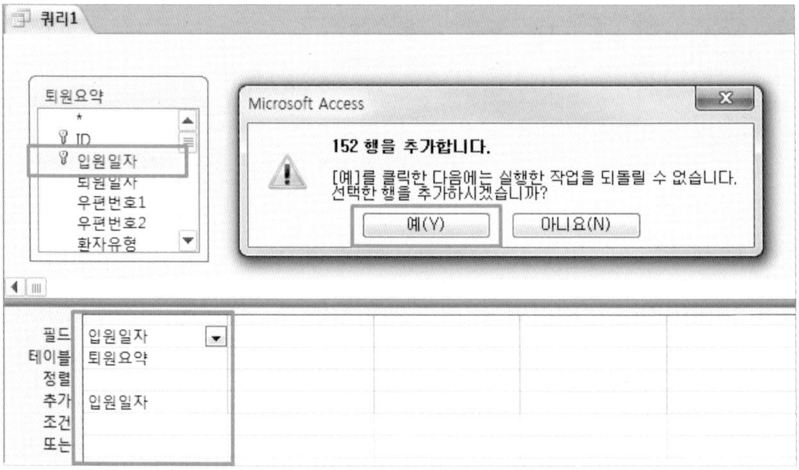

[그림 7-39]

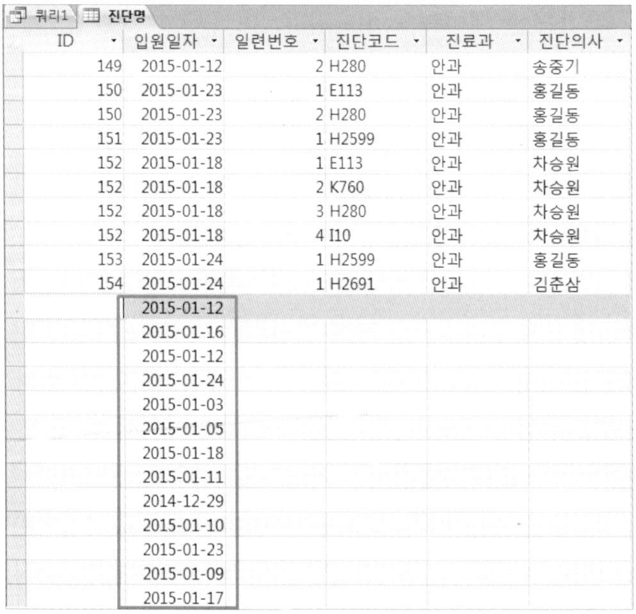

ID	입원일자	일련번호	진단코드	진료과	진단의사
149	2015-01-12	2	H280	안과	송중기
150	2015-01-23	1	E113	안과	홍길동
150	2015-01-23	2	H280	안과	홍길동
151	2015-01-23	1	H2599	안과	홍길동
152	2015-01-18	1	E113	안과	차승원
152	2015-01-18	2	K760	안과	차승원
152	2015-01-18	3	H280	안과	차승원
152	2015-01-18	4	I10	안과	차승원
153	2015-01-24	1	H2599	안과	홍길동
154	2015-01-24	1	H2691	안과	김춘삼
	2015-01-12				
	2015-01-16				
	2015-01-12				
	2015-01-24				
	2015-01-03				
	2015-01-05				
	2015-01-18				
	2015-01-11				
	2014-12-29				
	2015-01-10				
	2015-01-23				
	2015-01-09				
	2015-01-17				

[그림 7-40]

2.7 삭제쿼리 사용하기

데이터를 관리하다 보면 필요 없는 데이터를 삭제 해야 할 경우가 생기는데 몇 개 안 되는 경우는 손으로 쉽게 삭제가 가능하지만 많은 양의 경우는 쉬운 일이 아니다. 공통된 조건을 가진 여러 레코드를 삭제할 때에는 '삭제쿼리'란 것을 이용하면 일의 효율성을 높일 수 있다. 여기서는 처치내역 테이블의 '수술/처치의사명' 필드에서 '유지태'에 관한 데이터를 삭제하고자 한다.

○ [만들기] 탭에서 [쿼리 디자인] 단추를 눌러 새 쿼리를 실행시킨 다음, 처지내역 테이블을 추가 시킨다.

○ 상단메뉴에서 [디자인]-[삭제]를 선택한다.

○ 삭제할 필드를 선택한 다음 '조건' 행에 '유지태'를 입력한다. 조건을 줄 때에는 연산자를 사용해도 무방하다. 예를 들어 '유'씨 성을 가진 의사의 데이터를 없애고 싶을 때는 ' Like"유*" '라고 해도 가능하다[그림 7-41].

○ 실행 버튼을 클릭한다. 주의 창이 활성화 된다. '예'를 클릭한다[그림7-42].

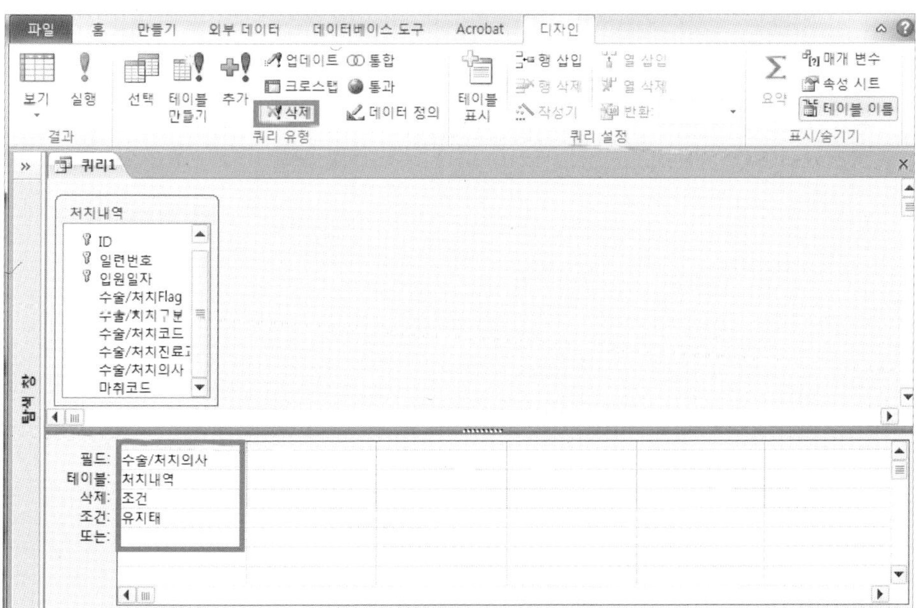

[그림 7-41]

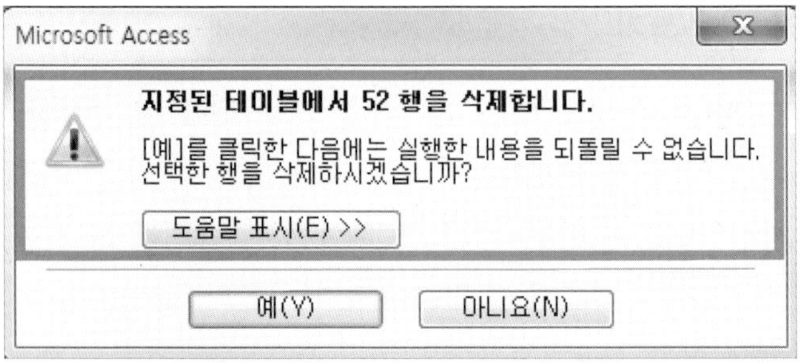

[그림 7-42]

○ 실행한 결과를 보면 [그림 7-43]와 같다. '유지태'에 관한 데이터가 삭제된 것을 볼 수 있다.

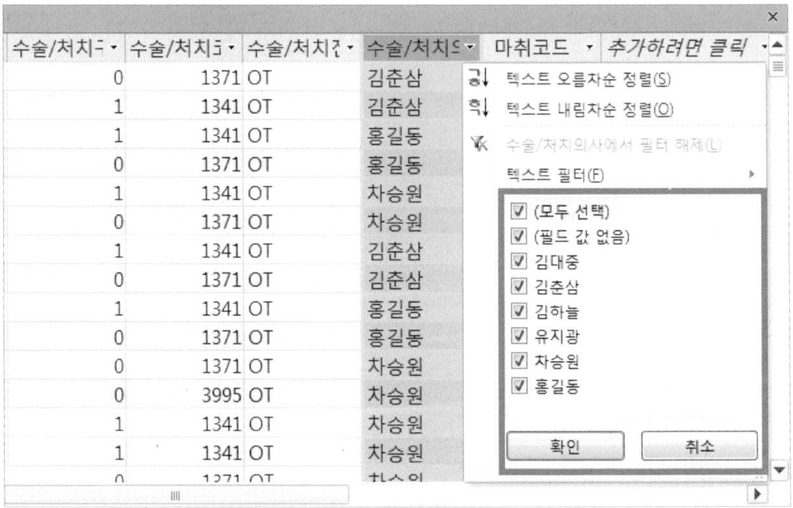

[그림 7-43]

2.8 고급 쿼리 사용하기

2.8.1 조인하여 쿼리 만들기

○ 조인에는 두 가지 형식이 있다.

내부조인(INNER JOIN) : 조인된 필드 값이 지정된 조건과 부합될 때 두 테이블의 레코드가 결합되어 쿼리 결과에 추가되는 조인을 말한다. 두 데이터에 대한 교집합에 해당된다.

외부조인(OUTER JOIN) : 하나의 테이블로부터 모든 레코드를 포함하고 두 번째 테이블은 연관된 필드의 값과 일치하는 레코드만을 포함한다.

○ 내부조인(INNER JOIN)

두 테이블을 내부조인하여 원하는 데이터를 쿼리해 보자. 'ID', '퇴원일자', '진단코드', '진단의사', '재원일', '총진료비'를 쿼리하여 새로운 테이블을 만들려면 진단명 테이블과 퇴원요약 테이블의 'ID'와 '입원일자'에 관계를 설정한다. 관계를 설정하기 위해서는 관계를 설정하고자 하는 필드를 마우스로 드래그하여 관계가 설정되는 필드에 가져다 놓으면 된다. 여기서는 '진단명' 테이블의 'ID'필드를 드래그하여 '퇴원요약' 'ID'필드에 가져 다 놓으면 된다. 그런 다음 진단명 테이블에서 'ID', '퇴원일자', '진단코드', '진단의사'를 선택하고, 퇴원요약 테이블에서 '재원일', '총진료비'를 선택한다.

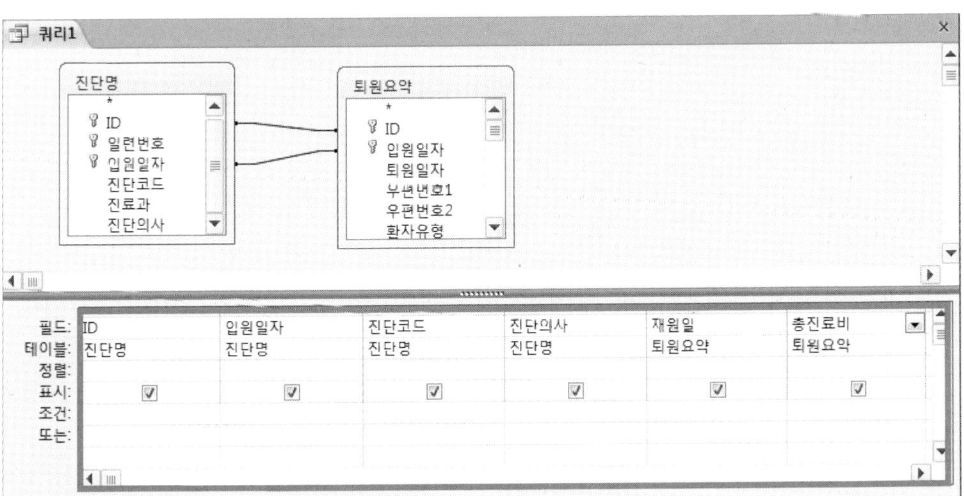

[그림 7-44]

조인형식을 알아보기 위해서는 조인된 선 위에 오른쪽 마우스 버튼을 클릭하면 [그림7-45]과 같은 대화상자가 표시된다. 조인속성을 클릭하면 [그림 7-47]이 활성화 된다. [그림 7-46]에서 (1)조건이 내부조인에 해당된다. (1)조건을 선택하고 실행한 결과는 [그림 7-47]과 같다.

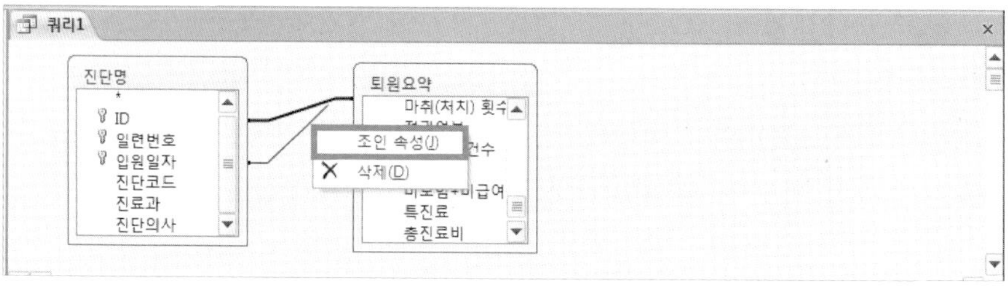

[그림 7-45]

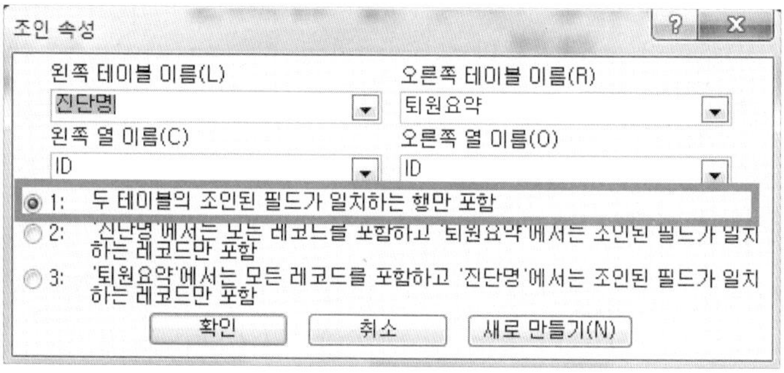

[그림 7-46]

쿼리1

ID	입원일자	진단코드	진단의사	재원일	총진료비
1	2015-01-12	H280	김춘삼	2	1476808
1	2015-01-12	E113	김춘삼	2	1476808
2	2015-01-16	H2599	홍길동	2	1730713
2	2015-01-16	I10	홍길동	2	1730713
3	2015-01-12	H2599	차승원	2	1341116
4	2015-01-24	H2599	김춘삼	2	1307125
5	2015-01-03	H2599	홍길동	3	1419339
6	2015-01-05	E112	차승원	2	1590158
6	2015-01-05	N180	차승원	2	1590158
6	2015-01-05	I10	차승원	2	1590158
6	2015-01-05	H280	차승원	2	1590158
6	2015-01-05	E113	차승원	2	1590158
7	2015-01-18	E113	차승원	2	1790213
7	2015-01-18	H280	차승원	2	1790213
7	2015-01-18	I10	차승원	2	1790213
8	2015-01-11	H2599	송중기	2	2056903

레코드: 1/280 필터 없음 검색

[그림 7-47]

○ 외부조인(OUTTER JOIN)

위의 두 테이블을 외부조인하여 내부조인과 차이점을 알아보자. 'ID'와 '퇴원일자'에 내부조인된 선 위에 오른쪽 마우스 버튼을 클릭하여 조인속성을 선택하면 [그림 7-48]와 [그림 7-49]과 같은 대화상자가 다시 표시된다. 외부조인은 [그림 7-49]와 [그림 7-49]의 (2),(3)조건에 해당되므로 (2)조건을 선택하고 실행을 하면 [그림 7-50]과 같은 결과가 나타난다.

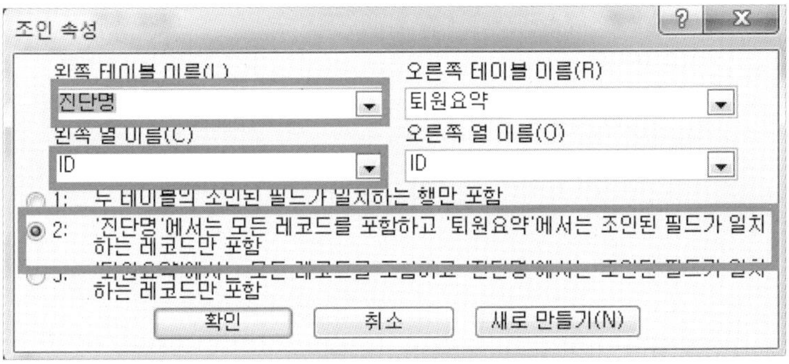

[그림 7-48]

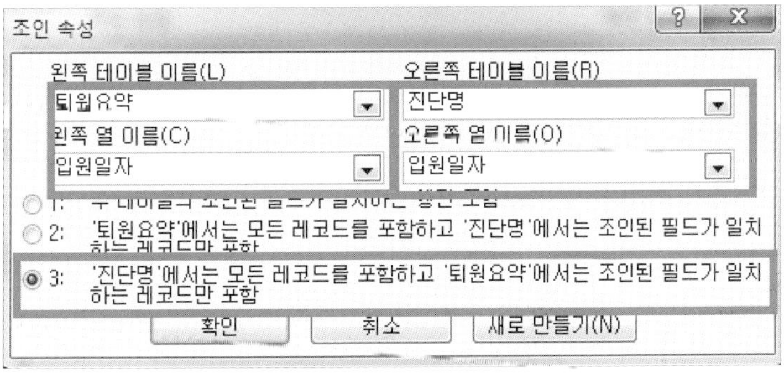

[그림 7-49]

쿼리1

ID	입원일자	진단코드	진단의사	재원일	총진료비
1	2015-01-12	H280	김춘삼	2	147680
1	2015-01-12	E113	김춘삼	2	147680
2	2015-01-16	H2599	홍길동	2	173071
2	2015-01-16	I10	홍길동	2	173071
3	2015-01-12	H2599	차승원	2	134111
4	2015-01-24	H2599	김춘삼	2	130712
5	2015-01-03	H2599	홍길동	3	141933
6	2015-01-05	E112	차승원	2	159015
6	2015-01-05	N180	차승원	2	159015
6	2015-01-05	I10	차승원	2	159015
6	2015-01-05	H280	차승원	2	159015
6	2015-01-05	E113	차승원	2	159015
7	2015-01-18	E113	차승원	2	179021
7	2015-01-18	H280	차승원	2	179021
7	2015-01-18	I10	차승원	2	179021
8	2015-01-11	H2599	송중기	2	205690

[그림 7-50]

○ 내부조인(INNER JOIN)의 결과인 [그림 7-47]과 외부조인(OUTTER JOIN)의 결과인 [그림 7-50]을 비교해보면 내부조인(INNER JOIN)은 '진단명' 테이블과 '퇴원요약' 테이블의 'ID'와 '퇴원일자'가 서로 부합되는 레코드끼리 결합하여 [그림 7-47]과 같은 결과를 나타내었고, 외부조인(OUTER JOIN)은 '진단명' 테이블로부터 모든 레코드를 포함하고 '퇴원요약' 테이블은 연관된 'ID'와 '퇴원일자'의 값과 일치하는 레코드만 결합하여 [그림 7-50]과 같은 결과를 나타내었다.

2.8.2 합계 쿼리 만들기

○ 의사별 진료환자수를 쿼리해 보자. '진단명' 테이블을 선택하여 '진단의사'와 'ID' 필드를 선택한다. 상단메뉴에서 요약(Σ)을 선택한다. '진단의사'의 합계 행에 "묶는 방법"을 선택하고 'ID'의 합계 행에는 "개수"를 선택한다.

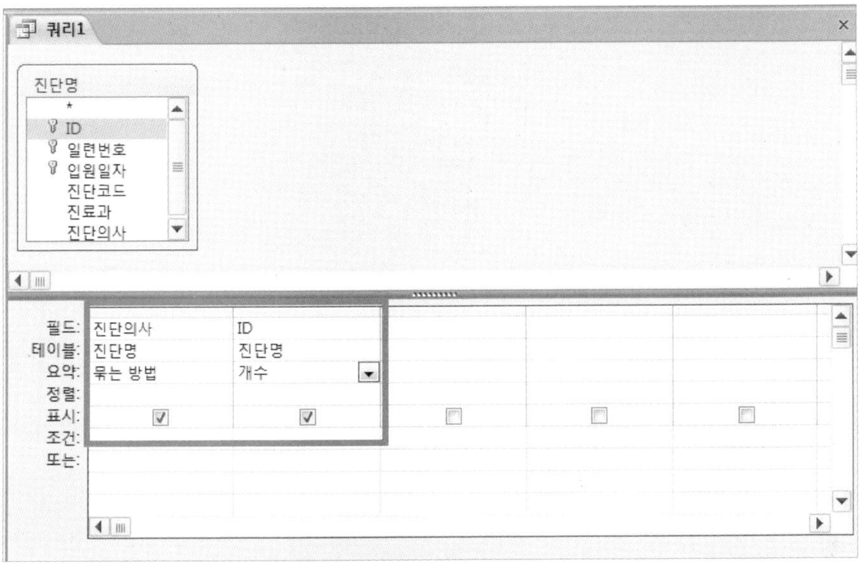

[그림 7-51]

○ 실행한 결과를 보면 [그림 7-52]과 같다.

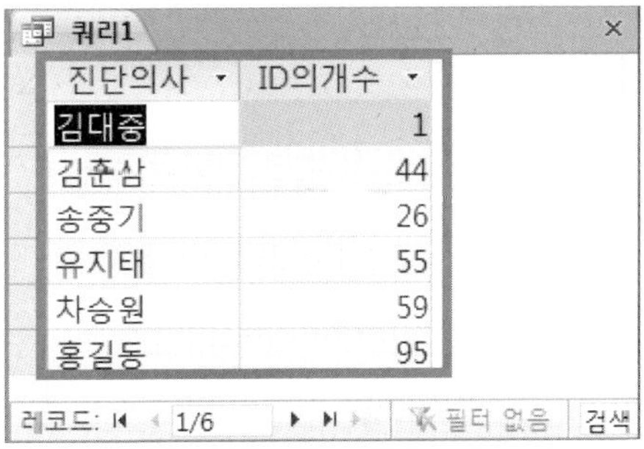

진단의사	ID의개수
김대중	1
김춘삼	44
송중기	26
유지태	55
차승원	59
홍길동	95

[그림 7-52]

○ 의사별 특진료의 평균, 표준편차, 최대값, 최소값을 쿼리해 보자. '진단명'테이블과 '퇴원요약'테이블을 선택하여, 두 테이블을 조인한다. '진단명' 테이블의 '진단의사' 필드와 '퇴원요약' 테이블의 '특진료'필드 4개를 클릭한다. 요약(Σ)아이콘을 클릭한 다음 각 합계 행에 '평균', '표준편차', '최대값', '최소값'을 선택한다.

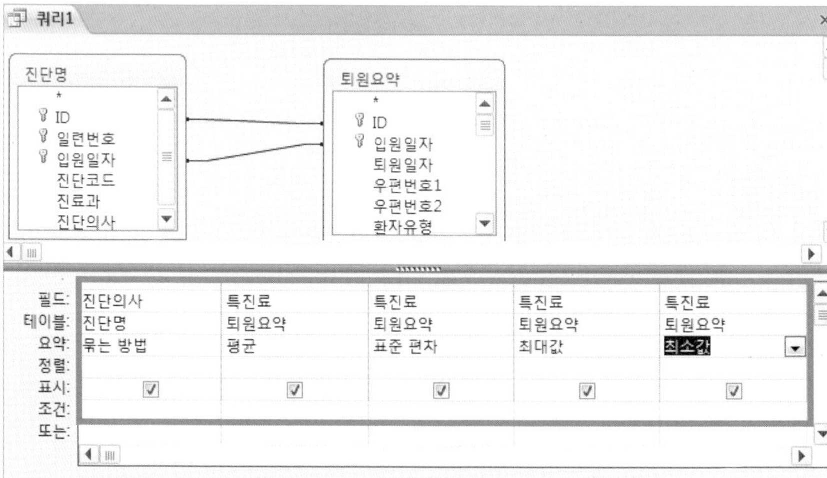

[그림 7-53]

○ 실행한 결과를 보면 [그림 7-54]와 같다. 적당한 이름으로 쿼리를 저장한다. 여기서는 '쿼리 1'이라는 이름으로 저장한다.

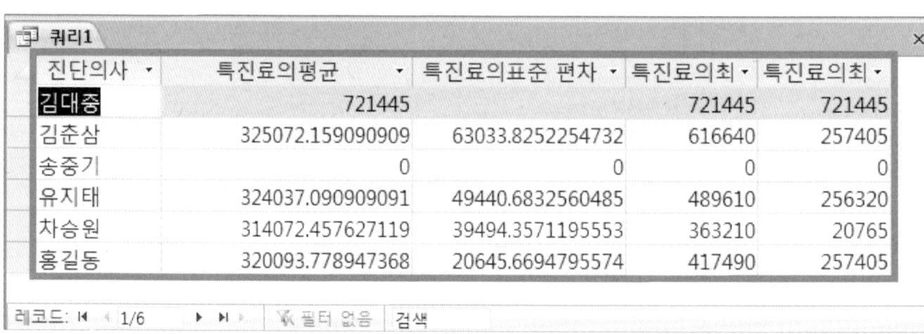

[그림 7-54]

2.8.3 쿼리로 쿼리 만들기

○ 복잡한 단계를 처리해야 하는 쿼리를 보기 쉽고 사용하기 편하도록 간소화하기 위해 두 단계로 나누어 쿼리를 만들기도 한다. 이를 위해서 먼저 간단한 쿼리를 만들어 놓은 후 저장하여 이 쿼리를 원본으로 새로운 쿼리를 작성한다. 이렇게 하면 두 번째 만든 쿼리만 실행하면 두개의 쿼리를 동시에 실행한 결과를 볼 수 있다.

○ "2.8.2"에서 저장된 쿼리를 이용하여 새로운 쿼리를 만들어보자. [만들기]-[쿼리 디자인]을 선택한다. [테이블 표시] 대화상자 테이블 탭에서 '처치내역' 테이블을 선택하고, 쿼리 탭에서는 [그림 7-54]에서 저장된 쿼리(쿼리1)를 선택한다[그림 7-55].

○ '처치내역' 테이블의 '수술/처치의사' 필드와 선택된 쿼리(쿼리1)의 '진단의사' 필드를 조인한다. '쿼리1'의 모든 필드와 '처치내역' 테이블의 'ID'필드를 선택한다[그림7-56].

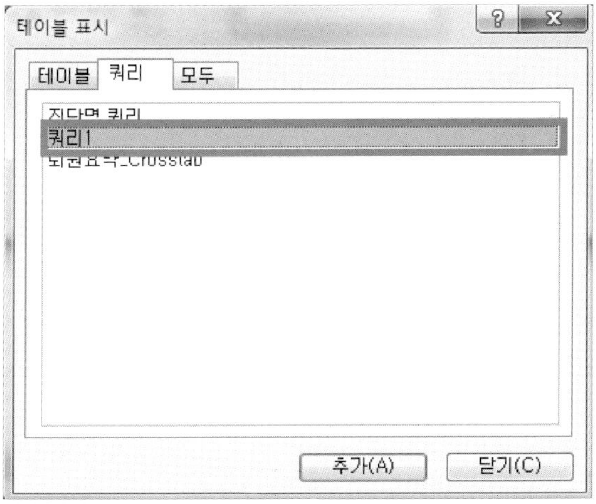

[그림 7-55]

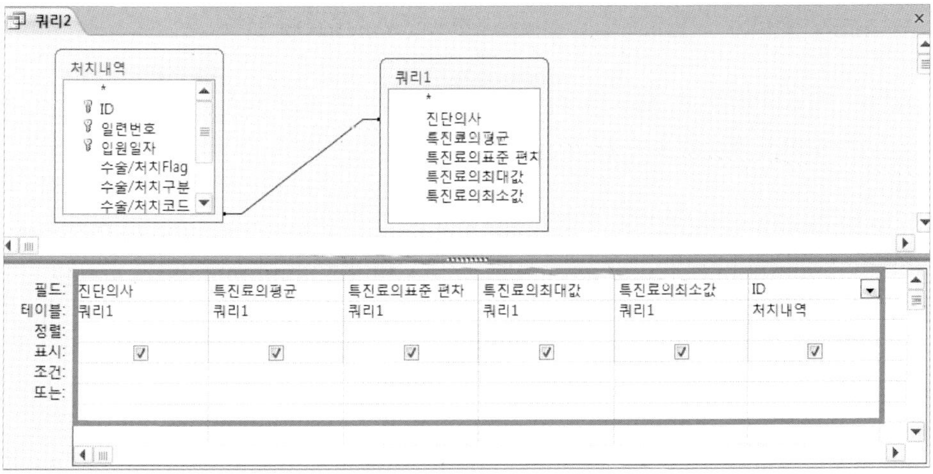

[그림 7-56]

○ 실행을 하면 각 ID별로 특진료에 대한 세부사항을 볼 수 있다[그림 7-57].

쿼리2

진단의사	특진료의평균	특진료의표준 편차	특진료의최	특진료의최	ID
김춘삼	325072.159090909	63033.8252254732	616640	257405	1
김춘삼	325072.159090909	63033.8252254732	616640	257405	1
홍길동	320093.778947368	20645.6694795574	417490	257405	2
홍길동	320093.778947368	20645.6694795574	417490	257405	2
차승원	314072.457627119	39494.3571195553	363210	20765	3
차승원	314072.457627119	39494.3571195553	363210	20765	3
김춘삼	325072.159090909	63033.8252254732	616640	257405	4
김춘삼	325072.159090909	63033.8252254732	616640	257405	4
홍길동	320093.778947368	20645.6694795574	417490	257405	5
홍길동	320093.778947368	20645.6694795574	417490	257405	5
차승원	314072.457627119	39494.3571195553	363210	20765	6
차승원	314072.457627119	39494.3571195553	363210	20765	6
차승원	314072.457627119	39494.3571195553	363210	20765	6
차승원	314072.457627119	39494.3571195553	363210	20765	7

[그림 7-57]

2.8.4 표현식 작성기로 쿼리 만들기

○ 표현식 작성기를 이용하여 재원일수별 건수, 총진료비, 평균진료비를 구해보자.평균재원일수를 구하기 위해 먼저 재원일수별 '총 진료비' 필드가 있는 테이블을 먼저 만든다. 그러기 위해서는 쿼리를 실행해서 '퇴원요약' 테이블을 선택한 다음 재원일 필드를 2번 선택하고, '총 진료비' 필드를 선택한다. 이를 그룹으로 묶어서 '재원일'에 개수를 선택하고, '총 진료비'는 합계를 선택한다[그림 7-58].

○ 각 재원일수별 총 진료비가 있는 이 쿼리를 테이블 작성쿼리를 이용해서 '재원'이라는 테이블을 만든다[그림 7-59].

○ 쿼리를 다시 실행한다. '재원'테이블을 선택하여 모든 필드를 선택한다. 그리고 상단 메뉴에 있는 작성기( )아이콘을 선택한다[그림 7-60].

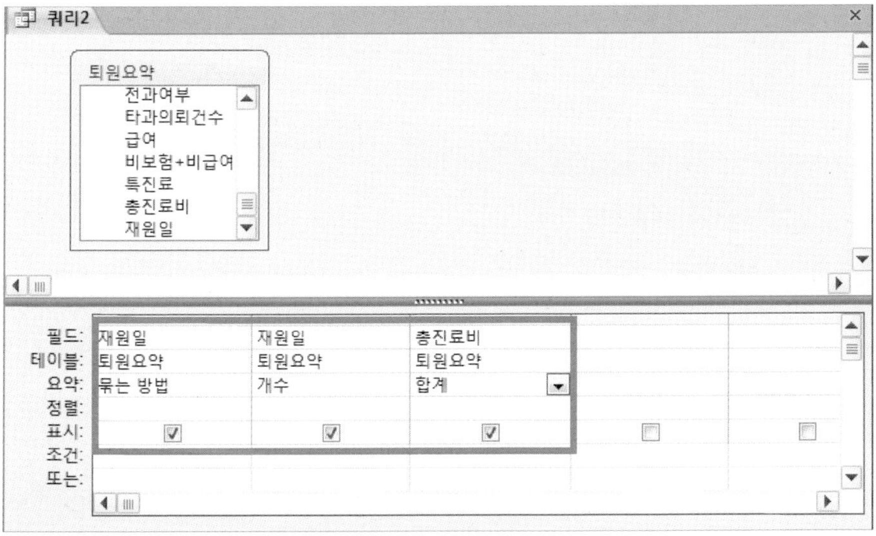
쿼리2
퇴원요약
전과여부
타과의뢰건수
급여
비보험+비급여
특진료
총진료비
재원일
필드: 재원일 재원일 총진료비
테이블: 퇴원요약 퇴원요약 퇴원요약
요약: 묶는 방법 개수 합계
정렬:
표시:
조건:
또는:

[그림 7-58]

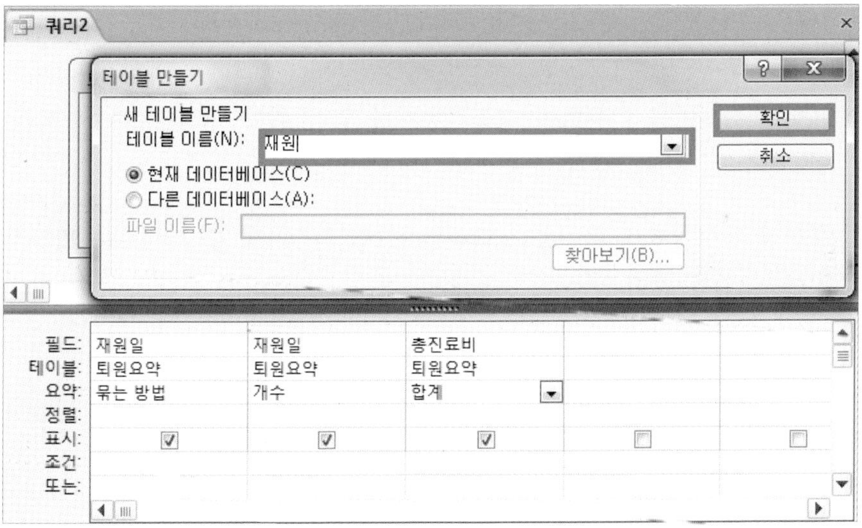
쿼리2
테이블 만들기
새 테이블 만들기
테이블 이름(N): 재원
현재 데이터베이스(C)
다른 데이터베이스(A):
파일 이름(F):
찾아보기(B)...
확인
취소
필드: 재원일 재원일 총진료비
테이블: 퇴원요약 퇴원요약 퇴원요약
요약: 묶는 방법 개수 합계
정렬:
표시:
조건:
또는:

[그림 7-59]

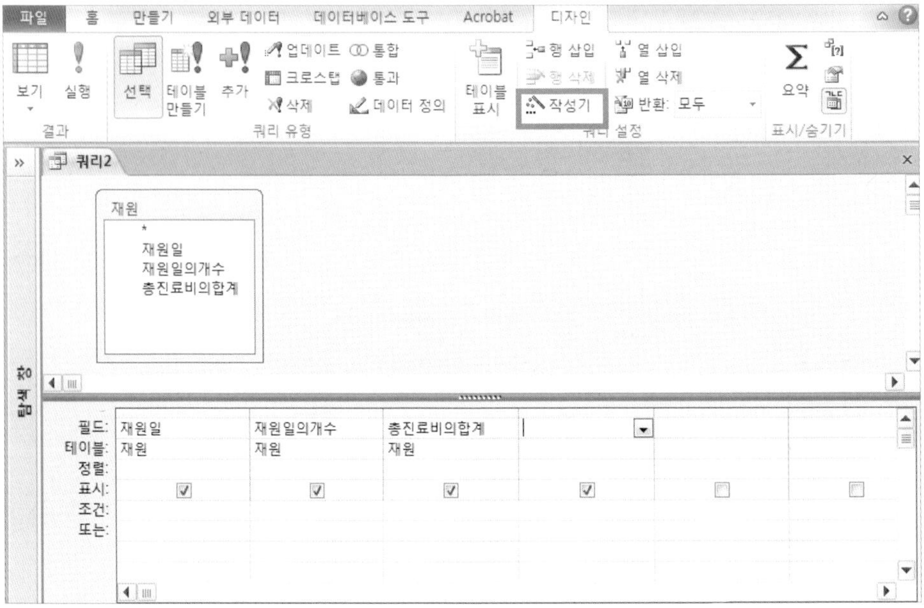

[그림 7-60]

○ 표현식 작성기를 이용하여 평균진료비를 얻기 위해 '총 진료비' 총계를 '재원일' 개수로 나누어 준다[그림 7-61].

○ 표현식 작성기에서 확인을 선택하면 [그림 7-62]과 같이 새로운 필드가 추가된다. 그림과 같이 "Expr1" 대신에 "평균진료비"라고 쓴다.

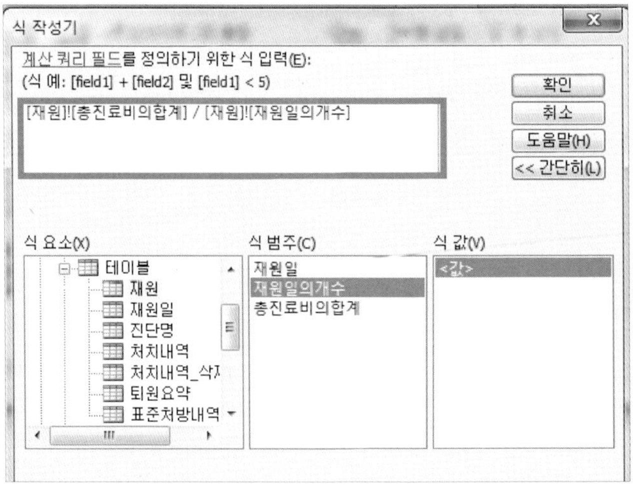

[그림 7-61]

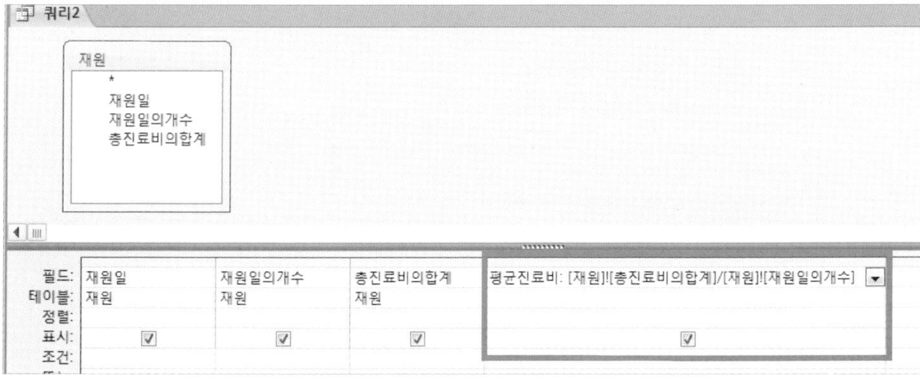

[그림 7-62]

○ 실행한 결과를 보면 [그림 7-63]과 같다.

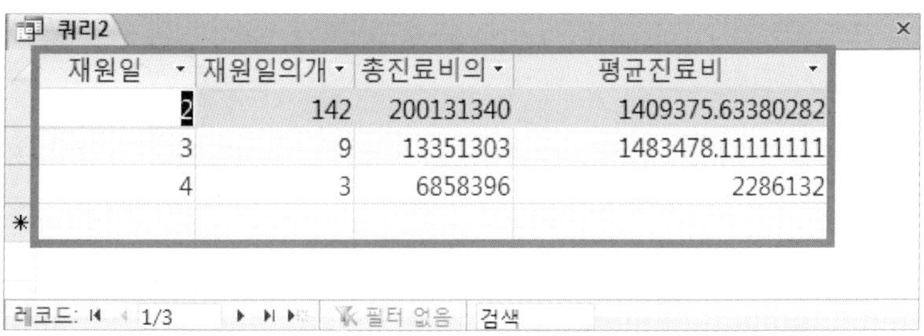

[그림 7-63]

2.8.5 함수를 사용하여 쿼리 만들기.

○ 표현식 작성기를 이용하녀 사칙연산 뿐 아니라, 날짜, 문자열, 조건문 함수를 사용할 수 있다. 이러한 함수를 사용하는 방법은 크게 표현식 작성기를 이용하는 방법과 키보드를 이용하는 방법이 있다.

○ [그림 7-64]에서처럼 표현식 작성기에 있는 함수를 이용하여 입력 할 수 있고, [그림 7-65]에서처럼 직접 필드에 입력해 주어도 된다.

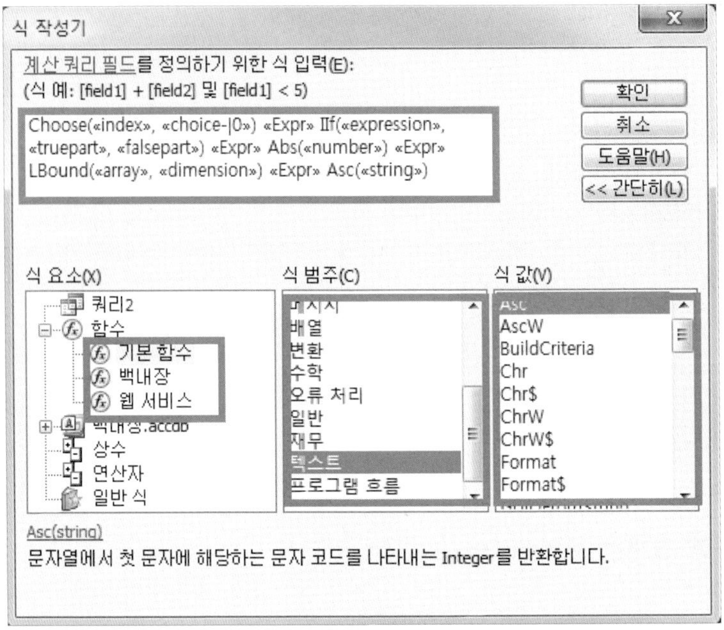
식 작성기
계산 쿼리 필드를 정의하기 위한 식 입력(E):
(식 예: [field1] + [field2] 및 [field1] < 5)
Choose(«index», «choice-|0») «Expr» IIf(«expression», «truepart», «falsepart») «Expr» Abs(«number») «Expr» LBound(«array», «dimension») «Expr» Asc(«string»)
확인
취소
도움말(H)
<< 간단히(L)
식 요소(X)
쿼리2
함수
기본 함수
백내장
웹 서비스
상수
연산자
일반 식
식 범주(C)
배열
변환
수학
오류 처리
일반
재무
텍스트
프로그램 흐름
식 값(V)
AscW
BuildCriteria
Chr
Chr$
ChrW
ChrW$
Format
Format$
Asc(string)
문자열에서 첫 문자에 해당하는 문자 코드를 나타내는 Integer를 반환합니다.

[그림 7-64]

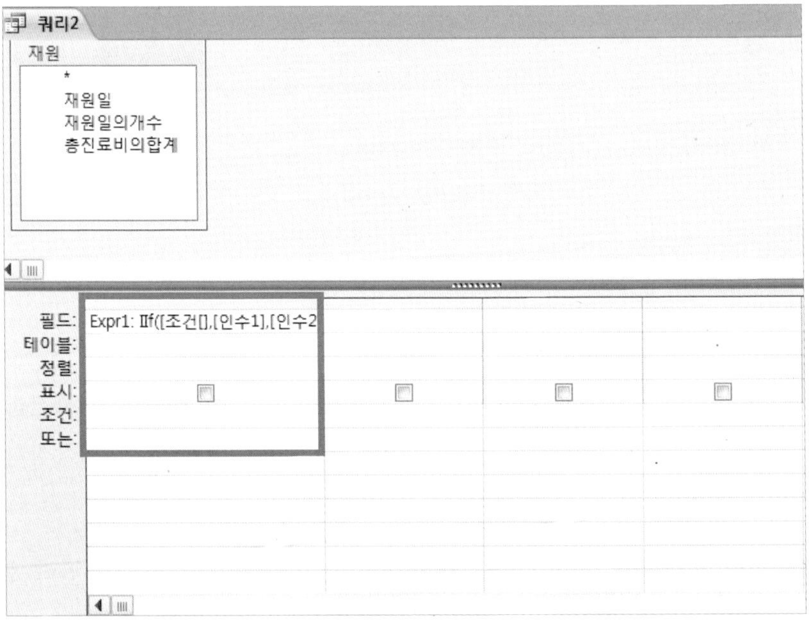
쿼리2
재원
*
재원일
재원일의개수
총진료비의합계
필드:
테이블:
정렬:
표시:
조건:
또는:
Expr1: IIf([조건[],[인수1],[인수2

[그림 7-65]

○ 함수의 종류와 의미

◆ 날짜함수

Now()	현재 날짜와 시간 표시
Date(연,월,일)	현재 날짜를 표시
Time(시,분,초)	현재 시간을 표시
Weekday(날짜)	지정된 날짜의 요일에 해당하는 숫자를 표시 요일은 1(일요일)~7(토요일)까지의 정수로 표시
Datevalue(날짜)	텍스트 형식의 날짜 형식으로 변환
Dateadd(인수1,인수2,날짜)	지정된 날짜에서 형식(년,월,일)을 지정한 값만큼 증가
Datediff(인수,날짜1,날짜2)	두 날짜 사이의 형식(년,월,일)의 경과값을 표시
Datepart(인수,날짜)	지정된 날짜에서 연도만 표시 형식은 년(Year) 월(Month),일(Day)등
Year(날짜)	지정된 날짜에서 연도만 표시
Month(날짜)	지정된 날짜에서 월만 표시
Day(날짜)	지정된 날짜에서 일만 표시
Hour(시간)	지정된 시간에서 시만 표시
Minute(시간)	지정된 시간에서 분만 표시
Second(시간)	지정된 시간에서 초만 표시
Monthname(인수)	지정한 인수를 월을 나타내는 문자열로 변환
Dateserial(연도, 월, 일)	지정된 연도, 월, 일에 해당하는 값을 날짜 형식으로 반환
Timeserial(연도, 월, 일)	지정된 시, 분, 초에 해당하는 값을 시간 형식으로 반환
Timevalue(시간)	텍스트 형식의 시간을 시간 형식으로 변환
Weekdatname(요일 번호)	요일 번호에 해당하는 요일 명을 반환

◆ Dateadd, Dareadiff, Datepart 함수의 인수

yyyy	연	w	요일
q	분기	ww	주(일년 기준)
m	월	h	시
d	일	n	분
y	일(일년 기준)	s	초

◆ 문자/숫자 처리 함수

Left(문자열, 자릿수)	왼쪽에서 주어진 자릿수 만큼 추출
Mid(문자열, 시작값, 자릿수)	시작 위치에서 주어진 자릿수 만큼 추출
Right(문자열, 자릿수)	오른쪽에서 주어진 자릿수만큼 추출
Trim(문자열)	문자열을 좌우 공백을 제거
Ltrim(문자열)	왼쪽에 있는 공백을 제거
Rtrim(문자열)	오른쪽에 있는 공백을 제거
Strcomp(문자열1, 문자열2)	문자열 1과 문자열 2를 비교하여 같으면 0, 다르면 -1을 반환
Len(문자열)	문자열 길이를 반환
Lenb(문자열)	문자열의 길이를 바이트로 반환
Lcase(문자열)	문자열을 모두 소문자로 변환
Ucase(문자열)	문자열을 모두 대문자로 변환
Replace (문자열1, 찾는문자, 문자열2)	문자열1에서 특정 문자를 문자열 2로 변경
Space(개수)	지정한 수만큼의 공백을 추가
String(개수, 문자)	문자를 지정한 수만큼 반복해서 표시
Instr(문자열, 찾는 문자)	문자열에서 특정한 문자 또는 문자열이 있는 위치를 구함
Strconv(문자열, 형식)	문자열을 지정한 형식으로 반환
Strreverse(문자열)	문자열의 문자를 역순으로 정렬하여 반환
Rnd( )	0~1 사이의 난수를 반환
Abs(인수)	인수의 절대값을 반환
Round(인수, 소수자릿수)	지정한 인수의 숫자를 지정한 자릿수로 반올림함
인수1 Mod 인수2	인수1을 인수2로 나눈 나머지를 구함

◆ 조건선택 함수

Iif(조건,인수1,인수2)	조건을 비교하여 참이면 인수1, 거짓이면 인수2 실행
Choose(인수,첫번째,두번째…)	인수가 1이면 첫번째를, 인수가 2이면 2번째를 입력한다
Switch(조건1,인수1,조건2,인수2…)	조건1을 비교하여 참이면 인수1 실행, 거짓이면 조건2 실행…

◆ 문자열 형식 변환 함수

Cdate(문자열)	날짜 형식으로 된 문자열을 날짜로 변환
Cste(인수)	숫자를 문자로 변환
Val(텍스트)	숫자로 이루어진 문자열을 숫자로 변환
Cint(인수), Clng(인수)	인수를 정수(2Byte, 4Byte)로 변환
Cbool(인수)	인수를 True 나 False로 반환
Str(인수)	인수를 문자열로 변환

◆ 자료형식 평가 함수

Isnull(인수)	인수로 지정된 값이 NULL인지의 여부를 확인
Isdate(인수)	인수로 지정된 값이 날짜 형식인지의 여부를 확인
Isnumeric(인수)	인수로 지정된 값이 숫자인지의 여부를 확인
Iserror(인수)	인수로 지정된 값이 오류인지의 여부를 확인
Isobject(인수)	인수 지정된 값이 개체 변수인지의 여부를 확인

◆ 도메인 계산 함수

Davg(인수, 도메인, 조건)	도메인에서 조건에 맞는 자료를 대상으로 지정된 인수의 평균 계산
Dsum(인수, 도메인, 조건)	도메인에서 조건에 맞는 자료를 대상으로 지정된 인수의 합계 계산
Dcount(인수, 도메인, 조건)	도메인에서 조건에 맞는 자료를 대상으로 지정된 인수의 개수 계산
Dmin(인수, 도메인, 조건)	도메인에서 조건에 맞는 자료를 대상으로 지정된 인수의 최소값 계산
Dmax(인수, 노메인, 조건)	도메인에서 조건에 맞는 자료를 대상으로 지정된 인수의 최대값 계산
Dlookup(인수, 도메인, 조건)	도메인에서 조건에 맞는 인수를 표시

○ 필드에 직접 입력하는 방법으로 함수를 이용하여 입, 퇴원날짜를 이용하여 재원일수를 구해보고, 환자의 성별, 연령을 구해보자. 백내장.accdb'파일을 불러온 뒤 쿼리를 실행하여 환자명단 테이블을 추가 시킨다.

○ 먼저 입원일자와 퇴원일자를 이용하여 재원일수를 구해보자. 환자명단 테이블에서 '입원일자'필드와 '퇴원일자'필드를 선택한다. 다음 필드에 '재원일 : 퇴원일자 - 입원일자'을 입력한다. [그림 7-66]

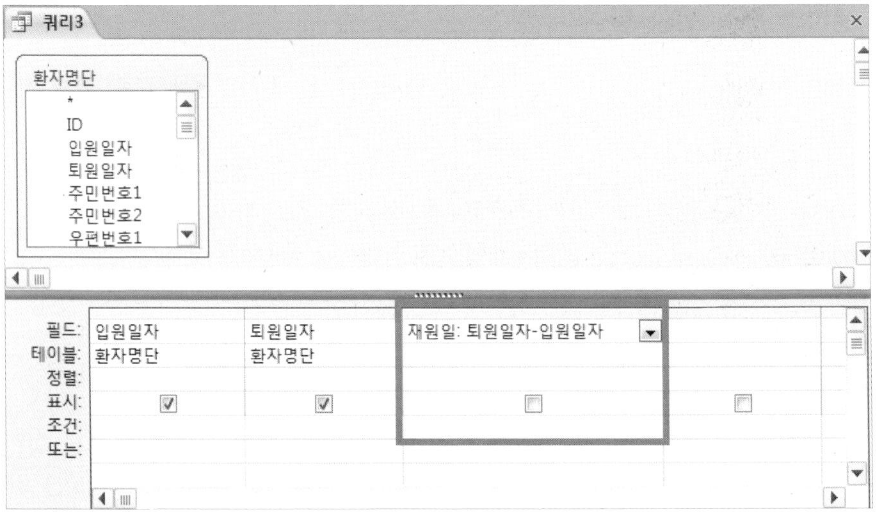

[그림 7-66]

○ 실행한 결과를 보면 [그림 7-67]과 같다.

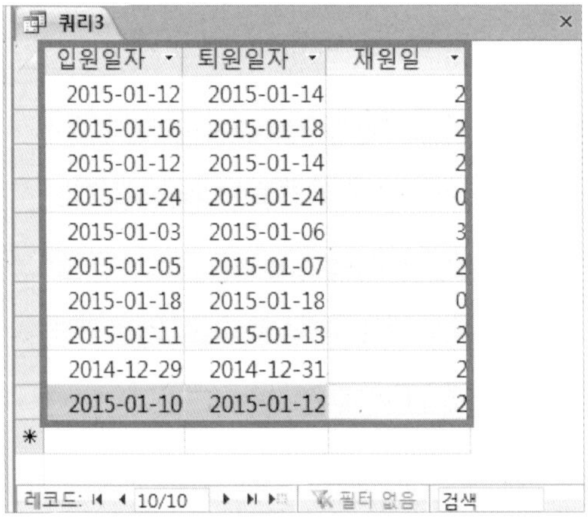

[그림 7-67]

○ 위의 화면에서 재원일 필드를 보면 0의 값이 들어 있는 것을 알 수 있다. 재원일수를 나타낼 때는 0일을 1일로 나타내므로 0의 값을 1의 값으로 바꿔 주어야 한다. 0의 값을 1의 값으로 바꿔주기 위해서는 IIF 함수식을 이용한다. [그림 7-68] ※ 재원일(수정) : IIF([재원일]=0,1,[재원일]) 입력

○ 실행한 결과를 보면 [그림 7-69]과 같다.

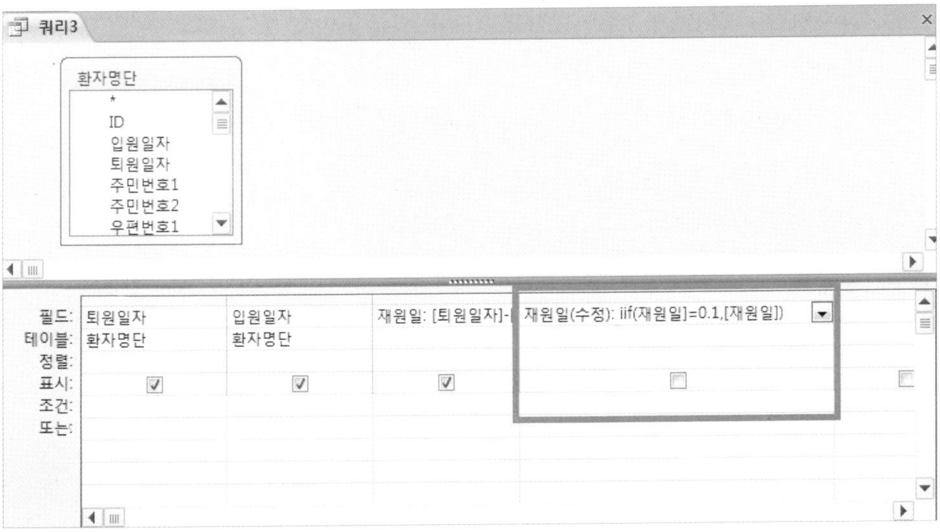

[그림 7-68]

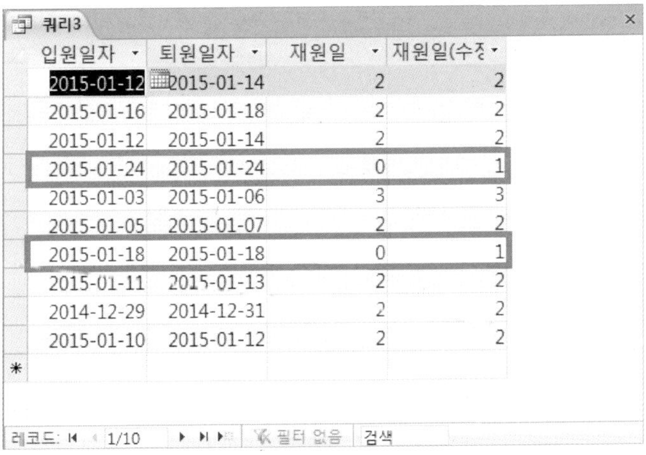

[그림 7-69]

○ 다음은 주민등록번호를 이용하여 성별과 연령을 구해보자. 쿼리를 실행하고 환자명단 테이블에서 '주민번호1'필드와 '주민번호2'필드를 선택한다.

○ 주민등록번호를 통한 성별 구하기
성별은 주민등록번호(000000-1000000)에서 뒷자리의 맨 앞 번호를 통해 알 수 있다. 1은 남자를 나타내며, 2는 여자를 나타낸다. 하지만 여기서 주의 해야 할 점은 2000년도 이후 출생자부터는 주민등록번호상 성별을 표시하는 번호가 3이 남자, 4가 여자로 바뀌었다는 점이다. 이를 참고 하여 성별을 구해보자.

○ '환자명단' 테이블의 '주민번호2'필드에는 주민번호 뒷자리의 맨 앞 번호만 입력되어 있으므로, 함수식은 다음과 같다. ※ IIF(조건, 참, 거짓) = 성별 : IIF([주민번호2]=1 Or [주민번호2]=3, "남", "여")

○ 위의 함수식을 필드명에 직접 입력해본다.

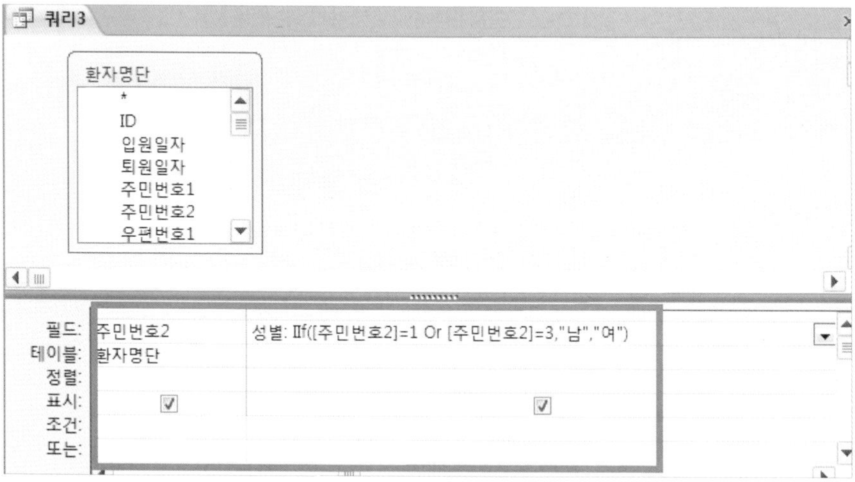

[그림 7-70]

○ 실행한 결과를 보면 [그림 7-71]와 같다.

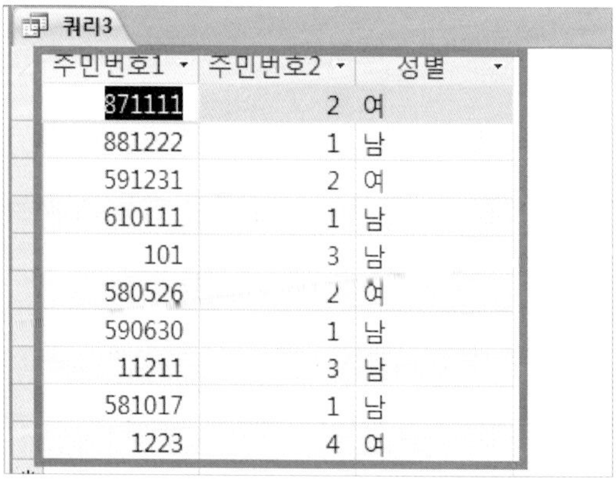

주민번호1	주민번호2	성별
871111	2	여
881222	1	남
591231	2	여
610111	1	남
101	3	남
580526	2	여
590630	1	남
11211	3	남
581017	1	남
1223	4	여

[그림 7-71]

○ 주민등록번호를 통한 연령 구하기

연령은 주민등록번호(000000-0000000)에서 출생년도를 나타내는 맨 앞 두 자리를 통해 알 수 있다. 즉, 현재 년도에서 출생년도를 빼주면 되는 것이다. 하지만 '환자명단'테이블의 '주민번호1'필드를 통해 연령을 구하는데 있어 주의해야 할 점은 '주민번호 1'필드의 데이터들이 출생년도가 2000년 이후일 경우 즉, 00, 01, 02일 경우 '주민번호1'필드의 데이터형식이 숫자로 되어 있어 0이 생략되어 나타난다는 것이다.[그림 7-72]

주민번호1 ▾	주민번호2 ▾
871111	2
881222	1
591231	2
610111	1
101	3
580526	2
590630	1
11211	3
581017	1
1223	4

[그림 7-72]

○ 이를 참고로 하여 연령을 구해보자.

○ 일단, '주민번호1'필드에는 3자리, 4자리, 5자리, 6자리로 입력된 데이터 들이 있다는 것을 파악한다. 그 뒤 3자리, 4자리는 2000년 출생자로서 년도가 생략된 것을 파악하고, 5자리는 2001년~현재까지의 출생자로서, 앞의 0이 생략된 것을 파악한다.

○ 이를 토대로 이중IIF문을 사용하여 함수식을 만든다.

※〈IIF(조건1,조건1의 참,IIF(조건2, 조건2의 참,거짓))〉 연령 : IIF ([주민번호1]〈10000,16-0, IIF([주민번호1]〈100000,16-Left([주민번호1],1),116-Left([주민번호1],2)))

○ 위의 함수식을 필드명에 직접 입력해본다.

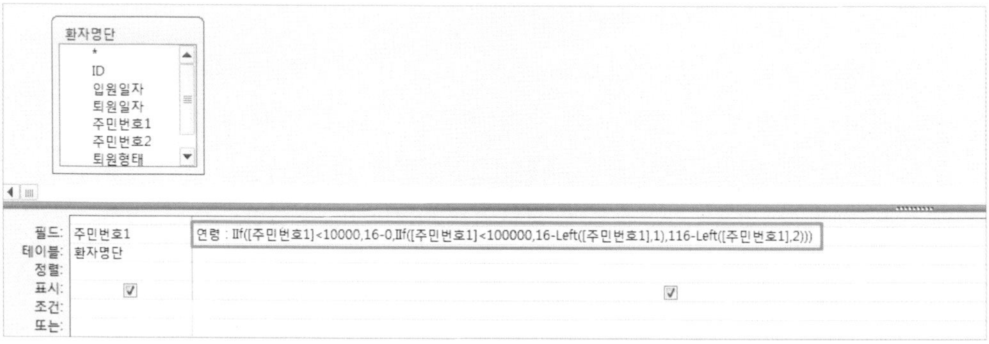

[그림 7-73]

○ 실행한 결과를 보면 [그림 7-74]와 같다.

환자명단 | 쿼리2 | 쿼리3 | 쿼리4

주민번호1	주민번호2	연령
871111	2	29
881222	1	28
591231	2	57
610111	1	55
101	3	16
580526	2	58
590630	1	57
11211	3	15
581017	1	58
1223	4	16

[그림 7-74]

○ 재원일수, 성별, 연령을 구하는 함수식은 위의 예 뿐만 아니라 다양한 함수식을 통해 구할 수 있으므로, 함수에 대해서 더 공부하길 바란다.

2.9 SQL의 활용

SQL(Structured Query Language)이란 관계형 DB를 처리하기 위해 고안된 언어로 자체의 문법을 갖는 DB의 표준 언어이다. SQL은 데이터에 어떻게 접근하고 조작할 것인지를 정확하게 기술해야 하는 'C'나 'COBOL'과 달리 비구조적 언어로서 사용자는 그 작업이 어떻게 실행되는 지와 관계없이 단지, 무슨 데이터를 검색, 변환하려는 지만 생각하면 된다.

쿼리를 만드는 방법은 디자인 창에서 디자인하여 실행할 수 있고, SQL문을 이용하여 직접 입력하여 작성할 수 있다. 모든 쿼리 디자인 보기에서 작성하는 쿼리도 SQL 문장으로 변환할 수 있고 직접 SQL문을 입력해서 작성한 쿼리도 디자인 보기를 실행하면 디자인보기로 작성이 된다.

SQL에서 기본적으로 사용하는 구문은 아래와 같다.

구문	내용
CREATE	테이블이나 인덱스를 작성한다.
ALTER	테이블에 필드를 추가하거나 인덱스를 추가한다.
DROP	테이블이나 인덱스를 삭제한다.
SELECT	지정한 테이블에서 데이터(레코드)를 추출한다.
INSERT	지정한 테이블에 데이터(레코드)를 추가한다.
UPDATE	지정한 테이블의 레코드 값을 변경한다.
DELETE	지정한 테이블의 레코드 값을 삭제한다.
TRANSFORM	크로스 탭 쿼리를 작성한다.
FROM	지정한 테이블에서 필드를 선택한다.
GROUP BY	SELECT구문에서 지정한 필드의 값이 동일한 레코드를 결합해서 그룹을 설정한다.
HAVING	SELECT구문에서 지정한 필드들을 이용해서 GROUP BY안에 그룹으로 설정한 조건을 지정한다.
ORDER BY	SELECT구문이나 INSERT 구문에서 지정한 필드를 오름차순이나 내림차순으로 정렬을 지정한다.
IN	원격 데이터베이스의 연결을 설정하거나 접속할 수 있는 외부 데이터베이스 테이블을 식별한다.
PROCEDURE	쿼리의 이름을 정의한다.
WHERE	FROM에서 지정한 테이블에서 추출할 레코드의 조건을 지정한다.

2.9.1 SQL 문장 활용하기

SQL은 ANSI(American National Standard Institute)에서 정한 관계형 데이터베이스 표준언어이다. 데이터 유형 등과 같은 극히 일부분을 제외하고는 SQL은 DBMS 종류에 관계없이 표준화되어 있어 SQL로 작성된 명령어들은 상이한 DBMS에서 호환이 가능하다. 따라서 Access 환경에서 작성된 SQL 명령어의 대부분은 Oracle에서도 사용이 가능하다.

일반적으로 Access 애플리케이션 환경에서는 QBE(Query By Example) 라는 도구를 사용해서 작성되는데, 앞에서 실습한 쿼리가 바로 모두 QBE를 통해서 작성한 것이다. QBE는 풀다운 목록 등을 사용하여 쉽게 작성되며, 일단 만들어진 쿼리는 SQL명령어로 번역되는데, QBE로부터 번역된 SQL명령어는 Jet엔진에서만 실행가능하고 다른 관계형 데이터베이스에서는 사용할 수 없다는 단점이 있다. 따라서 이 장에서는 QBE를 사용하여 쿼리를 작성하지 않고 SQL명령어를 사용하여 쿼리를 작성하고자 한다. 또한 보건정보관리자로서 서버나, 웹 상에서 필요한 자료를 사용하기 위해서는 SQL문을 이해하고 작성하는 것이 필요하다. 앞의 단원에서 했던 쿼리의 예를 참고하여 SQL문을 익혀보자.

2.9.2 쿼리 선택하기

○ SELECT 문

```
SELECT 필드명1, 필드명2, 필드명3 FROM 테이블명 WHERE 조건;
```

필드명1과 필드명2를 구별하기 위해 콤마(,)가 쓰이며 쿼리는 보통 세미콜론(;)으로마친다.

실제로 디자인 보기에서 쿼리를 실행한 다음 SQL 문장을 살펴보도록 하자

○ '7장 백내장.accdb'를 실행한다. 쿼리 개체를 선택한 다음 [디자인보기에서 새 쿼리 만들기]를 선택한 뒤 [진단명]테이블을 추가한 다음 'ID', '입원일자', '일련번호'를 선택하는 쿼리이다. [그림 7-75], 쿼리4에서 오른쪽 마우스 버튼을 클릭하여 [SQL 보기]를 선택한다. [그림 7-76].

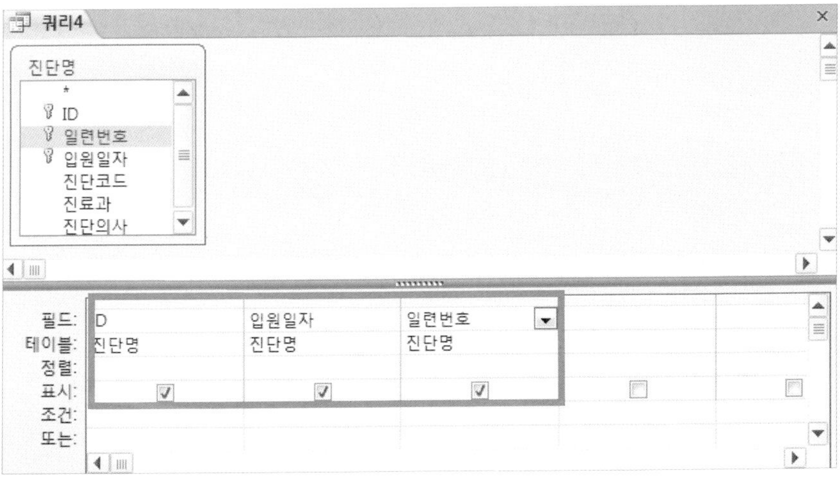

[그림 7-75]

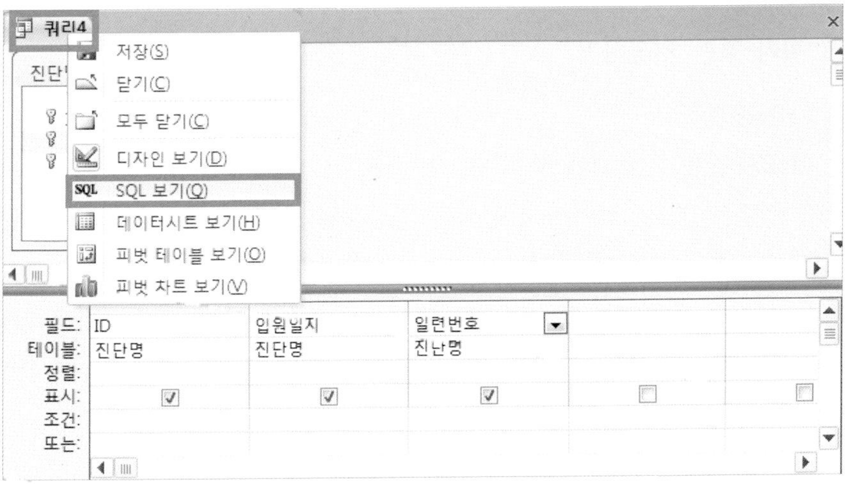

[그림 7-76]

○ [그림 7-77]와 같이 디자인보기에서 작성한 쿼리를 SQL문으로 변환된 것을 볼 수 있다.

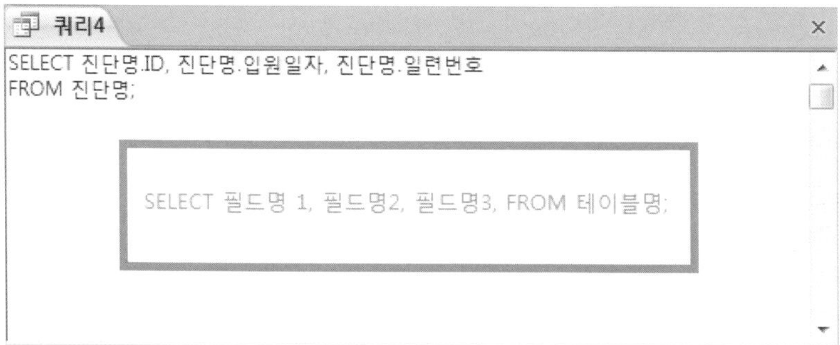

[그림 7-77]

2.9.3 쿼리 조건 지정하기

○ WHERE절

WHERE절은 FROM에서 지정한 테이블에서 추출할 레코드의 조건을 지정하는 절로서 조건지정에서 사용되는 연산자의 종류는 쿼리에서 사용되는 비교연산자, 논리 연산자와 같다.

단, SQL을 작성하는 데 있어서 WHERE절에서 문자열을 찾고자 할 때는 문자열을 반드시 작은 따옴표('')안에 적어 주어야 하며, 영문은 대, 소문자를 구별해서 입력하여야 한다.

○ WHERE절의 비교연산자.

[그림 7-78] 는 '진단명' 테이블에서 '일련번호'가 1인 데이터를 선택하고자 하는 쿼리 이며, [그림 7-79]은 디자인보기에서 작성한 쿼리를 SQL문으로 변환한 것이다.

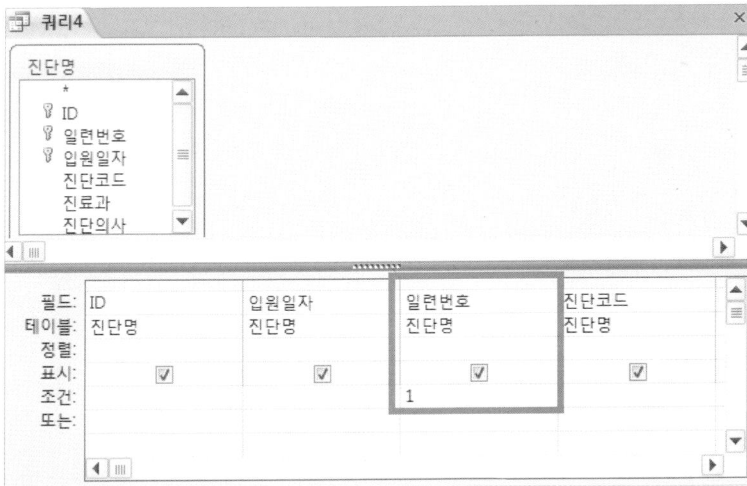

[그림 7-78]

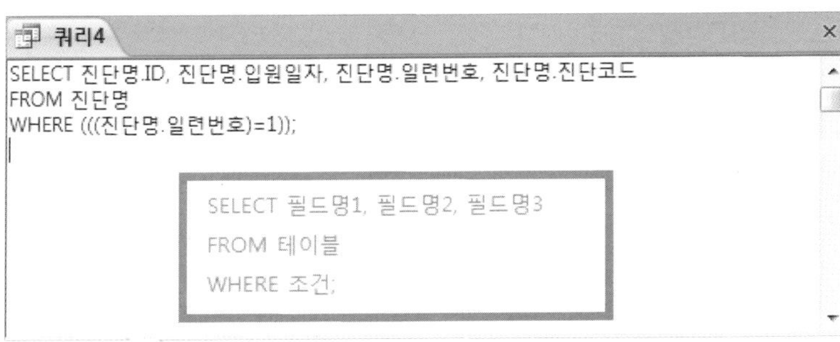

[그림 7-79]

○ WHERE절의 논리연산자.

[그림 7-80] 은 '진단명' 테이블에서 '일련번호'가 1이고, '진단의사'가 '김춘삼'인 데이터를 조회하고자 하는 쿼리 이며, [그림 7-81]는 디자인보기에서 작성한 쿼리를 SQL문으로 변환한 것이다.

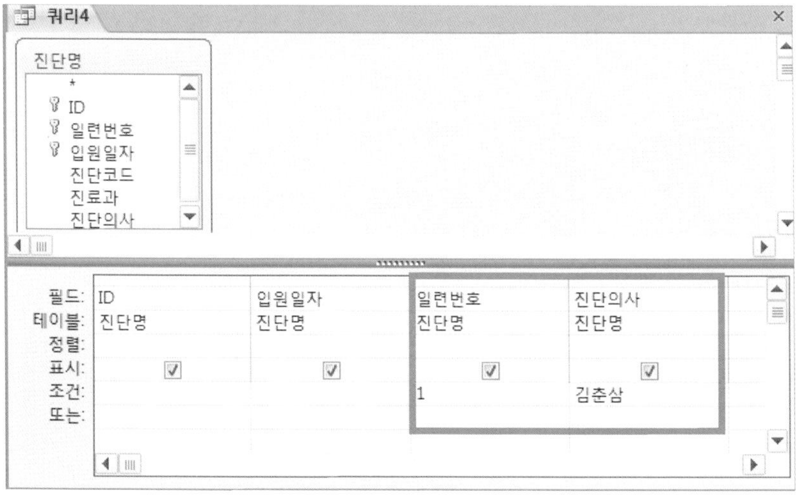

[그림 7-80]

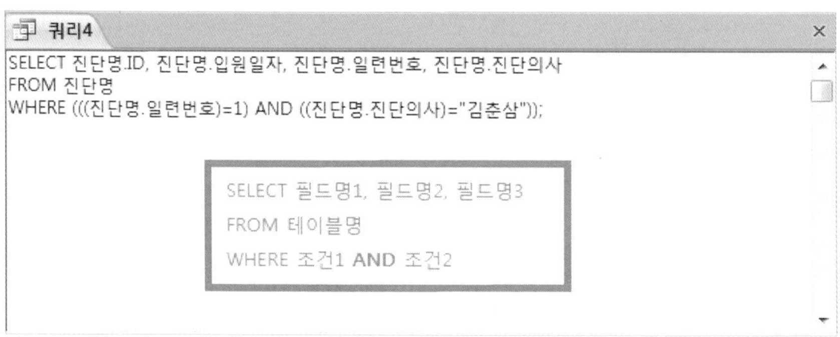

[그림 7-81]

○ [그림 7-82] 은 '진단명' 테이블에서 '진단의사'가 '김춘삼' 이거나 '홍길동'인 데이터를 조회하고자 하는 쿼리 이며, [그림 7-83]는 디자인보기에서 작성한 쿼리를 SQL문으로 변환한 것이다.

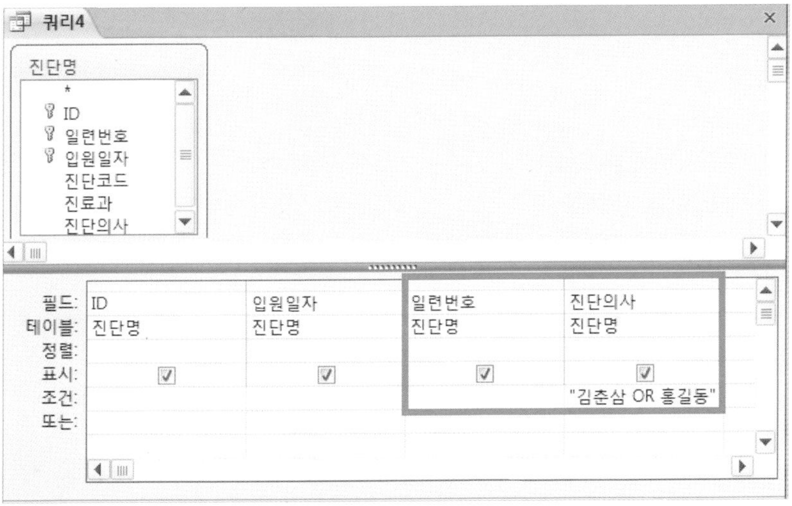

[그림 7-82]

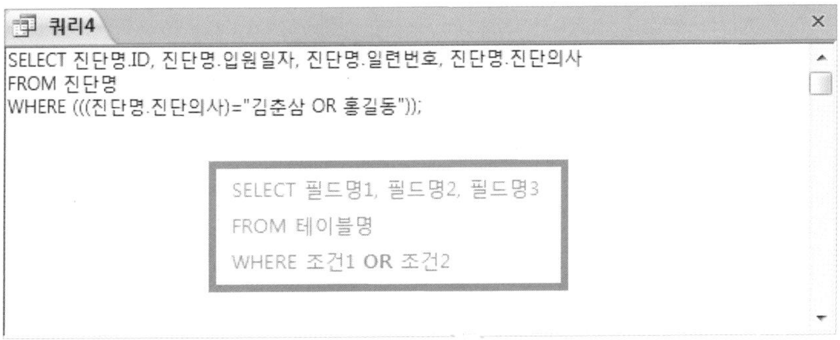

[그림 7-83]

2.9.4 쿼리 정렬하기

○ ORDER BY 문

ORDER BY문은 SELECT구문이나 INSERT 구문에서 지정한 필드를 오름차순이나 내림차순으로 정렬하는 구문이다. SQL문에서 오름차순 정렬은 ASC 지정어를 내림차순 정렬은 DESC 지정어를 사용하며 ORDER BY절 뒤에 오름차순이나 내림차순 지정어를 입력하지 않으면 자연적으로 오름차순으로 정렬되어서 결과를 출력한다.

○ [그림 7-84] 는 '퇴원요약'테이블에서 '재원일'이 높은 순으로 '총진료비'가 낮은 순으로 정렬하여 출력하는 쿼리이며, [그림 7-85]은 디자인보기에서 작성한 쿼리를 SQL문으로 변환한 것이다.

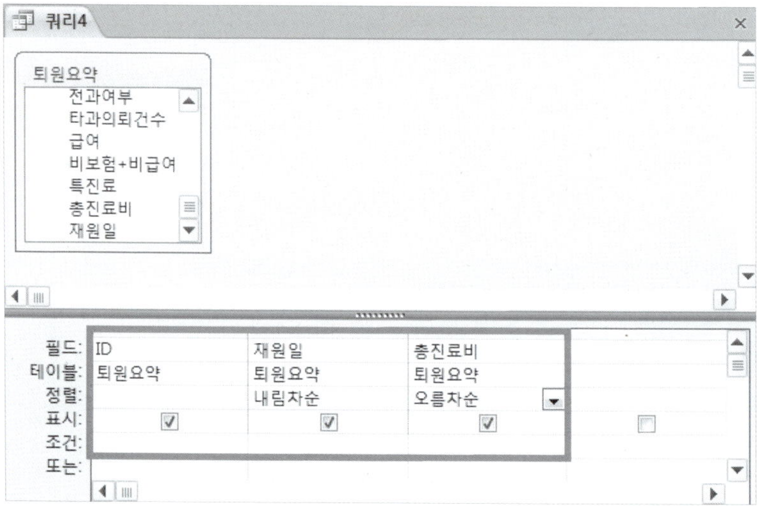

[그림 7-84]

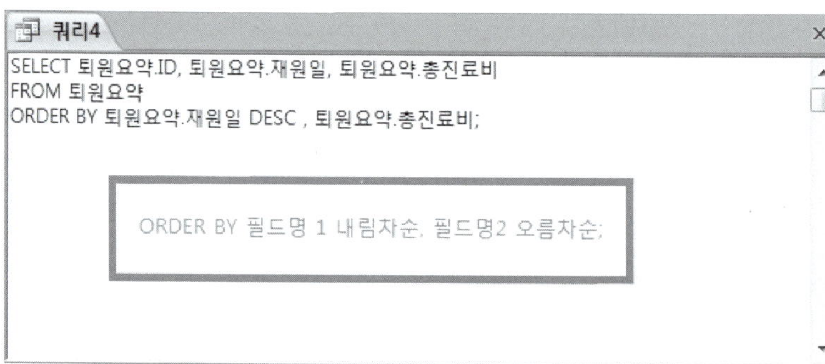

[그림 7-85]

2.9.5 업데이트 쿼리

○ UPDATE 문

UPDATE 테이블명 SET 필드명=새로운 데이터값 WHERE 조건;

○ [그림 7-86] 은 ‘진단명’테이블에서 ‘진료과’의 내용을 “OT” 대신에 “안과”로 업데이트하는 쿼리이며, [그림 7-87]은 디자인보기에서 작성한 쿼리를 SQL문으로 변환한 것이다.

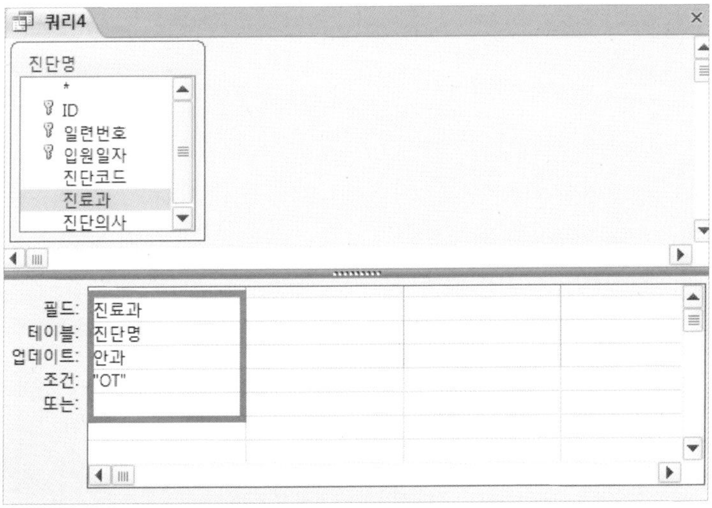

[그림 7-86]

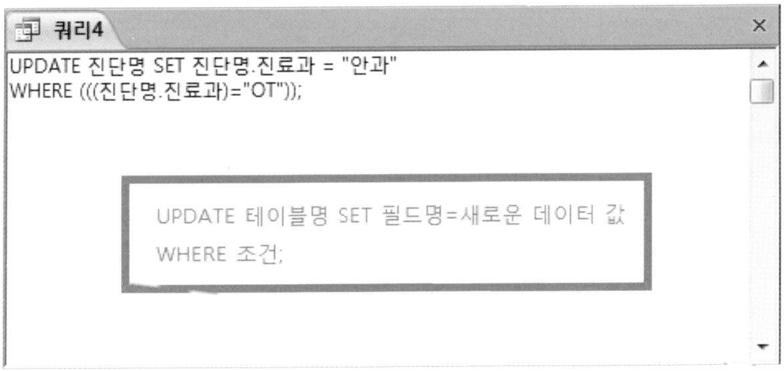

[그림 7-87]

2.9.6 삭제 쿼리

○ DELETE 문

DELETE 필드명 FROM 테이블명 WHERE 조건;

○ [그림 7-88] 는 '처치내역' 테이블에서 '수술/처치의사명'의 내용 중 '유지태'에 관련된 내용을 삭제하는 쿼리이며, [그림 7-89]은 디자인보기에서 작성한 쿼리를 SQL문으로 변환한 것이다.

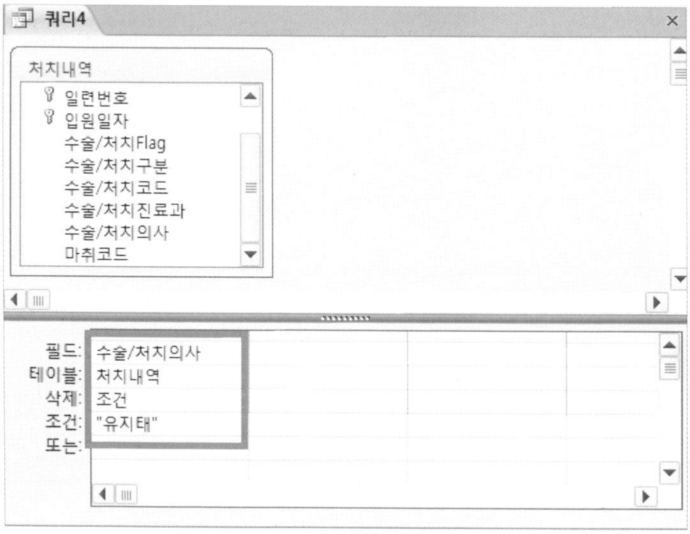

[그림 7-88]

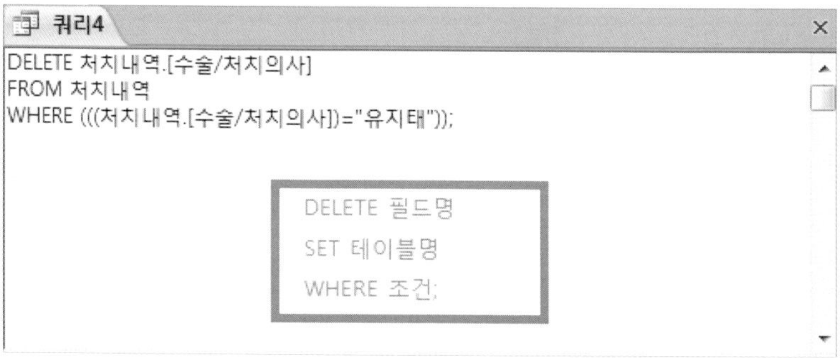

[그림 7-89]

2.9.7 그룹 함수 쿼리

○ 그룹 함수

그룹함수는 앞에서 다루었던 합계 쿼리(상단메뉴에서 합계아이콘(Σ)를 SQL문으로 나타낼 때 입력해야 되는 함수이다. SQL의 그룹함수는 다음과 같으며, 그룹함수의 일반적인 형식은 함수이름(필드명)이다.

함수	내용
AVG	숫자 필드의 평균값을 나타낸다.
COUNT	레코드의 개수를 나타낸다.
MAX	숫자 필드의 최대값을 나타낸다.
MIN	숫자 필드의 최소값을 나타낸다.
SUM	숫자 필드의 합을 나타낸다.

○ [그림 7-90] 은 '진단명'테이블의 의사별 진료환자수의 쿼리이며, [그림 7-91]는 디자인보기에서 작성한 쿼리를 SQL문으로 변환한 것이다.

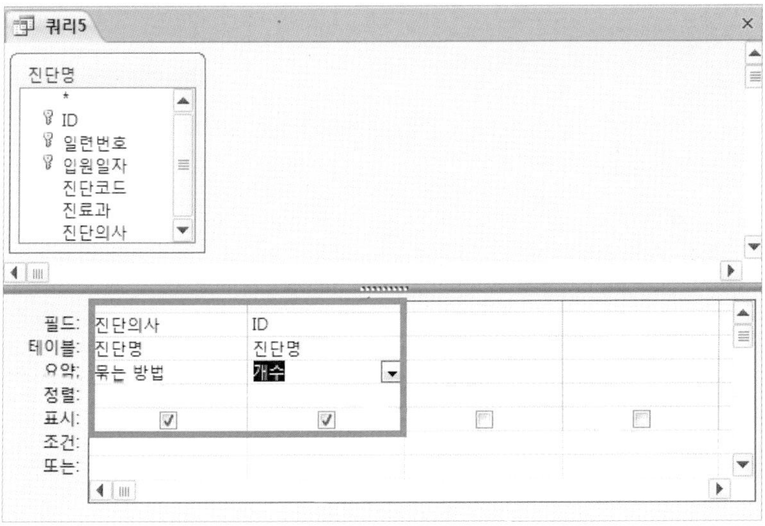

[그림 7-90]

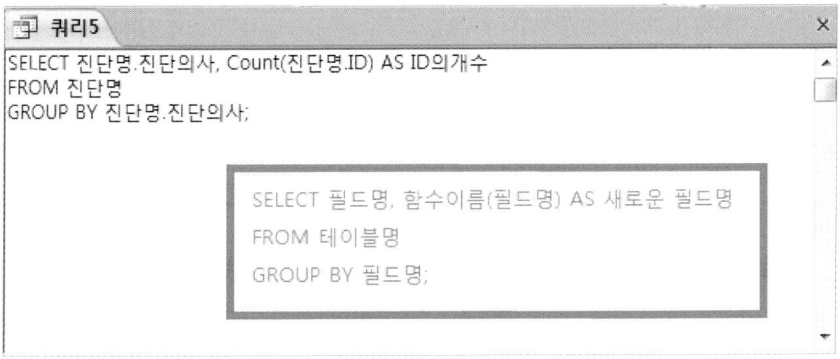

[그림 7-91]

○ AS : 새로이 생성될 필드에 필드명을 붙쳐주는 SQL문의 지정어로서 위의 그림에서 AS ID의개수 라 입력되어 'ID의개수'라는 새로운 필드 안에 Count (진단명.ID)의 실행결과를 나타내게 된다.

○ GROUP BY : SELECT구문에서 지정한 필드의 값이 동일한 레코드를 결합해서 그룹을 설정하는 구문으로 위의 그림에서는 GROUP BY 진단의사로 입력되어 진단의사명으로 그룹화 시켜서 결과를 나타내게 된다.

○ [그림 7-92] 은 표현식 작성기를 이용하여 일당진료비를 얻기 위한 쿼리이며, [그림 7-93]는 디자인보기에서 작성한 쿼리를 SQL문으로 변환한 것이다.

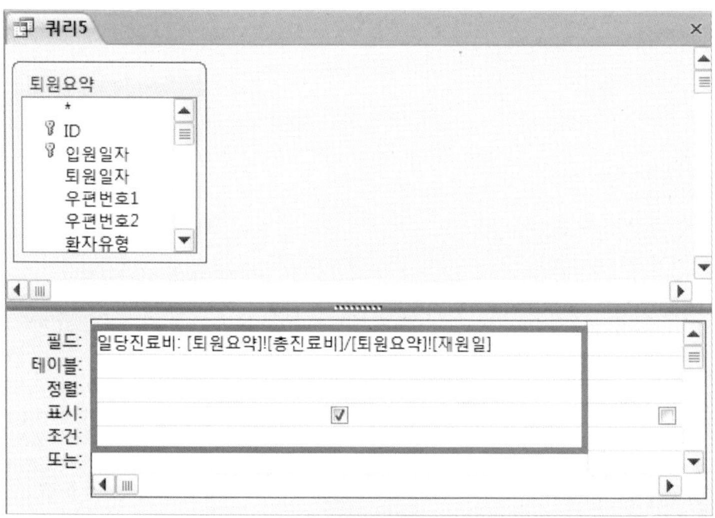

[그림 7-92]

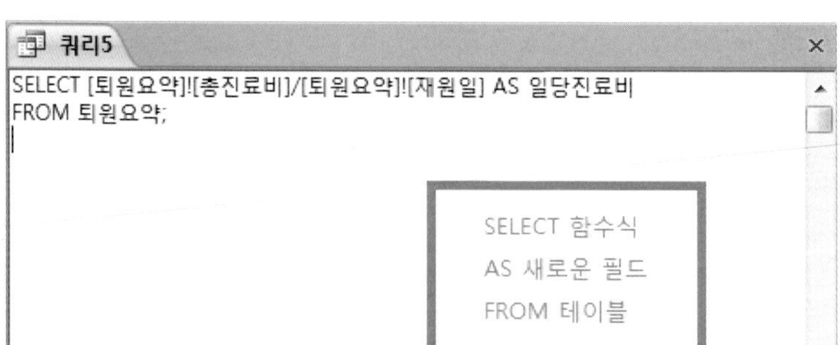

[그림 7-93]

2.9.8 조인하여 쿼리 만들기

○ [그림 7-94] 는 '진단명'테이블과 '퇴원요약'테이블을 내부조인하여 '진단명' 테이블의 'ID', '퇴원일자', '진단코드', '진단의사' 필드와 '퇴원요약'테이블의 '재원일', '총진료비' 필드를 선택한 쿼리이며, [그림 7-95]은 디자인보기에서 작성한 쿼리를 SQL문으로 변환한 것이다.

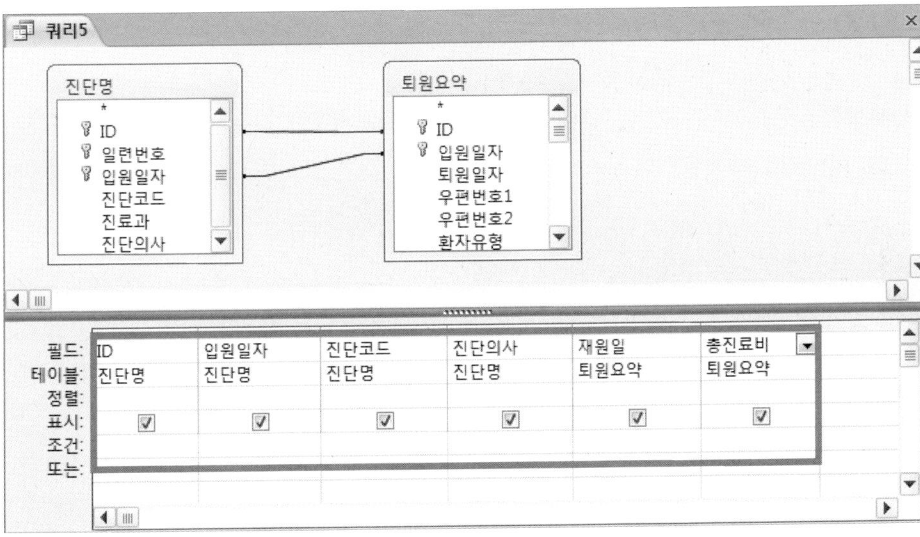

[그림 7-94]

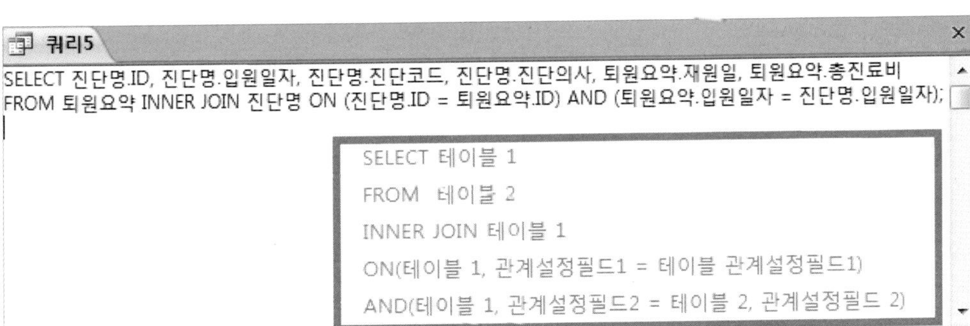

[그림 7-95]

♣ 연 습 문 제 ♣

01 유방암.accdb 에서 '상병명' 테이블을 선택한 다음 일련번호가 '1' 이 아닌 것을 '삭제 쿼리'를 이용하여 삭제하시오.

02 유방암.accdb에서 '유방암환자기본정보' 테이블을 선택한 다음 '성별 "여"을 "F"로 업데이트 쿼리'를 사용하여 업데이트 하시오.

03 유방암.accdb에서 '유방암기본정보' 테이블을 선택한 다음 퇴원일과 입원일 필드를 이용하여 재원일수를 구한 후 업데이트 쿼리를 이용하여 재원일수 '0'을 '1'로 바꿔주시오.

04 유방암,accdb에서 '투약처방내역' 테이블을 선택한 다음 'ID', '일련번호' '입원일자', '처방일자', '처방코드, 처방명' 필드를 선택하고 다음 '연습1'이라는 쿼리로 저장한 후 다음의 쿼리를 실행하시오.

1) 입원일자가 '2015-01-01' 이전에 입원한 환자의 처방 데이터를 추출하시오.
2) 일련번호가 '1'인 처방데이터를 추출하시오

05 유방암.accdb에서 상병명 Table을 선택한다.
일련번호가 '1'인 것을 골라 주상병 테이블을 만든나.
주 상병 테이블의 각 상병코드 개수를 구하라

06 폐암.accdb 에서 '상병명' 테이블을 선택한 다음 일련번호가 '1' 이 아닌 것을 '삭제 쿼리'를 이용하여 삭제하시오.

07 폐암.accdb에서 '환자기본정보' 테이블을 선택한 다음 '성별 "남"을 "M"으로 "여" 를 "F"로 업데이트 쿼리'를 사용하여 업데이트 하시오.

08 폐암.accdb에서 '환자기본정보' 테이블을 선택한 다음 퇴원일과 입원일 필드를 이용하여 재원일수를 구한 후 업데이트 쿼리를 이용하여 재원일수 '0'을 '1'로 바꿔주시오.

09 폐암.accdb에서 '투약처방내역' 테이블을 선택한 다음 'ID', '일련번호' '입원일자', '처방일자', '처방코드, 처방명' 필드를 선택하고 '연습1'이라는 쿼리로 저장한 다음, 다음의 쿼리를 실행하시오.

1) 입원일자가 '2016-03-01' 이전에 입원한 환자의 처방 데이터를 추출하시오.
2) 일련번호가 '1'인 처방데이터를 추출하시오

10 폐암.accdb에서 상병명 Table을 선택한다.

1) 일련번호기 '1'인 것을 골라 주상병 테이블을 만든다.
2) 주 상병 테이블의 각 상병코드 개수를 구하라

11 허혈성심장질환.accdb 에서 '상병명' 테이블을 선택한 다음 일련번호가 '1' 이 아닌 것을 '삭제 쿼리'를 이용하여 삭세하시오.

12 허혈성심장질환.accdb에서 '환자기본정보' 테이블을 선택한 다음 '성별 "남"을 "M"으로 "여" 를 "F"로 업데이트 쿼리'를 사용하여 업데이트 하시오.

13 허혈성심장질환.accdb에서 '환자기본정보' 테이블을 선택한 다음 퇴원일과 입원일 필드를 이용하여 재원일수를 구한 후 업데이트 쿼리를 이용하여 재원일수 '0'을 '1'로 바꿔주시오.

14 위에서 만든 재원일수를 이용하여 성별로 재원일의 평균을 구하시오

15 허혈성심장질환.accdb에서 '투약처방내역' 테이블을 선택한 다음 'ID', '일련번호' '입원일자', '처방일자', '처방코드, 처방명' 필드를 선택하고 '연습1'이라는 쿼리로 저장한 다음, 다음의 쿼리를 실행하시오.

1) 처방일자가 '2015-01-15' 이후인 처방 데이터를 추출하시오.

2) 일련번호가 '1'이 아닌 처방데이터를 추출하시오

16 허혈성심장질환.accdb에서 상병명 Table을 선택한다.

1) 일련번호가 '1'인 것을 골라 주상병 테이블을 만든다.

2) 주 상병 테이블의 각 상병코드 개수를 구하라

제8장

폼 만들기

이제까지는 테이블이나 쿼리를 이용해서 데이터를 입력, 수정, 조회 할 수 있었다. 하지만 사용자가 좀 더 편리하게 데이터를 사용하고, 관리하기 위해서는 폼이라는 개체를 이용할 수 있는데 폼은 사용자와 대화를 나누고, 사용자의 응답에 따라 필요한 작업을 수행하며, 그 결과 값을 사용자에게 보여주는 역할을 담당한다. 대개 이러한 것을 사용자 인터페이스(user interface)라고 부른다. 폼을 사용하게 되면 테이블에서는 확인 할 수 없었던 사진, 동영상, 차트 등의 OLE 개체를 사용할 수 있다. 폼에서도 마법사를 이용해서 쉽고 보기 좋게 폼을 만들 수 있다.

1. 폼의 종류

○ 폼에도 다양한 종류가 있고, 폼마다 특성과 기능이 약간씩 차이가 있다.

1.1 폼

진단명
진단명
ID
1
일련번호
1
입원일자
2015-01-12
진단코드
H280
진료과
안과
진단의사
김춘삼
레코드: 1/280
필터 없음
검색

[그림 8-1]

○ 가장 일반적으로 많이 쓰이는 컬럼 형식으로 한 화면에 하나의 레코드가 표시된다. 완성된 폼에서 디자인보기를 선택해서 그 형식을 수정할 수 있다.

1.2 여러 항목 폼

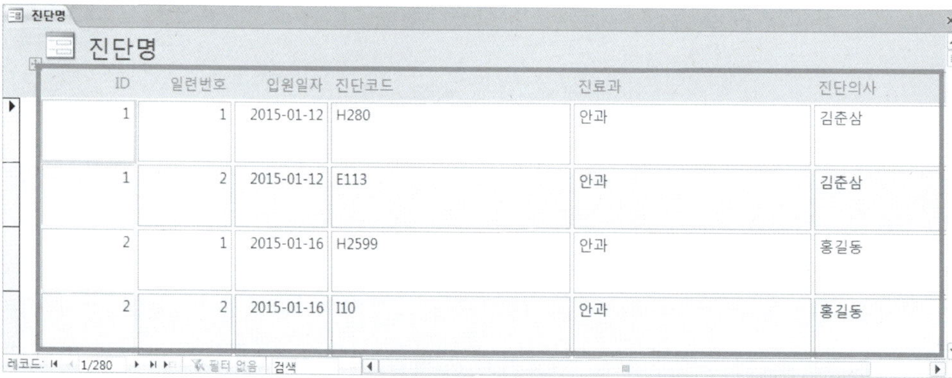

ID	일련번호	입원일자	진단코드	진료과	진단의사
1	1	2015-01-12	H280	안과	김춘삼
1	2	2015-01-12	E113	안과	김춘삼
2	1	2015-01-16	H2599	안과	홍길동
2	2	2015-01-16	I10	안과	홍길동

[그림 8-2]

○ 여러 항목 형식의 폼은 [그림 8-2]에서와 같이 위쪽에 필드명이 표시되고 그 밑으로 행 단위로 레코드의 정보를 보여준다. 한 화면에 여러 레코드가 표시되어서 한번에 많은 데이터를 볼 수 있다는 장점이 있지만, 데이터가 많은 경우는 우측 이동줄을 이용해야 하는 불편함이 있다.

1.3 데이터 시트 형식 폼

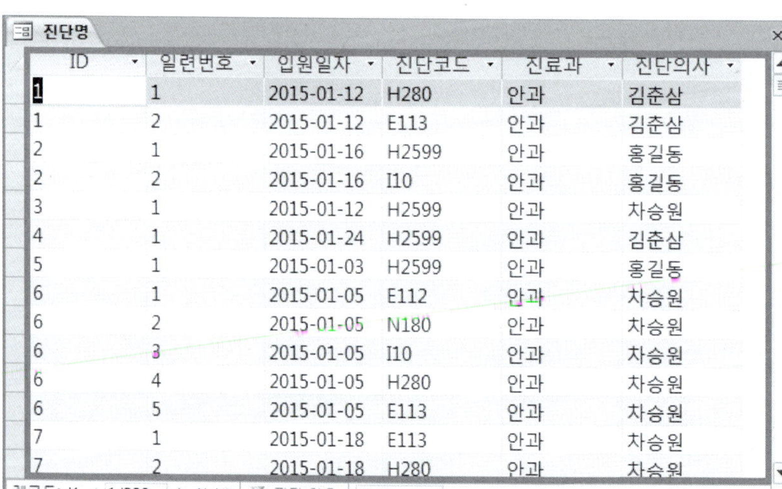

ID	일련번호	입원일자	진단코드	진료과	진단의사
1	1	2015-01-12	H280	안과	김춘삼
1	2	2015-01-12	E113	안과	김춘삼
2	1	2015-01-16	H2599	안과	홍길동
2	2	2015-01-16	I10	안과	홍길동
3	1	2015-01-12	H2599	안과	차승원
4	1	2015-01-24	H2599	안과	김춘삼
5	1	2015-01-03	H2599	안과	홍길동
6	1	2015-01-05	E112	안과	차승원
6	2	2015-01-05	N180	안과	차승원
6	3	2015-01-05	I10	안과	차승원
6	4	2015-01-05	H280	안과	차승원
6	5	2015-01-05	E113	안과	차승원
7	1	2015-01-18	E113	안과	차승원
7	2	2015-01-18	H280	안과	차승원

[그림 8-3]

○ 데이터 시트 형식의 폼은 테이블이나 쿼리에서 데이터 시트보기를 했을 때와 같은 형식의 폼이다. 보통 다중 폼을 사용할 때 하위 폼으로 많이 사용된다.

1.4 피벗테이블 형식 폼

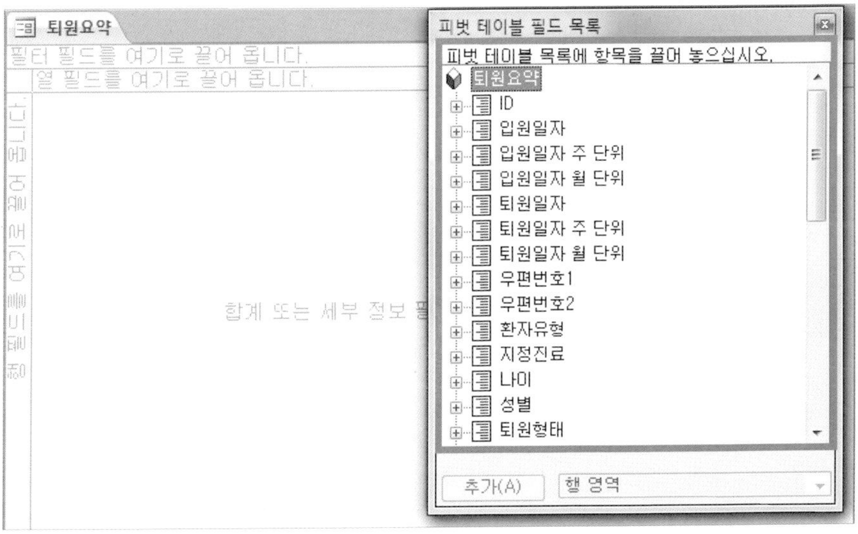

[그림 8-4]

○ 피벗테이블 형식의 폼은 주로 통계형식의 데이터를 조회하거나 확인할 때 이용되며, 데이터의 형식이 가로, 세로 값으로 나올 수 있는 필드들로 구성되어야 한다. 예를 들면, '과별 의사별 평균 재원일수' 등이다. 피벗 테이블 형식의 폼은 피벗 차트 형식으로도 나타낼 수 있다.

2. 마법사를 이용한 폼 만들기

마법사를 시작하는 방법은 먼저 상단 메뉴의 [만들기]-[폼]영역-[폼 마법사]순서로 들어갈 수 있다.

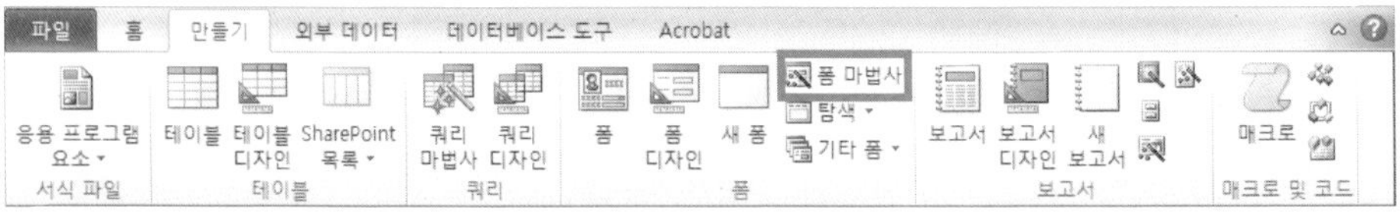

[그림 8-5]

○ [폼 마법사] 창이 활성화 되면, 테이블로 '진단명'을 선택하고 [확인]을 선택한다.

○ 원하는 필드를 '〉', '〉〉'를 이용하여 선택한다. 다른 테이블의 필드를 참조 할 수도 있다. [그림 8-6]

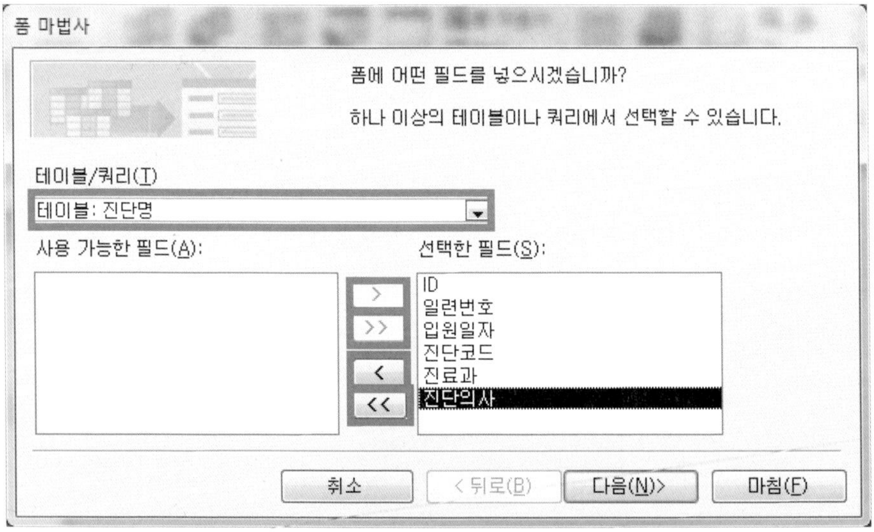

[그림 8-6]

○ 폼의 형식을 선택할 수 있는데 자세한 형식은 [그림 8-1 ~ 8-3]을 참조한다. 특정항목을 선택하면 왼쪽영역에서 실제 만들 폼의 윤곽을 미리 볼 수 있다. 여기서는 일반적인 '열 형식'을 쓴다[그림 8-7].

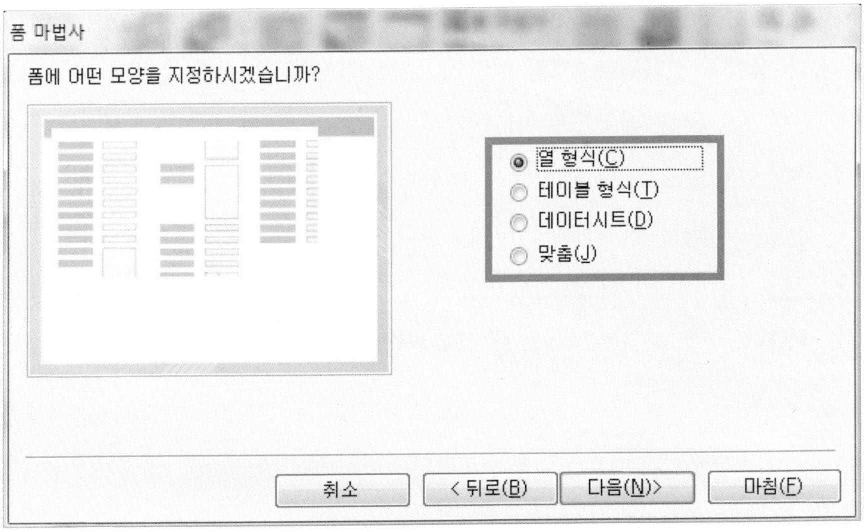
폼 마법사
폼에 어떤 모양을 지정하시겠습니까?
열 형식(C)
테이블 형식(T)
데이터시트(D)
맞춤(J)
취소
< 뒤로(B)
다음(N)>
마침(F)

[그림 8-7]

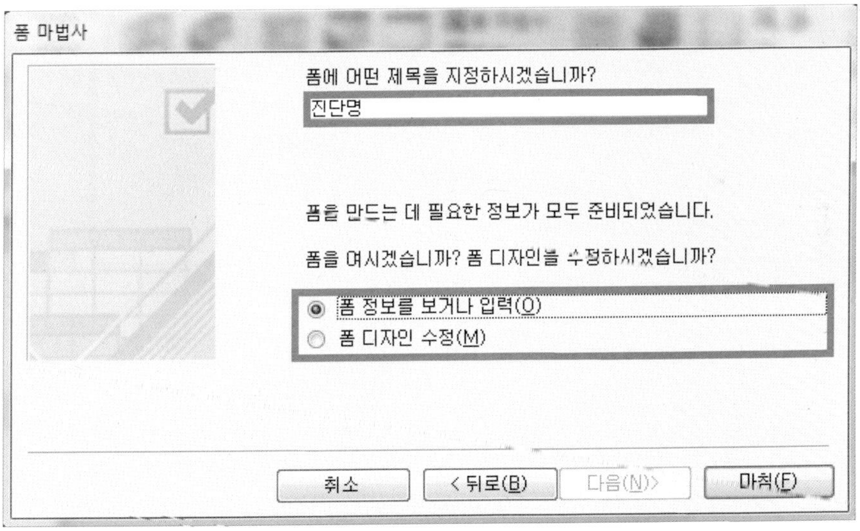
폼 마법사
폼에 어떤 제목을 지정하시겠습니까?
진단명
폼을 만드는 데 필요한 정보가 모두 준비되었습니다.
폼을 여시겠습니까? 폼 디자인을 수정하시겠습니까?
폼 정보를 보거나 입력(O)
폼 디자인 수정(M)
취소
< 뒤로(B)
다음(N)>
마침(F)

[그림 8-8]

○ 마지막 단계에서 폼의 이름을 정한 다음 [마침]을 선택하면 [그림 8-9]과 같은 결과 창이 활성화된다. 그림 하단에 보면 레코드를 이동할 수 있는 버튼이 있다.

 - 처음 레코드로 이동한다.

 - 앞으로 한 레코드씩 이동한다. PageUp키도 같은 효과

 - 뒤로 한 레코드씩 이동한다. PageDown키도 같은 효과

 - 마지막 레코드로 이동한다.

 - 새 레코드 추가 시 사용된다.

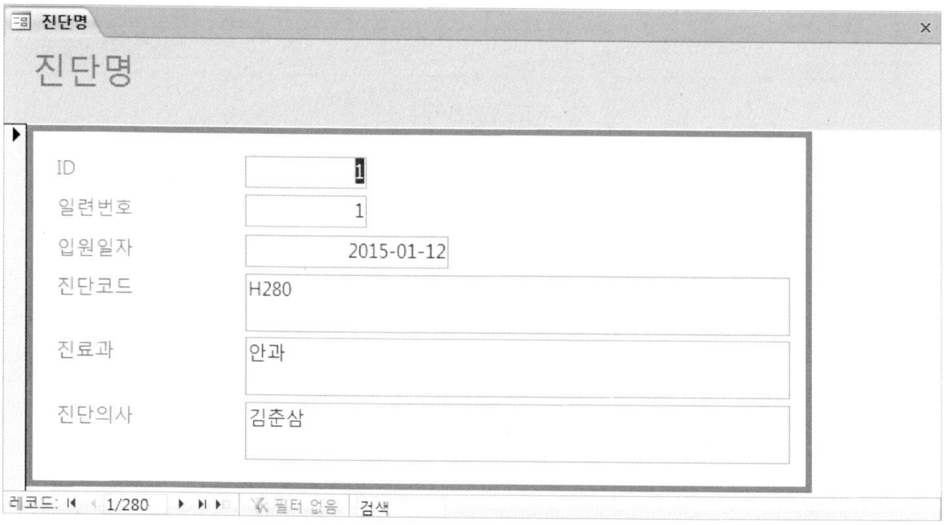

[그림 8-9]

3. 디자인 보기에서 새 폼 만들기

○ 상단 [만들기] 탭에서 [폼 디자인]을 선택한다.

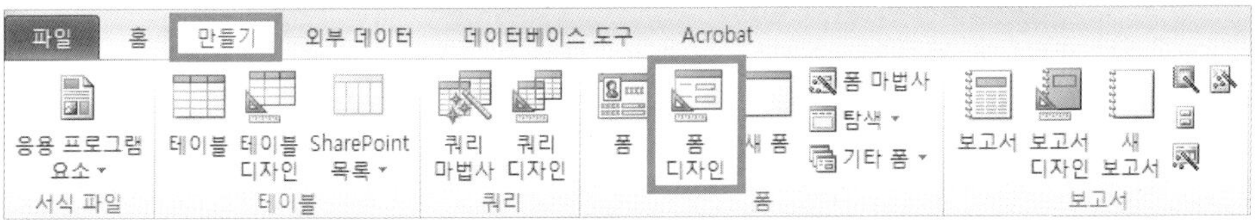

[그림 8-10]

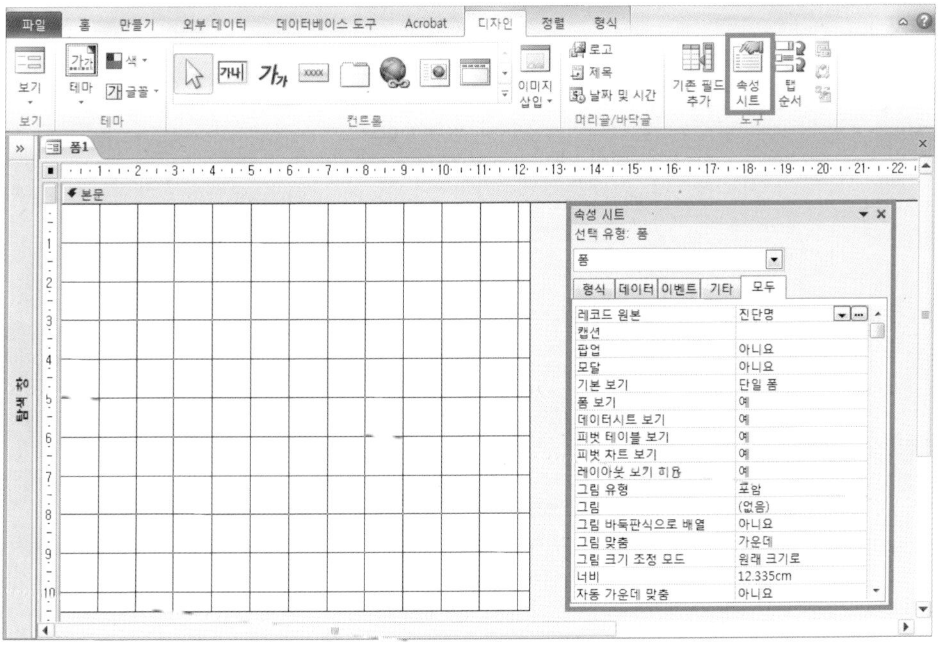

[그림 8-11]

○ [폼 작업]창이 활성화 될 것이다. 디자인보기에서 새 폼 만들기를 선택한 경우는 [필드목록]상자가 활성화 되지 않는다. 상단 단축아이콘 메뉴에서도 사용할 수 없는 상태가 되어진다. 이것은 처음 디자인 보기를 실행하면 아직 폼의 원본으로 사용할 데이터를 연결하지 않은 상태이므로 필드 목록을 보여줄 수 없기 때문이다. 폼에 사용할 데이터 원본을 선택하려면 [속성시트]아이콘을 클릭하여 [속성시트]창을 활성화 시킨다. [모두]탭을 클릭하여 [레코드원본]을 선택

한 다음 연결할 대상을 정한다. 여기서는 [진단명]테이블을 선택한다. 레코드 원본을 정하게 되면 필드목록 단축아이콘을 사용할 수 있게 된다. [속성시트] 창은 그 해당 [작업폼]의 등록정보를 모두 가지고 있다. 여기서 세부적인 조건을 설정할 수 있다.

○ [필드목록] 상자에서 원하는 필드를 드래그하여 폼 본문 영역에 위치시킨다. '레이블컨드롤'은 필드이름에 해당되는 것이고, '입력란컨트롤' 영역은 필드의 내용이 보여지는 곳이다.

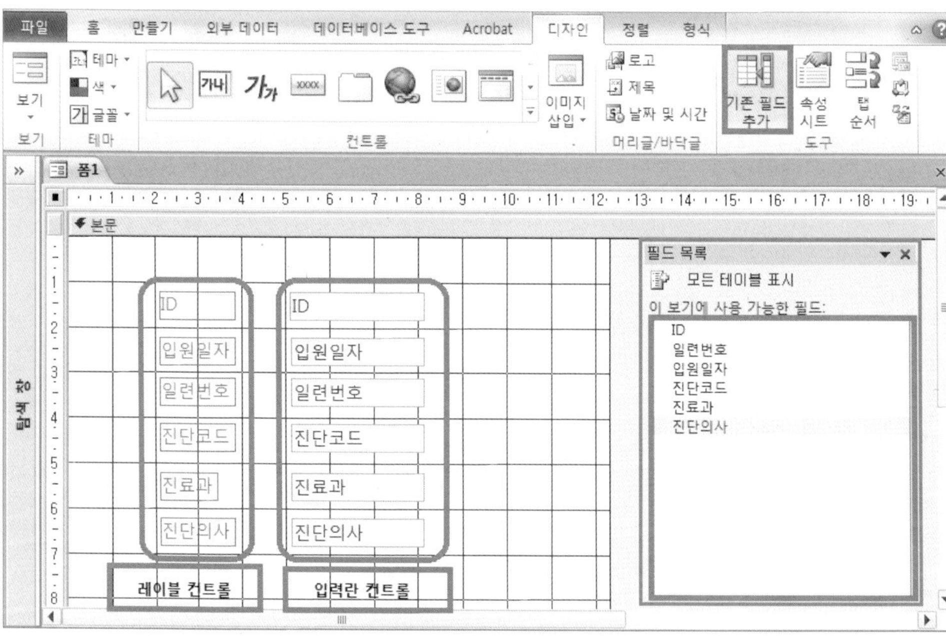

[그림 8-12]

○ 드래그 되어 기본적으로 만든 폼을 수정하기 전에 [보기]-[폼 보기]( ) 아이콘을 눌러 실행한 결과를 본다. 기본적으로 폼의 형태는 갖추었지만 많은 부분에 수정이 필요함을 느낄 것이다.

○ 컨트롤 크기조절 - 컨트롤의 크기를 조절하려면 다시 '디자인보기'로 돌아와서 수정하기를 원하는 필드를 선택한 다음 모서리 부분에 마우스를 가져 다 놓으면 화살표가 나온다. 여기서 마우스를 누른 상태로 드래그를 하면 원하는

크기를 조절할 수 있다. '레이블 컨트롤'과 '입력란 컨트롤'은 각각 크기를 정해 주어야 한다.

○ 컨트롤 이동 - 컨트롤을 이동할 때는 필드를 선택한 다음 선택한 필드의 외곽선 위에 마우스를 갖다 놓으면 손바닥 모양이 생기는데 이 때 마우스를 드래그하면 레이블컨트롤과 입력란 컨트롤이 같이 이동된다. 각각 컨트롤을 이동하고자 할 때에는 각 컨트롤의 좌측상단의 모서리에 마우스를 놓으면 손바닥 모양과 비슷한 손가락 모양의 아이콘이 생길 때 이것을 드래그하면 각각의 컨트롤을 이동시킬 수 있다.

○ 컨트롤 전체선택 - 전체 드래그 된 필드들을 [Ctrl]키를 이용하여 전체선택 하거나, 마우스로 컨트롤이 없는 빈 영역을 드래그하면 회색의 사각형 상자가 나타난다. 여기서 마우스에서 손을 떼면 이 상자에 접한 여러 컨트롤을 한꺼번에 선택할 수 있다.

○ 컨트롤 수직정렬 - 이렇게 선택된 컨트롤들을 손쉽게 정렬하는 방법이 있다. 정렬 하고자 하는 컨트롤들을 선택한 다음 선택된 컨트롤 위에서 오른쪽 마우스 버튼을 클릭한 다음 [맞춤]-[왼쪽]을 클릭한다[그림 8-13].

○ 컨트롤 간격정렬 - 컨트롤 간의 간격정렬은 손으로 할 수 있지만 미세한 조정은 쉬운 일이 아니다. 이것은 도구를 사용하여 손쉽게 할 수 있는 방법이 있다. 정렬하고자 하는 컨트롤들을 선택한 나음 상단메뉴에서 [정렬]-[크기/공간]-[세로간격 같음]순으로 실행한다. 동등하게 만든 컨트롤들이 너무 좁거나 넓은 경우는 [세로간격 같음]대신에 [세로간격 넓게] 또는 [세로간격 좁게]를 선택한디[그림 8-14].

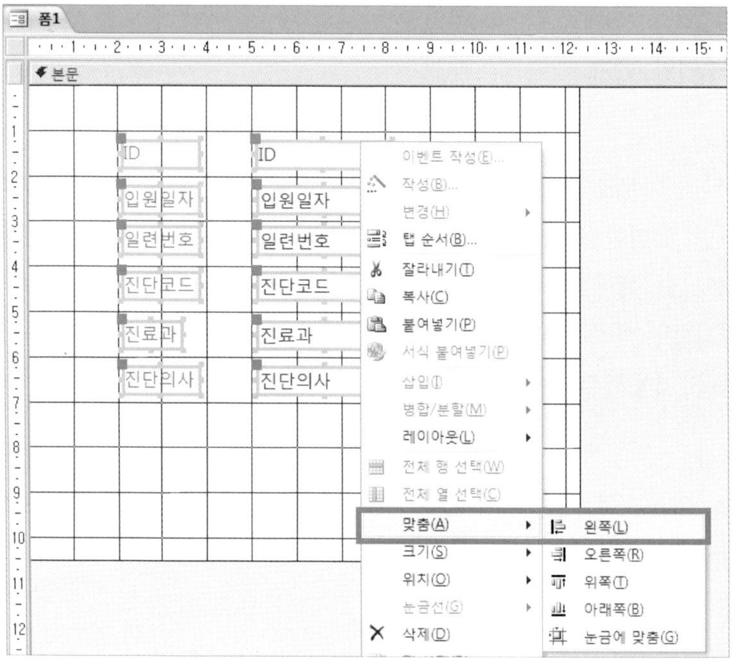
폼1
본문
ID
입원일자
일련번호
진단코드
진료과
진단의사
이벤트 작성(E)...
작성(B)...
변경(H)
탭 순서(B)...
잘라내기(T)
복사(C)
붙여넣기(P)
서식 붙여넣기(P)
삽입(I)
병합/분할(M)
레이아웃(L)
전체 행 선택(W)
전체 열 선택(C)
맞춤(A)
크기(S)
위치(O)
눈금선(G)
삭제(D)
왼쪽(L)
오른쪽(R)
위쪽(T)
아래쪽(B)
눈금에 맞춤(G)

[그림 8-13]

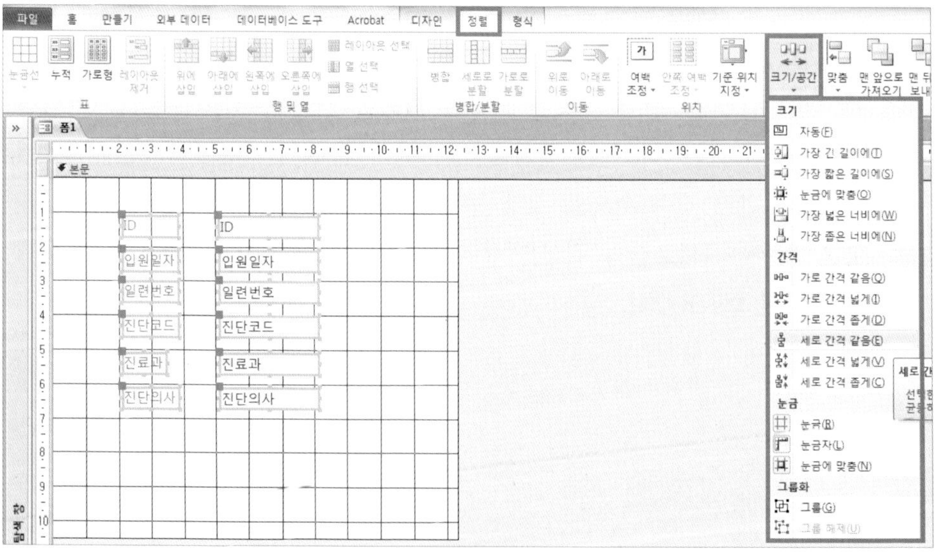
파일
홈
만들기
외부 데이터
데이터베이스 도구
Acrobat
디자인
정렬
형식
크기/공간
맞춤
크기
자동(F)
가장 긴 길이에(T)
가장 짧은 길이에(S)
눈금에 맞춤(O)
가장 넓은 너비에(W)
가장 좁은 너비에(N)
간격
가로 간격 같음(Q)
가로 간격 넓게(I)
가로 간격 좁게(D)
세로 간격 같음(E)
세로 간격 넓게(V)
세로 간격 좁게(C)
눈금
눈금(R)
눈금자(L)
눈금에 맞춤(N)
그룹화
그룹(G)
그룹 해제(U)
폼1
본문
ID
입원일자
일련번호
진단코드
진료과
진단의사

[그림 8-14]

3.1 형식 도구 모음

○ 폼을 좀 더 보기 좋게 꾸미기 위해서 배경색, 글꼴, 특수효과 등의 다양한 서식을 사용할 수 있다. [형식 도구 모음]을 이용하여 폼과 컨트롤의 모양을 간편하게 변화시킬 수 있다. 형식 도구모음은 엑셀과 동일하다.

○ 개체 ( ) - 폼에 있는 각각의 컨트롤에 대한 명칭이 나열되어 간단한 목록단추에 있는 항목을 선택하면 작업폼에 있는 해당컨트롤이나 폼을 선택하는 것과 같은 효과를 가진다.

○ 글꼴 (맑은 고딕 (본문)) - 선택한 폼이나 컨트롤에 대한 글꼴을 표시하고, 수정할 수 있다.

○ 글꼴크기 (11) - 컨트롤에 표시되는 글꼴의 크기를 나타낸다.

○ 굵게, 기울임꼴, 밑줄 (가 가 간) - 컨트롤에 표시되는 글자에 대해서 유형을 선택할 때 사용된다.

○ 왼쪽맞춤, 가운데맞춤, 오른쪽맞춤 ( ) - 컨트롤에 표시되는 데이터를 정렬하는데 사용된다.

○ 채우기/배경색( ) - 폼과 컨트롤에 대한 배경색을 지정할 때 사용된다. 오른쪽의 작은 화살표를 클릭하면 배경색 종류가 표시된다.

○ 글꼴/문자색(가) - 컨트롤에 표시되는 글자의 색을 지정하는데 사용된다.오른쪽의 작은 화살표를 클릭하면 글자 색 종류가 표시된다.

○ 선/테두리 색(도형 윤곽선) - 컨트롤의 외곽신의 색을 지정하는데 사용된다. 오른쪽 작은 화살표를 클릭하면 테두리 색의 종류가 표시된다.

○ 선/테두리 두께(선 두께(L)) - 컨트롤의 외곽선 테두리 두께를 지정하는데 사용된다. 오른쪽 작은 화살표를 클릭하면 테두리/선 두께의 종류가 표시된다.

○ 도형효과(도형 효과) - 컨트롤 테두리에 대한 특수효과를 지정하는데 사용된다. 오른쪽 작은 화살표를 클릭하면 특수효과 종류가 표시된다.

3.2 속성 창을 이용한 서식결정

서식에 대한 내용은 위와 같이 단축 아이콘을 사용할 수 있고, [속성 시트]창을 사용하여 서식을 설정할 수도 있다[그림8-15].

○ 각 컨트롤에는 각각의 속성을 가진다. 작업 중 원하는 속성 창을 잘 선택하여 작업에 혼란이 오는 일이 없도록 주의한다.

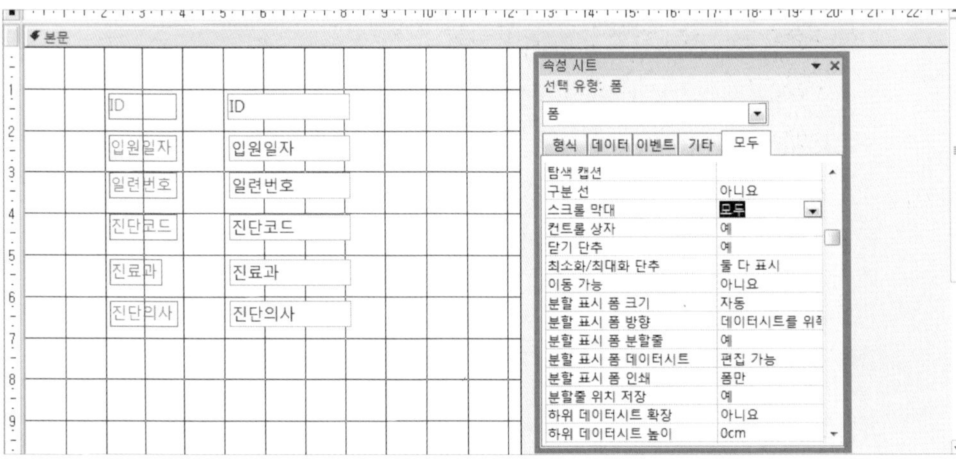

[그림 8-15]

3.2.1 컨트롤 사용과 금지

일반적으로 ID같이 사용자가 입력할 수 없도록 활성화 되지도 않고, 선택 할 수도 없게 만들려면 속성 창에 있는 [사용]속성을 [아니오]로 전환한다. 그리고 활성은 되고 조회만 할 수 있도록 만드는 것이 속성 창에 있는 [잠금]속성을 사용하는 것이다. 이것은 주민등록번호처럼 사용자가 데이터를 읽을 수는 있고 고칠 수는 없게 하는 기능이다.

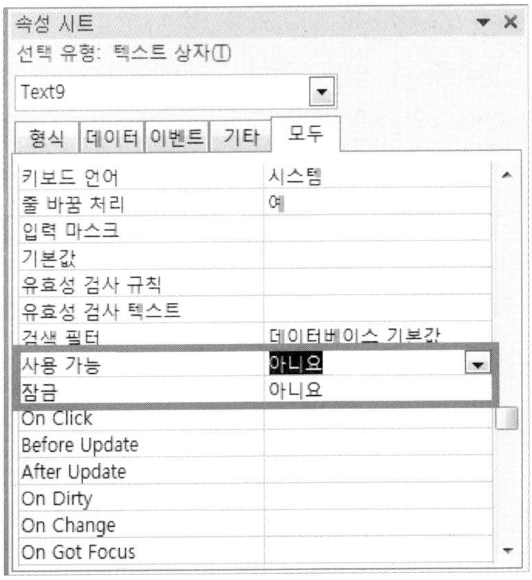

[그림 8-16]

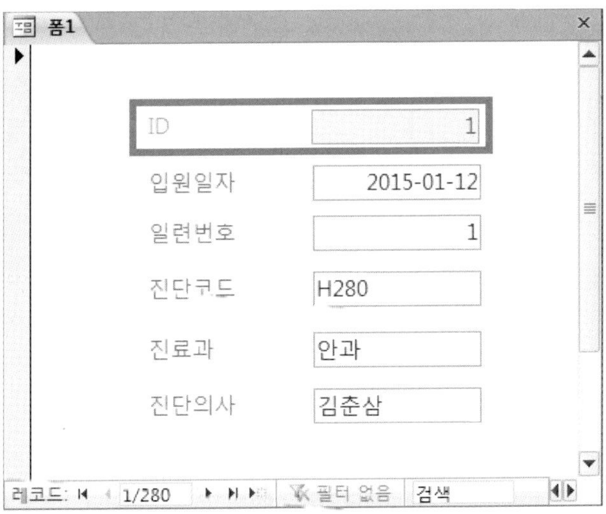

[그림 8-17]

3.3 탭 순서 지정하기

일반적으로 폼을 이용해 데이터를 입력하다 보면 컨트롤 사이를 이동하면서 데이터를 입력하는 경우가 대부분이다. 그러나 만들어진 폼과 주어진 데이터의 순서가 다를 경우에는 [Tab]키나 [Shift+Tab]키를 이용하여 앞뒤로 자주 옮겨 다니면서 데이터를 입력하기란 정말 불편한 일이다.

이렇게 단순히[Tab]키를 사용하여 사용되지 않는 컨트롤을 건너 뛰거나, 데이터의 순서에 따라 탭의 순서를 정할 수 있다. 상단 메뉴에서 [디자인]-[탭 순서]를 선택한다.

사용자가 원하는 순서대로 필드를 끌어다 순서를 정한다. [확인]을 선택한 다음 [디자인보기]로 가서 [Tab]를 눌러 탭의 순서를 확인한다.

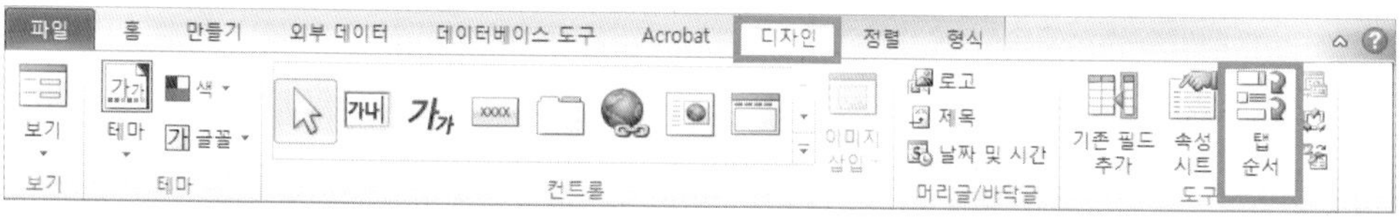

[그림 8-18]

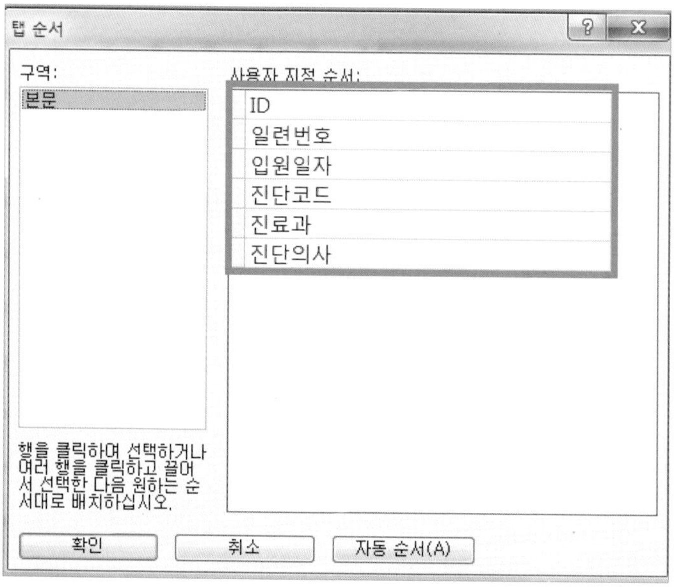

[그림 8-19]

3.4 컨트롤 활용하기

폼을 디자인할 때 여러 가지 컨트롤들이 있으며, 이들을 [디자인]탭에 모아 놓았다. 컨트롤에 대해서 간단히 알아보자.

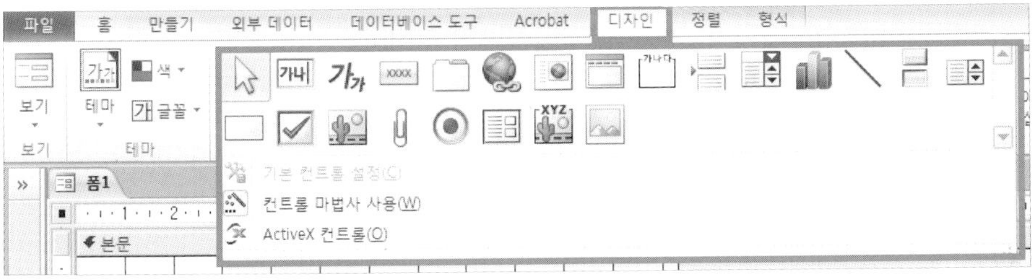

○ 선택: 화면상의 컨트롤 또는 개체들을 선택하거나 이동하고 그 크기 등을 조절할 때 사용한다.

○ 컨트롤 마법사: 도구상자의 각종 도구들을 사용할 때 컨트롤 마법사가 실행되어 손쉽게 원하는 컨트롤을 작성할 수 있도록 해준다. 마법사 단추가 눌러져 있으면 도구상자의 각 도구를 사용할 때 마법사 기능을 이용할 수 있고, 마법사 단추가 눌러져 있지 않으면 마법사 기능은 수행되지 않는다.

○ 가가 레이블 : 폼이나 보고서에서 제목이나 표제 등의 문자열을 나타낼 때 사용한다.

○ 가나 텍스트상자: 특정 데이터를 표시할 때 사용한다.

○ 옵션 그룹: 원하는 몇 개의 옵션에서 하나만을 골라 값을 입력시키거나 나타낼 때 사용한다. 선택적인 값들을 표시하기 위해 확인란이나 옵션 단추 또는 전환 단추와 함께 사용된다.

○ 토글 단추: 폼이나 보고서에 전환 단추를 작성하여 [예/아니오] 값을 나타낸다. 단추가 눌러져 있으면 '예' 그렇지 않으면 '아니오'를 나타낸다.

○ 옵션 단추: 폼에서 [예/아니오] 값을 나타낸다. 옵션 단추를 선택하거나 해제하면 필드의 형식 속성(Yes/No, True/False, On/Off)에 따라 원본 테이블에 해당 값이 표시된다.

○ ☑ 확인란: 폼이나 보고서에 확인란을 사용하여 [예/아니오] 값을 나타낸다. 체크상자에 표시되어 있으면 '예' 그렇지 않으면 '아니오'를 나타낸다.

○ 콤보 상자: 필요한 값을 목록에서 선택하기 위한 것이다. 콤보상자 목록에서 여러 개의 값을 보여주고 그 중 하나를 선택하게 한다. 또한 콤보 상자의 또 하나의 중요한 기능은 텍스트 상자처럼 값을 입력할 수 있다는 점이다. 즉 목록 값 중 하나를 선택하거나, 텍스트를 입력할 수 있는 두가지 기능을 가지기 때문에 콤보라 불린다. 콤보 상자는 열기 전에는 목록이 표시되지 않으므로 폼에서 적은 공간만 차지한다는 장점이 있다.

○ 목록 상자: 콤보 상자와 기본적인 기능은 같다. 그러나 목록상자는 콤보상자와는 달리 목록 값 중 여러 개의 값을 동시에 선택할 수 있다. Shift 나 Ctrl 키를 이용하면 한번에 여러 개의 값을 선택할 수 있다. 목록상자는 항상 목록이 나타나서 바로 선택할 수 있는 장점이 있다.

○ 명령 단추: 폼에서 가장 중요한 도구 중의 하나이다. 응용 작업의 자동화를 이루는데 가장 유용한 도구이다. 명령단추의 속성 중 이벤트 속성에 매크로나 함수 프로시저 등을 지정하여 특별한 기능을 수행할 수 있다.

○ 이미지: 폼이나 보고서에 정적 그림을 표시하기 위해 사용된다. OLE개체가 아니므로 일단 폼이나 보고서에 추가한 다음에는 엑세스 내에서 이미지를 편집할 수 없다.

○ 독립 개체 틀(언바운드 개체 틀): 독립 OLE 개체를 폼이나 보고서에 표시할 때 사용한다. 독립 개체는 폼이나 보고서의 디자인에 저장되고 새로운 레코드로 이동해도 개체는 변경되지 않는다. 폼이나 보고서에 회사로고와 같은 그림 파일을 추가할 때 사용한다.

※ 개체 틀은 OLE(Object Linking Embedded, 한 프로그램 안에서 외부의 다른 프로그램을 불러다 사용함) 개체를 연결할 때 사용하는 도구임

○ 테이블 연결 개체 틀(바운드 개체 틀): 연결된 개체는 폼이나 보고서에서 개체를 표시하고 변경할 수 있지만 변경사항은 데이터베이스 파일이 아닌 원본개체 파일에 저장된다. 개체 연결은 파일이 너무 커서 데이터베이스에 포함

시키고 싶지 않을 때와 해당 파일을 여러 폼이나 보고서에서 사용할 때 효과적으로 쓰인다.

○ 페이지 나누기 : 폼이나 보고서의 쪽을 나눈다.

○ 탭 컨트롤 : 폼에서 표시할 데이터가 많은 경우 여러 탭 페이지를 만들어서 각 페이지 마다 서로 다른 정보를 표현할 때 사용한다.

○ 하위 폼/하위 보고서 : 다중 폼과 같이 현재 폼에 하위 폼을 포함시켜서 하나의 폼처럼 사용할 때 쓴다. 이 때 두 테이블은 부모 자식 사이로 일 대 다로 연결되어 있어야 한다.

○ ＼ 선 : 폼에 선을 추가할 때 사용한다.

○ 사각형 : 폼에 직사각형을 추가할 때 사용한다.

3.5 컨트롤 속성 이해하기

속성이란 컨트롤을 정의하는 일체의 요소를 말하는데, 예를 들어 '레이블'컨트롤의 경우 글꼴이나 글자크기, 글자색 등을 속성이라고 한다. 콤보상자의 경우도 콤보상자에 들어가는 목록값, 콤보상자에 보여지는 목록값의 수, 콤보상자 크기 등을 모두 속성이라고 하는 것이다. 또한 명령단추에 매크로나 모듈로 특정 명령을 수행하게 하는 것도 속성에 해당된다. 즉 폼에서 특정 컨트롤을 만드는 모든 작업을 속성이라고 한다.

○ 텍스트 상자에서 문자색을 주황색으로 변경하면, #FF9900이라는 색상코드가 속성 창에 기억되게 된다. 그 밖에 배경색, 특수효과, 테두리, 글꼴 등의 많은 속성을 지정할 수 있도록 되어 있는데, 그 중 '이름'이라는 속성은 매우 중요한 요소이다. 컨트롤을 만들면 우선적으로 모든 컨트롤에 '이름'속성을 통해 이름을 지정해야 하는데 정확히 지정하지 않은 경우 이것이 프로그램 오류를 일으키는 원인이 되기도 한다.

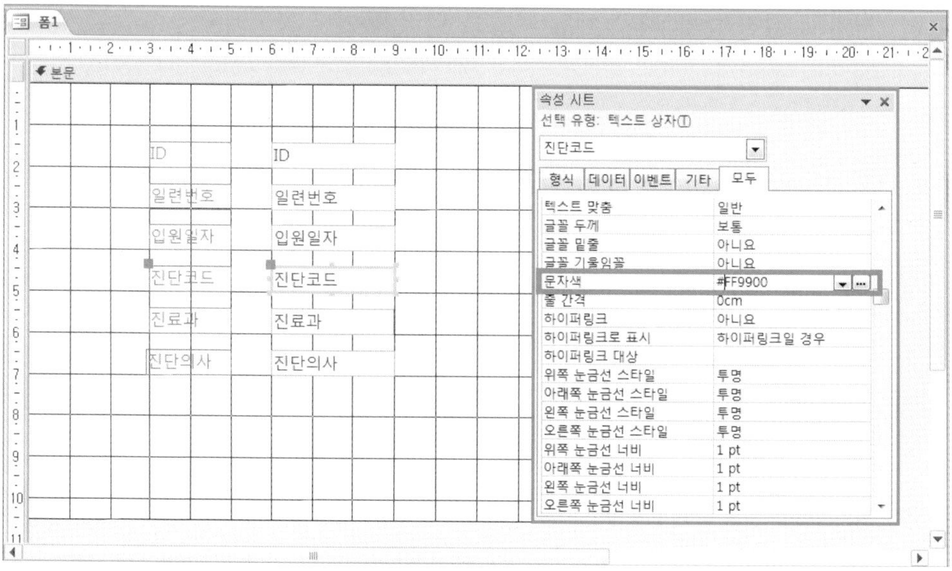

[그림 8-20]

○ 컨트롤의 여러 속성 중 '이벤트'속성은 어떠한 특정 명령을 수행하게 하는 특수 속성이다. 이벤트란 사용자가 컴퓨터에 하는 동작들을 의미하는데 마우스를 한 번 누른다든지, 더블클릭을 한다든지, 드래그를 하는 등의 행동을 말하며, 이런 행동을 실행했을 때 특정 명령을 수행하게 하려면 이벤트 속성에서 지정해주면 된다.

○ 상단 [만들기] 탭에서 [폼 디자인]을 선택하여 새 폼을 연 후 텍스트 컨트롤을 만든다. 텍스트 컨트롤을 선택한 후 마우스 오른쪽을 클릭하면 팝업메뉴가 뜨는데 가장 아래 [속성]을 클릭한 후 [이벤트] 탭의 On Click을 선택하면 화살표 옆 [...] 이 나타나는데 이 버튼을 누르면 [작성기 선택]이라는 창이 뜬다. 작성기에서 [코드 작성기]를 선택한다.

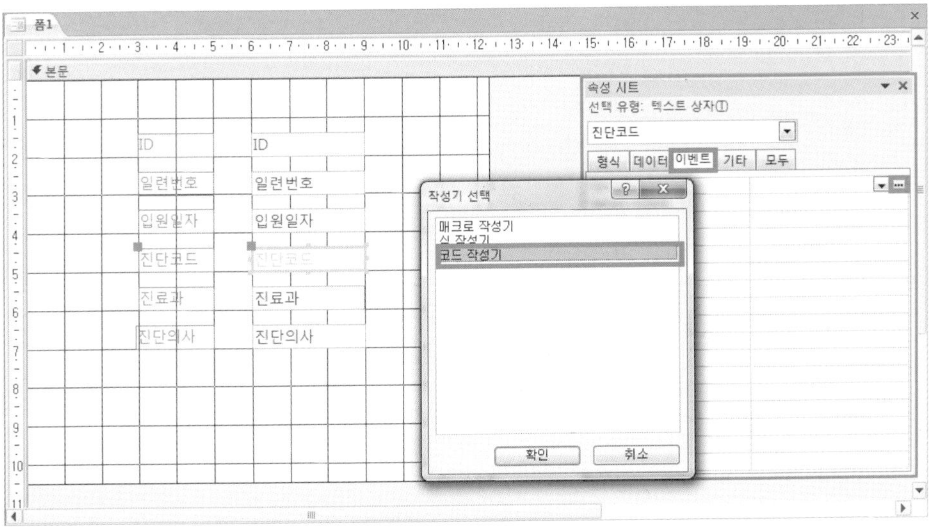

[그림 8-21]

○ 코드 작성기를 선택하고 확인을 누르면 Visual Basic Application화면이 나타나는데, 여기에 [MsgBox "진단코드를 정확히 입력하시오"]라고 입력한다. VBA 창을 닫고 보기화면에서 퇴원의사 텍스트 컨트롤을 클릭하면 [그림 8-23]과 같이 '진단코드를 정확히 입력하시오'라는 메시지가 나타나는 것을 확인할 수 있다.

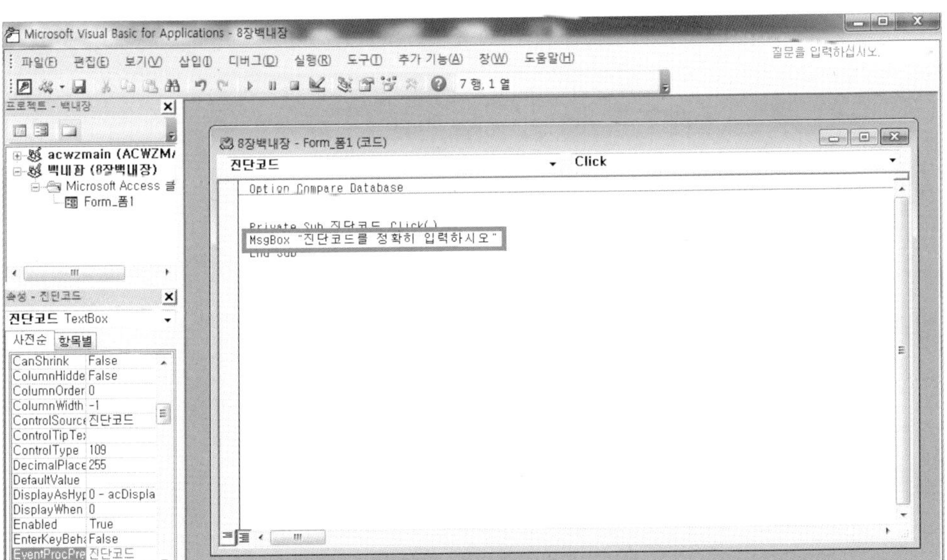

[그림 8-22]

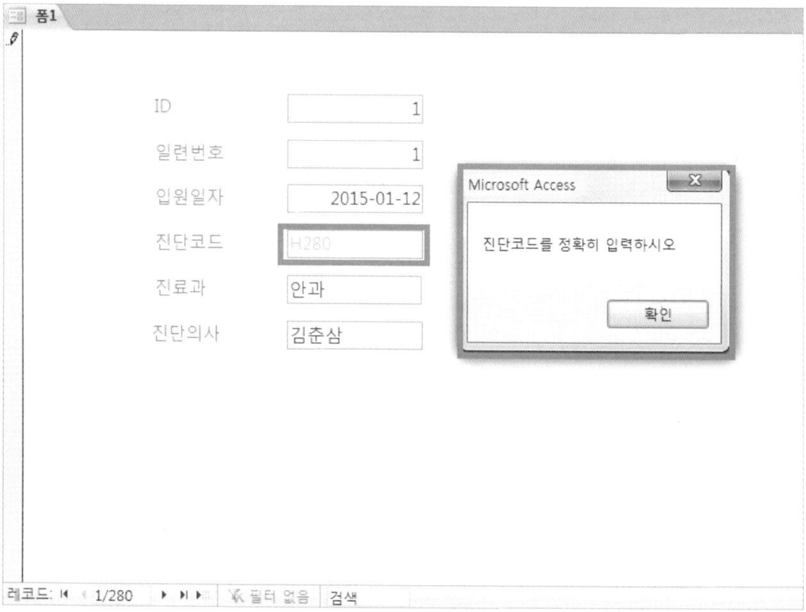

[그림 8-23]

○ 이 밖에 주요 컨트롤 속성은 아래와 같다(컨트롤 속성의 [모두]탭의 순서임)

이름	폼에서 컨트롤을 규정하는 식별자로 폼에서 유일한 이름이어야 한다. 초기값을 Text로 시작하는 이름을 가지고 있지만, 컨트롤을 명확히 설명할 수 있는 이름을 사용하는 것이 좋으며, 특수문자나 괄호는 사용할 수 없다.
컨트롤 원본	텍스트 상자와 테이블의 필드를 연결하는 것으로, 필드 값 이외에 함수에 의해 만들어진 값을 입력할 수도 있다. 예를 들면, 컨트롤 원본 속성란에 Date()를 입력하면 현재의 날짜 값을 보여주게 된다.
형식	숫자, 날짜/시간, 텍스트 등을 표시하고 인쇄하는 방법을 사용자가 정의할 수 있다.
입력마스크	위 형식 속성과 거의 같은 역할을 수행하는데, 차이점은 '형식'속성은 데이터의 형식이 데이터베이스에 저장되고, '입력마스크'는 저장되지 않고 단순히 데이터를 보여줄 때만 사용되므로 사용자가 정확한 값을 입력하도록 도와준다.
기본값	사용자가 값을 입력하지 않아도 미리 지정된 값이 입력되게 하는 기능이다. 예를 들면 '등록일'이라는 필드에 등록하는 날짜가 들어가야 한다면, 기본값 속성에 Date()라고 지정하면 된다.

IME 모드	엑세스 2007에서 추가된 기능으로 한글이나 영어 또는 일본어 등의 문자 입력을 강제로 설정해주는 기능이다.
상태표시줄 텍스트	상태표시줄 텍스트 속성란에 텍스트를 입력하면, 그 컨트롤에 마우스 포인터를 가져가면 엑세스 창 아래쪽 상태 표시줄에 입력한 메시지가 나타난다.
〈Enter〉키 기능	데이터 형식이 '메모'이거나 텍스트 분량이 많을 경우, 첫행에 문자를 입력하고 다음 행으로 줄바꿈을 하려고 할 때 필요한 기능으로 '필드에서 줄 바꿈'으로 설정하면 된다.
자동고침 사용	워드 프로세스에서 주로 사용하는 '자동고침'기능을 엑세스로 도입한 것으로 사전에 미리 설정해 주어야 한다.
화면 표시	화면표시 속성을 '아니오'로 지정하면 폼을 실행할 때 그 컨트롤이 화면에 보이지 않게 된다.
사용 가능	사용가능 속성을 '아니오'로 지정하면 폼을 실행할 때 그 컨트롤을 볼 수는 있지만, 사용할 수는 없게 된다.
잠금	잠금 속성을 '예'로 지정하면, 컨트롤을 마우스로 선택할 수는 있지만 데이터를 편집, 추가, 삭제할 수 없다.
검색 필터	엑세스 2007에서 추가된 폼 필터 기능을 지원하는 것으로 검색필터 속성을 '없음'으로 지정하면 폼 필터 기능을 사용할 수 없게 된다.
스크롤 막대	'비고'등과 같이 텍스트 양이 많은 경우 화면에 모두 나타나지 않은 경우가 있는데 이때 사용하면 편리하다.
확장 기능	스크롤 막대와 비슷한 기능으로 텍스트의 양에 따라 자동으로 텍스트 상자를 확장하여 준다. 이 기능은 '인쇄'나 '미리보기'를 실행할 경우에만 해당된다.
축소 기능	확장 기능과 반대로 텍스트 양에 따라 자동으로 텍스트 상자를 축소시켜 준다.
컨트롤 팁 텍스트	컨트롤 설명을 사용자에게 보여주는 것으로 윈도우 환경에서 풍선 도움말 기능과 같은 역할을 수행한다.

4. 디자인 보기로 퇴원환자분석 폼 만들기

4.1 기본 폼 만들기

○ 백내장 데이터베이스를 이용하여 퇴원환자의 주요 정보를 입력 또는 조회하는 폼을 만들어 보자. 폼을 만들기 전에 먼저 실습데이터 중 [8장 백내장.accdb] 파일을 열어 데이터베이스 테이블을 살펴보자. [F1]은 등록번호, 입원일자, 퇴원일자, 퇴원과, 재원일, 입원경로 및 퇴원형태, 재수술여부의 정보가 있는 테이블이다. [F2]는 등록번호, 퇴원일자, 수술/처치의사, 수술/처치 진료과, 마취코드가 있다.

○ [만들기]에서 [폼 디자인]을 선택한다. 그리고 [디자인] 탭에서 [기존필드추가] 단추를 누르면 [필드 목록]창이 나온다.

○ [필드 목록]창에 기존에 만들어진 전체 테이블 목록이 보인다. 이 중에서 [F1] 테이블의 모든 필드를 드래그하여 폼 시트에 가져다 놓는다.

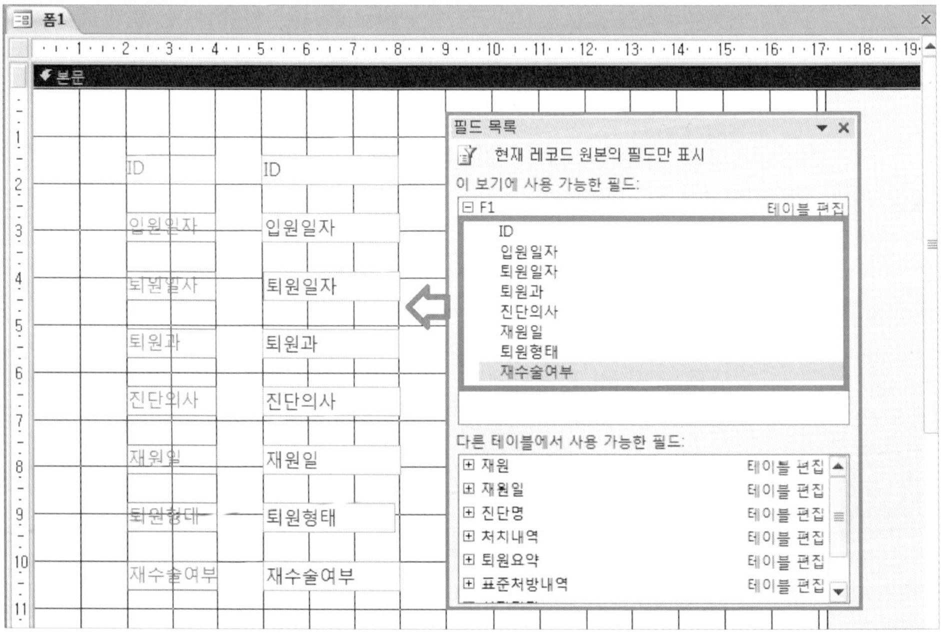

[그림 8-24]

○ 개체를 정렬할 때는 오른쪽 마우스를 클릭하여 [맞춤]을 이용하면 컨트롤을 보기 좋게 배치할 수 있다. 해당 필드를 드래그하여 원하는 위치에 갖다 놓으면 된다.

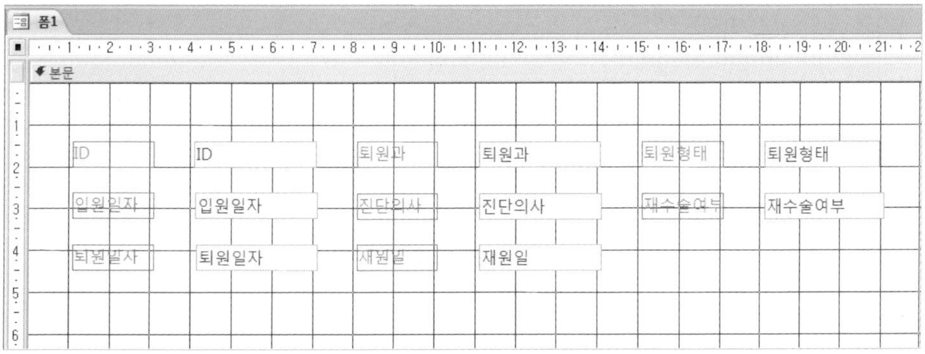

[그림 8-25]

4.2 콤보 상자 만들기

○ 이번에는 [콤보상자]를 이용하여 데이터를 용이하게 입력하고 조회할 수 있도록 하고자 한다. 우선, 퇴원과 컨트롤을 삭제한 후, 컨트롤 도구상자에서 [콤보상자]를 하나 만든다. 콤보 상자가 만들어지면서 콤보 상자 마법사창이 뜨는데, 세일 위의 [콤보 상자에서 다른 테이블이나 쿼리에 있는 값을 가져옵니다]를 선택한 후 다음을 누른다.

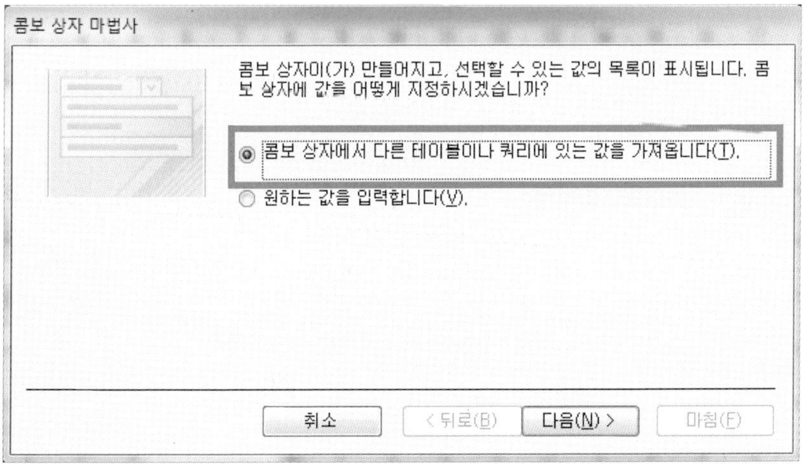

[그림 8-26]

○ 콤보 상자에서 이용할 테이블 및 쿼리 목록이 나타나는데 여기서는 [F2]테이블을 선택하도록 한다[그림 8- 27].

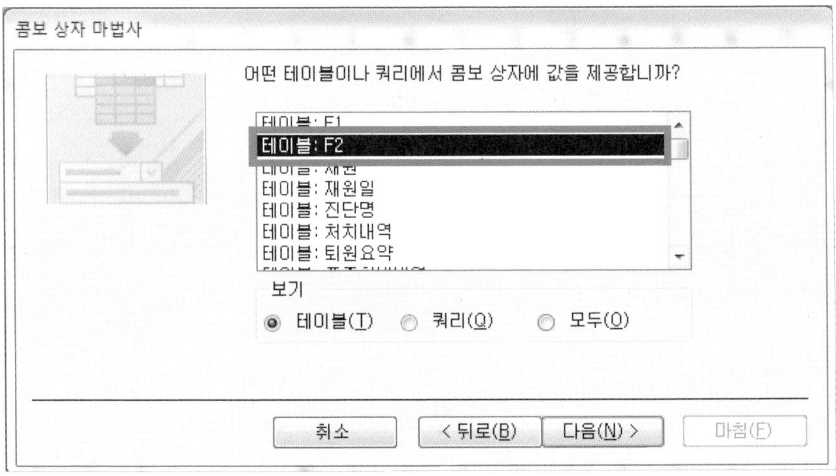

[그림 8-27]

○ F2 테이블의 모든 필드를 선택한 후[그림 8-28], 수술/처치의사 필드를 우선순위로 오름차순 정렬한다[그림 8-29].

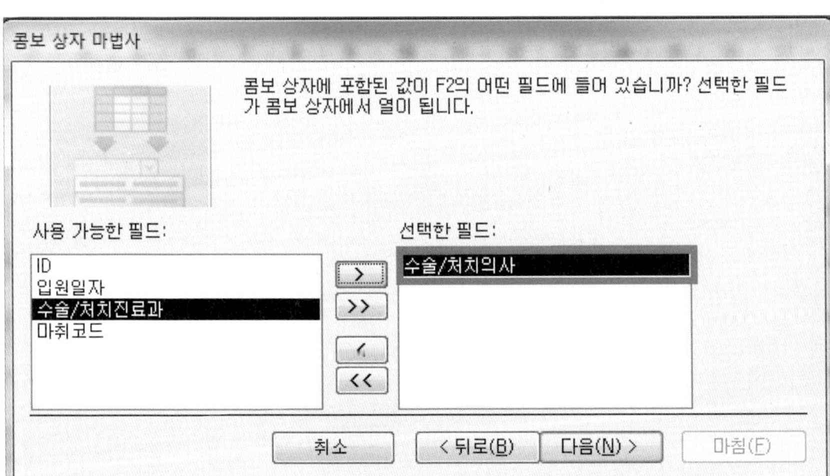

[그림 8-28]

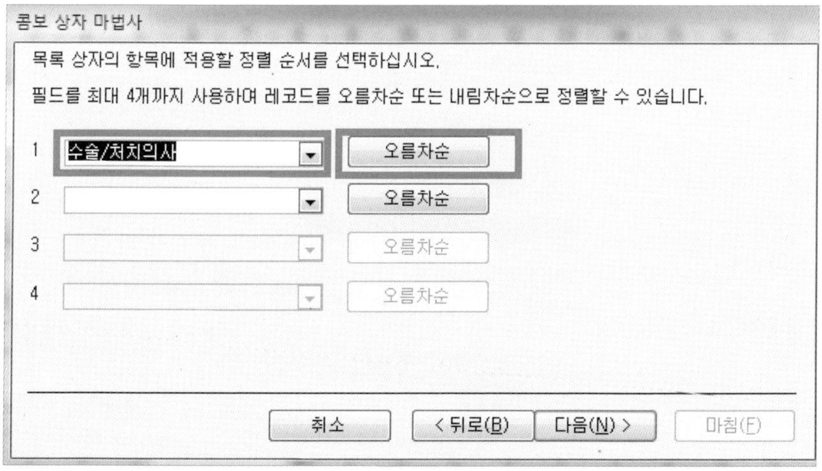

[그림 8-29]

○ 콤보상자의 열 너비를 조정하는 화면이 나온다. 여기서는 다음을 클릭한다.

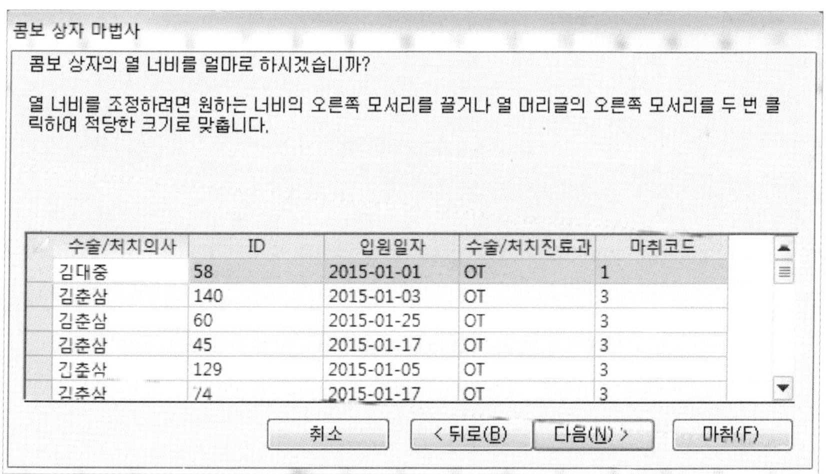

[그림 8-30]

○ 다음으로 [수술/처치의사]를 선택한 후 다음을 누르고, [그림 8-31] 콤보 상자에서 선택한 값을 어디에 저장할지를 지정하는 화면에서 [F1] 테이블의 필드가 나타나는데, [퇴원과]를 선택한다[그림 8-32]. 콤보 상자 레이블을 [퇴원과]로 지정한다.[그림 8-33]

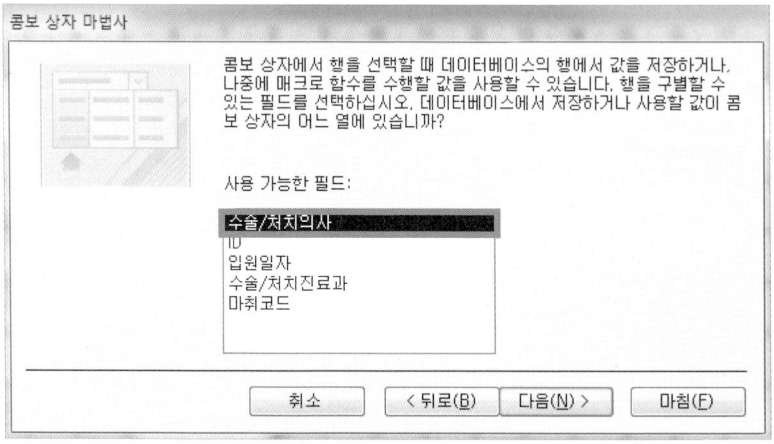

[그림 8-31]

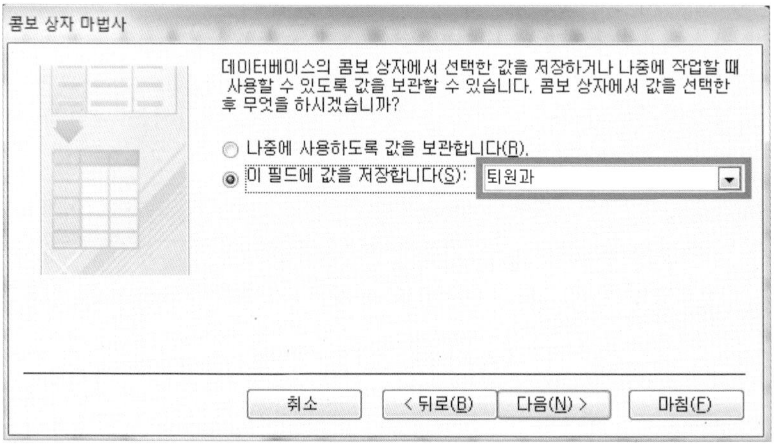

[그림 8-32]

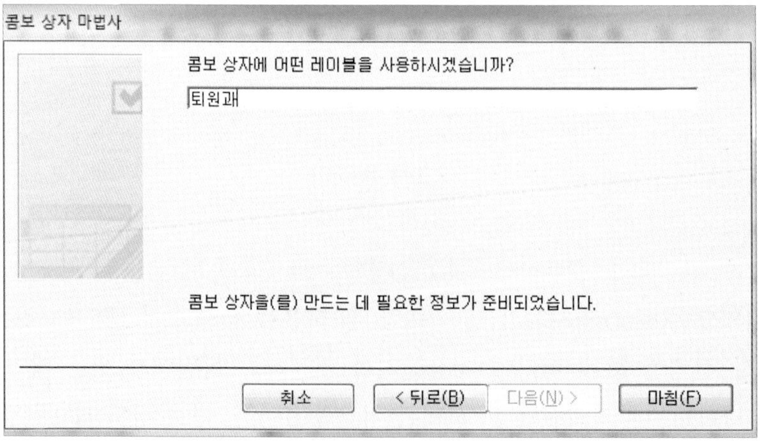

[그림 8-33]

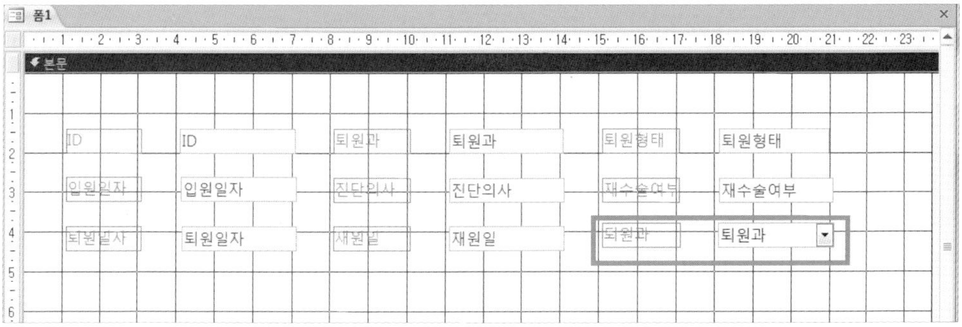

[그림 8-34]

4.3 옵션 그룹과 확인란 이용하기

○ 먼저 컨트롤 도구상자에서 [옵션 그룹] 도구를 선택하여 옵션 그룹을 하나 만든다.이번에는 마법사를 이용하지 않고, [속성]을 이용하기로 한다. 따라서 마법사 창이 나타나면 [취소]버튼을 누르고, [속성]창을 열어 이름은 [재수술], 컨트롤 원본은 [재수술여부]로 지정한다. 기존의 재수술여부 컨트롤은 삭제한다.

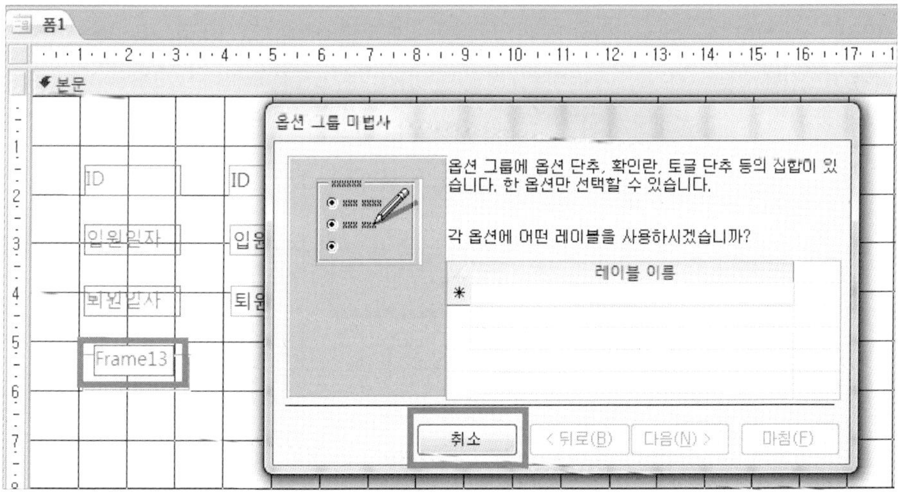

[그림 8-35]

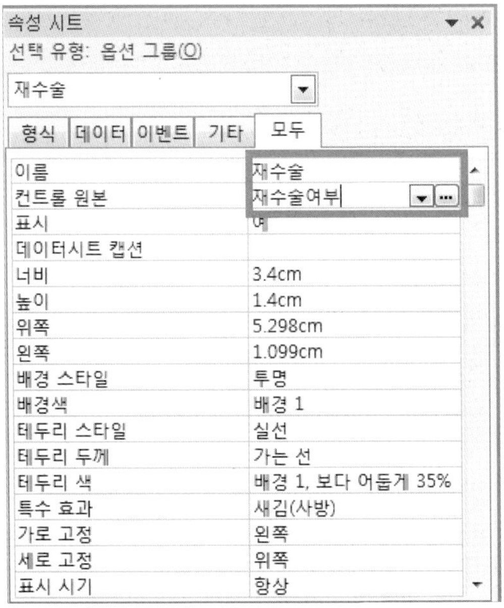

[그림 8-36]

○ 도구상자에서 [확인란]도구를 선택하여 옵션 그룹 안에 확인란을 하나 만든 후, 캡션(check21 라고 되어있음)을 [재수술 여부]로 바꾼 후, [속성]창을 열어 옵션 값을 '1'로 입력한다(디폴트 값이 1 이다).

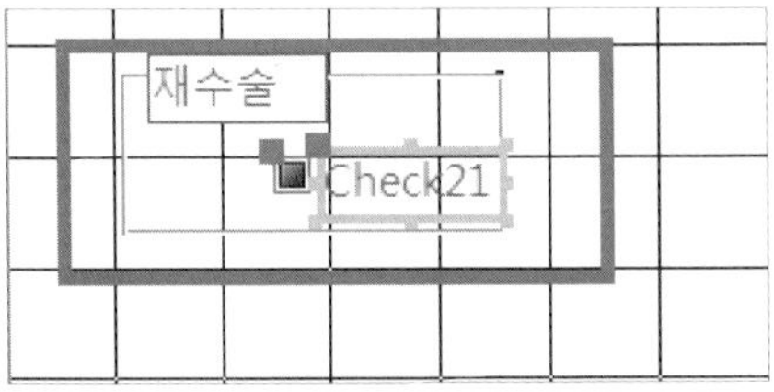

[그림 8-37]

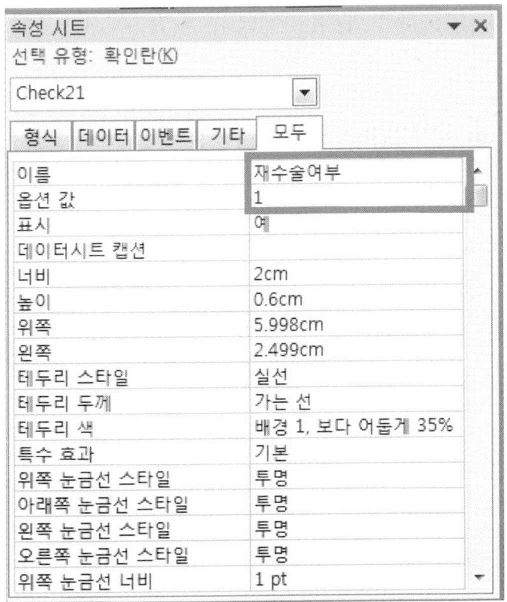

[그림 8-38]

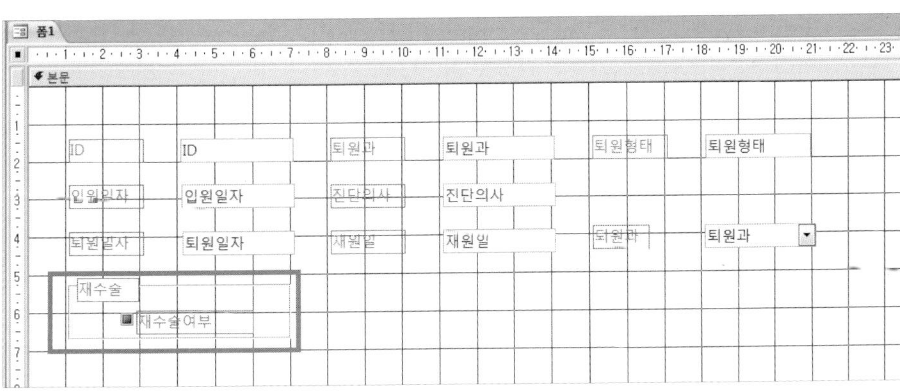

[그림 8-39]

4.4 하위 폼 만들기

○ 이번에는 [F1]과 [F2]테이블을 한 화면에 구성하여 동일 환자에 대한 정보를 한 화면에서 한꺼번에 조회 또는 입력할 수 있도록 폼을 구성하여 보자.

○ 이를 위해 [하위 폼]이라는 것을 작성하게 될 것이다. 먼저 도구상자에서 [탭 컨트롤]도구를 이용하여 아래쪽에 탭 컨트롤을 하나 그린 후, [속성]의 캡션에

[수술/처치]를 입력한다. 탭의 이름이 '수술/처치'로 바뀌는 것을 확인할 수 있을 것이다.

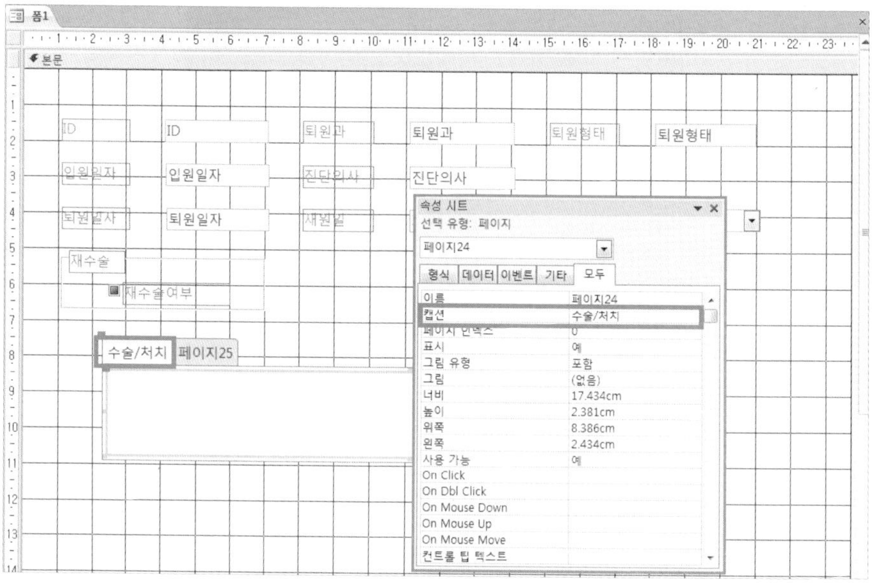

[그림 8-40]

○ 다음으로 도구상자에서 [하위 폼/하위 보고서]로 하위 폼을 하나 만든다. [하위 폼마법사]가 나타나면 '기존 테이블 및 쿼리 사용'을 선택하고 다음으로 넘어간다.

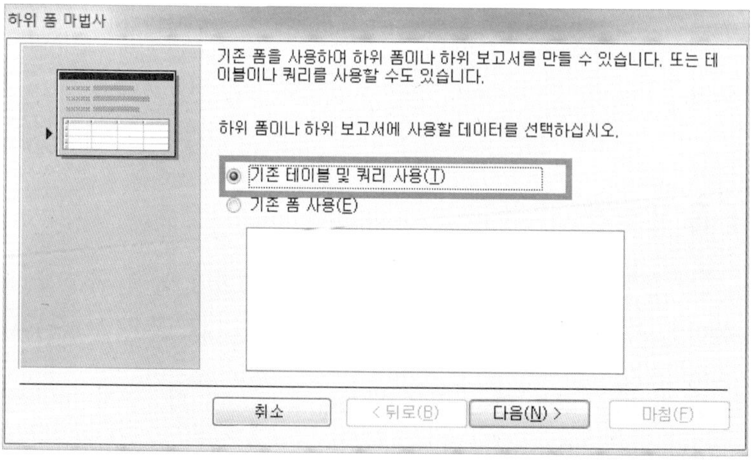

[그림 8-41]

○ 테이블/쿼리 선택에서 [테이블: F2]를 선택한 후 모든 필드를 선택한다.

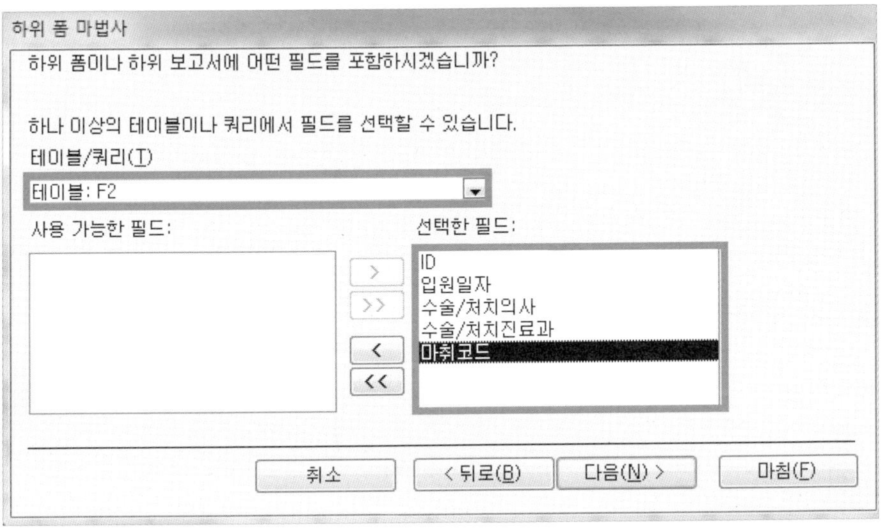

[그림 8-42]

○ 기본 폼과 하위 폼을 연결하는 필드 지정에서 제일 위 항목인 [ID]를 사용하여 연결을 선택한 후 마법사를 마친다.

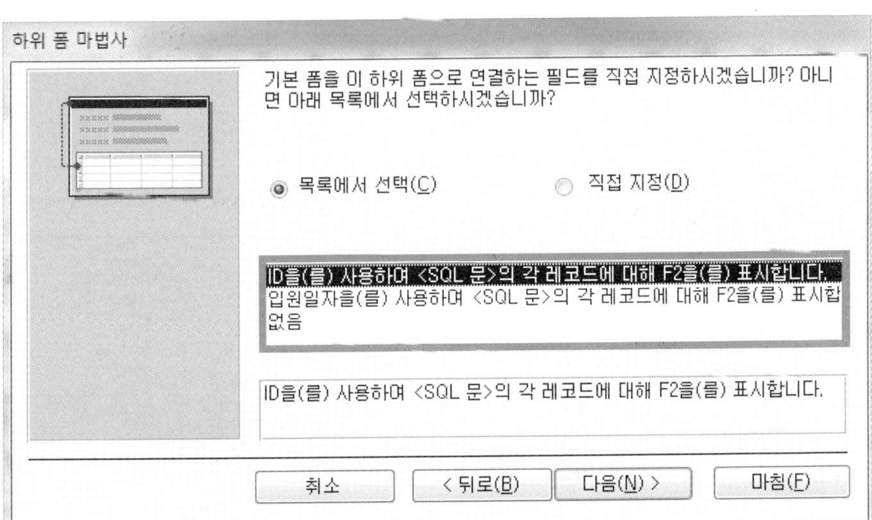

[그림 8-43]

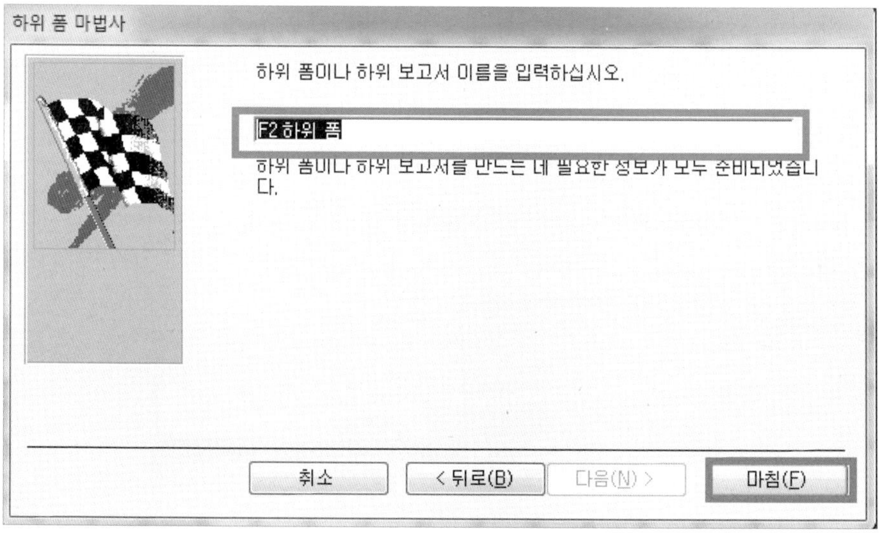

[그림 8-44]

○ 마법사를 마치면 [F2]테이블이 하위 폼으로 연결되어 기본 폼내에 들어오게 되는데, [속성]창을 열어 보면, [원본 개체 - F2하위 폼], [하위 필드 연결], [기본 필드 연결]이 각각 [ID]로 지정되어 있는 것을 확인할 수 있다.

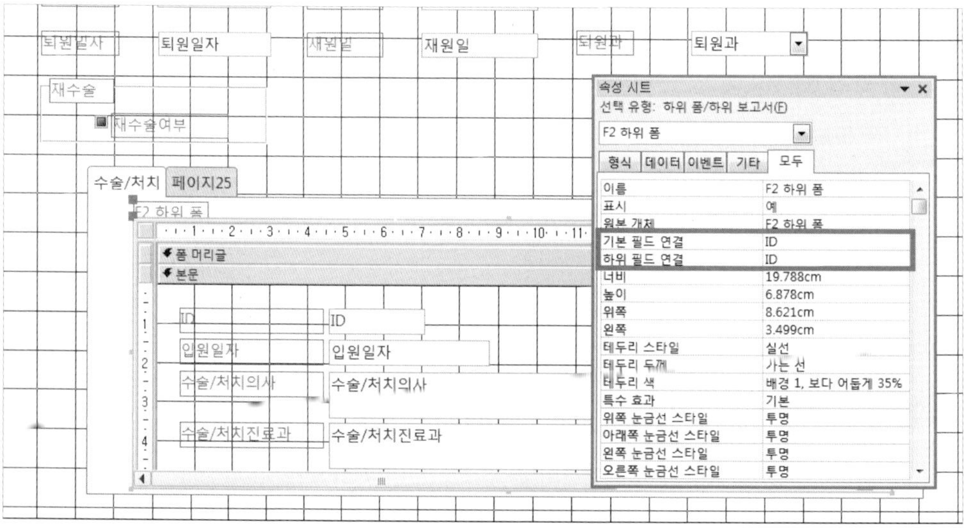

[그림 8-45]

○ [하위 필드 연결]을 클릭하면 [하위 폼 필드 연결기]라는 창이 뜨는데, [등록번호]에 추가하여 기본 필드 및 하위 필드 모두에 [입원일자]를 추가하여 연결한다(보통, 기본 필드에서는 기본 키, 하위 필드에서는 외부 키에 해당된다).

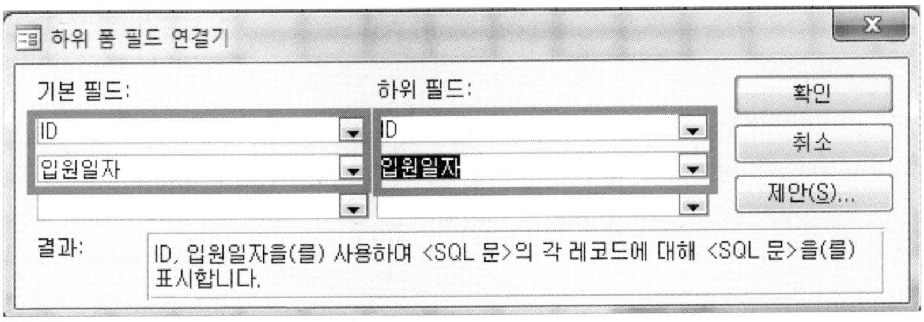

[그림 8-46]

○ [하위 폼]연결하기를 마친 후, 기본 폼을 보면 아래와 같이 ID와 입원일자로 폼이 연결되어 있는 것을 확인할 수 있다.

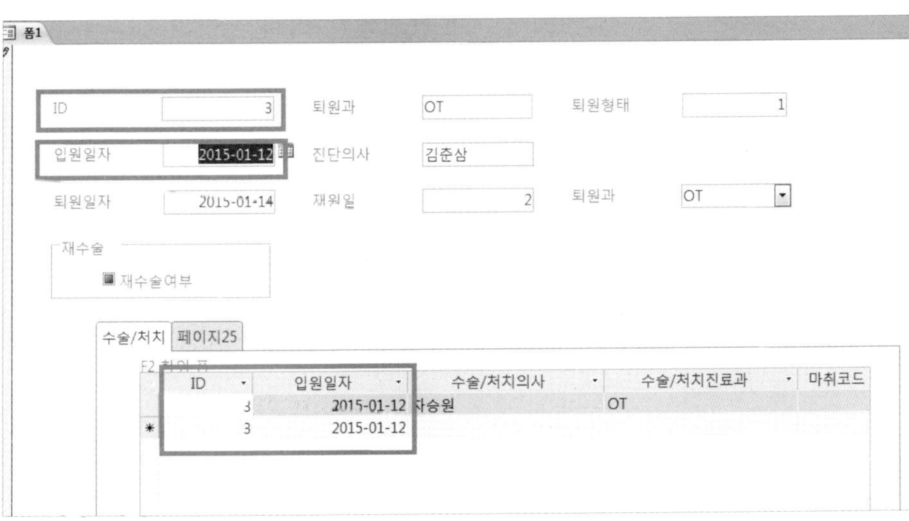

[그림 8-47]

○ 그 밖에 자주 사용하는 컨트롤로 [명령 단추]가 있는데, 이는 마법사에서 기본적으로 지정하는 방법과 매크로나 모듈로 명령어를 프로그래밍하여 실행시키는 방법이 있다. 또한 머리글/바닥글도 폼을 기능적이고 보기 좋게 구성하는데 유용하게 활동된다.

♣ 연 습 문 제 ♣

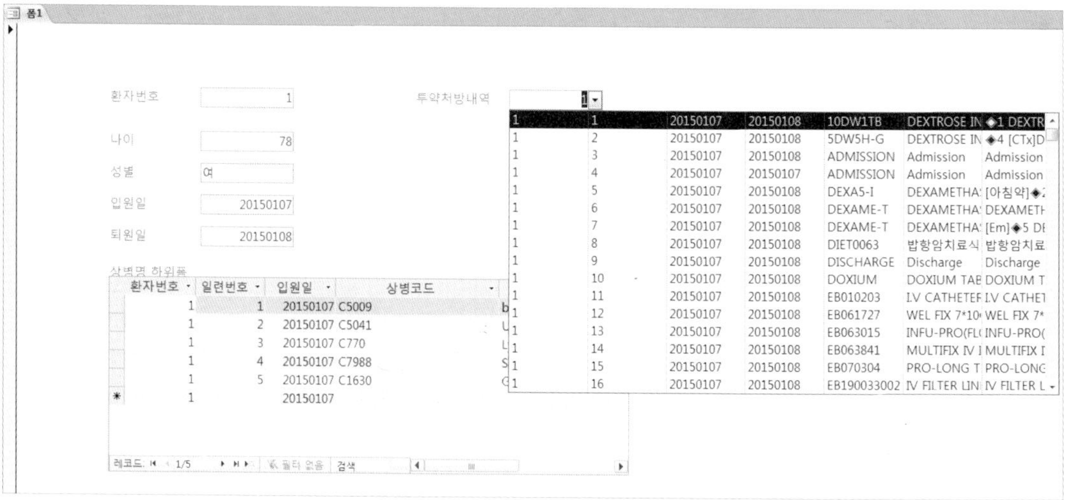

01 아래의 단계를 따라 위와 같은 유방암 환자에 대한 폼을 만들어 보시오

1) 유방암환자기본정보 테이블의 모든 필드를 폼으로 불러오시오
2) 콤보상자를 이용하여 투약처방내역테이블에 대해 ID 별로 투약처방 내역 오름차순으로 보여주는 투약처방내역 콤보상자를 만들어 보시오
3) 하위폼상자를 이용하여 상병명 테이블에 대한 하위 폼을 만들어 보시오

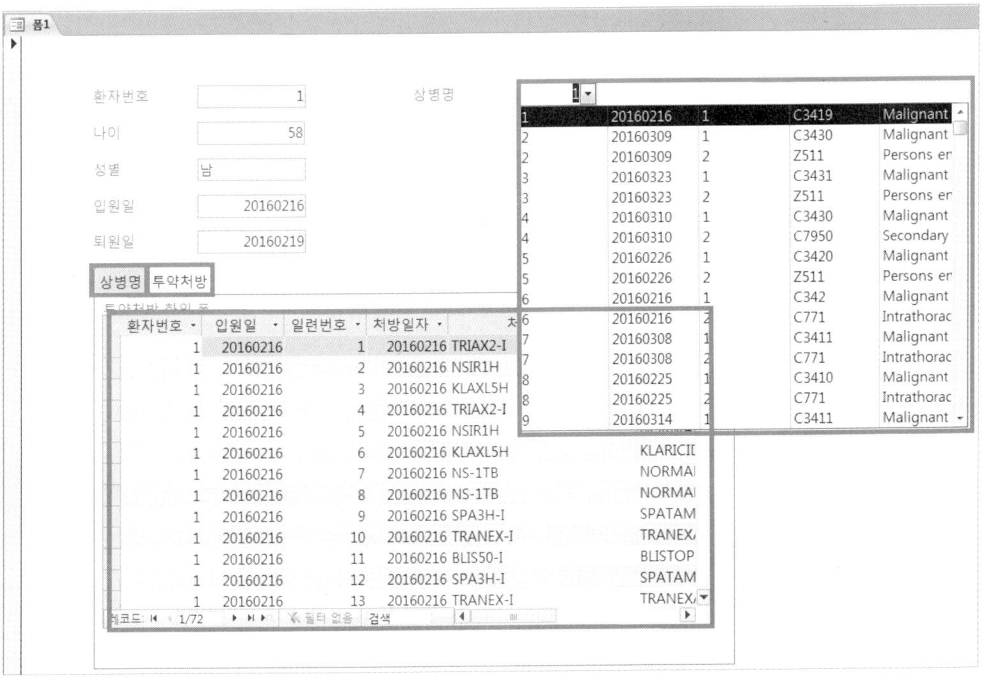

02 아래의 단계를 따라 위와 같은 폐암 환자에 대한 폼을 만들어 보시오

1) 환자기본정보 테이블의 모든 필드를 폼으로 불러오시오
2) 콤보상자를 이용하여 상병테이블에 대해 ID 별로 상병내역을 오름차순으로 보여주는 상병명 콤보상자를 만들어 보시오
3) 탭 컨드롤과 하위폼 상사믈 시용하여 1번째 탭에는 상병명 하위폼을, 2번째 탭에는 투약처방 하위폼을 만들어 보시오

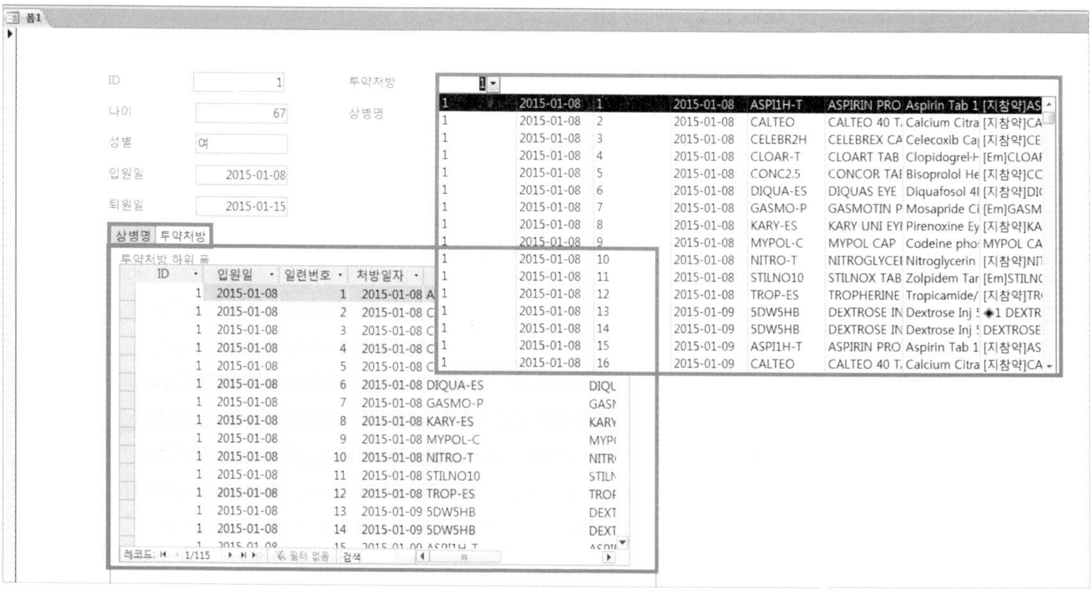

03 아래의 단계를 따라 위와 같은 폐암 환자에 대한 폼을 만들어 보시오

1) 환자기본정보 테이블의 모든 필드를 폼으로 불러오시오
2) 콤보상자를 이용하여 상병테이블에 대해 ID 별로 상병내역을 오름차순으로 보여주는 상병명 콤보상자와 투약처방테이블에 대해 ID별 상병내역을 내림차순으로 보여주는 투약처방 콤보상자를 만들어 보시오
3) 탭 컨트롤과 하위폼 상자를 사용하여 1번째 탭에는 상병명 하위폼을, 2번째 탭에는 투약처방 하위폼을 만들어 보시오

제 9 장

보고서 만들기

데이터베이스를 구축한 후 그 데이터를 원하는 형식과 내용으로 출력하여 우리의 눈으로 볼 수 있는 것이 중요하다. 엑세스에서는 보고서라는 개체를 이용하여 저장된 데이터를 그래프로 작성하거나 주소 레이블, 우편엽서 등을 마법사를 이용하여 간단하게 작성하여 출력할 수 있다.

1. 마법사를 이용해서 보고서 만들기

○ 간단하고 쉽게 보고서를 만들기 위해서는 보고서 마법사를 이용하는 방법이 있다.

○ 예제파일 '데이터베이스.accdb'를 실행한다. 상단 [만들기] 탭에서 [보고서 마법사]를 선택한다.

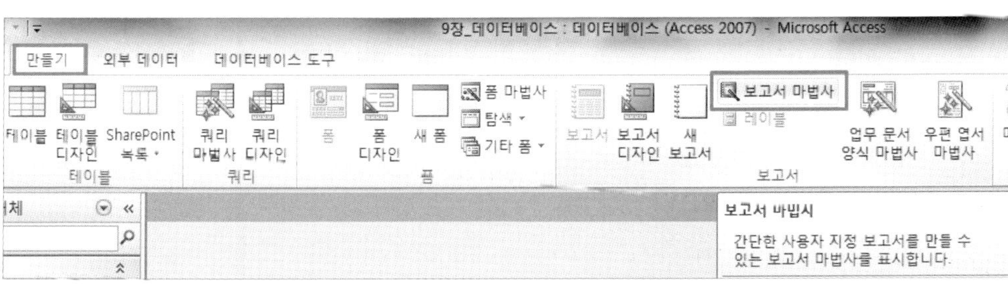

[그림 9-1]

○ '테이블/쿼리' 목록상자에서 [진단명] 테이블을 선택한다. 사용 가능한 필드에서 모든 필드를 선택한 다음 [다음]을 클릭한다.

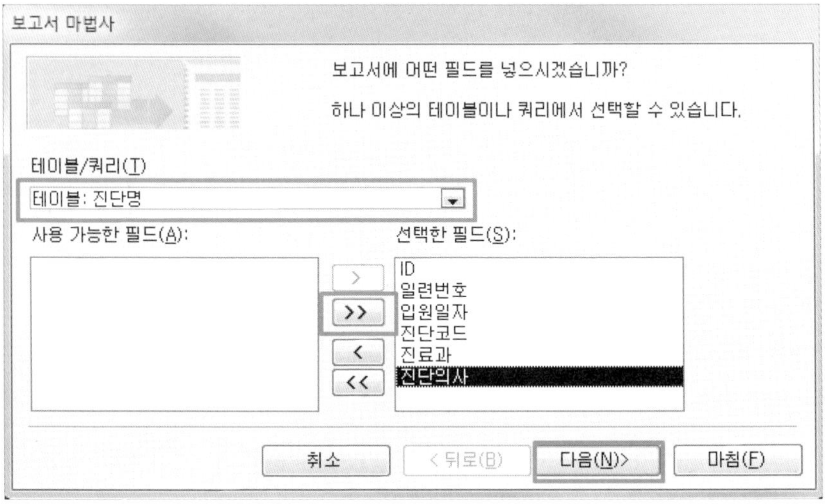

[그림 9-2]

○ 어떤 데이터를 기준으로 보고서를 작성할 것인지 목록 상자에서 정한다. '진단의사'를 기준으로 환자의 정보에 대한 보고서를 만들 것이므로 '진단의사'를 선택하고 [다음]을 클릭한다.

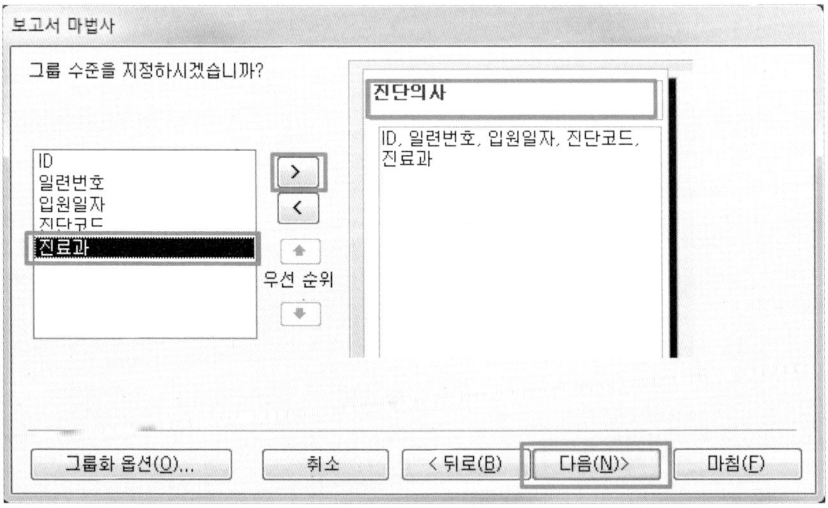

[그림 9-3]

○ 그룹 수준을 정한 다음에는 보고서에 표시될 필드의 순서를 정한다. 최대4개까지 사용할 수 있으며, 오른쪽 단추를 눌러 정렬할 필드를 선택한다. 오른쪽에 있는 아이콘(오름차순)을 클릭하여 오름차순 또는 내림차순으로 정렬할 것인지를 정한다.

○ ID, 입원일자, 진단코드, 진료과를 오름차순으로 정렬하여 순서를 지정하고 [다음]을 클릭한다.

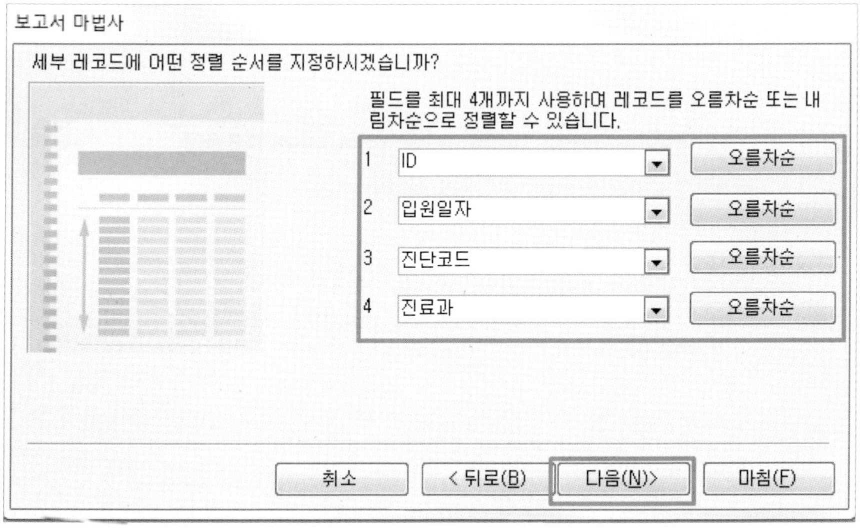

[그림 9-4]

○ 보고서의 모양을 지정한다. 특정항목에 대한 유형이 왼쪽 창에 나타난다[그림 9-5].

○ 모양은 '단계', 용지방향은 '세로'로 선택하고 [다음]을 클릭한다.

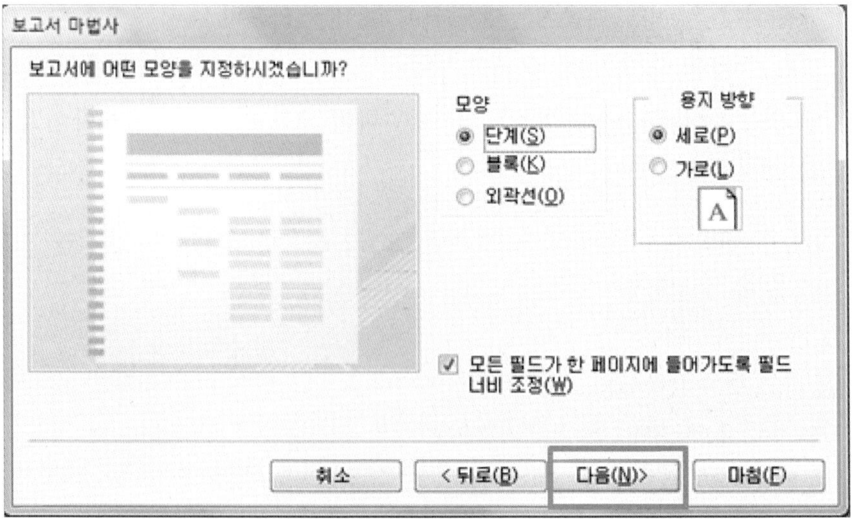

[그림 9-5]

○ 보고서의 제목을 '진단명'으로 지정한 다음 [마침]을 선택한다.

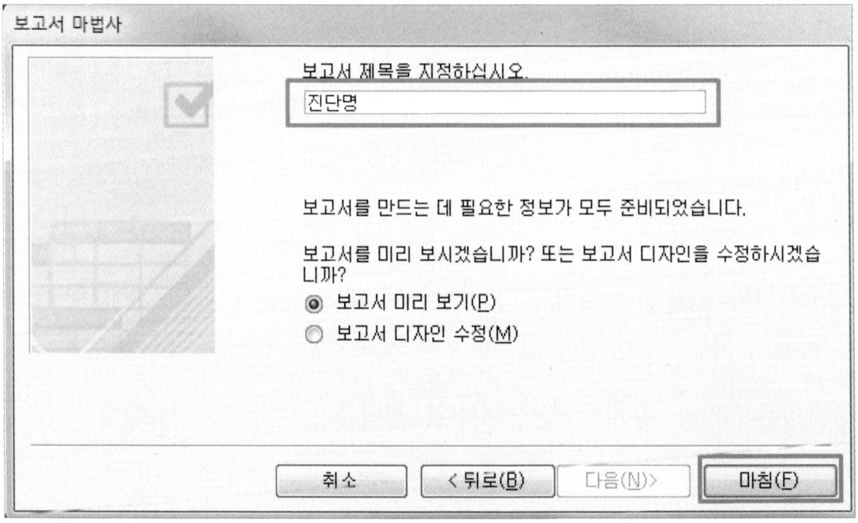

[그림 9-6]

○ 보고서마법사가 완료되면 '진단명'으로 된 보고서가 생성된다[그림 9-7].

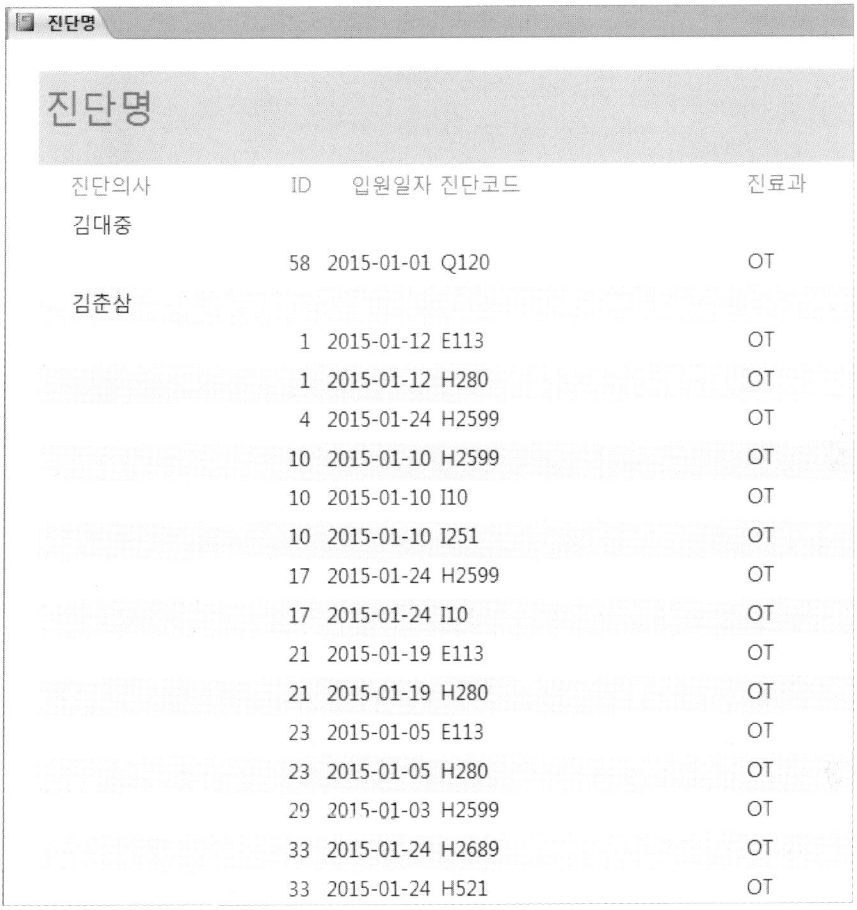

진단명

진단명

진단의사	ID	입원일자	진단코드	진료과
김대중				
	58	2015-01-01	Q120	OT
김춘삼				
	1	2015-01-12	E113	OT
	1	2015-01-12	H280	OT
	4	2015-01-24	H2599	OT
	10	2015-01-10	H2599	OT
	10	2015-01-10	I10	OT
	10	2015-01-10	I251	OT
	17	2015-01-24	H2599	OT
	17	2015-01-24	I10	OT
	21	2015-01-19	E113	OT
	21	2015-01-19	H280	OT
	23	2015-01-05	E113	OT
	23	2015-01-05	H280	OT
	29	2015-01-03	H2599	OT
	33	2015-01-24	H2689	OT
	33	2015-01-24	H521	OT

[그림 9-7]

○ 보고서 제목에서 마우스 오른쪽 버튼을 눌러 '디자인 보기'를 선택하면 폼에서와 같이 디자인을 수정할 수 있다.

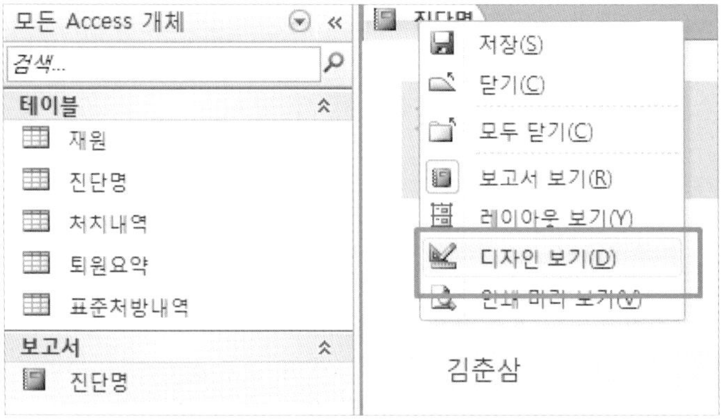

[그림 9-8]

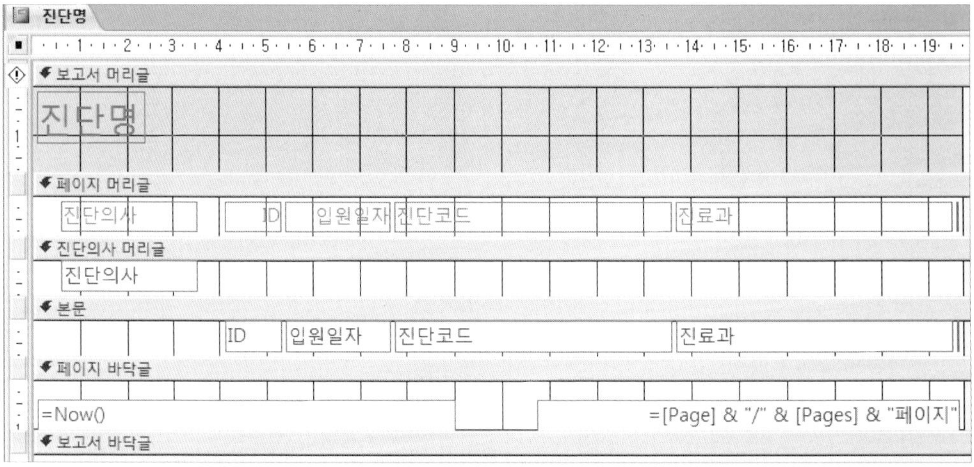

[그림 9-9]

2. 새로 만들기로 보고서 작성하기

○ 실습파일의 퇴원요약.accdb에서 [11월재원일수]테이블을 이용하여 몇 가지 보고서를 작성하도록 하자.

○ 먼저, 컬럼 형식의 보고서와 테이블 형식의 보고서는 보고서로 이용할 [테이블]을 작성한 후 필드를 지정하기만 하면 자동으로 생성시켜 준다.

2.1 컬럼 형식의 보고서

○ [만들기]의 [보고서 디자인]을 실행한다.

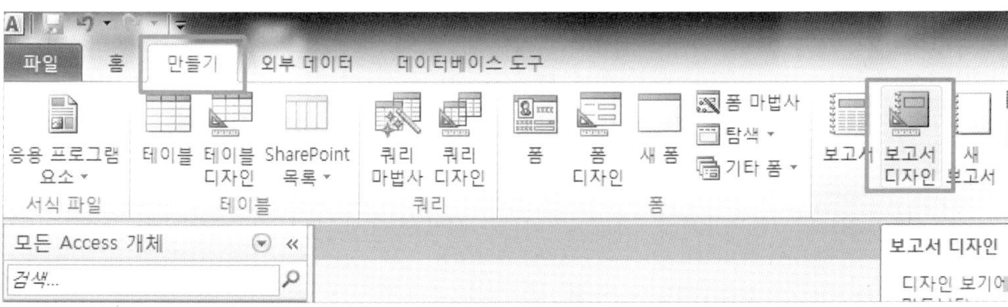

[그림 9-10]

○ [디자인]메뉴에서 머리글/바닥글 탭의 [제목]을 선택한다.

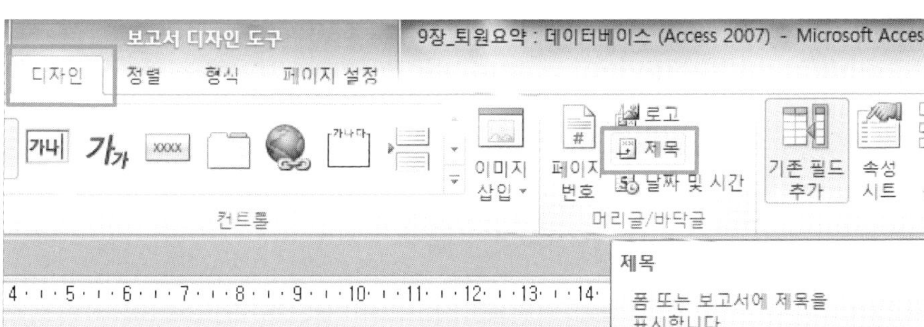

[그림 9-11]

○ 보고서 디자인에서 보고서 머리글에 제목을 '11월 재원일수'로 입력한다.

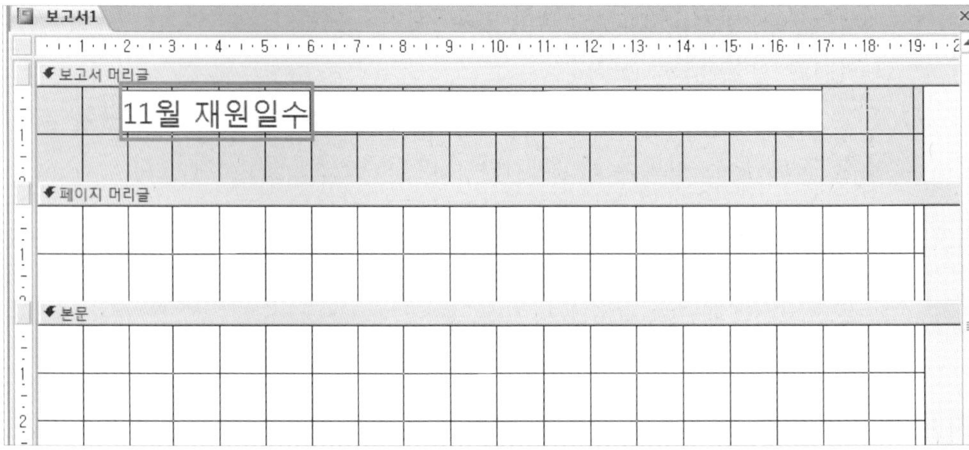

[그림 9-12]

○ [디자인]메뉴에서 [기존 필드 추가]를 선택하면 보고서에 사용가능한 필드 목록이 나온다.

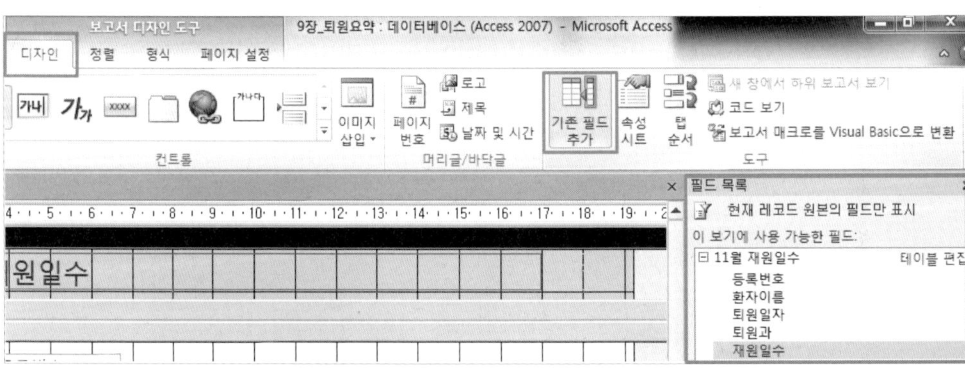

[그림 9-13]

○ 등록번호, 환자이름, 퇴원일자, 퇴원과, 재원일수 필드를 모두 선택하여 보고서의 본문으로 드래그 시킨다.

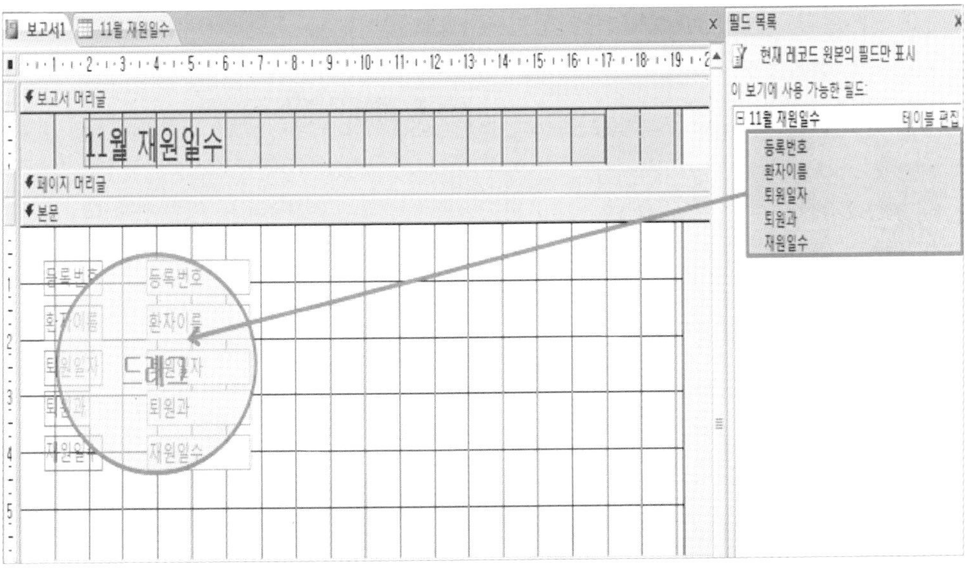

[그림 9-14]

○ 다음 '보고서디자인' 창에서 오른쪽 마우스버튼을 눌러 [보고서 보기]를 선택한다.

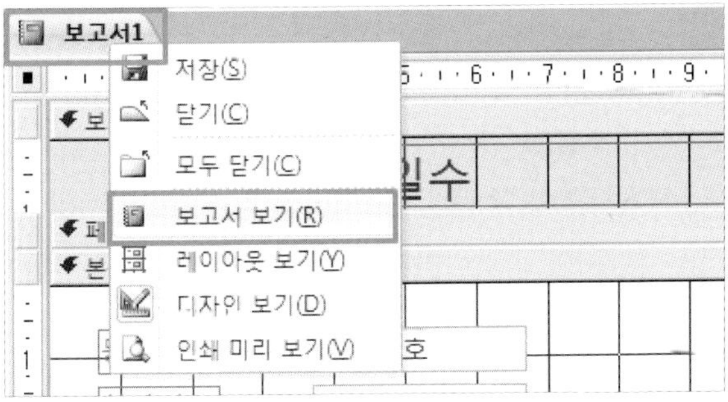

[그림 9-15]

○ 그 결과 컬럼형식 보고서의 화면이 [그림 9-16]과 같이 나타난다.

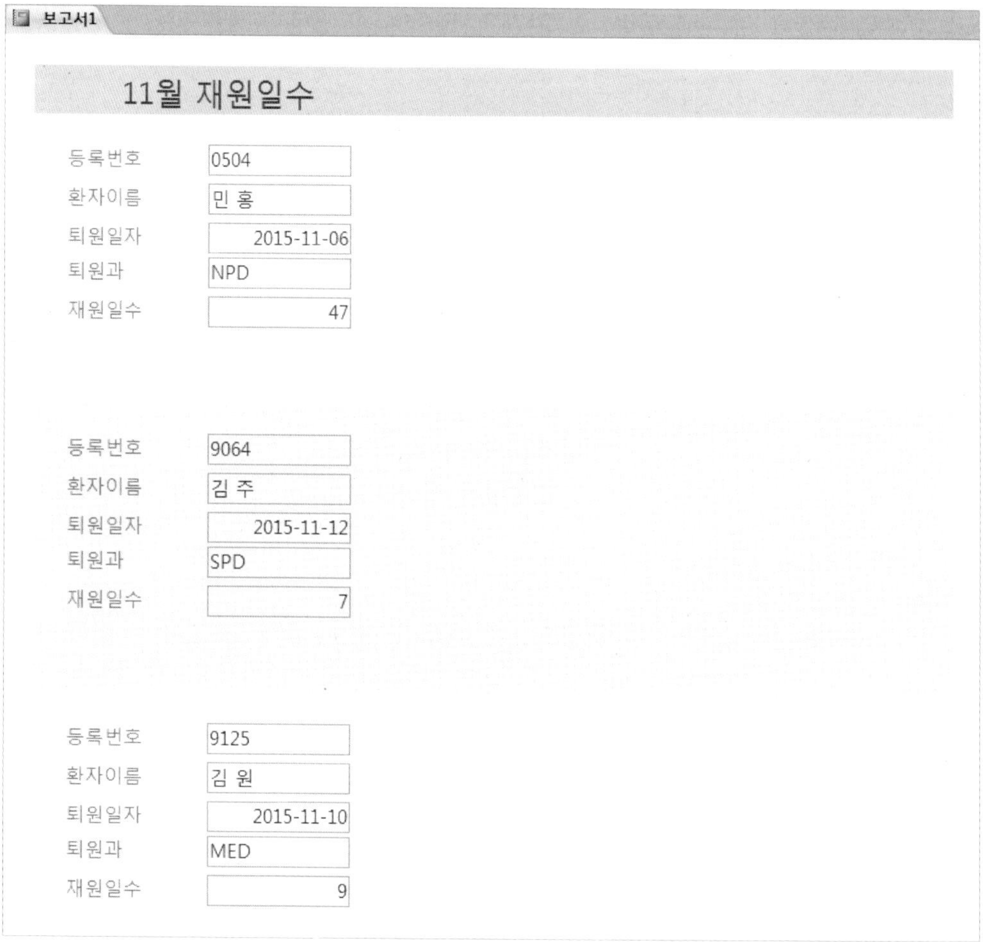

[그림 9-16]

2.2 테이블 형식의 보고서

○ 테이블 형식 보고서는 먼저 [만들기]에서 보고서 탭의 [보고서]를 선택한다.

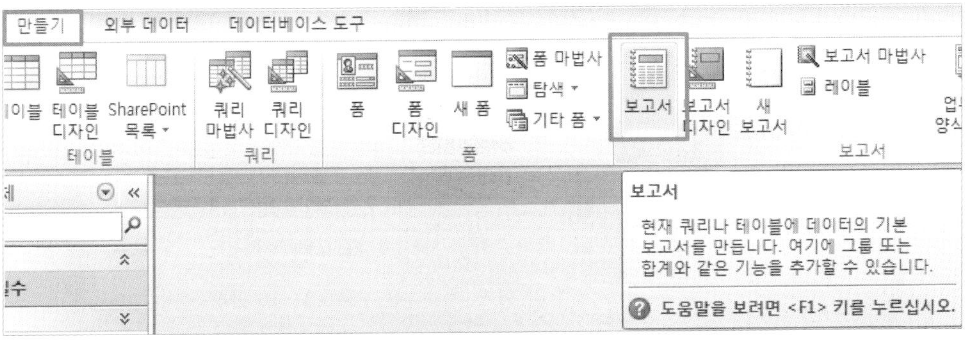

[그림 9-17]

○ 나오는 레이아웃에서 출력되는 표의 크기와 레이아웃을 수정한다.

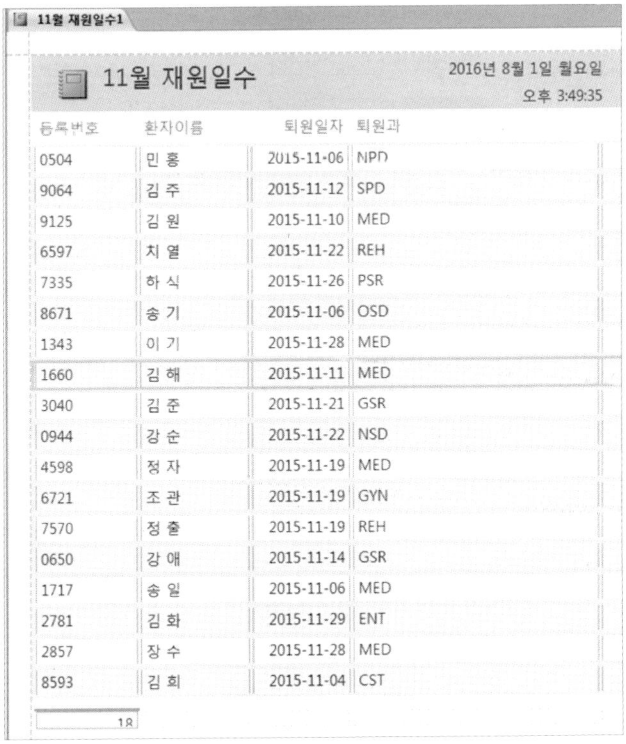
11월 재원일수1
11월 재원일수
2016년 8월 1일 월요일
오후 3:49:35
등록번호 환자이름 퇴원일자 퇴원과
0504 민 홍 2015-11-06 NPD
9064 김 주 2015-11-12 SPD
9125 김 원 2015-11-10 MED
6597 치 열 2015-11-22 REH
7335 하 식 2015-11-26 PSR
8671 송 기 2015-11-06 OSD
1343 이 기 2015-11-28 MED
1660 김 해 2015-11-11 MED
3040 김 준 2015-11-21 GSR
0944 강 순 2015-11-22 NSD
4598 정 자 2015-11-19 MED
6721 조 관 2015-11-19 GYN
7570 정 출 2015-11-19 REH
0650 강 애 2015-11-14 GSR
1717 송 일 2015-11-06 MED
2781 김 화 2015-11-29 ENT
2857 장 수 2015-11-28 MED
8593 김 희 2015-11-04 CST
18

[그림 9-18]

○ 다음 보고서레이아웃 창에서 오른쪽 마우스버튼을 눌러 [보고서 보기]를 선택한다.

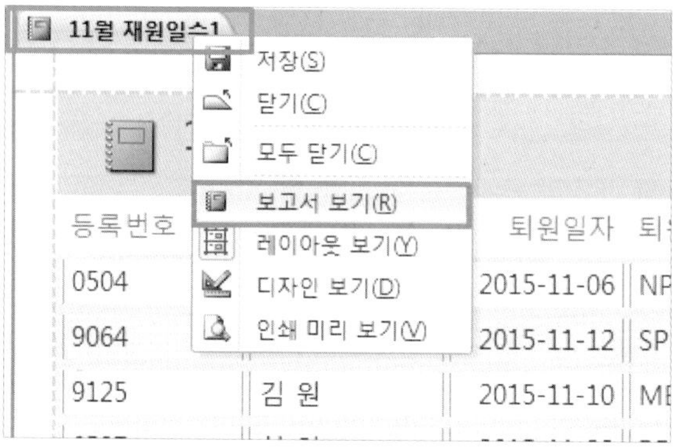

[그림 9-19]

○ 그 결과 테이블형식 보고서의 화면이 [그림 9-20]과 같이 나타난다.

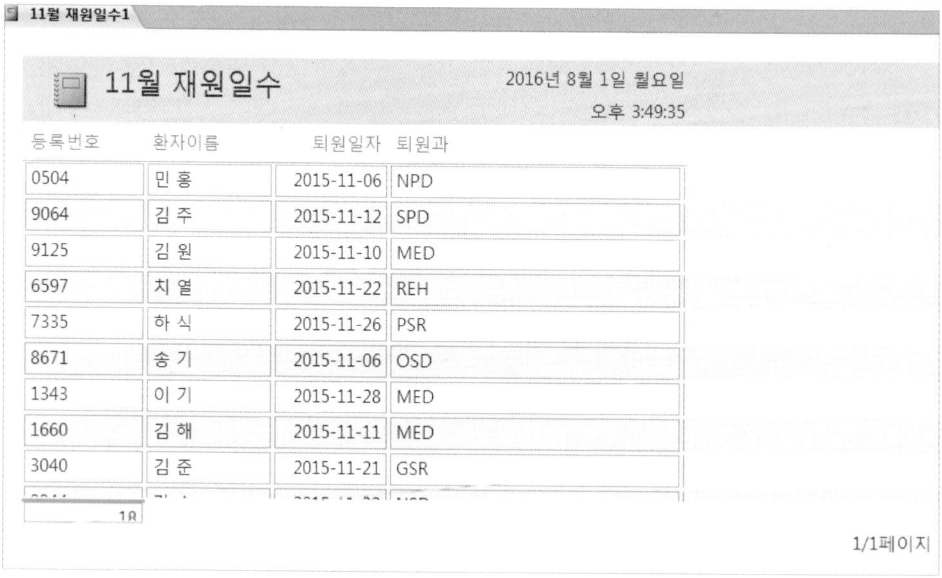

[그림 9-20]

2.3 차트 마법사를 이용하여 보고서 작성

○ [만들기]에서 [보고서 디자인]을 선택한 후, [차트 컨트롤]을 클릭하여 본문영역에 삽입한다.

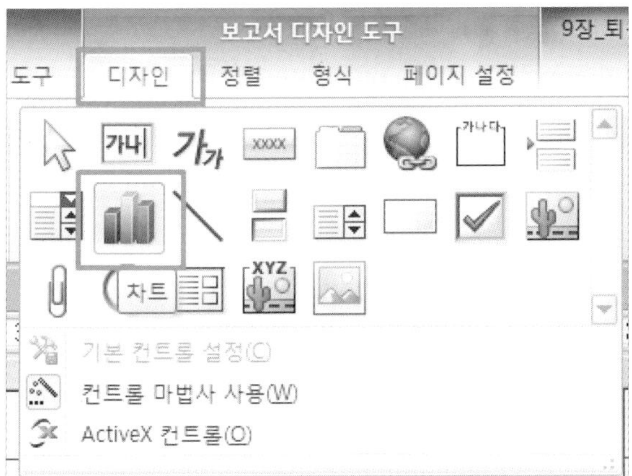

[그림 9-21]

○ 데이터 원본으로 사용할 테이블을 [11월재원일수]로 선택하고 [다음]을 선택한다.

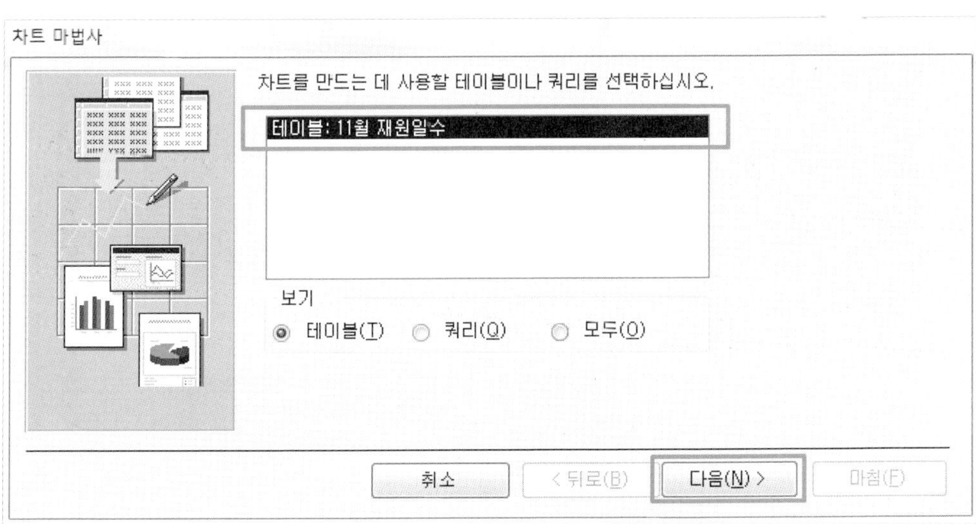

[그림 9-22]

○ 사용 가능한 필드에서 차트에 사용할 모두 옮긴 후 다음 창으로 이동한다.

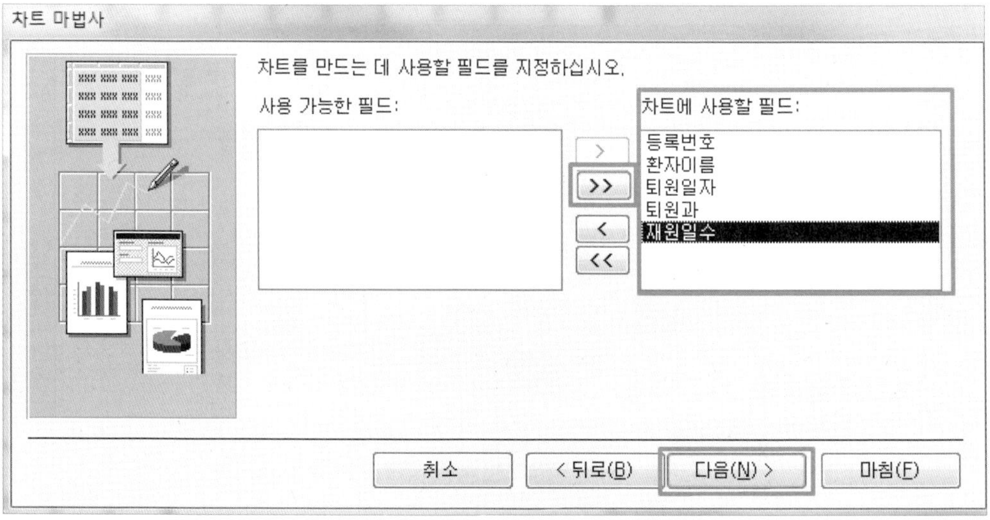

[그림 9-23]

○ 차트 종류를 선택하는 화면이 나타나면, [세로 막대형 차트]를 클릭하고 다음 창으로 넘어간다.

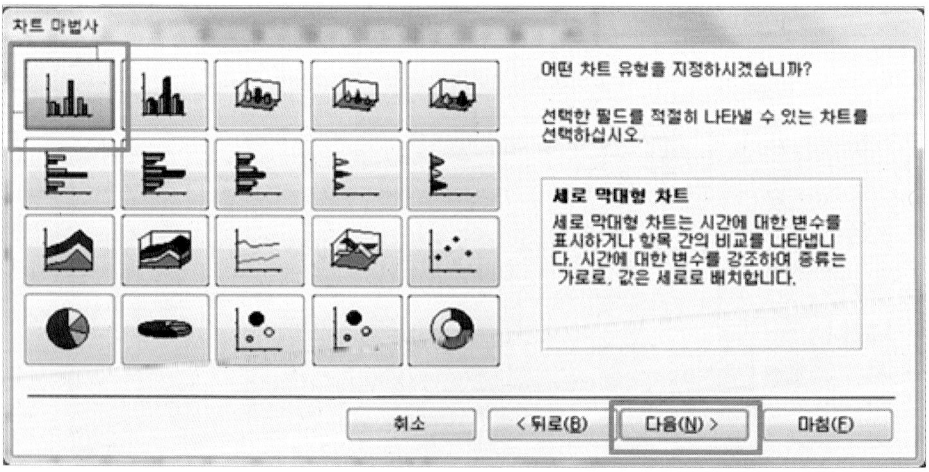

[그림 9-24]

○ [SumOf재원일수]를 더블클릭하여 합계를 [평균]으로 변경하고 확인을 누른다.

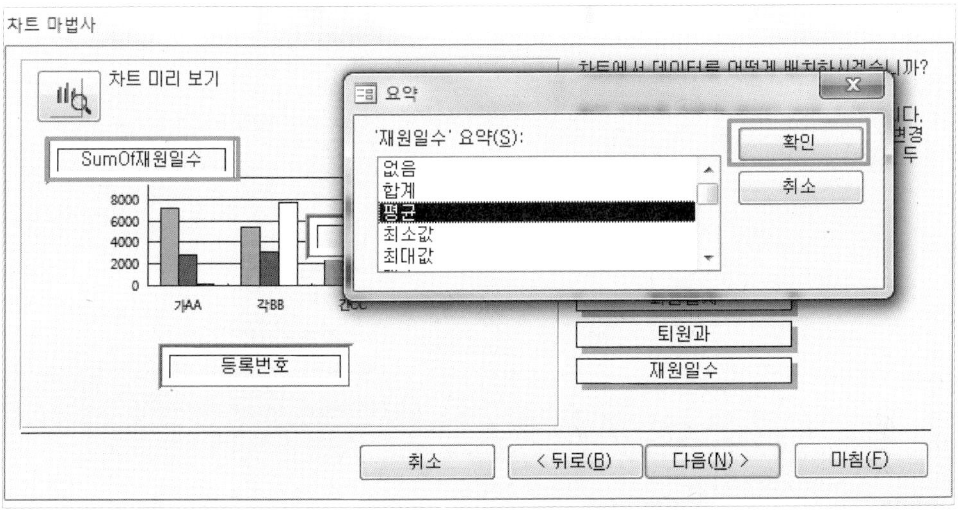

[그림 9-25]

○ 차트 미리보기에 있는 [등록번호]와 [환자이름] 데이터필드 단추를 오른쪽 데이터목록으로 드래그하여 챠트 축 목록에서 제거한다.

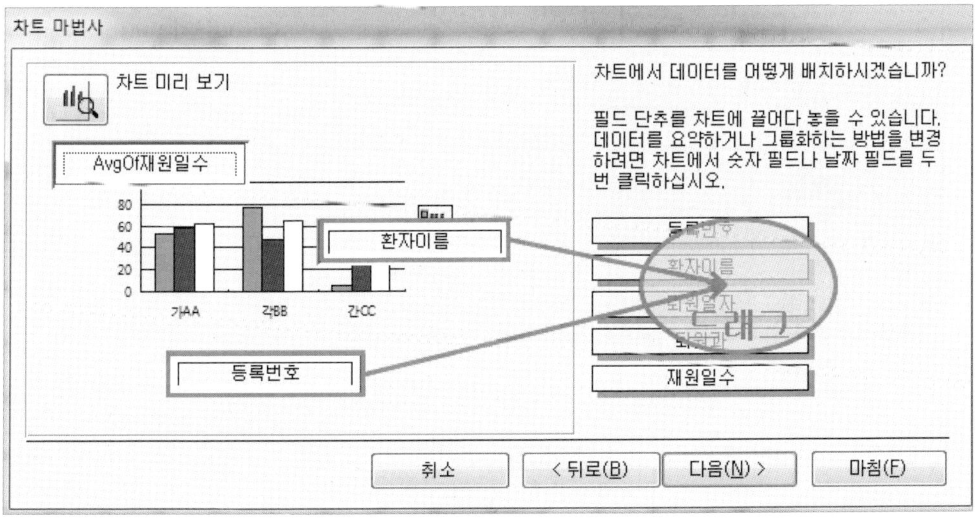

[그림 9-26]

○ 챠트 필드 목록에서 [퇴원과]데이터필드 단추를 왼쪽의 챠트 미리보기의 축으로 드래그 한 후 [다음]을 누른다.

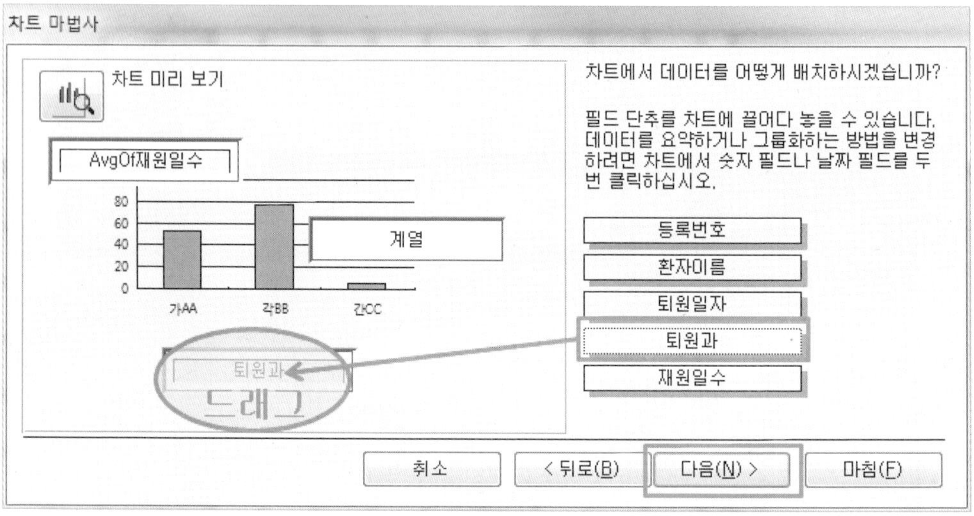

[그림 9-27]

○ 차트 제목을 입력하고 [마침]을 누른다.

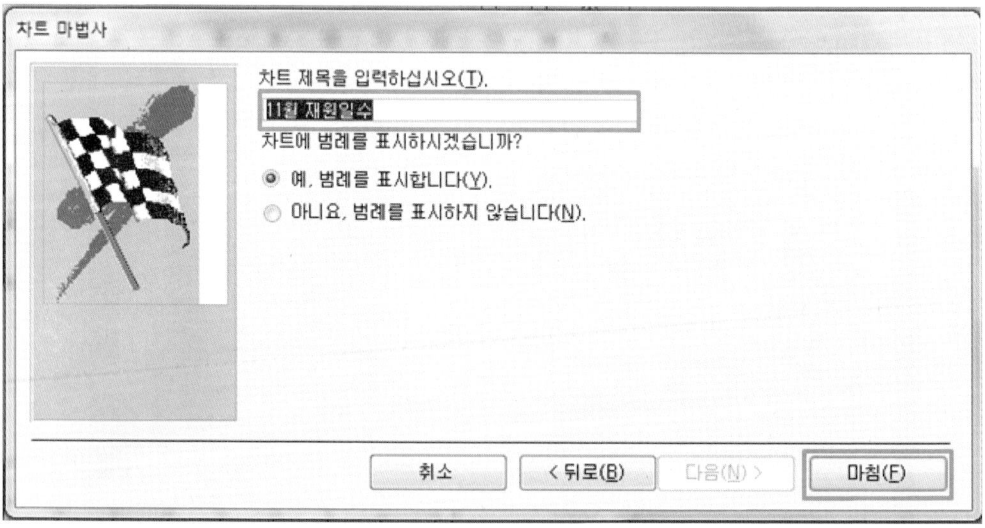

[그림 9-28]

○ [그림 9-26]본문에 챠트가 출력이 되면 챠트를 더블클릭 한다.

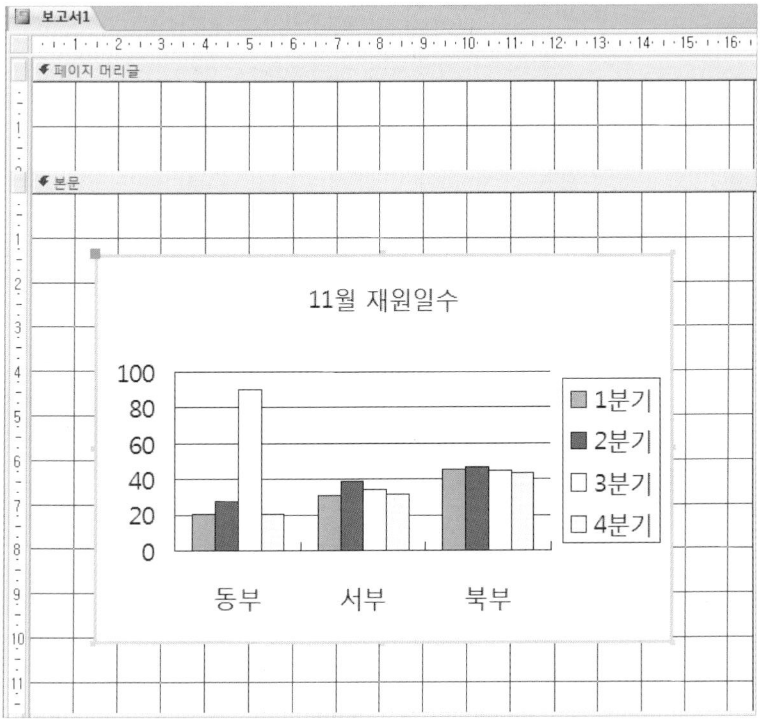

[그림 9-29]

○ 범례에서 오른쪽 마우스를 눌러 [지우기]를 선택하여 범례를 삭제한다.

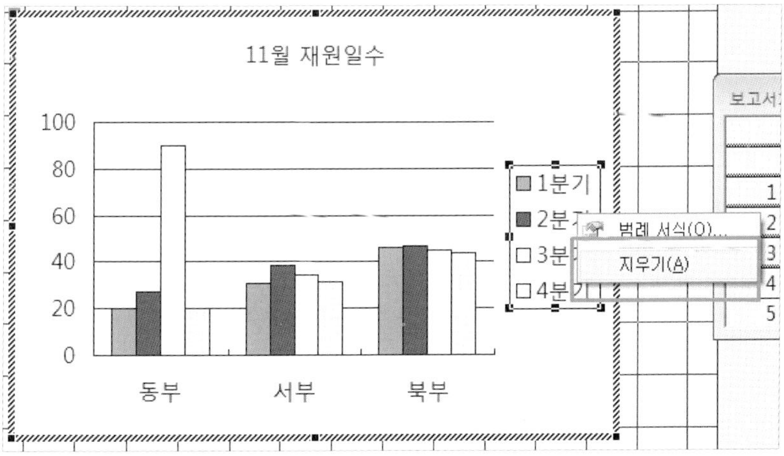

[그림 9-30]

○ 보고서 디자인 화면으로 나와서 디자인의 [제목]을 선택하여 [보고서 머리글]에 [11월 진료과별 평균 재원일수] 라고 입력한다.

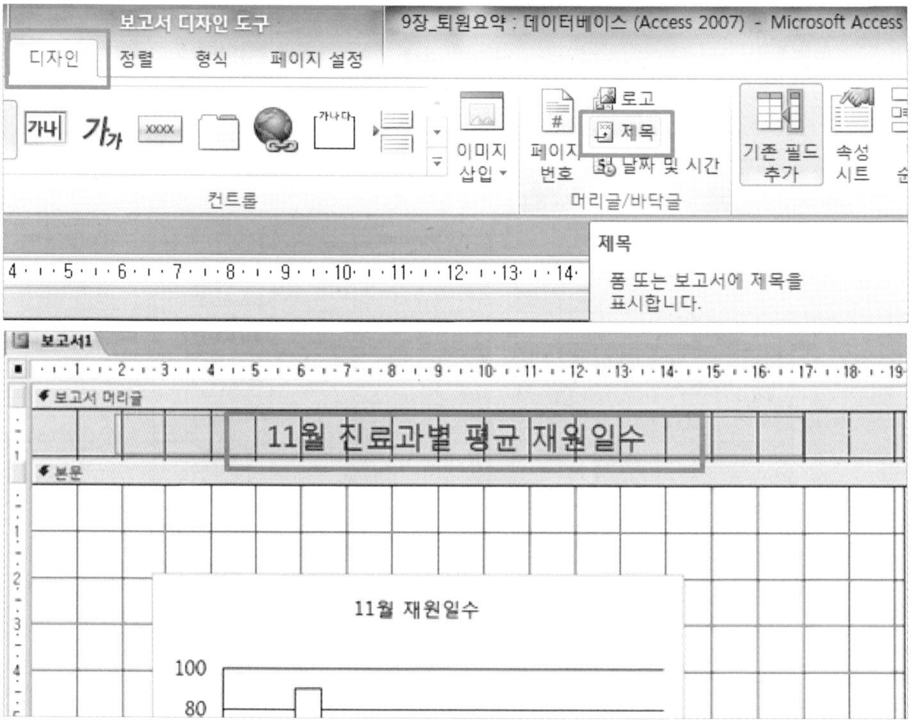

[그림 9-31]

○ 보고서디자인 제목에서 마우스 오른쪽 버튼을 눌러 [보고서 보기]를 선택한다.

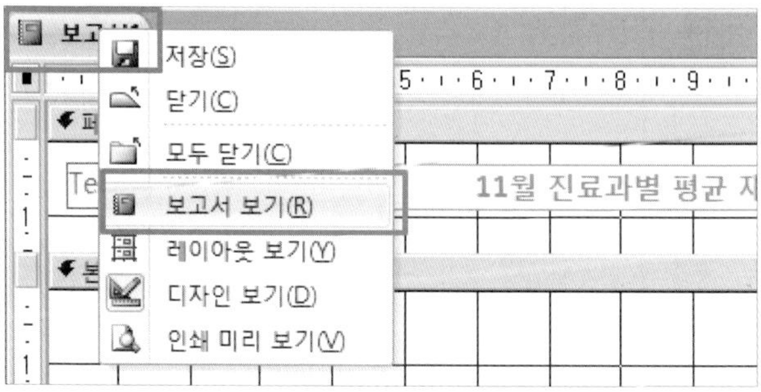

[그림 9-32]

○ 아래의 [그림 9-33]과 같이 챠트 보고서가 생성된다.

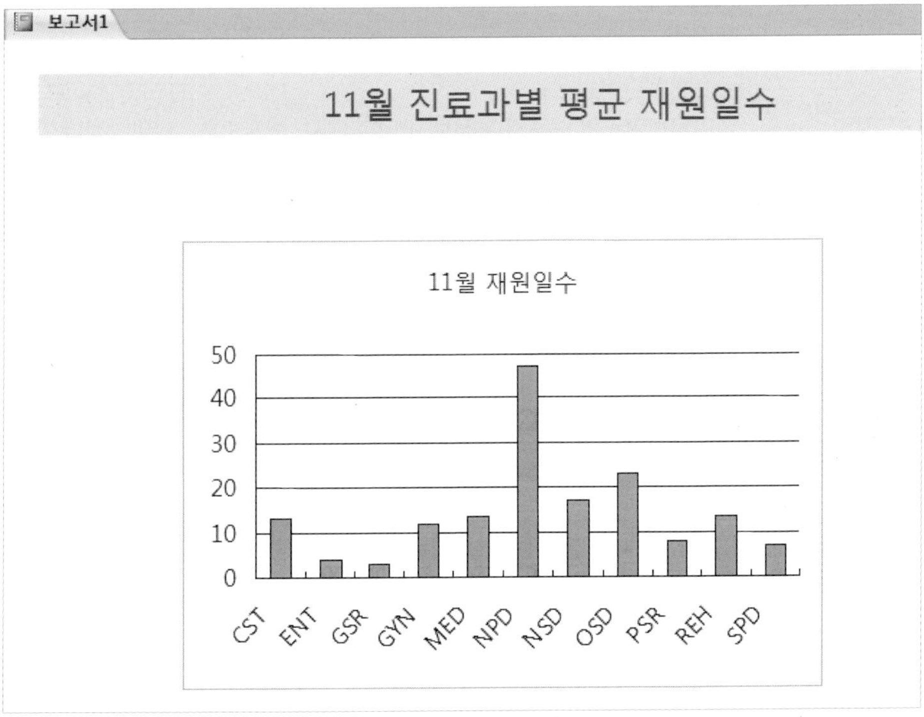

[그림 9-33]

♣ 연 습 문 제 ♣

01 '폐암.accdb' 데이터베이스의 환자기본정보 테이블에서 환자번호, 나이, 성별, 입원일 필드를 상병 테이블에서는 상병코드, 상병명 필드를 이용하여 기준을 상병으로 두고 상병명별 보고서를 출력하시오.(환자번호와, 입원일은 오름차순으로 정렬, 보고서이름은 '상병보고서'로 한다.)

02 '유방암.accdb' 데이터베이스의 유방암환자기본정보 테이블에서 환자번호, 성별, 필드를 상병명에서는 상병명을 투약처방내역 테이블에서 처방일자, 처방코드, 처방명 필드를 이용하여 상병별 환자번호 성별 처방일자 처방코드 처방명 보고서를 출력하시오.(환자번호와 처방일자는 내림차순으로 정렬, 보고서이름은 '처방내역보고서'로 한다.)

03 '허혈성심장질환.accdb' 데이터베이스의 환자기본정보 테이블에서 ID, 나이, 성별,입원일 필드를 상병명에서는 상병코드를 투약처방 테이블에서 처방코드, 약성분명 필드를 이용하여 입원일별 ID 나이 성별, 상병코드, 처방코드, 약성분명 보고서를 출력하시오.(입원일 기준은 '일'로 선택하고, ID는 오름차순 정렬, 상병코드는 내림차순으로 정렬, 디자인 보기에서 페이지 머리글 및 본문에 입원일을 삭제하고 보고서이름은 '입원요약보고서'로 한다.)

04 '허혈성심장질환.accdb' 데이터베이스의 환자기본정보 테이블을 이용해 쿼리작성기로 [퇴원일-입원일]로 하여 재원일수 필드를 만들고 재원일수 테이블을 만든 후, 보고서의 챠트마법사 기능을 이용하여 재원일수 테이블을 이용해 재원일수별 환자 수를 세로막대 그래프로 보고서를 출력하시오.(재원일수 '0'은 '1'로 업데이트 쿼리를 이용하여 수정하고. 그래프의 세로축의 눈금은 최소값 0 최대값 20 주단위 5, 보조단위 1로 나타낸 후, 보고서 제목은 재원일수별 환자수로 나타낸다)

제 3 부

ACCESS의 사용법

제 10 장

ACCESS를 이용한 진료정보 DB구축과 분석

현재 의료에 대한 국가의 통제가 강화되고 있으며, 앞으로 국민의료비의 상승을 억제하기 위한 정부의 각종 정책이 실시 될 것 이므로 병원에서는 이에 대비하기 위해 효율적인 의료행위가 이루어져야 할 것이다. 왜냐하면, 오늘날 우리나라, 미국 등 세계 각국의 의료계는 적은 비용으로 환자의 의료이용의 접근성과 양질의 의료를 보장해 주어야 하는 현실적인 여건 때문이다. 즉, 적은 비용으로 최대의 치료효과를 구현할 수 있는 효율적인 의료의 필요성이 증대되고 있는 것이다. 이러한 필요성 때문에 미국에서는 위와 같은 내용을 전문적으로 취급하는 "Cost and Quality"와 같은 저널이 발간되어 이에 대해 체계적으로 연구하고 있다.

특히, 일부 진단에 대한 DRG가 시행됨으로 단계적으로 확대되고 있는 우리나라에서는 DRG의 실시로 진료비는 정해져 있어 병원은 정해진 진료비 범위 내에서 양질의 의료를 제공하면서도 비용을 줄어야만 경쟁력 있는 병원으로 남을 수 있기 때문에 어느 때 보다 효율적인 의료행위의 필요성이 증대되고 있다. 효율적인 의료행위가 개발되기 위해서는 먼저 진료행위 프로토콜이 개발되고 이의 실현을 지속적으로 모니터링을 해야 한다. 이를 위해서는 의무기록 정보를 체계적으로 활용하는 것이 가장 기본적인 요소라 할 수 있다. 왜나하면 의무기록은 병원의 서비스인 의료행위가 체계적으로 정리된 자료로서 진료행위 프로토콜이 개발되고 이의 실현을 지속적으로 모니터링을 해야 한다. 이를 위해서 의무기록은 병원의 서비스인 의료행위가 체계적으로 정리된 자료로서 진료행위 프로토콜 개발의 가장 기본적인 단계인 현재의 의료행위를 분석한 다음 이를 기반으로 효율적인 의료행위 방안을 마련하는데 가장 중요한 기초자료가 되기 때문이다.

진료행위 프로토콜이란 특정 질병으로 인한 의료 이용 시 적절한 진료가 되도록 의사와 환자간의 의사결정을 돕기 위해서 체계적으로 작성된 지침서로서 특정 환자 진료시 순차적으로 시행해야 할 임상절차를 알고리즘(algorithms)으로 기술한 진료기준이라고도 한다.

현재 유럽 및 미국에서는 국가 차원의 진료행위 프로토콜의 개발을 위해 노력하고 있다. 미국에서는 AHCPR과 같이 국가 차원에서 프로토콜을 개발하는 위원회가 있어서 여기서 현재 17개의 진료행위 프로토콜을 개발하였으며 계속적으로 이에 대해 연구하고 있다.

우리나라에서도 이미 삼성의료원에서 뇌졸중의 항 응고 요법 환자에 대해 표준진료지침서를 개발하여 적용해 본 결과 적용전의 22.1일이던 평균 재원일 수가 11.6일로 단축되었으며, 환자의 치료결과도 적용 전에는 호전이 91.3%이던 것이 적용 후에는 95.7% 치료결과로 호전되는 결과가 나왔다. 또한 환자가 부담하는 본인 부담비용도 26% 감소하여 진료행위 프로토콜을 활용하는 것이 의료의 질을 향상시키면서도 병원 및 환자의 비용은 감소시켜주는 결과를 가져주는 것이 입증되었다.

이러한 프로토콜을 개발하는 데는 의사, 간호사, 의무기록사 등 병원의 여러 분야의 종사자들이 공동으로 해야 하는데 의무기록사의 역할은 프로토콜개발을 위한 각종 자료를 제공해주는 것이라 할 수 있다. 특히, 진료행위 프로토콜용 데이테베이스를 구축하여 활용하게 하는 것이 주요한 역할이라 할 수 있다. 그래서 Access를 이용하여 진료행위 프로토콜용 데이터베이스를 구축하는 방법을 실습하고자 한다. 여기서는 A병원의 2015년 1월에 퇴원한 백내장.accdb 데이터베이스를 이용하여 분석하고자 한다.

1. 분석용 테이블 만들기

백내장환자에 대한 분석테이블에는 기본적인 환자정보와 그 외에 환자의 주상병코드, 주치의, 수술건수, 처치건수, 기본처방건수, 부진단건수 등이 포함되어야 한다.

○ [만들기에서 쿼리디자인]을 선택한다. '퇴원요약' 테이블에서 'ID','입원일자', '환자유형', '나이', '성별', '국소마취건수', '주호소증상', '급여', '비보험 + 비급여', '총진료비', '재원일'을 선택한다.

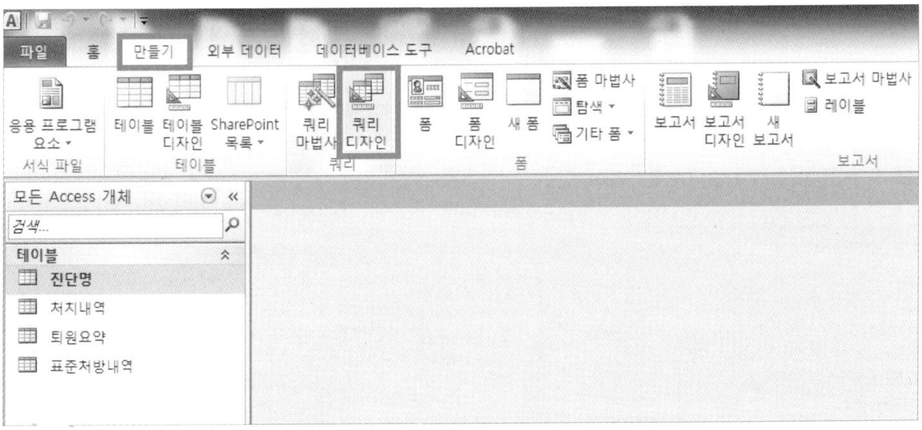

[그림 10-1]

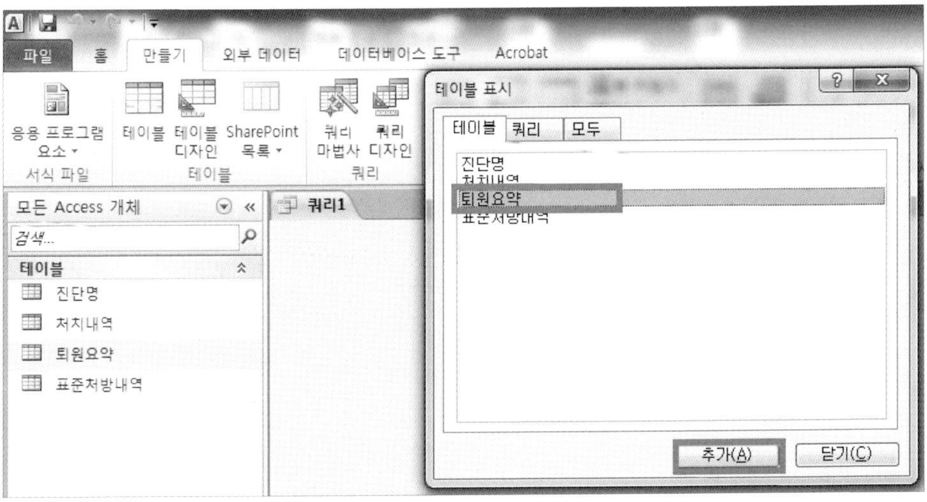

[그림 10-2]

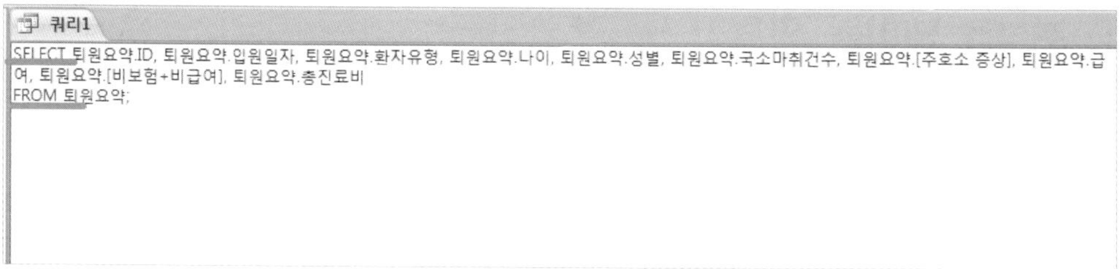

[그림 10-3]

○ 선택된 필드들을 이용하여 [테이블 만들기]를 실행한 다음 '백내장분석'이라는 테이블을 만든다.

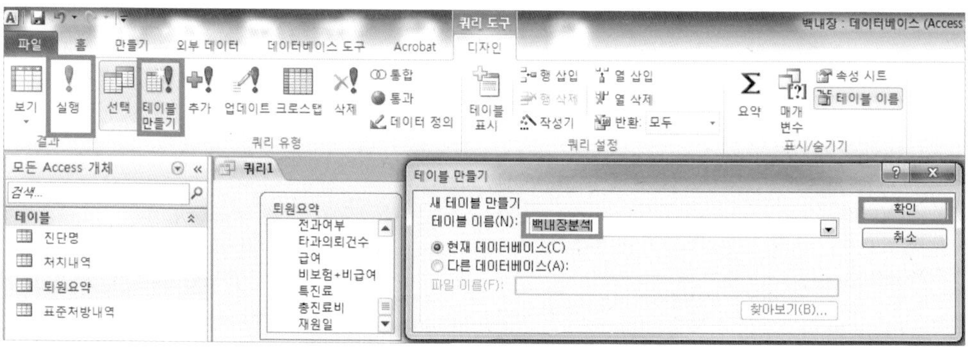

[그림 10-4]

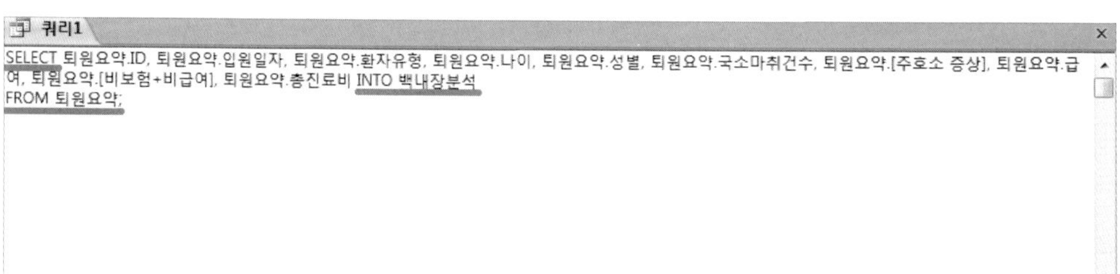

[그림 10-5]

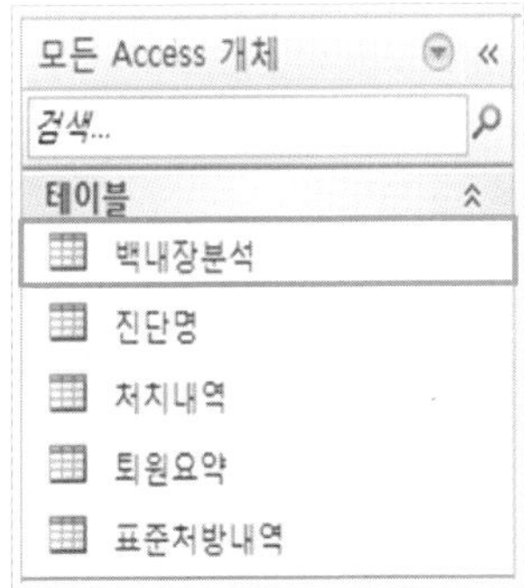

[그림 10-6]

○ 새 쿼리를 실행하여 '진단명'테이블에서 'ID', '입원일자', '일련번호' '진단코드' 필드를 선택하고, '일련번호'필드의 조건을 '1'로 준다. 그런 다음 '주 상병코드'라는 새로운 테이블을 만든다[그림 10-7].

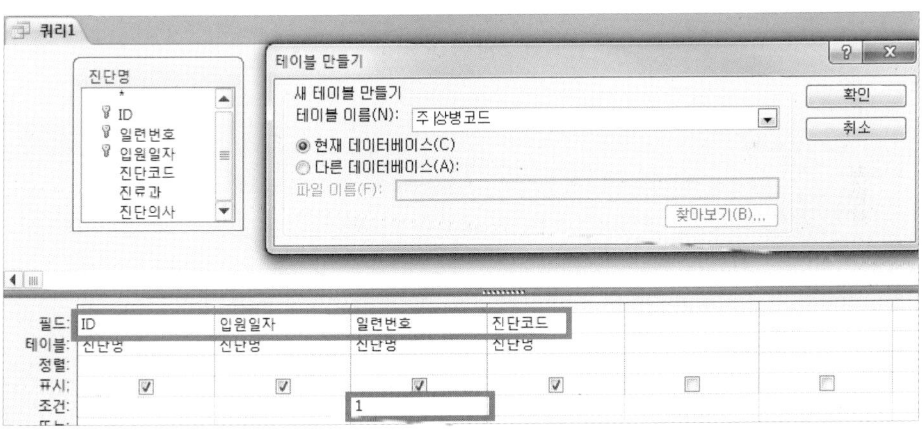

[그림 10-7]

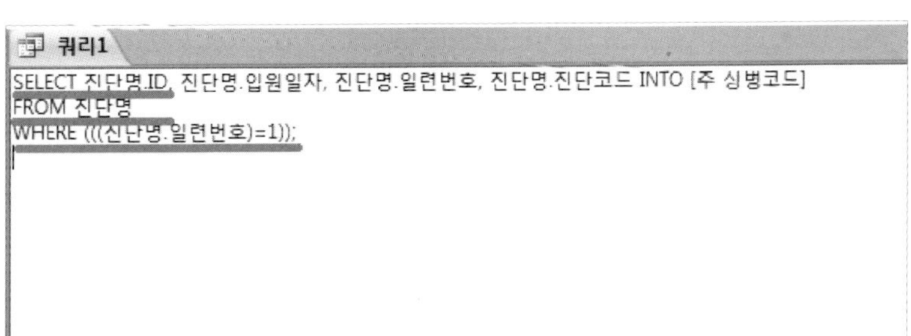

[그림 10-8]

○ '백내장분석'테이블과 '주 상병코드'테이블을 Join 시킨 후 '백내장분석'의 모든 필드와 '주상병코드'의 '진단코드' 필드를 선택하고 '백내장분석 1'테이블을 만든다.

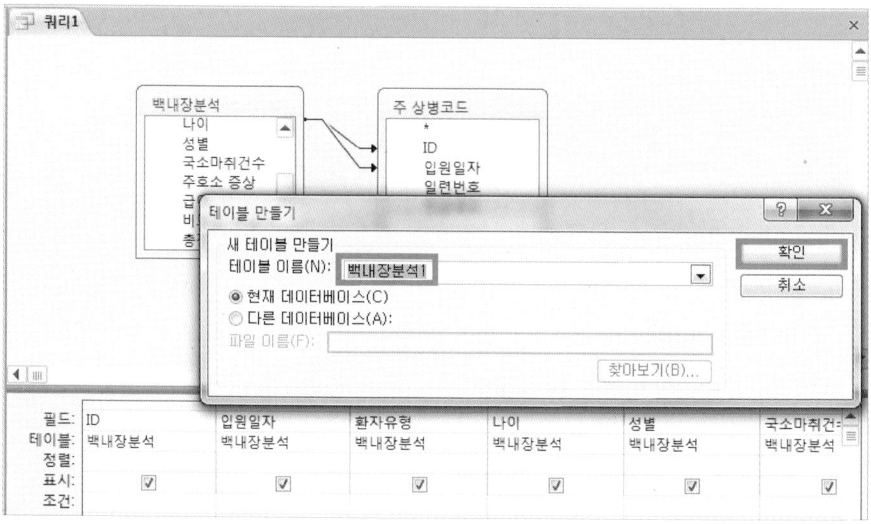

[그림 10-9]

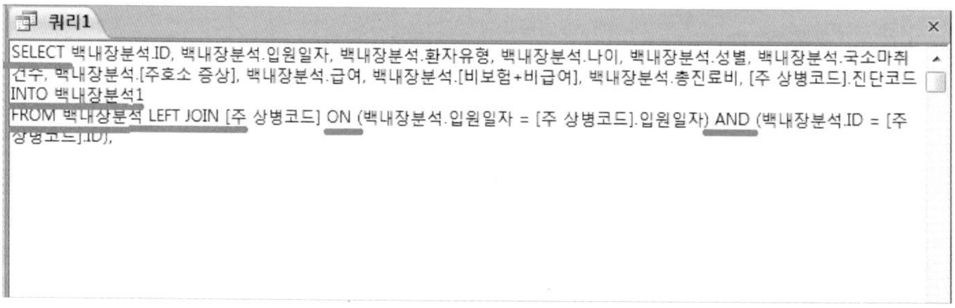

[그림 10-10]

○ 기존의 '백내장분석'은 삭제하고, '백내장분석1'을 '백내장분석'이라고 테이블 이름을 바꾼다.

○ '주치의' 테이블을 만들기 위해 쿼리 디자인에서 '진단명' 테이블을 선택하여, 'ID', '입원일자', '일련번호', 진단의사'필드를 선택한 뒤 '일련번호' 필드의 조건을 '1'로 준다. 그러고 난 후 '테이블 만들기 쿼리'를 이용하여, '주치의' 테이블을 만든 후 실행시킨다.

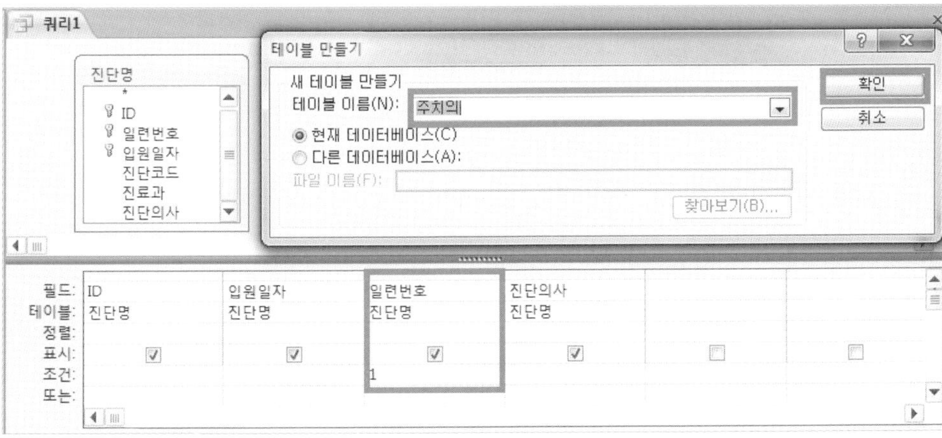

[그림 10-11]

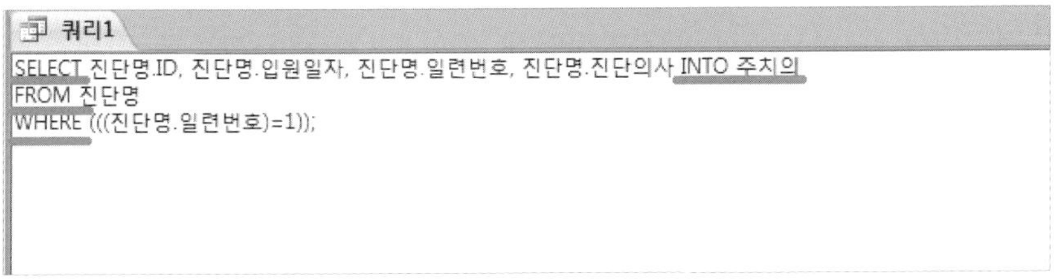

[그림 10-12]

○ 각 백내장환사에 대한 주치의를 알기 위해 쿼리 디자인에서 '백내장분석'과 '주치의'테이블을 Join시킨다. '백내장분석' 테이블에서 모든 것을 선택하고, '주치의' 테이블에서 '진단의사' 필드만 선택하여, 새로운 '백내장분석1'이라는 테이블을 만든다[그림 10-13].

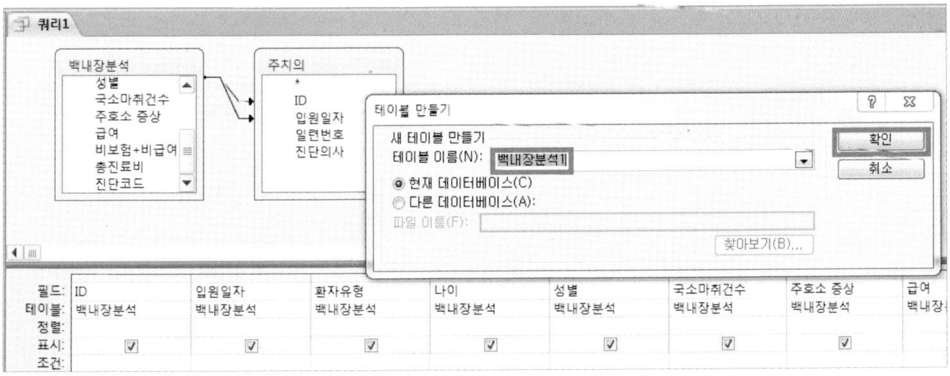

[그림 10-13]

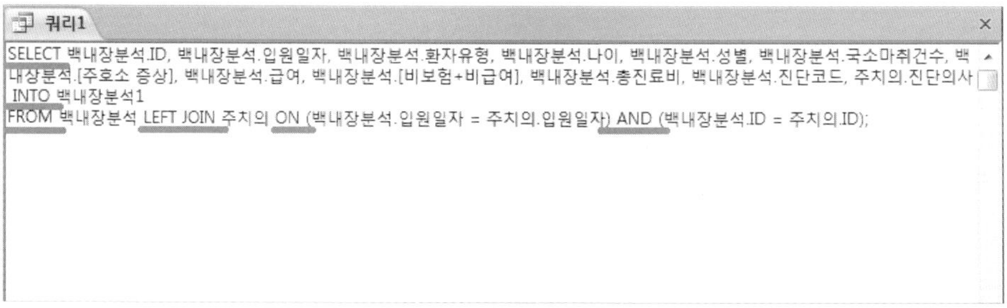

[그림 10-14]

○ 기존의 '백내장분석' 테이블을 삭제하고, '백내장분석1' 테이블을 '백내장분석'으로 이름을 바꾼다.

○ '처치내역' 테이블에서 ID, 입원일자, 수술/처치 Flag필드를 선택하고, 수술/처치Flag 필드에는 'O'라는 조건을 준 후 새로운 '수술'테이블을 만든다.

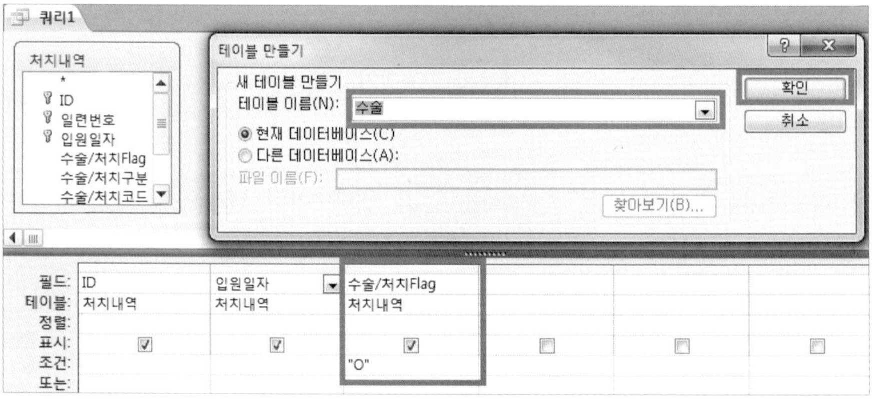

[그림 10-15]

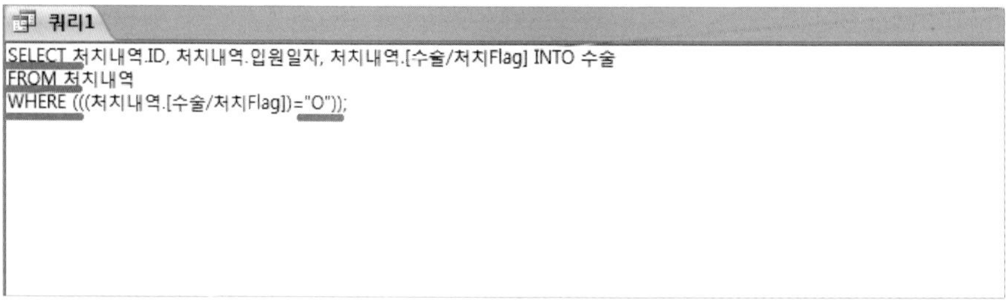

[그림 10-16]

○ 각 환자에 대해 입원일자별 수술건수를 구하기 위해 '수술' 테이블에서 'ID', '입원일자', 'ID'를 선택한다. 그 후 요약 탭을 눌러 첫 번째 'ID'와 '입원일자'는 '묶는 방법'으로 그룹화하고, 나머지 'ID'는 '개수'를 선택하여 수술건수가 생성될 수 있도록 해준다. '테이블 만들기 쿼리'를 이용하여, '수술건수'테이블을 만든다[그림 10-17].

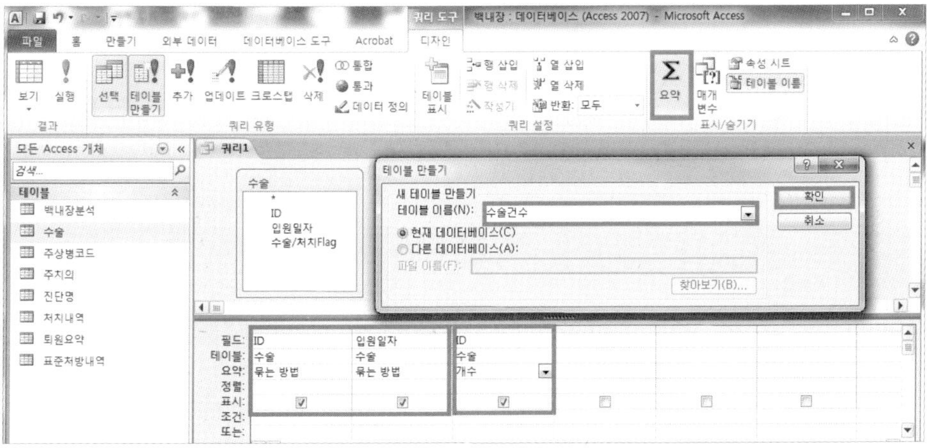

[그림 10-17]

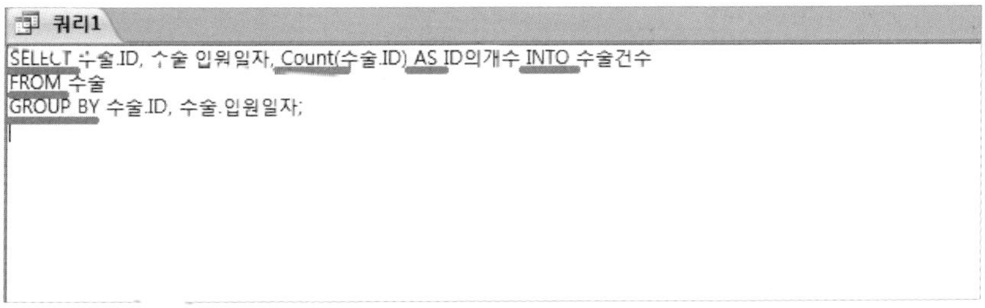

[그림 10-18]

○ '백내장분석'테이블과 '수술건수' 테이블을 서로 Join하여, '백내장분석' 테이블의 모든 필드를 선택하고 '수술건수' 테이블의 '입원일자'와 'ID의개수'필드를 선택한 다음, 새로운 '백내장분석1' 테이블을 만든 후, '디자인 보기'에서 다시 '백내장분석1' 테이블을 '백내장분석'으로 이름을 바꾸어 준다.

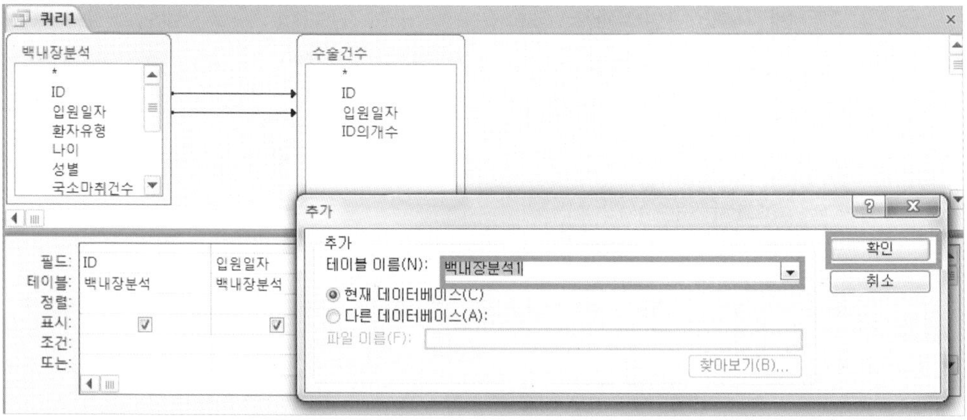

[그림 10-19]

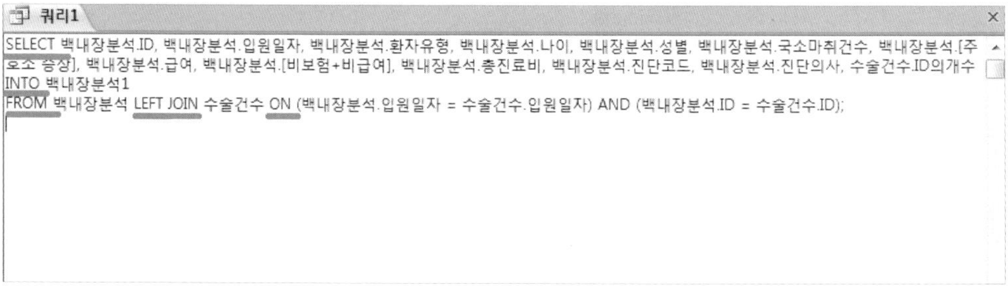

```
SELECT 백내장분석.ID, 백내장분석.입원일자, 백내장분석.환자유형, 백내장분석.나이, 백내장분석.성별, 백내장분석.국소마취건수, 백내장분석.[주호소 증상], 백내장분석.급여, 백내장분석.[비보험+비급여], 백내장분석.총진료비, 백내장분석.진단코드, 백내장분석.진단의사, 수술건수.ID의개수
INTO 백내장분석1
FROM 백내장분석 LEFT JOIN 수술건수 ON (백내장분석.입원일자 = 수술건수.입원일자) AND (백내장분석.ID = 수술건수.ID);
```

[그림 10-20]

○ '백내장분석 테이블' 에서 '디자인보기'를 클릭한 다음 'ID개수'라는 컬럼을 '수술건수'로 이름을 바꾼다.

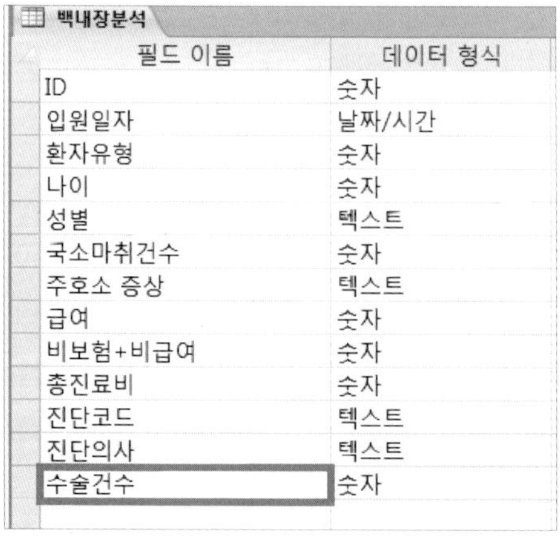

백내장분석

필드 이름	데이터 형식
ID	숫자
입원일자	날짜/시간
환자유형	숫자
나이	숫자
성별	텍스트
국소마취건수	숫자
주호소 증상	텍스트
급여	숫자
비보험+비급여	숫자
총진료비	숫자
진단코드	텍스트
진단의사	텍스트
수술건수	숫자

[그림 10-21]

○ 처방종류가 '기본처방'인 것만을 선택하기 위해 '표준처방내역' 테이블에서 'ID','입원일자','처방종류'를 선택한 후, 처방종류필드에는 '기본처방'이라는 조건을 붙여주도록 한다. '테이블작성질의'를 이용하여, '기본처방'이라는 테이블을 새로 만들어준다. [그림10-22]

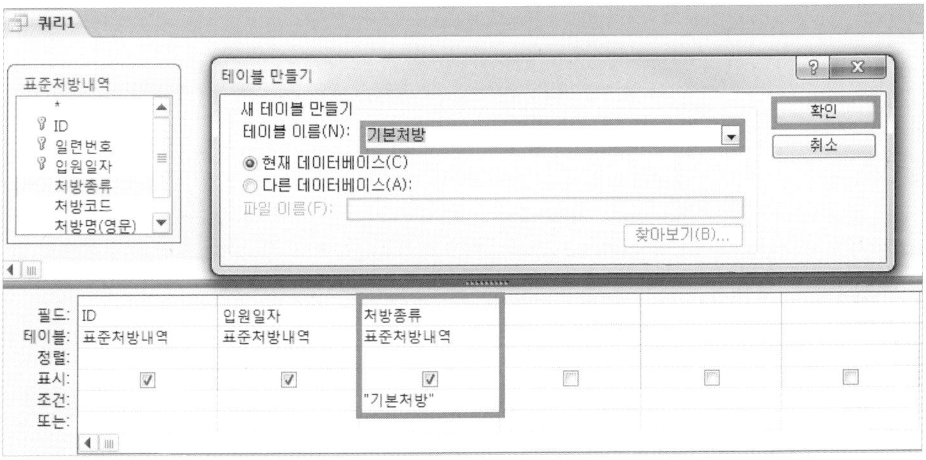

[그림 10-22]

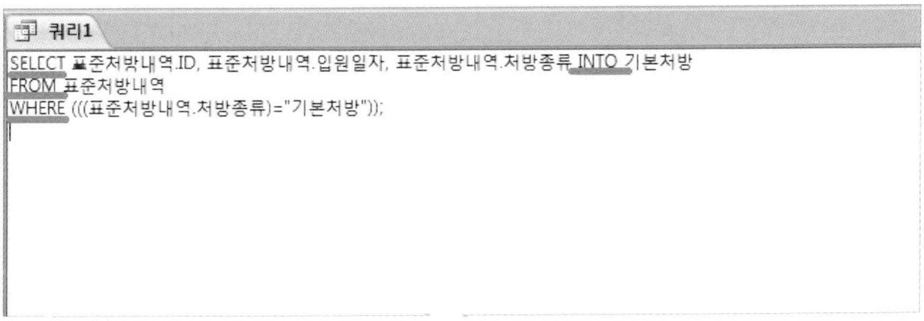

[그림 10-23]

○ 각 백내장 환자에 대해 입원일자별 처방종류가 '기본처방'인 것의 개수를 알기 위해 '기본처방'테이블에서, 'ID','입원일자','ID'필드를 선택한 후 요약 버튼을 클릭하여 'ID'와'입원일자'는 각각 그룹화하고, 나머지'ID'는 '개수'화하여 '기본처방건수'라는 테이블을 만든다.

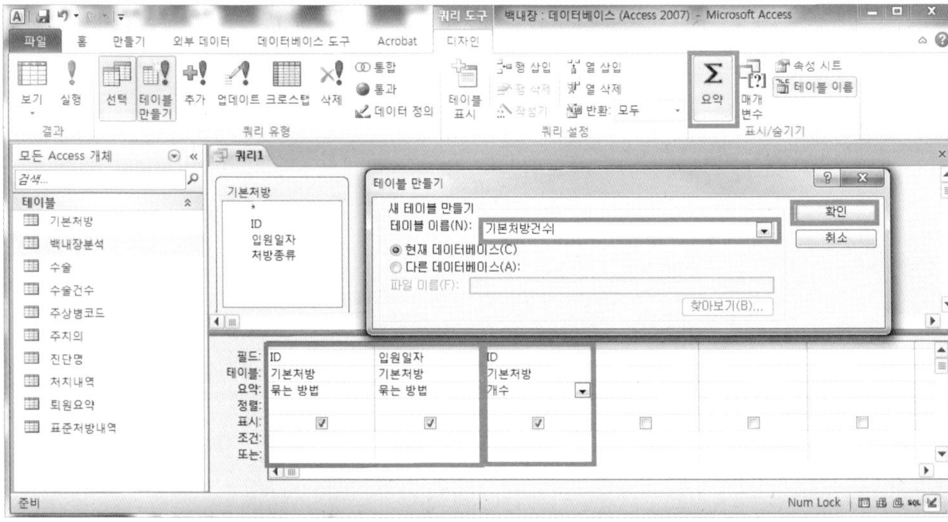

[그림 10-24]

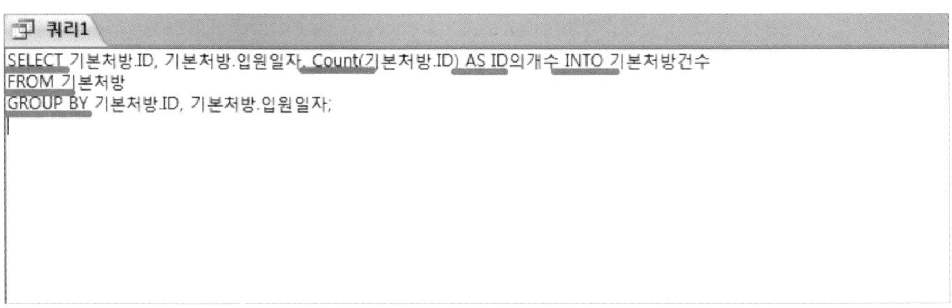

[그림 10-25]

○ 각 백내장 환자에 대한 기본처방건수를 알기 위해 '백내장분석' 테이블과 '기본처방건수'테이블을 조인 시켜 백내장분석의 모든 필드와 '기본처방건수'의 'ID개수'를 선택한 다음, 새로운 '백내장분석1' 테이블을 만들도록 한다.

○ 기존의 백내장분석 테이블을 삭제하고 '백내장분석1'을 '백내장분석'으로 이름을 바꾸도록 한다. 그 후 '백내장분석 테이블'의 디자인 보기에서 ID의 개수를 기본처방건수로 수정한다.

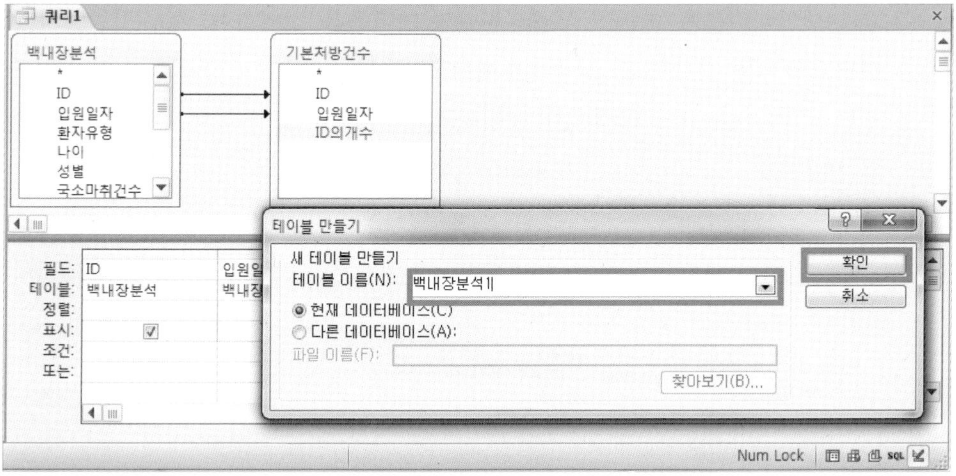

[그림 10-26]

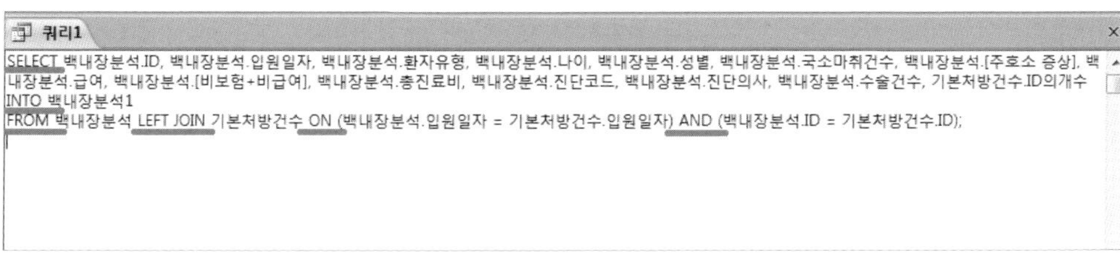

[그림 10-27]

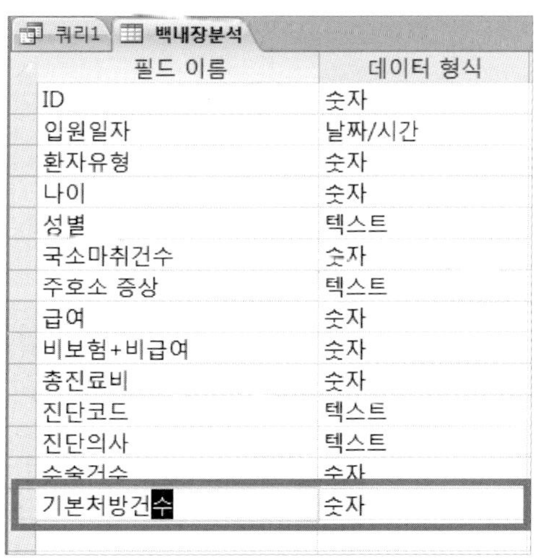
쿼리1
백내장분석
필드 이름
데이터 형식
ID
숫자
입원일자
날짜/시간
환자유형
숫자
나이
숫자
성별
텍스트
국소마취건수
숫자
주호소 증상
텍스트
급여
숫자
비보험+비급여
숫자
총진료비
숫자
진단코드
텍스트
진단의사
텍스트
기본처방건수
숫자

[그림 10-28]

○ '부진단' 테이블을 만들기 위해 '진단명'테이블을 질의하여, ID, 입원일자, 일련번호필드를 선택하고, 일련번호에는 '〉1'이라는 조건을 붙여주도록 한다.(주진단이 1이므로 1이 아닌 것)"테이블 만들기 쿼리'를 통하여, '부진단' 테이블을 만든다.

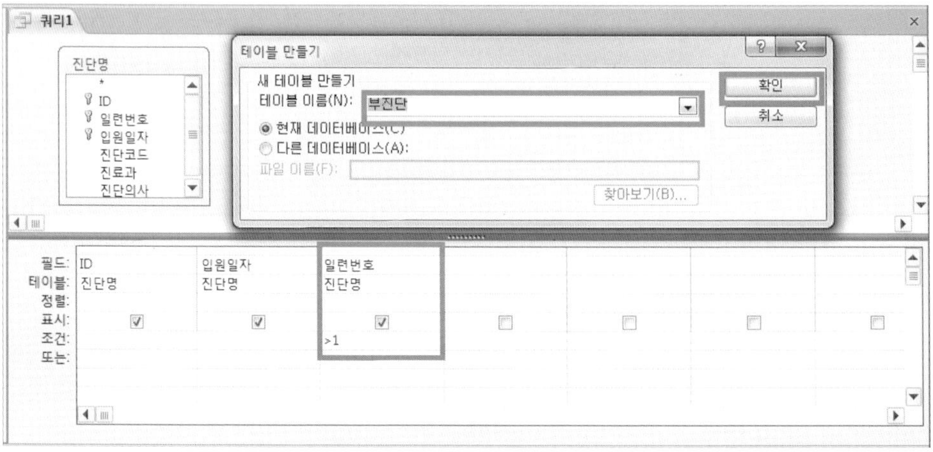

[그림 10-29]

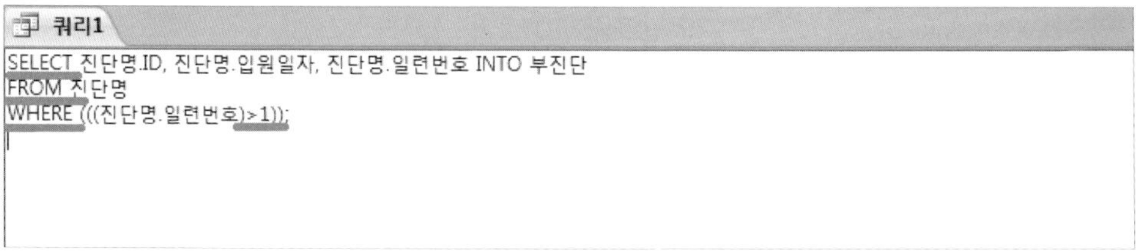

[그림 10-30]

○ 부진단건수를 알기 위해 '부진단' 테이블에서 ID, 입원일자, ID를 선택하고 '요약'을 클릭하여 ID와 입원일자는 그룹화하고, 나머지 ID는 '개수'화 하여 '부 진단건수'라는 테이블을 만든다.

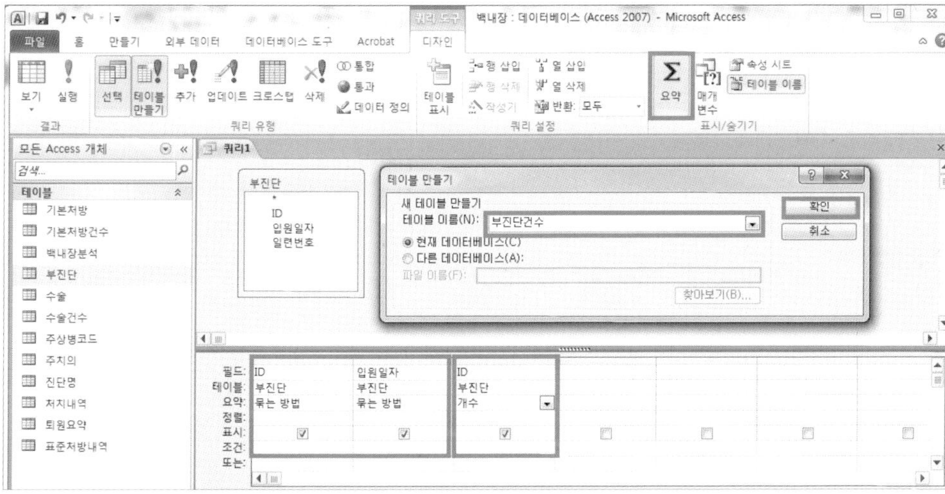

[그림 10-31]

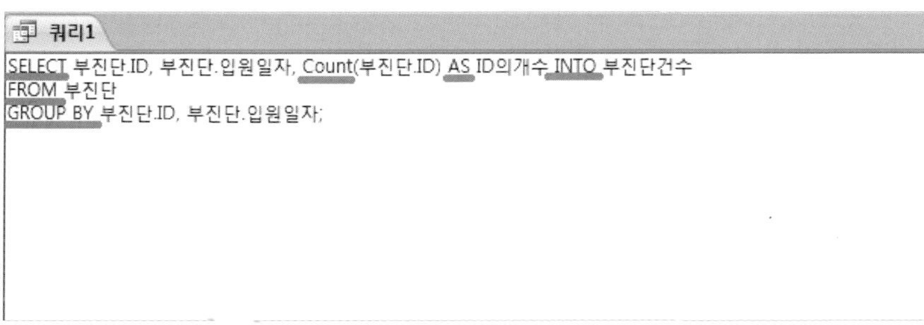

[그림 10-32]

○ 각 환자에 대해 부진단 건수를 알기 위해 '백내장분석'테이블과 '부 진단건수' 테이블을 Join시켜 '백내장분석'의 모든 필드와 '부 진단건수'의 'ID개수'를 선택하여'백내장분석1'이라는 새로운 테이블을 만든다. 기존의 '백내장분석'을 삭제한 후 다시 '백내장분석1'의 이름을 '백내장분석'이라고 바꾼다.

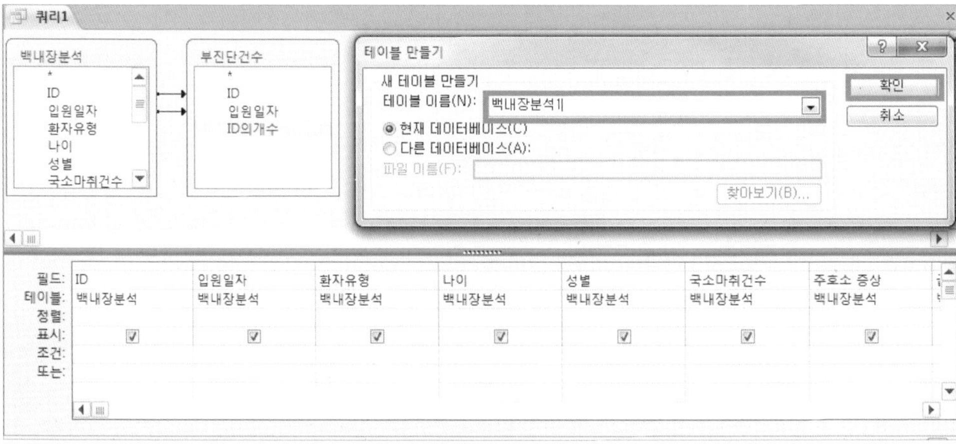

[그림 10-33]

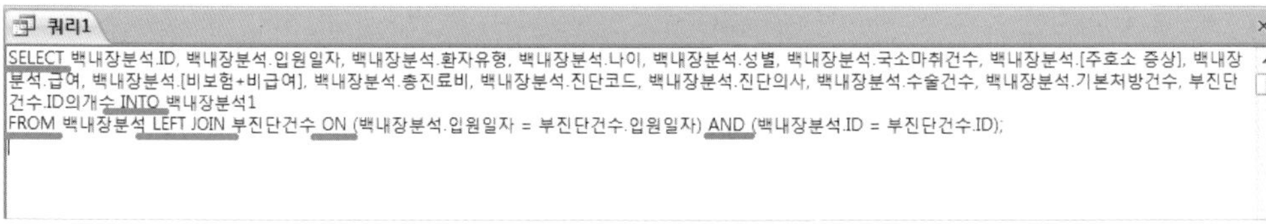

[그림 10-34]

○ '백내장분석 테이블'에서 '디자인보기'를 클릭한 다음'ID개수'라는 필드를 '부진단건수'로 이름을 바꾼다.

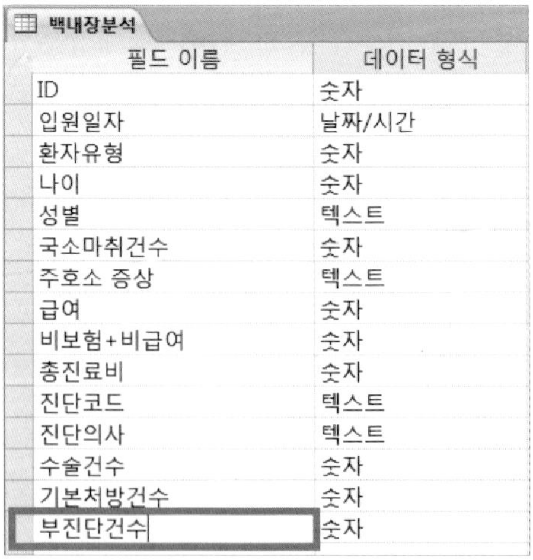

[그림 10-35]

○ 백내장분석 테이블의 '부진단건수'필드가 Null 값인 것을 '업데이트 쿼리'를 이용하여 조건을 'Is null'로 설정하고 '0'으로 업데이트를 해준다.

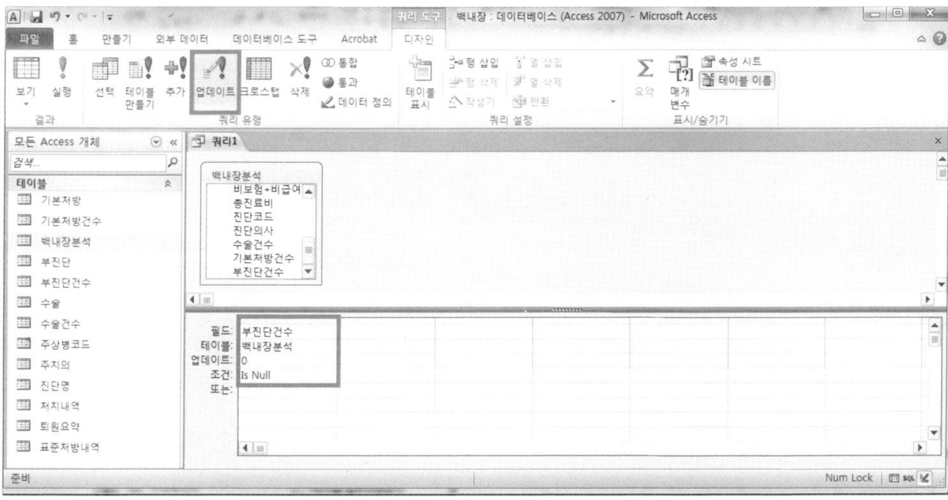

[그림 10-36]

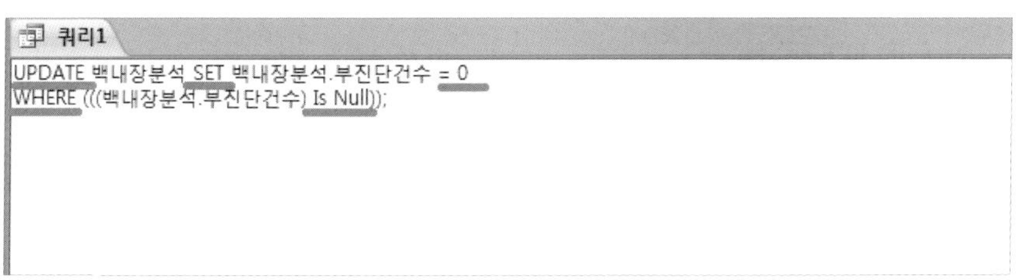

[그림 10-37]

○ 백내장 분석테이블을 보면 [그림 10-38]과 같이 나타난다.

○ 이 데이터를 통해 각 백내장환자에 대해 그 사람의 ID, 입원일자, 나이, 등과 같은 기본정보와 주 상병코드, 주치의, 수술건수, 기본처방건수, 부 진단건수와 같은 환자가 받은 치료에 대한 정보를 알 수 있다. 또, 백내장 분석테이블에서는 위에서 했던 방법과 같이 '처방코드'와 그에 대한 '처방명' 이라는 필드를 만들어 Join 시켜준다면, 의사가 이 환자에게 어떤 처방을 했는가 등 여러 가지 분석을 해 볼 수 있을 것이다.

백내장분석

ID	입원일자	환자유형	나이	성별	국소마취건	주호소 증상	급여	비보험+비	총진료비	진단코드	진단의사	수술건수	기본처방건	부진단건수
1	2015-01-12	12	46	M	1	H539	749770	467783	1476808	H280	김춘삼	2	13	1
2	2015-01-16	11	74	M	1	H539	960054	453649	1730713	H2599	홍길동	2	12	1
3	2015-01-12	14	50	M	1	H539	960955	63151	1341116	H2599	차승원	2	12	0
4	2015-01-24	12	52	M	1	H539	894745	96005	1307125	H2599	김춘삼	2	13	0
5	2015-01-03	11	68	F	1	H539	1007601	92498	1419339	H2599	홍길동	2	17	0
6	2015-01-05	12	66	M	1	H539	1175743	97405	1590158	E112	차승원	2	14	4
7	2015-01-18	14	65	M	1	H539	996502	467656	1790213	E113	차승원	2	14	2
8	2015-01-11	41	76	F	1	H539	1908943	147960	2056903	H2599	송중기	2	12	0
9	2014-12-29	14	55	M	1	H539	907511	251311	1473882	H2599	차승원	2	12	0
10	2015-01-10	12	67	M	1	H539	862480	467783	1649123	H2599	김춘삼	2	13	2
11	2015-01-23	12	72	F	1	H539	859407	157079	1333496	H280	홍길동	2	13	2
12	2015-01-09	11	52	M	1	H539	982417	80388	1385715	H280	홍길동	2	13	1
13	2015-01-17	11	68	F	1	H539	918737	259741	1492568	E112	홍길동	2	12	3
14	2015-01-18	12	79	F	1	H539	858956	469728	1328684	H2599	송중기	2	12	0
15	2015-01-01	14	57	F	1	H539	654190	750290	1660800	H2599	유지태	1	19	1
16	2015-01-09	12	51	M	1	H539	947108	231048	1488256	H2599	홍길동	2	12	0
17	2015-01-24	12	77	F	1	H539	886515	95519	1300259	I10	김춘삼	2	13	1
18	2015-01-23	14	53	M	1	H539	956812	453099	1726921	H2599	홍길동	2	12	2
19	2015-01-24	14	56	F	1	H539	654022	253375	1223772	H2599	홍길동	1	12	0
20	2015-01-16	14	69	F	1	H539	854527	72831	1246218	E113	홍길동	2	14	4
21	2015-01-19	12	69	M	1	H539	867235	459851	1645946	E113	김춘삼	2	13	1
22	2015-01-23	12	51	M	1	H539	958653	244245	1519908	H2599	홍길동	2	12	1
23	2015-01-05	14	40	F	1	H539	860963	279442	1459265	E113	김춘삼	2	14	1
24	2015-01-17	14	71	F	1	H539	918560	250753	1483403	E113	홍길동	2	12	1
25	2015-01-23	12	69	M	1	H539	1316926	827690	2465621	H2599	홍길동	3	21	1

[그림 10-38]

제 11 장

퇴원요약 DB를 이용한 데이터베이스 마케팅

1. 병원에서의 마케팅의 필요성

1989년 전국민 의료보험이 실시됨에 따라 의료이용에 대한 가격장벽이 완화되어 의료이용이 급격하게 증가되었다. 즉, 공급보다 수요가 초과되어 병원들은 몰려드는 환자에게 어떻게 하면 효율적인 서비스를 제공하고, 또한 의료시설을 확대하는데 관심을 두었으나 환자 유치를 위한 환자마케팅에 대해서는 큰 관심이 없었다.

그러나 90년대 후반부터 그 동안 의료기관 증설에 힘입어 의료공급이 의료수요를 초과하는 새로운 시대가 대두됨에 따라 병원들도 마케팅에 관심을 가지게 되었다. 그러나 의료법의 제한과 병원에서 적합한 마케팅기법이 개발되지 않은 관계로 마케팅이 활성화 되지는 못했다. 최근에 의약분업제도의 실시로 의료이용의 편리성이 떨어짐에 따라 환자들의 의료이용이 과거처럼 증가하지 않음에 따라 의료계도 공급자 중심의 시대에서 소비자중심의 시대가 됨에 따라 병원들도 여기에 대처하기 위해서는 많은 변화가 요구되고 있는데 그 중의 하나가 병원에 적합한 마케팅 기법을 개발하여 이를 활용 할 필요성이 증대되고 있다.

2. 데이터베이스 마케팅

최근에 마케팅분야에서 가장 유행하고 있는 단어는 CRM(Customer Relationship Management)이다. CRM이란 우리말로 '고객관리'로서 선별된 고객으로부터 수익을 창출하고 장기적인 고객관계를 가능하게 하는 솔루션을 말한다. 즉 CRM은 고객과 관련된 기업의 내외부 자료를 분석, 통합하여 고객 특성에 기초한 마케팅 활동을 계획하고, 지원하며, 평가하는 과정이다.

과거의 대중 마케팅(Mass Marketing), 세분화된 마케팅(Segmentation Marketing), 틈새 마케팅(Niche Marketing)과는 확연하게 구분되는 마케팅의 방법론으로 최근에 등장한 데이터베이스 마케팅(DB Marketing)의 개별마케팅(Individual Marketing), 일대일 마케팅(One to One Marketing), 관계마케팅(Relationship Marketing)에서 진화한 요소들을 기반으로 등장하게 되었다.

앞으로 병원의 마케팅도 CRM 중심으로 가야 할 것이다.

2.1 데이터베이스 마케팅의 정의

고객의 자료를 데이터베이스에 축적하여 이를 기반으로 고객에게 개개인의 욕구에 맞는 필요한 서비스를 미리 제공함으로서 고객에게 만족을 이끌어 내어 고객을 단골화(Royalty) 하는 과정을 말한다. 고객과의 좋은 우호관계를 유지 함으로서 고객 평생 가치의 극대화를 추구할 수 있으며, 그 외에 유통채널 및 서비스 수행 체제, 장기 전략의 수립, 마케팅리서치 자동화 등이 목적으로 언급될 수 있다. 이러한 마케팅 기법을 대규모 기업에서 적용하기 위해 고객과의 지속적인 Relationship을 구축하는 하나의 주요한 방법으로서 데이터베이스를 이용한 마케팅 기법이 DB 마케팅인 것이다.

2.2 데이터베이스 마케팅의 특징

○ 고객과의 일대일 관계

DB 마케팅의 첫번째 특징은 고객과의 일대일 접촉을 통한 개별적 요구파악과 이러한 욕구의 만족을 말한다. 즉 잠재고객이나 기존고객의 욕구는 DB를 통해 식별될 수 있으며, 따라서 개개인에 대해 가장 적절한 전략을 일관성 있게 실시하는 것이 가능하다.

○ 쌍방적 의사소통

DB 마케팅의 두 번째 특징은 쌍방적 의사소통(two-way-communication)이라고 할 수 있다. DB 마케팅에서는 기업이 제공한 정보에 대해 소비자들이 반응을 보이거나 의견을 피력할 수 있으며 이러한 과정을 통해 소비자가 기업과 직접적인 커뮤니케이션을 하게 된다. DB 마케팅에서는 소비자가 기업과의 커뮤니케이션 과정에 직접 참여하기 때문에 일반광고에서처럼 일정기간을 기다릴 필요 없이 즉각적으로 소비자의 반응을 알 수 있게 된다.

○ 고객 데이터베이스

DB 마케팅은 컴퓨터에 의한 데이터베이스의 구축을 전제로 하고 있다. 기업은 컴퓨터를 이용하여 고객의 지리적, 인구통계적, 심리적 특성이나 구매기록을 수록해 두었다가 DB 마케팅 캠페인의 적합한 대상을 추출해내는 데는 물론 시장 세분화나 포지셔닝 등을 위한 기초자료로 활용된다. 따라서 DB마케팅에서의 데이터베이스는 DB 마케팅의 기획에서 집행 및 효과의 측정에 이르기까지 DB 마케팅 모든 분야의 근간이 된다.

3. 데이터베이스 마케팅을 위한 DB 구축

입원환자의 마케팅을 하기 위해 퇴원요약 데이터를 기반으로 데이터베이스 마케팅 시스템을 개발하고자 한다. 이를 위해 1995년에서 2000년 사이에 모 병원의 퇴원요약DB를 이용하고 데이터베이스 마케팅용 CRM.accdb를 만들어서 거기에 Sample 이라는 테이블을 만들고 이를 이용하여 데이터베이스 마케팅을 해보고자 한다.

CRM.accdb를 클릭한다. Sample 테이블을 볼 수 있다. 전체테이블을 간단히 설명하면 다음과 같다.

○ 전체재원일수순위 : 전체재원일수가 높은 사람부터 낮은 사람에 대해 순위별로 일련번호를 부여한 것.
○ 등록번호 : 환자의 등록번호
○ 전체재원일수 : 5년간의 전체재원일수 총계.
○ 입원일자 : 처음 입원한 일자.
○ 퇴원날짜처음 : 처음 입원했을 때의 퇴원일.
○ 퇴원날짜마지막 : 마지막 입원했을 때의 퇴원일.
○ 지역코드 : 각 지역에 대한 코드.
○ D_GROUP1 : 질병에 대한 중분류.
○ D_GROUP2 : 질병에 대한 대분류.
○ 최근퇴원 : 2001년 1월1일에서 마지막 퇴원한 날짜를 뺀 일수.
○ 전체입원건수 : 6년간의 전체입원건수.
○ 평균재원일수 : 입원1회당 평균재원일수.

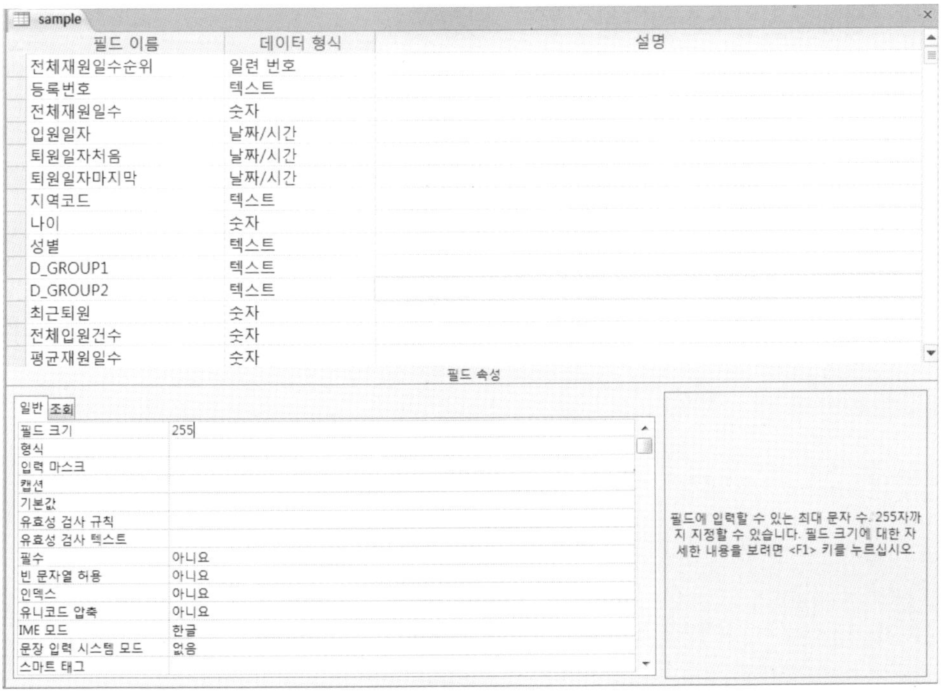

[그림 11-1]

○ 20 대 80 원칙의 적용

순위그룹을 상위 20%와 하위 80%로 나누어 상위 20%가 전체재원일수, 전체입원건수, 평균재원일수 등에 얼마나 많은 비율을 차지하는지 알아보고자 한다.

3.1 '전체재원일수순위그룹' 필드 생성

○ 먼저 sample 테이블을 선택하여 '전체재원일수순위그룹' 필드를 생성한다. 데이터 형식은 텍스트로 한다.

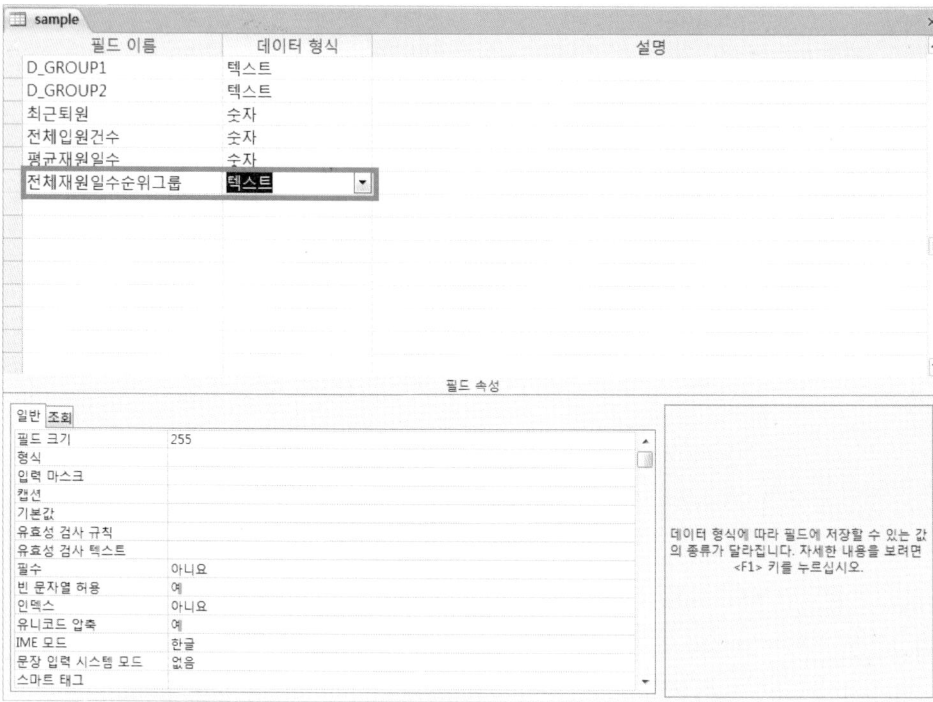

[그림 11-2]

○ '[만들기]에서 [쿼리 디자인]을 선택한다. Sample 테이블에서 '전체재원일수순위'와 '전체재원일수순위그룹'필드를 선택하고 '업데이트 쿼리'를 실행한다. 전체재원일수순위에서 상위 20%까지는 순위 '92'번까지 이므로 [그림 11-3]에서와 같이 '92'보다 작거나 같은 값에 해당되는 데이터의 '전체재원일수순위그룹'필드에 "상위 20%집단"라고 업데이트 되도록 조건을 준다.

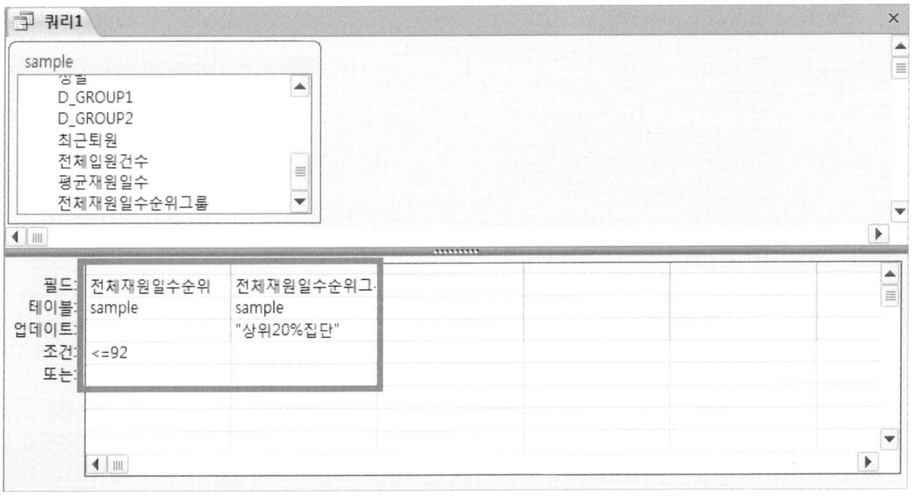

[그림 11-3]

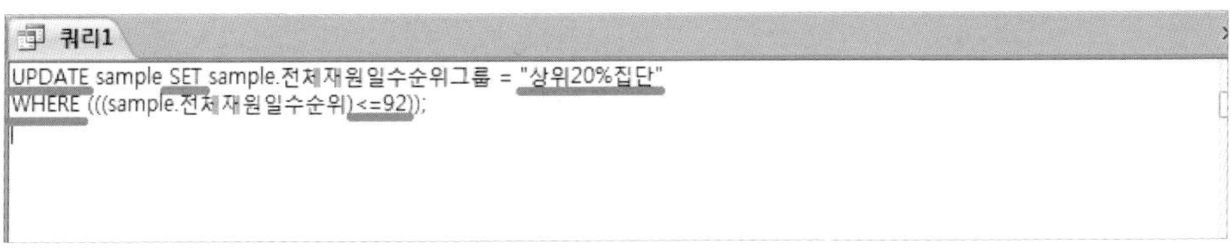

[그림 11-4]

○ 나머지 하위 80%에는 “하위 80%집단”이라고 업데이트하기 위해서는 [그림 11-5]와 같이 조건을 준다.

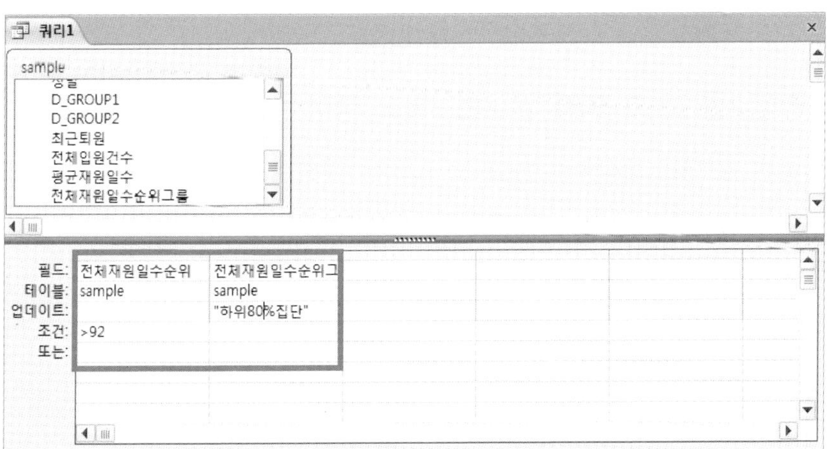

[그림 11-5]

쿼리1

```
UPDATE sample SET sample.전체재원일수순위그룹 = "하위80%집단"
WHERE (((sample.전체재원일수순위)>92));
```

[그림 11-6]

○ 실행한 결과를 보면 [그림 11-7]와 같다.

sample

D_GROUP2	최근퇴원	전체입원건	평균재원일	전체재원일수순위그룹
2	23	8	3.125	상위20%집단
10	1615	1	25	상위20%집단
10	2176	1	25	상위20%집단
18	3	1	25	상위20%집단
10	367	2	12.5	상위20%집단
10	315	2	12.5	상위20%집단
10	618	1	25	상위20%집단
2	154	2	12.5	상위20%집단
2	264	2	12.5	상위20%집단
10	658	2	12.5	상위20%집단
10	1882	1	25	상위20%집단
10	357	1	25	하위80%집단
18	362	2	12.5	하위80%집단
18	86	2	12.5	하위80%집단

레코드: 92/460 필터 없음 검색

[그림 11-7]

3.2 '연령그룹'과 '최근내원일그룹' 필드 생성

연령그룹별 및 최근퇴원기간그룹별로 나누어 데이터를 산출할 것이므로 앞에서와 같은 방법으로 "연령그룹"과 "최근내원일그룹"필드를 만들어 각각 Sample 필드에 추가한다.

○ '연령그룹'이라는 필드를 Sample 테이블에 추가하고 데이터형식은 텍스트로 한다.

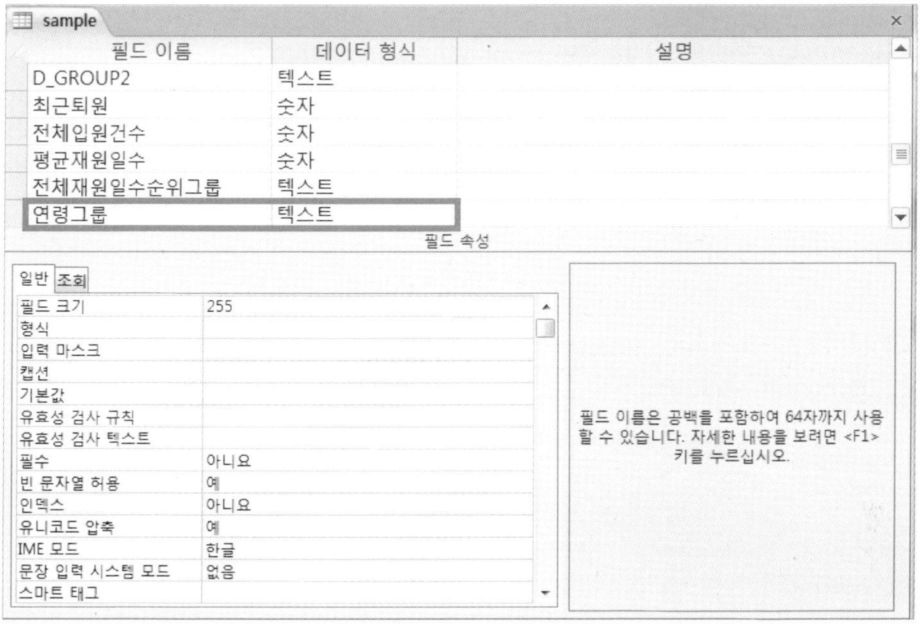

[그림 11-8]

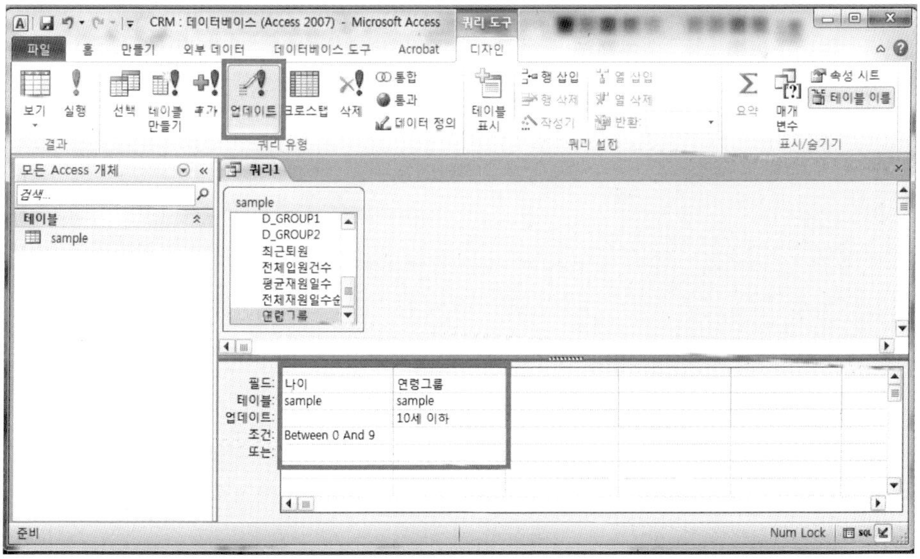

[그림 11-9]

쿼리1

```
UPDATE sample SET sample.연령그룹 = "10세 이하"
WHERE (((sample.나이) Between 0 And 9));
```

[그림 11-10]

○ [그림 11-9]에서와 같이 0~9세를 "10세 이하", 10~19세를 "10대", 20~29세를 "20대", 30~39세를 "30대", 40~49세를 "40대", 50~59세를 "50대" 그리고 60세 이상을 "60세 이상"이라고 '업데이트 쿼리'를 이용하여 데이터를 입력한다.

sample

D_GROUP2	최근퇴원	전체입원건	평균재원일	전체재원일수순위그룹	연령그룹
8	2	1	15	하위80%집단	60대 이상
18	17	1	15	하위80%집단	50대
8	1336	1	15	하위80%집단	60대 이상
10	93	2	7.5	하위80%집단	60대 이상
20	59	1	15	하위80%집단	40대
10	46	1	15	하위80%집단	60대 이상
8	18	1	15	하위80%집단	10대
8	2168	1	15	하위80%집단	30대
2	989	1	15	하위80%집단	60대 이상
10	802	2	7.5	하위80%집단	60대 이상
18	2095	2	7.5	하위80%집단	60대 이상
10	1433	1	15	하위80%집단	60대 이상
10	327	1	15	하위80%집단	60대 이상

레코드: 1 필터 없음 검색

[그림 11-11]

○ '최근내원일그룹'이라는 필드를 Sample테이블에 추가한다. 데이터 형식은 정렬을 위해 숫자로 한다.

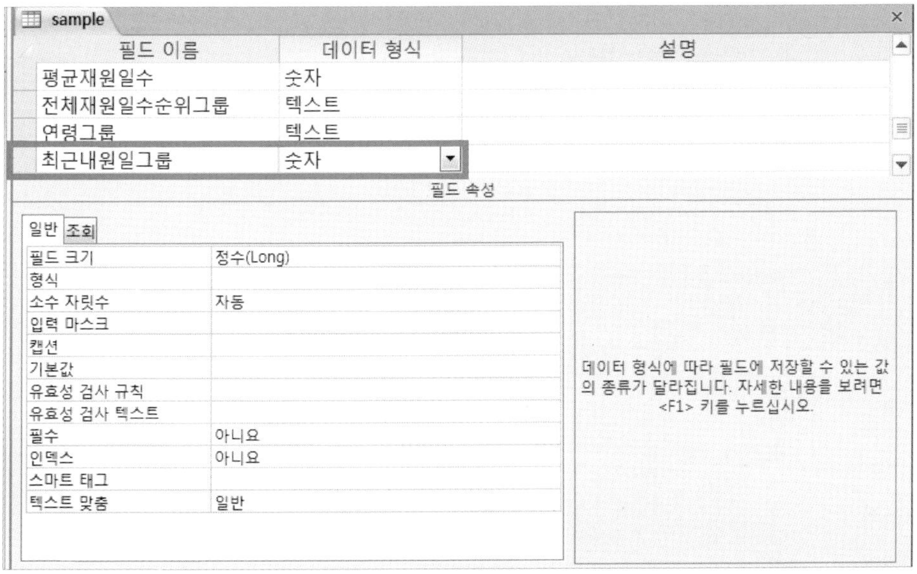

[그림 11-12]

○ '업데이트 쿼리'를 이용하여 1~183일을 "6", 184~365일을 "12", 366~548일을 "18", 549~730일을 "24", 731일 이상을 "30"으로 나타낸다. 실행한 결과를 보면 [그림 11-15]와 같다

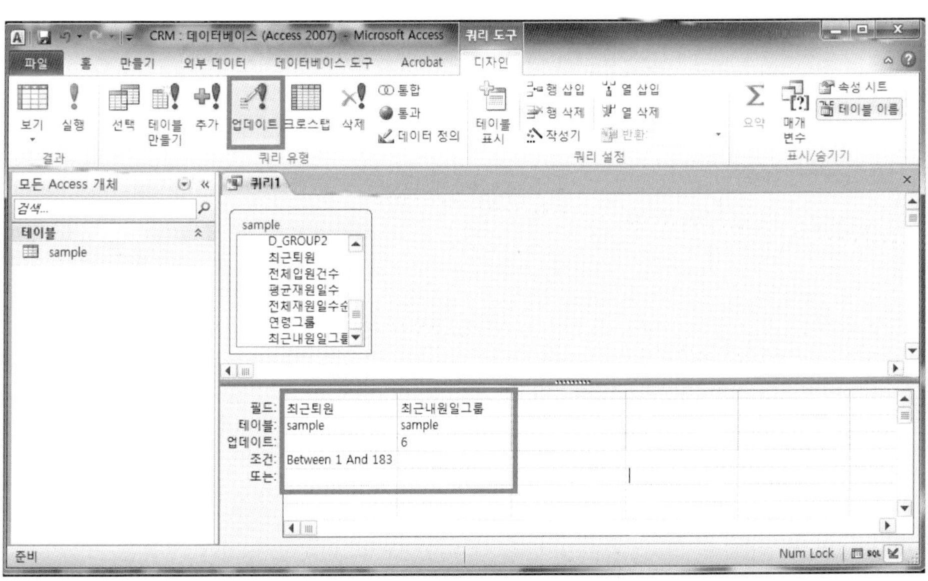

[그림 11-13]

```
UPDATE sample SET sample.최근내원일그룹 = 6
WHERE (((sample.최근퇴원) Between 1 And 183));
```

[그림 11-14]

최근퇴원	전체입원건	평균재원일	전체재원일수순위그룹	연령그룹	최근내원일
2	1	15	하위80%집단	60대 이상	6
17	1	15	하위80%집단	50대	6
1336	1	15	하위80%집단	60대 이상	30
93	2	7.5	하위80%집단	60대 이상	6
59	1	15	하위80%집단	40대	6
46	1	15	하위80%집단	60대 이상	6
18	1	15	하위80%집단	10대	6
2168	1	15	하위80%집단	30대	30
989	1	15	하위80%집단	60대 이상	30
802	2	7.5	하위80%집단	60대 이상	30
2095	2	7.5	하위80%집단	60대 이상	30
1433	1	15	하위80%집단	60대 이상	30
327	1	15	하위80%집단	60대 이상	12
35	1	15	하위80%집단	10세 이하	6

레코드: 1/460 필터 없음 검색

[그림 11-15]

4. 데이터베이스 마케팅을 위한 DB분석

4.1 '전체재원일수집단별 전체재원일수' 산출.

○ 쿼리를 실행하여 Sample 테이블을 선택한다. [그림 11-16]과 같이 두 필드를 선택하여 '전체재원일수순위그룹'별로 그룹을 만들어, 전체재원일수총계를 구하는 쿼리를 실행하고, '쿼리1'라고 저장한다.

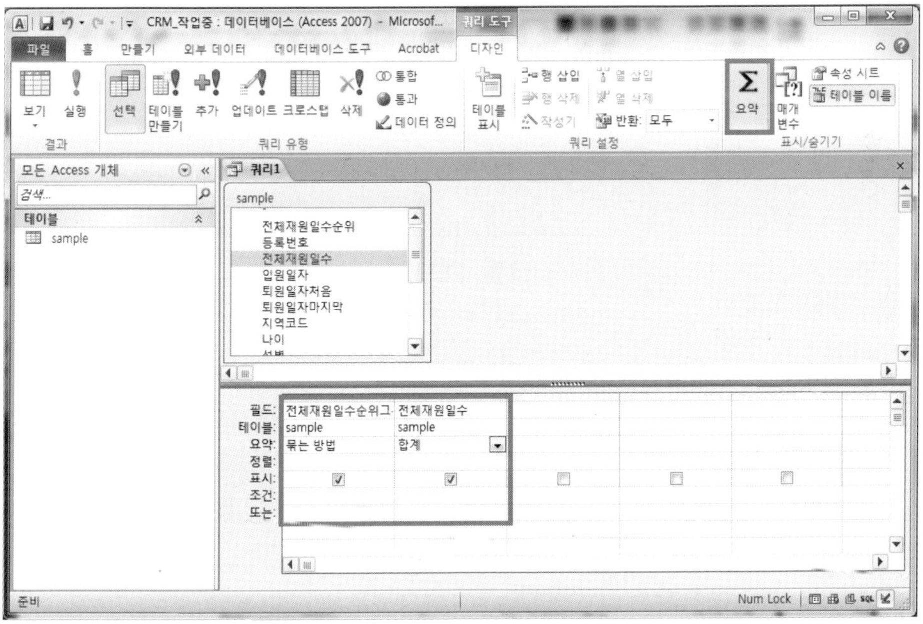

[그림 11-16]

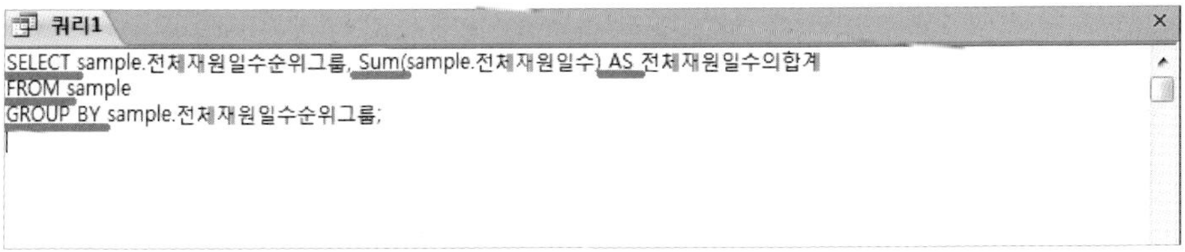

[그림 11-17]

○ 다시 쿼리를 실행하여 [그림 11-16]에서 저장한 '쿼리1'를 추가한다. '쿼리1'의 두 필드를 선택하고, 세 번째 열에는 표현식 작성기를 이용하여 각 전체재원일수총계를 전체 총합계(20416)로 나누어 백분율을 구한다[그림 11-18].

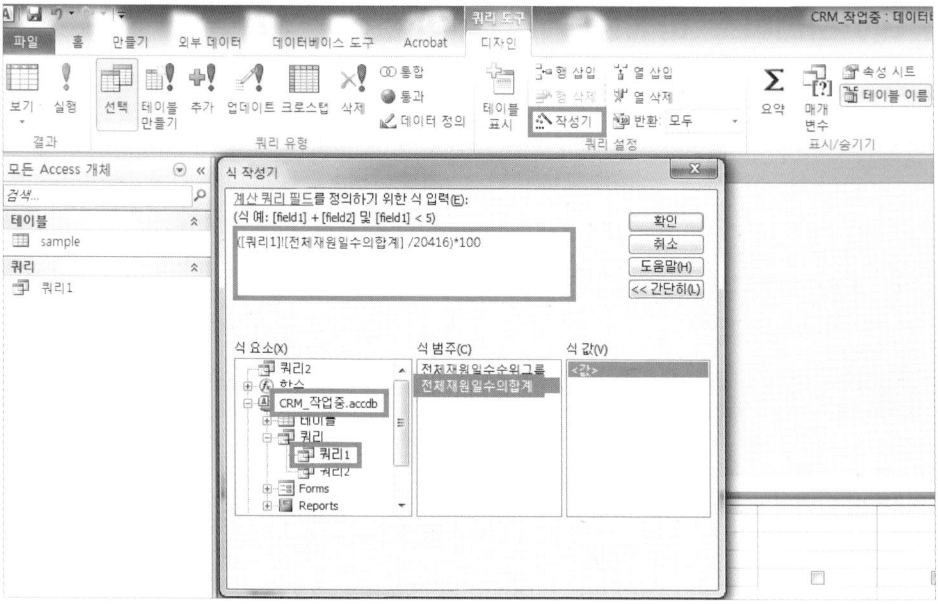

[그림 11-18]

○ [그림 11-19]를 실행한 결과를 보면 [그림 11-21]과 같다. 쿼리를 저장한다.

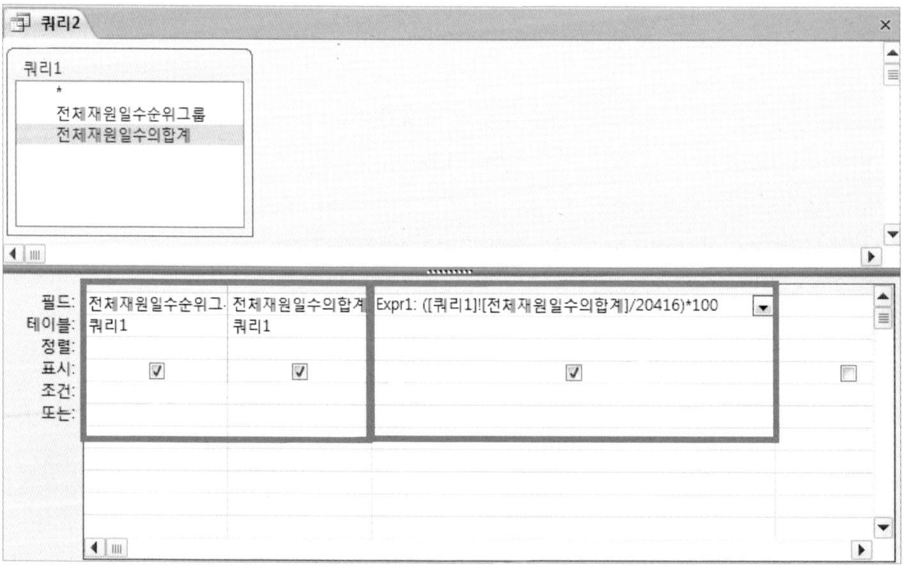

[그림 11-19]

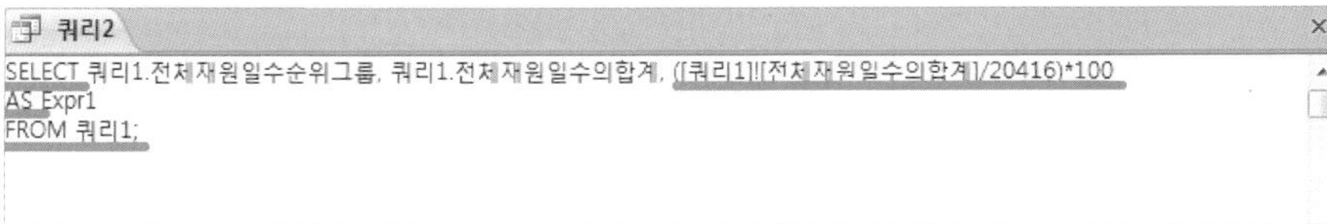

[그림 11-20]

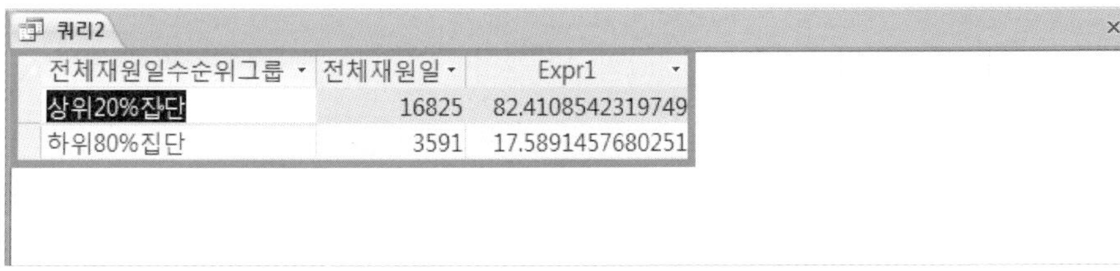

전체재원일수순위그룹	전체재원일	Expr1
상위20%집단	16825	82.4108542319749
하위80%집단	3591	17.5891457680251

[그림 11-21]

○ 이를 보면 상위20% 환자가 전체재원일수의 82%를 차지해서 마케팅에서도 20 대 80의 원칙이 적용될 수 있는 것을 알 수 있다.

4.2 '전체재원일수집단별 전체입원건수' 산출

○ 방법은 앞에서의 방법과 동일하다. 쿼리를 실행하여 Sample 테이블을 선택한 다음 '전체재원일수순위그룹'과 '전체입원건수'를 선택한 다음 '전체재원일수순위그룹' 별로 묶어서 전체입원건수의 총계를 구한다.

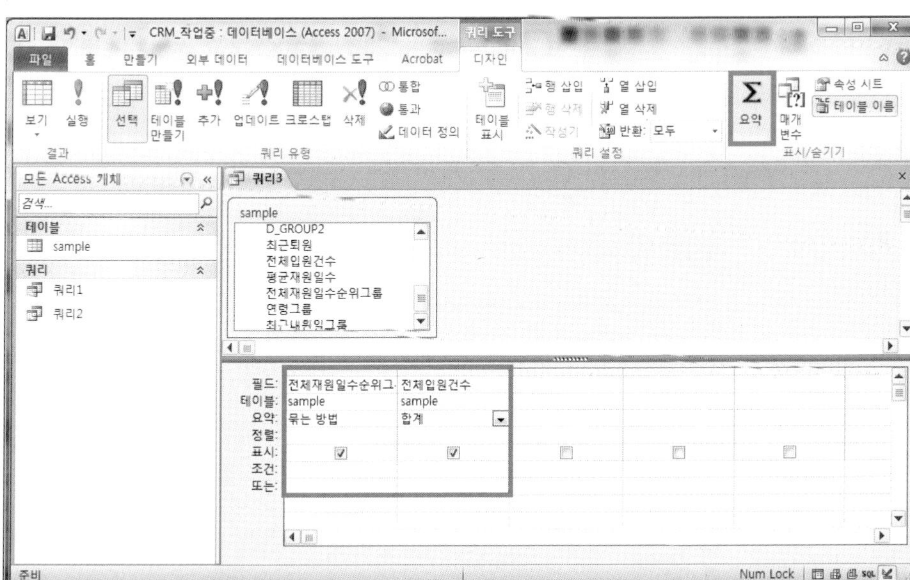

[그림 11-22]

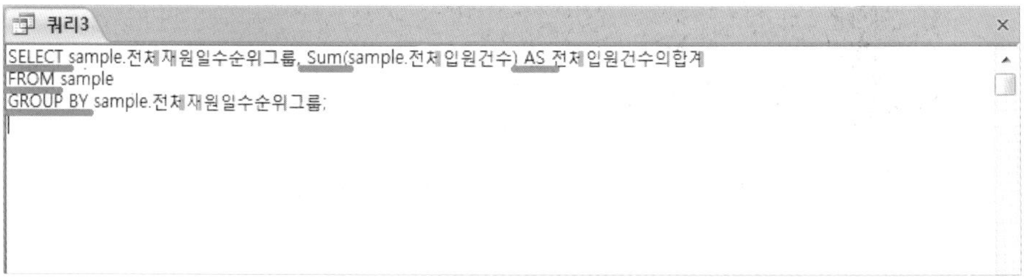

[그림 11-23]

○ 실행한 결과는 [그림 11-24]과 같다.

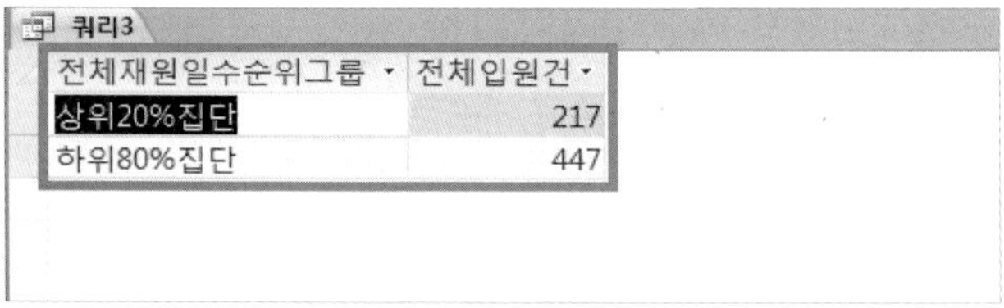

[그림 11-24]

○ 이 쿼리를 '쿼리3'라고 저장한다. 다시 새 쿼리를 실행한 다음 '쿼리3'를 추가한다. 그리고 두 필드를 추가하고 세 번째 열에서 표현식 작성기를 이용하여 백분율을 구한다.

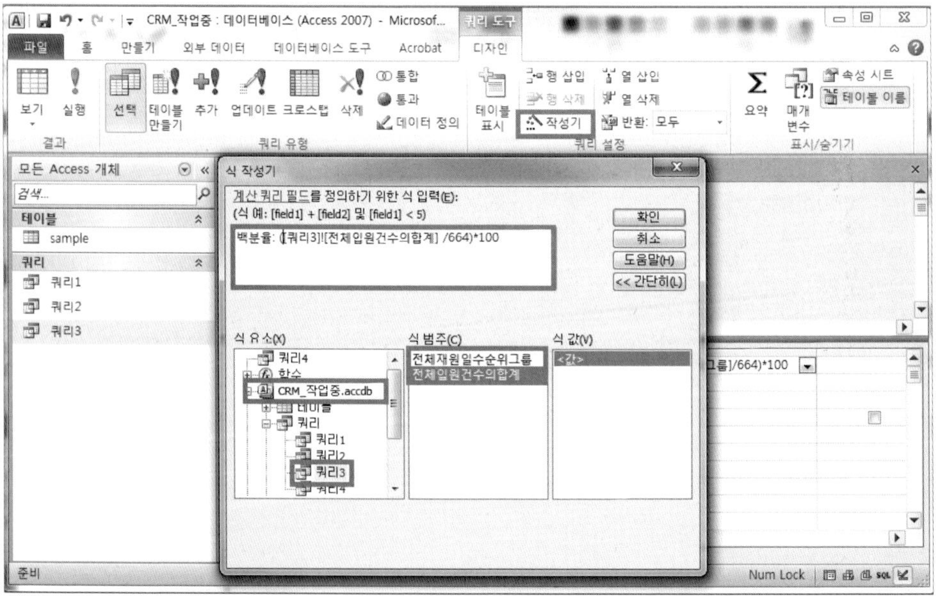

[그림 11-25]

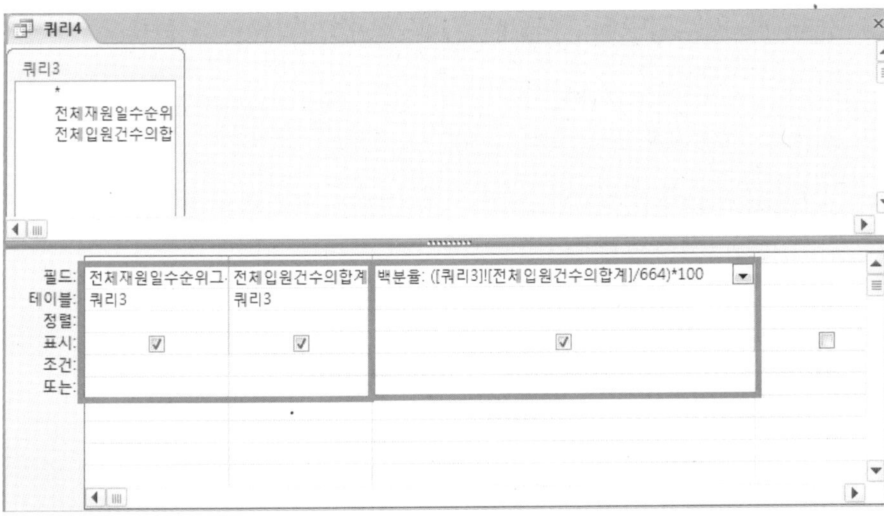

[그림 11-26]

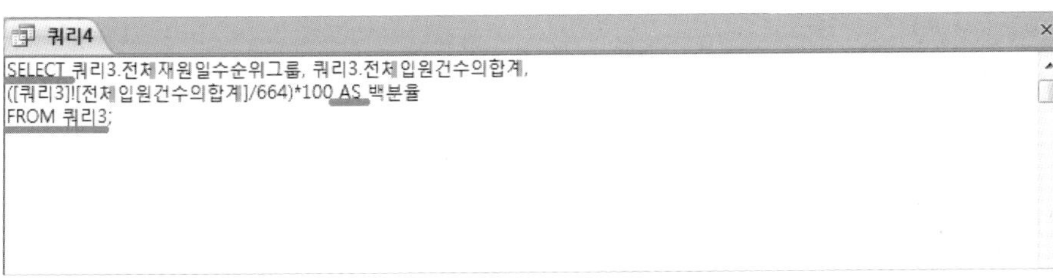

[그림 11-27]

○ 실행한 결과는 다음과 같고 쿼리를 저장한다.

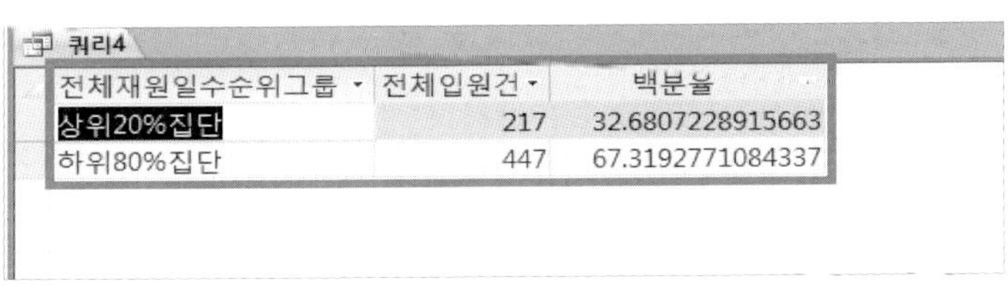

[그림 11-28]

4.3 '전체재원일수집단별 평균재원일수 및 전체입원건수' 산출.

○ 쿼리를 실행하여 아래그림과 같이 '전체재원일수그룹', '평균재원일수' 및 '전체입원건수' 필드를 선택한다. '전체재원일수순위그룹'별로 묶는다. 나머지 두 필드는 '평균'을 선택한다.

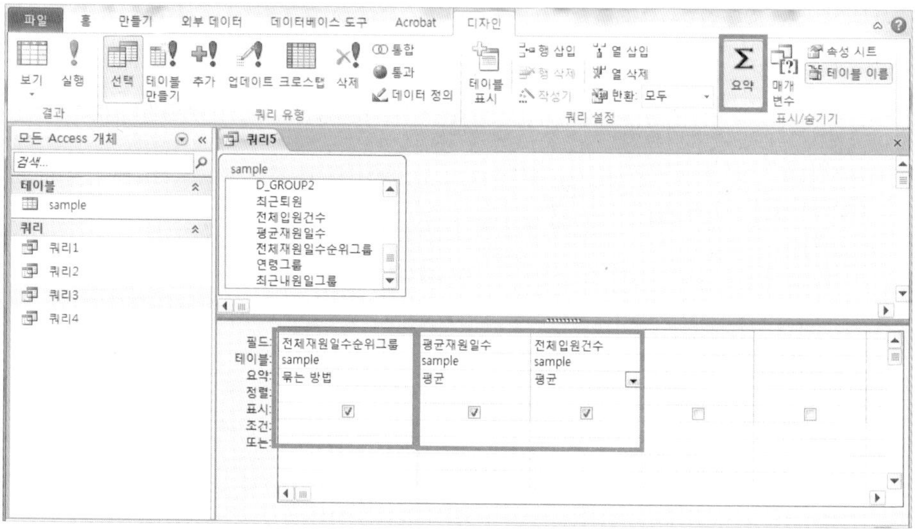

[그림 11-29]

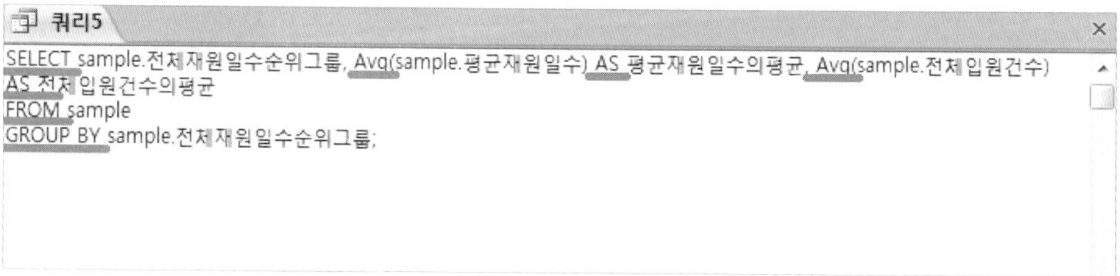

[그림 11-30]

○ 쿼리를 실행한 결과는 [그림 11-31]과 같다.

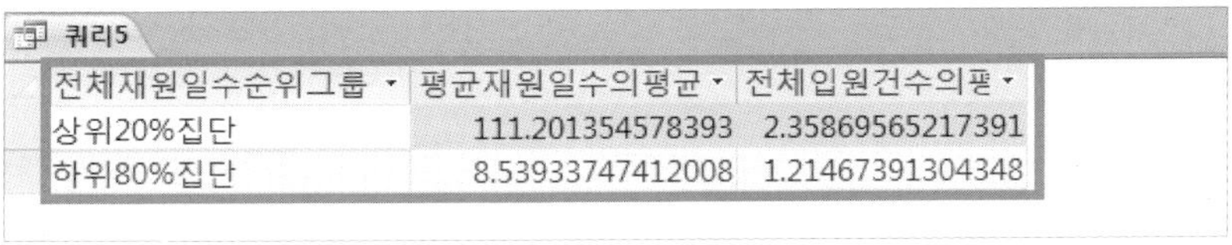

전체재원일수순위그룹	평균재원일수의평균	전체입원건수의평
상위20%집단	111.201354578393	2.35869565217391
하위80%집단	8.53933747412008	1.21467391304348

[그림 11-31]

4.4 '전체재원일수집단별 성별분포' 산출.

○ 이것은 '크로스탭 쿼리 마법사'를 사용하면 편리하다.

○ 크로스탭 쿼리를 실행한 다음 Sample 테이블을 선택한다[그림 11-32].

○ 행 머리글에는 '전체재원일수순위그룹'을 선택한다[그림11-33].

○ 열 머리글에는 '성별'을 선택한다[그림 11-34].

○ 계산하고자 하는 값에는 '전체재원일수순위'의 개수를 선택한다. [그림 11-35].

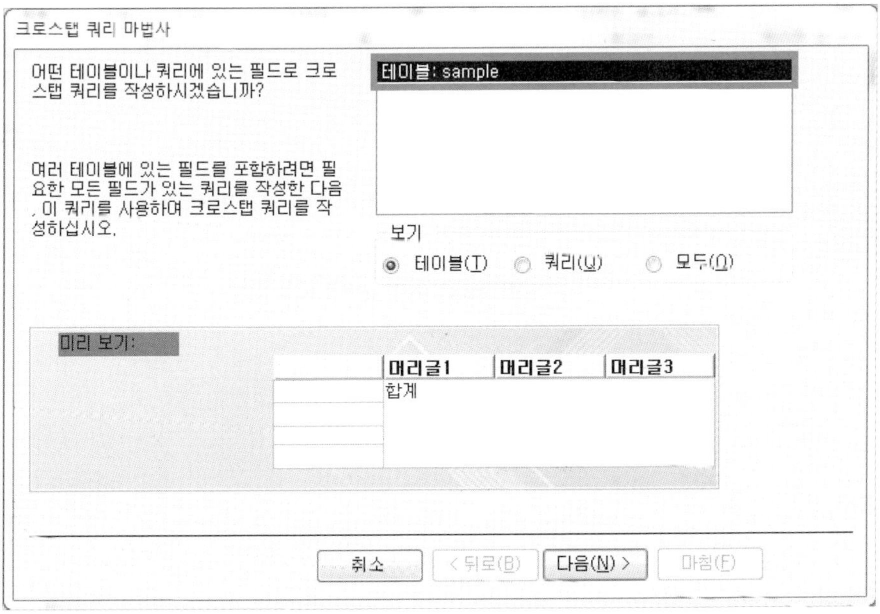

[그림 11-32]

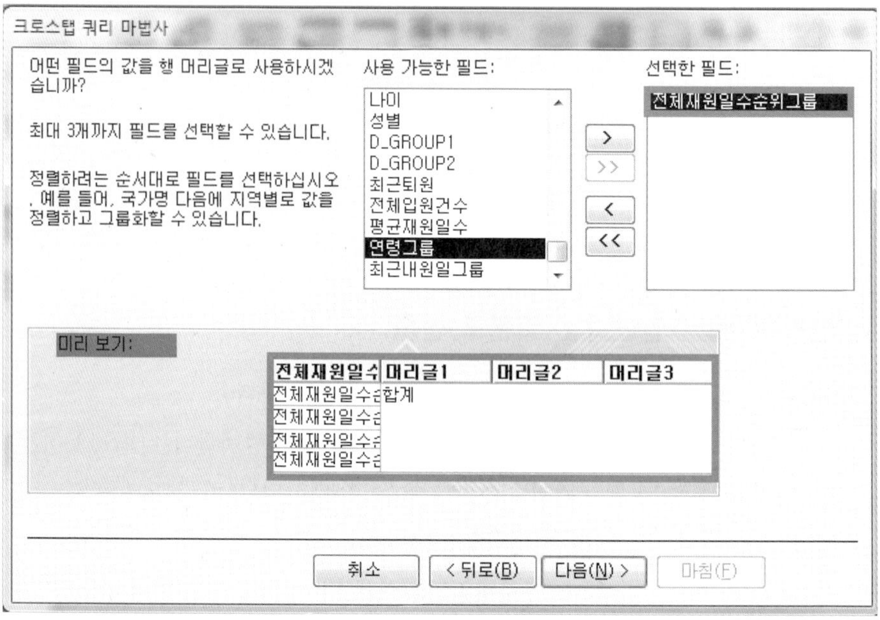

[그림 11-33]

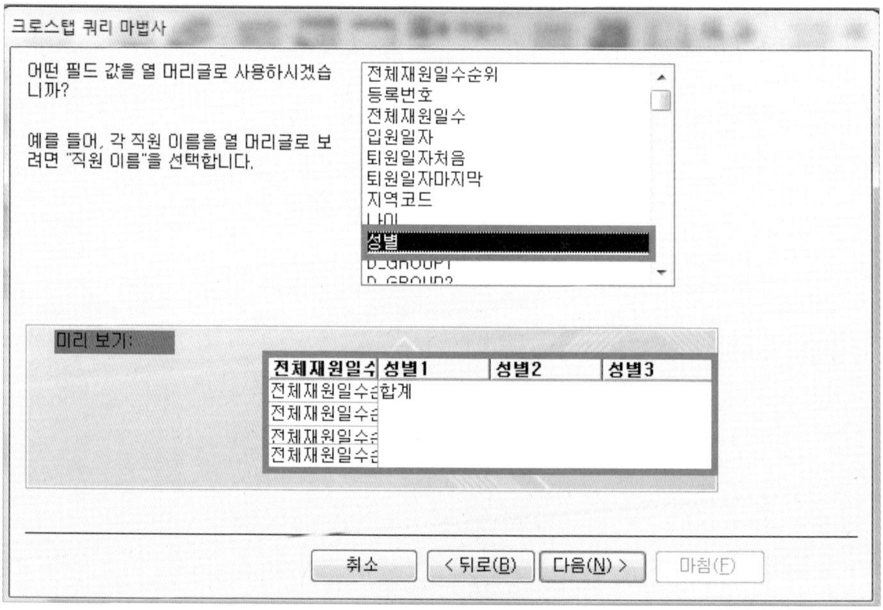

[그림 11-34]

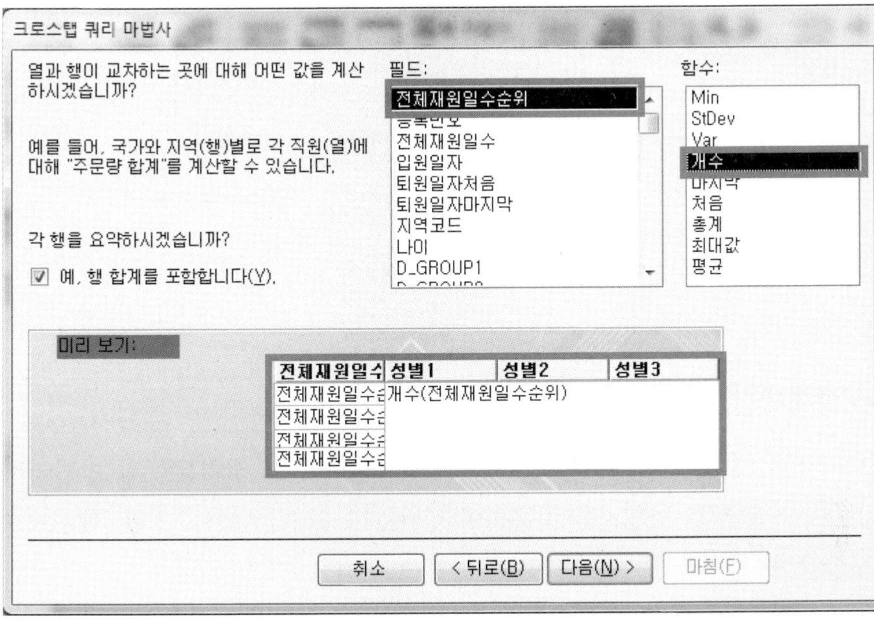

[그림 11-35]

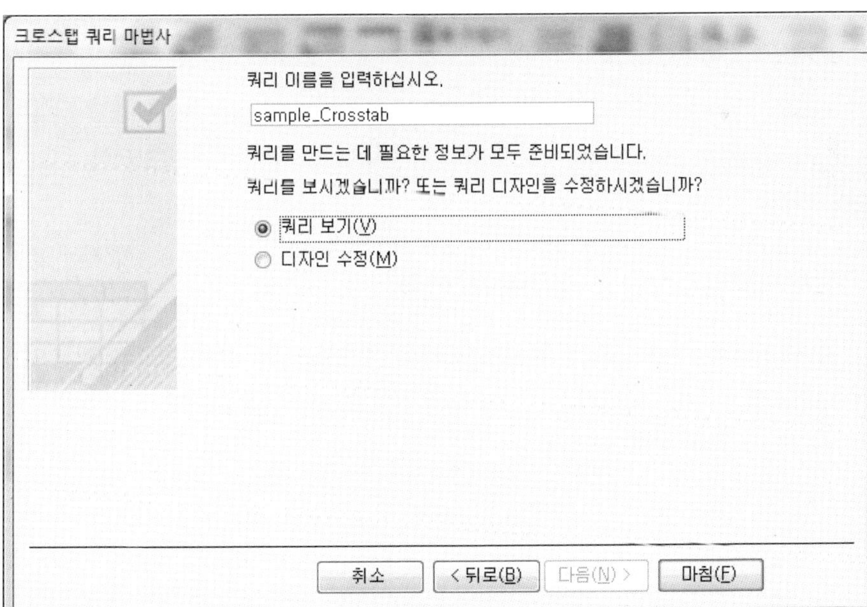

[그림 11-36]

○ 크로스탭 쿼리를 실행한 결과는 [그림 11-37]과 같다.

sample_Crosstab

전체재원일수순위그룹	합계 전체ㅈ	f	m
상위20%집단	92	36	56
하위80%집단	368	178	190

[그림 11-37]

4.5 '전체재원일수집단별 연령분포' 산출

○ 이 데이터를 산출하는 방법은 '전체재원일수집단별 성별분포'와 방법이 같다. 크로스탭 쿼리 마법사를 사용하여 [그림 11-34]단계에서 '성별' 대신에 '연령그룹'을 선택한다.

○ 결과를 보면 [그림 11-38]과 같다.

쿼리6 | sample | sample_Crosstab1

전체재원일수순위그룹	합계 전체ㅈ	10대	10세 미만	20대	30대	40대	50대	60세 이상
상위20%집단	92	1	1	8	10	19	13	40
하위80%집단	368	19	79	50	70	52	37	61

[그림 11-38]

4.6 '전체재원일수집단별 상병분포' 산출

○ 이 데이터를 산출하는 방법은 '전체재원일수집단별 성별분포'와 방법이 같다. 크로스탭 쿼리 마법사를 사용하여 [그림 11-34]단계에서 '성별' 대신에 'D_GROUP2'를 선택한다.

○ 결과를 보면 [그림 11-39]와 같다.

sample_Crosstab2

전체재원일수순위그룹	합계 전체ㅈ	10	16	17	18	2	20	4	8
상위20%집단	92	33			8	13	29		9
하위80%집단	368	69	31	12	58	55	44	5	94

[그림 11-39]

5. RFM 기법을 통한 데이터 분석

5.1 RFM의 정의

RFM은 (Recency, Frequency, Monetary)의 약자로서, 이 세가지 요소를 분석에 적용하여, 구매의사가 가장 높은 고객을 선별하여 이를 구매에 적용시키는 것을 말한다.

5.2 RFM 기준 설정

아래와 같이 각 항목에 대해 점수를 선정하여 고객에게 적용시킴으로써 고객등급을 매길 수 있다.

○ R (Recency) : 최근내원일
최근내원일 점수 = 6 개월 이면 20 점
12 개월 이면 15 점
18 개월 이면 10 점
24 개월 이면 5 점
30 개월 이면 0 점

○ F (Frequency) : 전체입원건수
전체입원건수점수 = 전체입원건수 X 20 점

○ M (Monetary) : 전체재원일수
전체재원일수점수 = 전체재원일수 X 5 점

5.2.1 '최근내원일점수'구하기

○ '최근내원일점수'를 구하기 위해서는 업데이트 쿼리문을 이용한다.

○ Sample테이블에 '최근내원일점수'필드를 추가한다. 데이터타입은 텍스트로 한다.

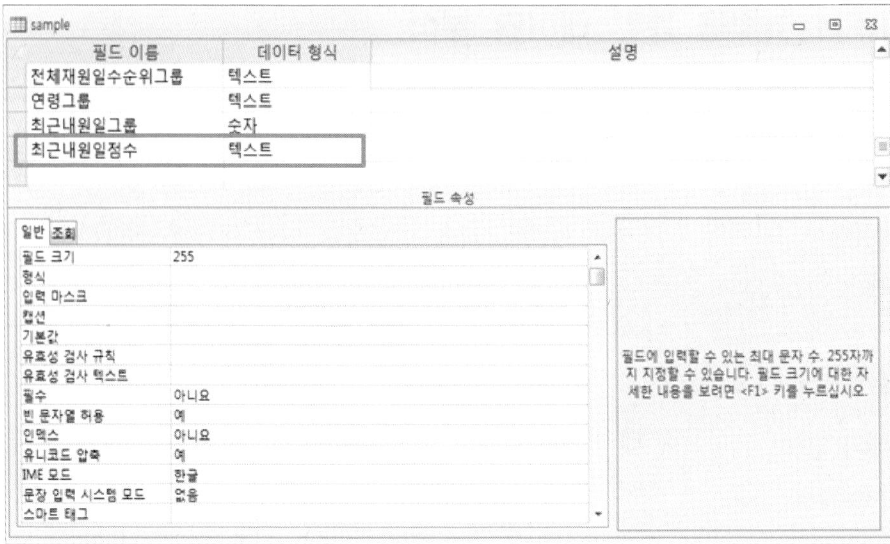

[그림 11-40]

○ '최근내원일그룹' 조건이 6개월 이내이면 20점이므로 [그림11-41]와 같이 조건을 추가한다. 이와 같은 방법으로 '최근내원일그룹'에 해당하는 점수를 업데이트한다.

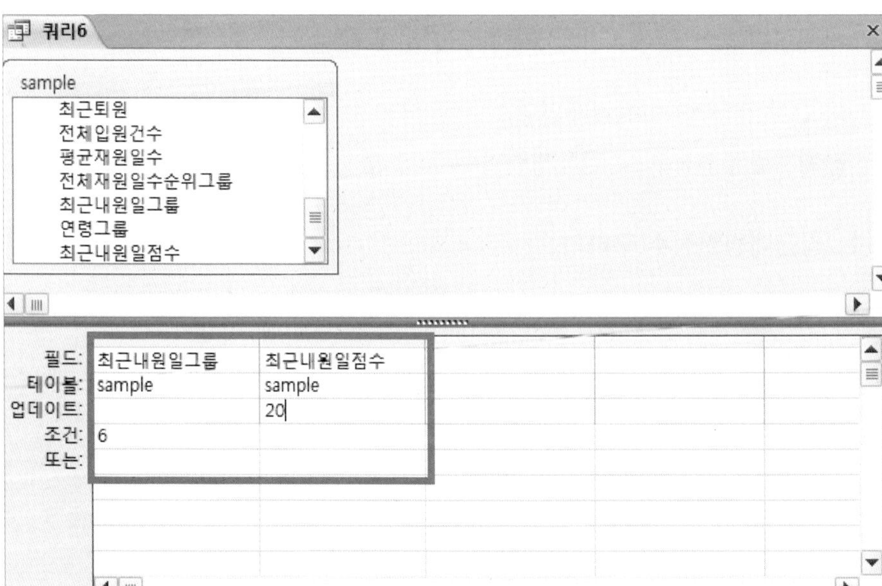

[그림 11-41]

○ 실행한 결과는 다음과 같다.

sample | 쿼리6

연령그룹	전체재원일수순위그룹	최근내원일	최근내원일
30대	상위20%집단	18	0
60세 이상	상위20%집단	30	0
20대	상위20%집단	30	0
50대	상위20%집단	6	20
60세 이상	상위20%집단	12	0
60세 이상	상위20%집단	6	20
60세 이상	상위20%집단	12	0
60세 이상	상위20%집단	12	0
20대	상위20%집단	30	0
20대	상위20%집단	6	20
40대	상위20%집단	18	0
20대	상위20%집단	18	0
40대	상위20%집단	6	20
20대	상위20%집단	18	0
30대	상위20%집단	30	0

레코드: 12/460 필터 없음 검색

[그림 11-42]

○ '전체재원일수점수'와'전체입원건수점수'를 산출하기 위해서는 쿼리를 실행한다. 표현식 작성기를 이용하여 '전체재원일수 X 5'한 값을 '전체재원일점수'로, '전체입원건수 X 20'한 값을 '전체입원건수점수'로 쿼리를 한다. 이렇게 만든 쿼리를 Sample 테이블과 조인하여 새로운 테이블을 만들어야 하므로 '전체재원일수순위' 필드를 추가한다.

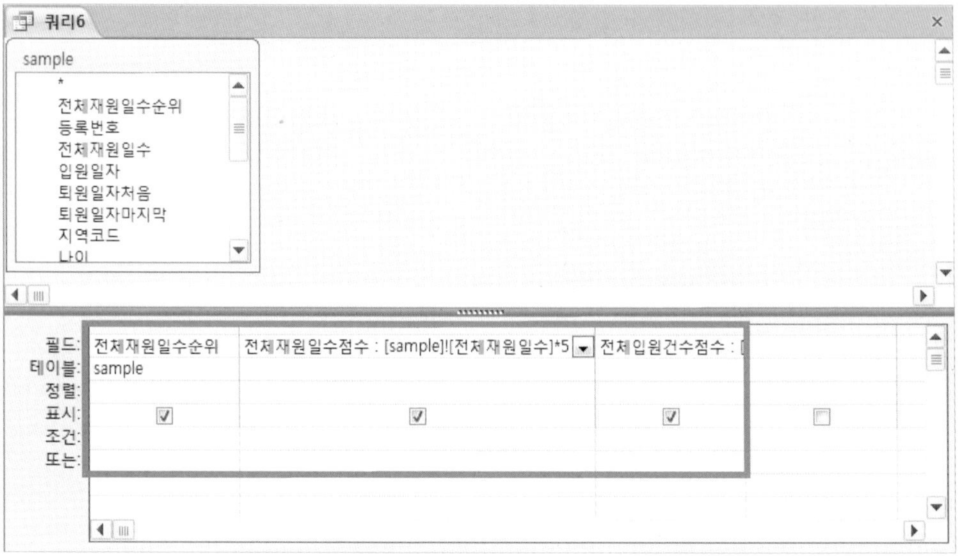

[그림 11-43]

○ 쿼리를 저장한 후 다시 쿼리를 실행하여 Sample 테이블과 저장한 쿼리를 추가한다.

○ 양쪽을 조인한 다음, Sample 테이블의 전체 필드와 추가된 쿼리의 '전체재원일수점수'와 '전체입원건수점수' 필드를 추가한다.

○ 최근내원일수점수, 전체재원일수점수 및 전체입원건수점수를 합한 '고객점수합계' 필드를 표현식 작성기를 이용하여 만든다. 고객점수순으로 고객을 정렬하고 고객점수합계를 내림차순으로 정렬한다. 이렇게 만들어진 쿼리를 테이블 작성 쿼리를 이용하여 "Sample1"테이블을 만든다.

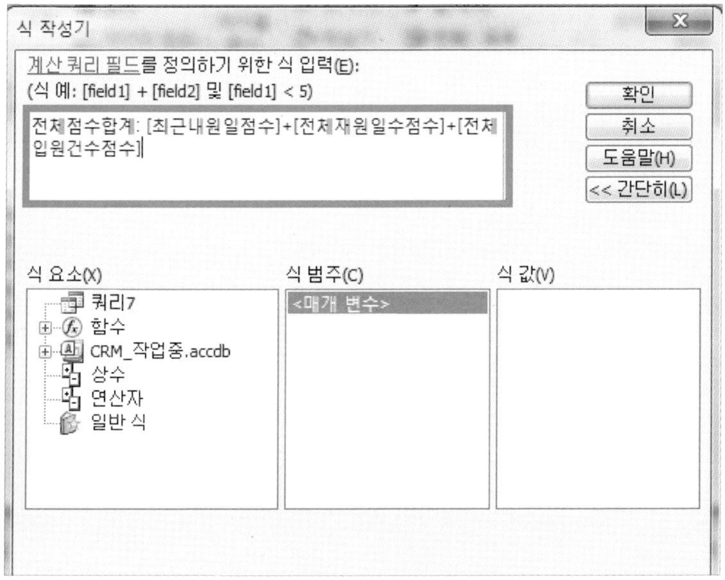

[그림 11-44]

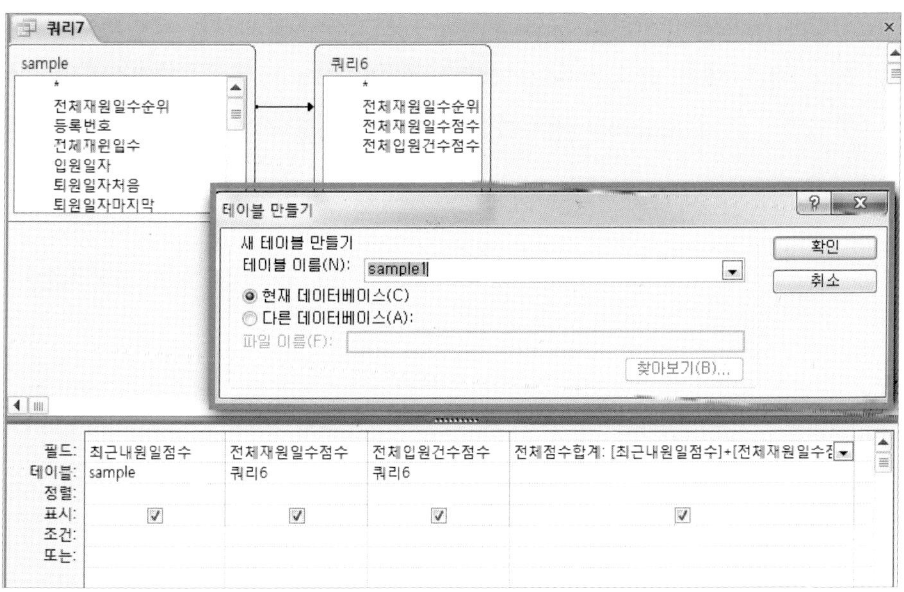

[그림 11-45]

○ 만들어진 Sample1 테이블은 [그림 11-46]과 같다.

쿼리8 | Sample1

평균재원일	최근내원일그룹	전체재원일	연령그룹	최근내	전체재원일	전체입원건	고객합계점
940	18	상위20%집단	30대	0	4700	20	4720
630	30	상위20%집단	60세 이상	0	3150	20	3170
610	30	상위20%집단	20대	0	3050	20	3070
290	6	상위20%집단	50대	20	2900	40	2940
568	12	상위20%집단	60세 이상	0	2840	20	2860
139.5	6	상위20%집단	60세 이상	20	2790	80	2870
275	12	상위20%집단	60세 이상	0	2750	40	2790
505	12	상위20%집단	60세 이상	0	2525	20	2545
251	30	상위20%집단	20대	0	2510	40	2550
491	6	상위20%집단	20대	20	2455	20	2475
29.9375	18	상위20%집단	40대	0	2395	320	2715
474	18	상위20%집단	20대	0	2370	20	2390
77.5	6	상위20%집단	40대	20	2325	120	2445
453	18	상위20%집단	20대	0	2265	20	2285
447	30	상위20%집단	30대	0	2235	20	2255

[그림 11-46]

○ 이렇게 생성된 데이터의 상위 20%는 고객점수합계 필드를 내림차순으로 정렬하여 기준 했을 때 92번째까지이다. 92번째 해당되는 고객점수가 145이다. 하지만 145에 해당되는 점수가 많으므로 150점 까지를 상위 20%로 잡기로 하자.

쿼리7 | sample1

최근내원일	연령그룹	최근내원일	전체재원일	전체입원건	전체점수합
30	40대	0	125	20	145
30	60세 이상	0	125	20	145
30	40대	0	125	20	145
30	60세 이상	0	125	20	145
30	60세 이상	0	125	20	145
30	60세 이상	0	125	20	145
30	60세 이상	0	125	20	145
30	40대	0	125	20	145
30	40대	0	125	20	145
30	60세 이상	0	125	20	145
30	40대	0	125	20	145
30	60세 이상	0	125	20	145
30	50대	0	125	20	145
30	60세 이상	0	125	20	145
30	60세 이상	0	125	20	145

레코드: 92/460 필터 없음 검색

[그림 11-47]

○ 상위 20% 에 해당하는 점수그룹을 "고객점수 상위20%", 하위 80% 에 해당하는 점수그룹을 "고객점수 하위80%"로 그룹을 분리하도록 한다. 이렇게 하기 위해서는 앞에서와 마찬가지로 Sample1 테이블에 "고객점수합계그룹"이라는 필드를 추가하고 업데이트 쿼리를 사용하여 그룹을 나눈다.

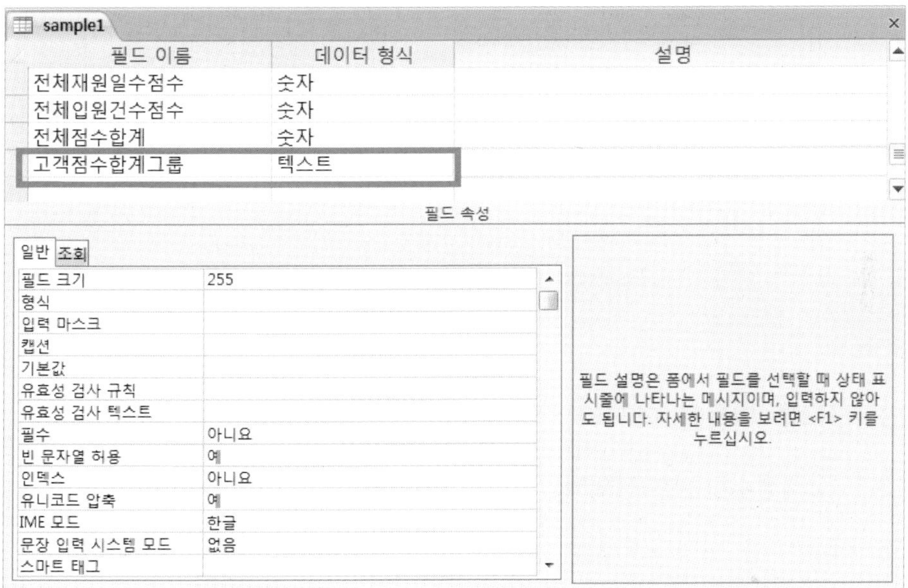

[그림 11-48]

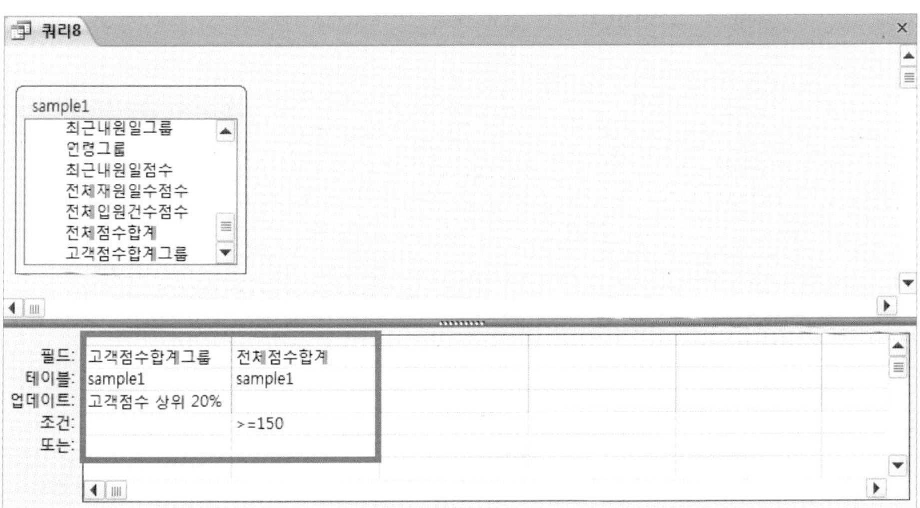

[그림 11-49]

○ 실행한 결과는 [그림 11-50]과 같다.

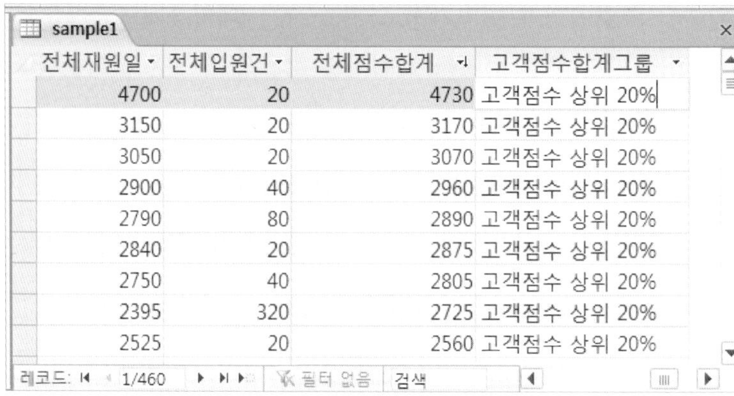
sample1
전체재원일
전체입원건
전체점수합계
고객점수합계그룹
4700 20 4730 고객점수 상위 20%
3150 20 3170 고객점수 상위 20%
3050 20 3070 고객점수 상위 20%
2900 40 2960 고객점수 상위 20%
2790 80 2890 고객점수 상위 20%
2840 20 2875 고객점수 상위 20%
2750 40 2805 고객점수 상위 20%
2395 320 2725 고객점수 상위 20%
2525 20 2560 고객점수 상위 20%
레코드: 1/460
필터 없음
검색

[그림 11-50]

5.3 RFM를 이용한 데이터분석 - 1.

5.3.1 '고객점수집단별 전체재원일수, 평균재원일수 및 전체입원건수'산출.

○ 새 쿼리를 실행하여 Sample1 테이블을 선택하여 전체재원일수, 평균재원일수, 전체입원건수 필드를 선택한다. 고객점수합계그룹필드를 그룹화 한 다음 나머지 필드는 총계를 선택한다.

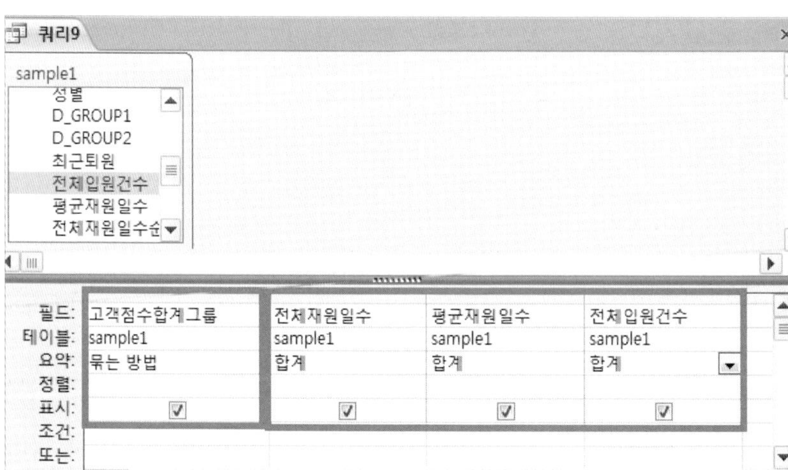

[그림 11-51]

○ 실행한 결과는 [그림 11-52]과 같다.

쿼리9

고객점수합계그룹	전체재원일	평균재원일수의합계	전체입원건
고객점수 상위 20%	16655	9913.50081168831	232
고객점수 하위 80%	3761	3459.5	432

[그림 11-52]

5.3.2 '고객점수집단별 연령분포'산출.

○ 크로스탭 쿼리에서 sample1 테이블을 선택하고 행 머리글에 '고객점수합계그룹'필드를 선택한다. 열 머리글에는 '연령그룹'을 선택한다.

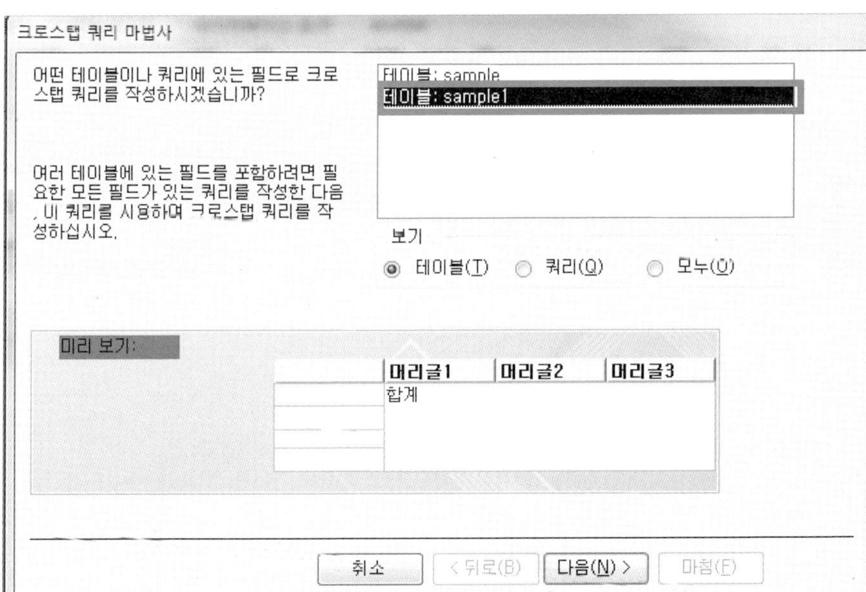

[그림 11-53]

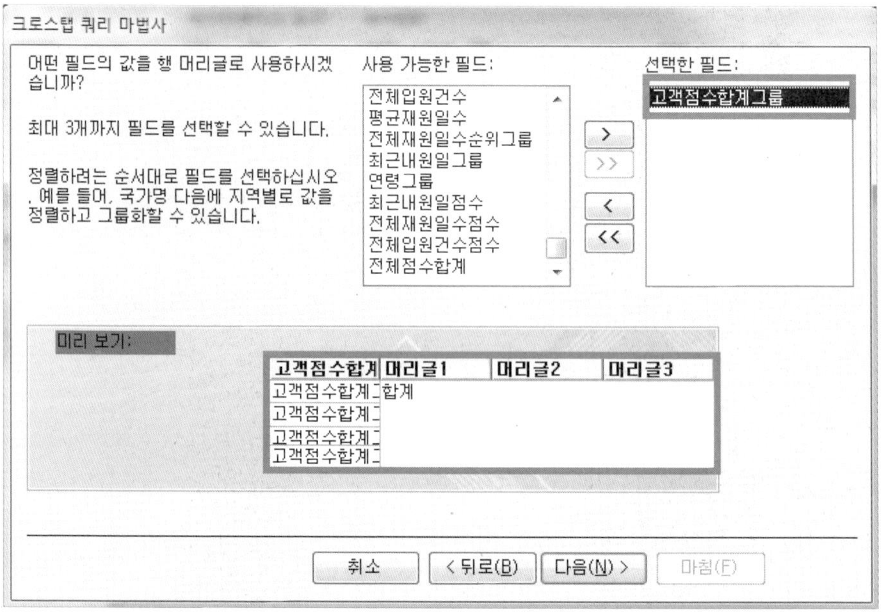

[그림 11-54]

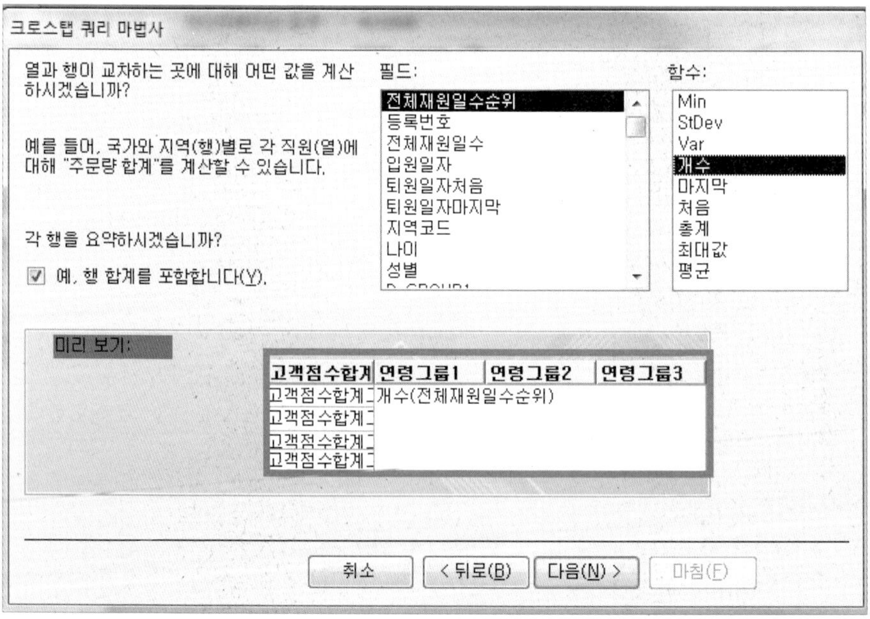

[그림 11-55]

○ 실행한 결과는 [그림 11-56]과 같다

sample1_Crosstab

고객점수합계그룹	합계 전체재원일수순	10대	10세 미만	20대	30대	40대	50대	60세 이상
고객점수 상위 20%	86	2	2	7	12	15	14	34
고객점수 하위 80%	374	18	78	51	68	56	36	67

[그림 11-56]

5.3.3 '고객점수집단별 성별분포'와 '고객점수집단별 상병분포'산출.

○ '고객점수집단별 성별분포'및 '고객점수집단별 상병분포'는 크로스탭 쿼리를 이용하여 산출한다. [그림 11-55]에서 열 머리글에 '연령그룹'대신에 각각 '성별', 'D_GROUP2'를 넣어준다.

○ 실행한 결과는 각각 [그림 11-57], [그림 11-58]와 같다.

sample1_Crosstab1

고객점수합계그룹	합계 전체ㅈ	f	m
고객점수 상위 20%	86	32	54
고객점수 하위 80%	374	182	192

[그림 11-57]

sample1_Crosstab2

고객점수합계그룹	합계 전체ㅈ	10	16	17	18	2	20	4	8
고객점수 상위 20%	86	28			10	11	24		13
고객점수 하위 80%	374	74	31	12	56	57	49	5	90

[그림 11-58]

5.4 RFM를 이용한 데이터분석 - 2.

5.4.1 '최근내원기간별 전체재원일수, 평균재원일수 및 전체입원건수'산출

○ 새 쿼리를 실행하여 Sample1 테이블을 선택한 다음 '최근내원일그룹', '전체재원일수', '평균재원일수' 및 '전체입원건수' 필드를 추가한다.

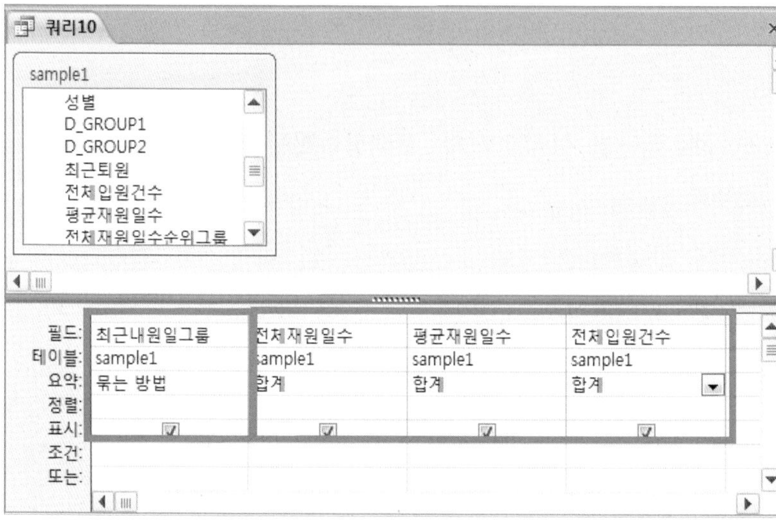

[그림 11-59]

○ 실행한 결과는 [그림 11-60]과 같다.

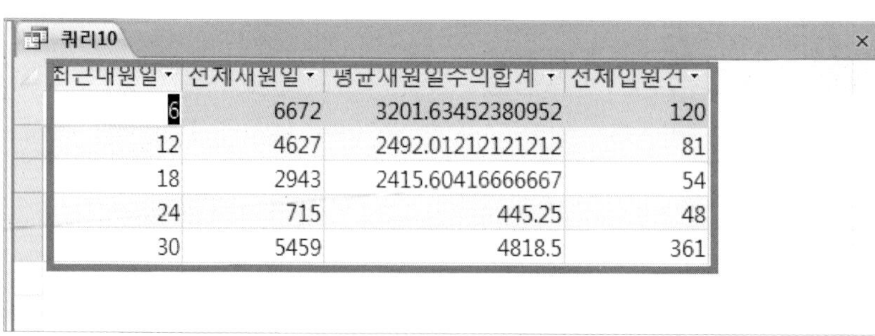

최근내원일	전체재원일	평균재원일수의합계	전체입원건
6	6672	3201.63452380952	120
12	4627	2492.01212121212	81
18	2943	2415.60416666667	54
24	715	445.25	48
30	5459	4818.5	361

[그림 11-60]

5.4.2 '최근입원기간별 성별분포'산출.

○ 크로스탭 쿼리를 이용하여 작성한다. 행 머리글에는 '최근내원일그룹'을, 열 머리글에는 '성별'을 선택한다.

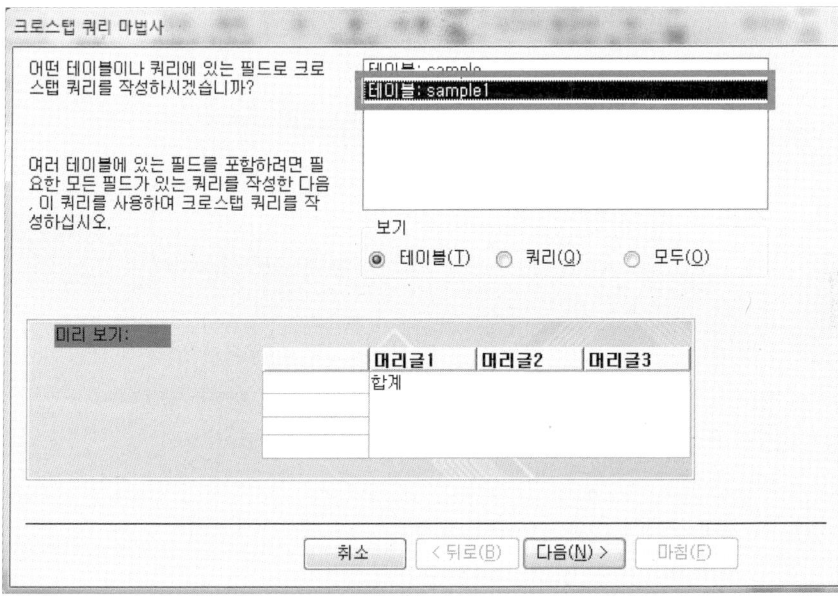

[그림 11-61]

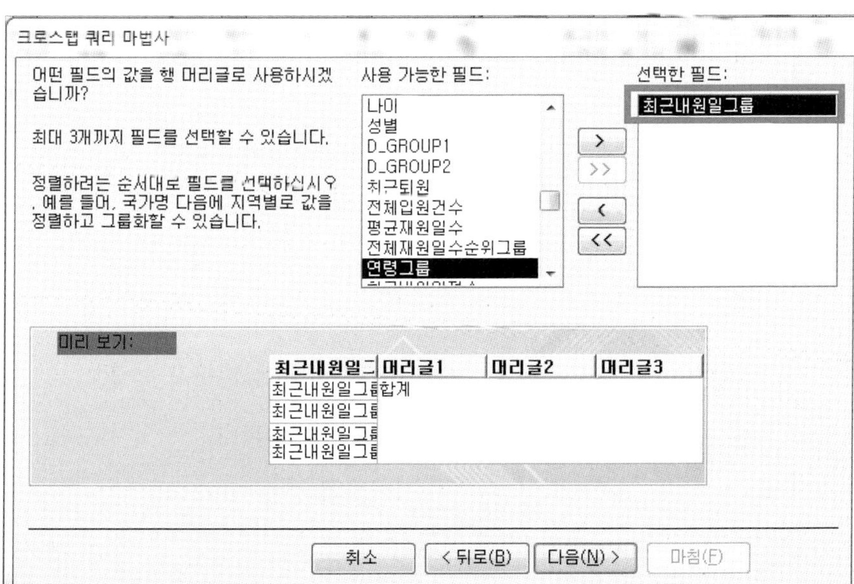

[그림 11-62]

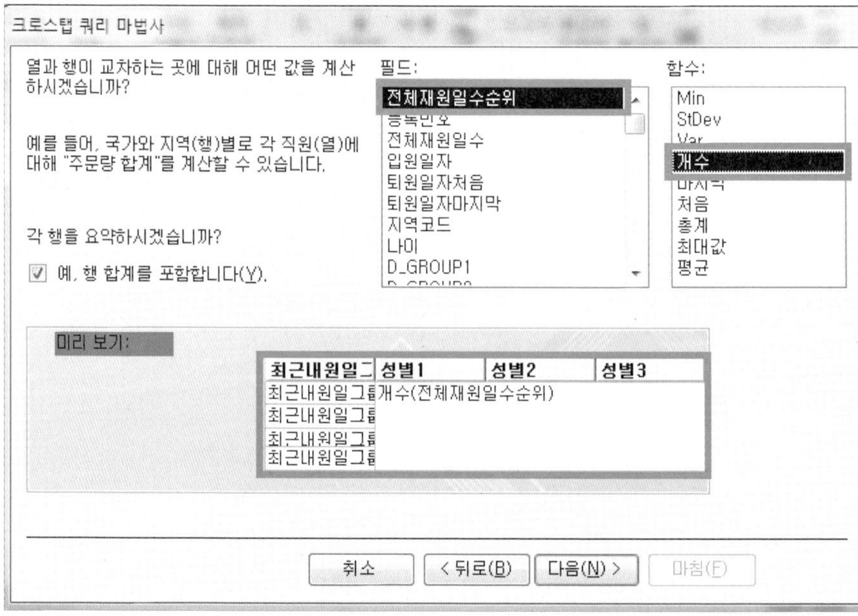

[그림 11-63]

○ 실행한 결과는 [그림 11-64]와 같다.

sample1_Crosstab3

최근내원일	합계 전체재원일수순위	f	m
6	59	22	37
12	33	15	18
18	27	13	14
24	33	19	14
30	308	145	163

[그림 11-64]

5.4.3 '최근입원기간별 연령분포'와 '최근입원기간별 상병분포'산출.

○ 크로스탭 쿼리를 이용하여 산출한다. [그림11-63]에서 열 머리글에 '성별'대신에 각각 '연령그룹'과'D_GROUP2'를 넣어준다.

○ 실행한 결과는 각각 [그림 11-65], [그림 11-66]과 같다.

sample1_Crosstab4

최근내원일	합계 전체재원일수순위	10대	10세 미만	20대	30대	40대	50대	60세 이상
6	59	3	5	5	7	12	13	14
12	33	1	2	1	4	5	3	17
18	27	2	3	6	4	6	1	5
24	33	1	6	8	6	2	2	8
30	308	13	64	38	59	46	31	57

레코드: 1/5 필터 없음 검색

[그림 11-65]

sample1_Crosstab5

최근내원일	합계 전체ㅈ	10	16	17	18	2	20	4	8
6	59	13	4		9	8	15	1	9
12	33	8	1		4	4	8		8
18	27	8	2		1	6	4		6
24	33	10	2		6	1	2		12
30	308	63	22	12	46	49	44	4	68

레코드: 1/5 필터 없음 검색

[그림 11-66]

제 12 장

ACCESS를 이용한 퇴원요약 데이터 분석

1. 퇴원요약 데이터

1.1 퇴원요약 데이터의 개요

의료기관의 퇴원요약 자료는 의료기관 내 각종 진료통계의 산출뿐만 아니라 국가 환자조사 및 퇴원손상환자 조사의 기초 자료가 되며, 각종 이차자료 활용의 기본이 되는 대표적인 자료이다. 퇴원요약은 매일 퇴원한 환자의 의무기록을 이용하여 주요 항목을 추출(abstracting)하고 정보화하여 데이터베이스에 저장한다. 퇴원요약자료는 크게 기본정보, 입퇴원정보, 진료정보로 구성된다. 기본정보는 환자등록번호, 연령, 성별, 보험유형 등이다. 입퇴원정보는 입원일, 퇴원일, 재원일수, 입원횟수, 재입원여부 등을 말하며, 진료정보는 퇴원과, 주치의, 입원경로, 치료결과, 수술, 감염, 협의진료, 전과 등이다.

1.2 P병원의 퇴원요약데이터

P병원의 퇴원요약 자료 중 다음과 같은 정보에 대해서 데이터베이스를 구축하고 활용하는 것을 학습하고자 한다. P병원의 퇴원요약정보, 상병정보, 수술정보, 전과정보, 협진정보의 항목은 다음과 같다.

◆ 퇴원요약정보

환자번호	입원일	생년월일	성별	우편번호	퇴원일	입원경로	퇴원후방향	퇴원진료과코드	퇴원진료과명
1	2015-03-09	1956-08-19	F	47527	2015-03-15	외래	귀가	D0106	혈액종양내과
2	2015-10-27	1954-03-15	F	48722	2015-12-24	응급	귀가	D0107	감염내과
3	2015-07-06	1953-03-05	F	604815	2015-07-28	응급	귀가	D0400	외과
4	2015-06-28	1951-12-24	F	618802	2015-07-22	외래	귀가	D0700	흉부외과
5	2014-10-23	1948-08-16	F	614836	2015-02-09	응급	타병원이송	D0600	신경외과
6	2015-07-21	1944-02-05	F	621912	2015-09-24	응급	타병원이송	D2100	재활의학과
7	2015-11-04	1939-12-25	F	48091	2015-11-16	외래	귀가	D0106	혈액종양내과
8	2015-07-10	1939-05-02	F	636805	2015-09-30	응급	사망퇴원	D0105	신장내과
9	2014-12-03	1931-12-01	F	50550	2015-01-05	응급	귀가	D0400	외과
10	2015-09-08	1979-07-19	M	48070	2015-09-15	외래	귀가	D0104	내분비대사내과
11	2014-09-29	1972-07-19	M	608830	2015-02-16	응급	귀가	D2100	재활의학과
12	2015-11-30	1969-05-10	M	51531	2015-12-18	응급	타병원이송	D0700	흉부외과
13	2014-10-17	1965-07-19	M	50919	2015-01-16	응급	귀가	D0800	성형외과
14	2015-07-19	1966-07-11	M	602802	2015-07-24	응급	귀가	D0108	류마티스내과
15	2015-12-16	1963-01-02	M	49344	2015-12-24	외래	귀가	D0103	호흡기알레르기내과

◆ 상병정보

환자번호	입원일	상병일련번호	상병코드	상병명
1	2015-03-09	1	C20	Malignant neoplasm of rectum
1	2015-03-09	2	N871	Moderate cervical dysplasia
1	2015-03-09	3	C1691	Stomach, unspecified, advanced
1	2015-03-09	4	C787	Secondary malignant neoplasm of liver and intrahepatic bile duct
2	2015-10-27	1	G062	Extradural and subdural abscess, unspecified
2	2015-10-27	2	B956	Staphylococcus aureus as the cause of diseases classified to other chapters
2	2015-10-27	3	U801	Else
2	2015-10-27	4	I259	Chronic ischemic heart disease, unspecified
3	2015-07-06	1	K819	Cholecystitis, unspecified
3	2015-07-06	2	C182	Ascending colon
3	2015-07-06	3	C772	Intra-abdominal lymph nodes
3	2015-07-06	4	K858	Other acute pancreatitis
4	2015-06-28	1	Q231	Congenital insufficiency of aortic valve
5	2014-10-23	1	M8998	Disorder of bone, unspecified, other (head, neck, ribs, skull, trunk, vertebral column)
5	2014-10-23	2	I639	Cerebral infarction, unspecified
6	2015-07-21	1	S2700	Traumatic pneumothorax without open wound into thoracic cavity
6	2015-07-21	2	S22320	Fracture of first rib, closed
6	2015-07-21	3	S2710	Traumatic hemothorax without open wound into thoracic cavity
6	2015-07-21	4	S2730	Other injuries of lung without open wound into thoracic cavity
7	2015-11-04	1	C3491	Malignant neoplasm of bronchus or lung, unspecified, left
7	2015-11-04	2	C7950	Secondary malignant neoplasm of bone
7	2015-11-04	3	C771	Intrathoracic lymph nodes
8	2015-07-10	1	A1800	Tuberculosis of spine (M49.0*)
8	2015-07-10	2	M4908	Tuberculosis of spine(A18.0+), sacral and sacrococcygeal region

환자번호	입원일	상병일련번호	상병코드	상병명
8	2015-07-10	3	E1478	Unspecified diabetes mellitus, with other multiple complications
8	2015-07-10	4	N083	Glomerular disorders in diabetes mellitus (E10-E14-+ .2)
9	2014-12-03	1	C241	Ampulla of Vater
9	2014-12-03	2	K811	Chronic cholecystitis
10	2015-09-08	1	D352	Pituitary gland
10	2015-09-08	2	E119	Type 2 diabetes mellitus, without complications
11	2014-09-29	1	I610	Intracerebral hemorrhage in hemisphere, subcortical
11	2014-09-29	2	I615	Intracerebral hemorrhage, intraventricular
11	2014-09-29	3	I675	Moyamoya disease
12	2015-11-30	1	S3600	Injury of spleen without open wound into cavity
12	2015-11-30	2	S3700	Injury of kidney without open wound into cavity
12	2015-11-30	3	S3780	Injury of other pelvic organs without open wound into cavity
13	2014-10-17	1	S3690	Injury of unspecified intra-abdominal organ without open wound into cavity
13	2014-10-17	2	S22320	Fracture of first rib, closed
13	2014-10-17	3	K661	Haemoperitoneum
13	2014-10-17	4	S32090	Lumbar vertebra, level unspecified, Closed
14	2015-07-19	1	M1099	Gout, unspecified, site unspecified
14	2015-07-19	2	N042	Nephrotic syndrome with diffuse membranous glomerulonephritis
15	2015-12-16	1	C3410	Malignant neoplasm of upper lobe, bronchus or lung, right
15	2015-12-16	2	C771	Intrathoracic lymph nodes

◆ 수술정보

환자번호	입원일	수술일련번호	수술코드	수술명	수술일자
2	2015-10-27	1	0309	Total laminectomy	2015-10-27
3	2015-07-06	1	5123	Laparoscopic cholecystectomy	2015-07-23
4	2015-06-28	1	3522	AVR	2015-07-02
5	2014-10-23	1	0124	Decompressive craniectomy	2014-10-26
5	2014-10-23	2	0206	Other cranial osteoplasty	2014-10-26
6	2015-07-21	1	7939	Open reduction of fracture with internal fixation with screw, pelvic bones	2015-07-24
8	2015-07-10	1	7749	Biopsy of bone, vertebrae	2015-07-24
9	2014-12-03	1	527	Whipple's op.	2014-12-18
11	2014-09-29	1	0109	EVD	2014-09-29
12	2015-11-30	1	3179	Open reduction with internal fixation with montgomery stent insertion, trachea	2015-12-09
13	2014-10-17	1	8628	Debridement and local flap	2014-10-17

◆ 전과정보

환자번호	입원일	전과일련번호	전과일	전출과코드	전출과명	전입과코드	전입과명
1	2015-03-09	1	2015-03-11	D1000	산부인과	D0106	혈액종양내과
2	2015-10-27	1	2015-11-10	D0600	신경외과	D0107	감염내과
3	2015-07-06	1	2015-07-22	D0101	소화기내과	D0400	외과
4	2015-06-28	1	2015-06-29	D0102	순환기내과	D0700	흉부외과
5	2014-10-23	1	2014-10-26	D0200	신경과	D0600	신경외과
6	2015-07-21	1	2015-08-07	D0700	흉부외과	D0400	외과
7	2015-11-04	1	2015-11-12	D0600	신경외과	D0106	혈액종양내과
8	2015-07-10	1	2015-09-22	D0600	신경외과	D0105	신장내과
9	2014-12-03	1	2014-12-16	D0101	소화기내과	D0400	외과
10	2015-09-08	1	2015-09-08	D0600	신경외과	D0104	내분비대사내과
11	2014-09-29	1	2014-12-12	D0600	신경외과	D2100	재활의학과
12	2015-11-30	1	2015-12-09	D0400	외과	D0700	흉부외과
13	2014-10-17	1	2014-10-24	D0400	외과	D0800	성형외과
14	2015-07-19	1	2015-07-20	D0107	감염내과	D0108	류마티스내과
15	2015-12-16	1	2015-12-21	D0600	신경외과	D0103	호흡기알레르기내과

◆ 협진정보

환자번호	입원일	협진일련번호	의뢰일	의뢰과코드	의뢰과	회신일	회신과코드	회신과
1	2015-03-09	1	2015-03-11	D1000	산부인과	2015-03-11	D0106	혈액종양내과
2	2015-10-27	1	2015-10-28	D0600	신경외과	2015-10-29	D0107	감염내과
3	2015-07-06	1	2015-07-13	D0101	소화기내과	2015-07-14	D0400	외과
4	2015-06-28	1	2015-06-28	D0102	순환기내과	2015-06-29	F2100	구강악안면외과
5	2014-10-23	1	2014-10-28	D0600	신경외과	2014-10-28	D0102	순환기내과
6	2015-07-21	1	2015-07-21	D0700	흉부외과	2015-07-21	D0500	정형외과
7	2015-11-04	1	2015-11-04	D0600	신경외과	2015-11-05	D2100	재활의학과
8	2015-07-10	1	2015-07-10	D0600	신경외과	2015-07-10	D0105	신장내과
9	2014-12-03	1	2014-12-04	D0101	소화기내과	2014-12-05	D0400	외과
10	2015-09-08	1	2015-09-08	D0600	신경외과	2015-09-08	D0104	내분비대사내과
11	2014-09-29	1	2014-10-02	D0600	신경외과	2014-10-06	D2933	공공보건의료사업팀
12	2015-11-30	1	2015-12-01	D0400	외과	2015-12-01	D0500	정형외과
13	2014-10-17	1	2014-10-18	D0400	외과	2014-10-20	D0600	신경외과
14	2015-07-19	1	2015-07-20	D0107	감염내과	2015-07-20	D0108	류마티스내과

2. P병원의 퇴원요약 데이터베이스 관리시스템 구축

P병원의 퇴원요약데이터를 데이터베이스 관리시스템으로 구축하는 방법은 다음과 같다.

2.1 퇴원요약 데이터베이스 만들기

2.1.1 데이터베이스 만들기

○ 먼저 새 데이터베이스 파일을 저장할 위치를 지정하고 파일 이름은 'P병원퇴원요약.accdb'로 입력 후 만들기를 한다.

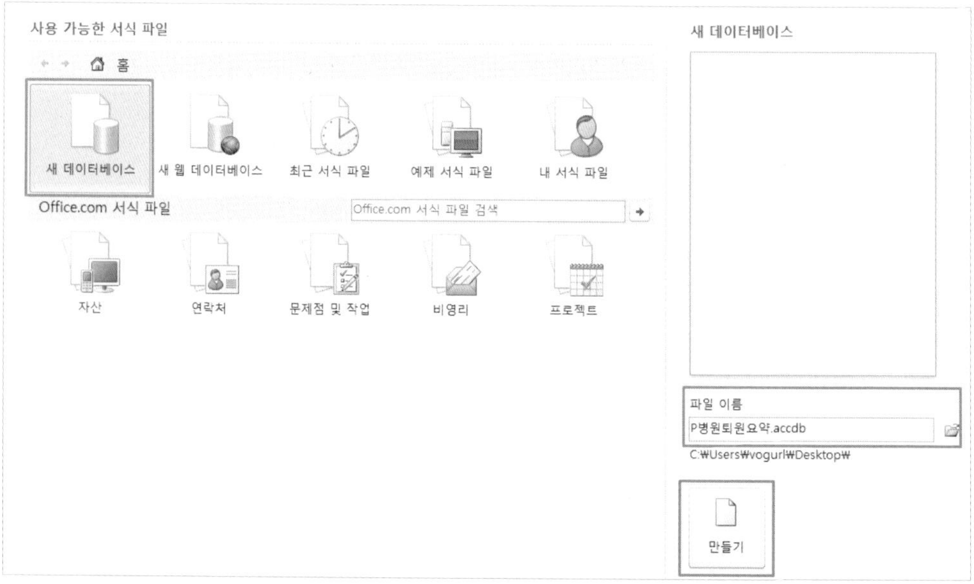

[그림 12-1]

2.1.2 테이블 만들기

○ 데이터베이스를 만들었으면, '1.2 P병원의 퇴원요약데이터' 의 '퇴원요약정보', '상병정보', '수술정보', '전과정보', '협진정보'의 표를 참고하여 다섯 개의 테이블을 만든다.

○ 각 필드의 데이터 형식 및 기본 키 설정은 아래의 [그림 12-2]와 같다.

○ 각 테이블의 환자번호 및 일련번호의 숫자는 '정수(Long)'로 표시한다.

퇴원요약정보

필드 이름	데이터 형식
환자번호	숫자
입원일	날짜/시간
생년월일	날짜/시간
성별	텍스트
우편번호	텍스트
퇴원일	날짜/시간
입원경로	텍스트
퇴원후방향	텍스트
퇴원진료과코드	텍스트
퇴원진료과명	텍스트

상병정보

필드 이름	데이터 형식
환자번호	숫자
입원일	날짜/시간
상병일련번호	숫자
상병코드	텍스트
상병명	텍스트

수술정보

필드 이름	데이터 형식
환자번호	숫자
입원일	날짜/시간
수술일련번호	숫자
수술코드	텍스트
수술명	텍스트
수술일자	날짜/시간

협진정보

필드 이름	데이터 형식
환자번호	숫자
입원일	날짜/시간
협진일련번호	숫자
의뢰일	날짜/시간
의뢰과코드	텍스트
의뢰과	텍스트
회신일	날짜/시간
회신과코드	텍스트
회신과	텍스트

전과정보

필드 이름	데이터 형식
환자번호	숫자
입원일	날짜/시간
전과일련번호	숫자
전과일	날짜/시간
전출과코드	텍스트
전출과명	텍스트
전입과코드	텍스트
전입과명	텍스트

[그림 12-2]

2.1.3 관계 정의하기

○ 테이블을 모두 만들었으면 각 테이블의 관계를 설정하기 위해 상단메뉴의 [데이터베이스 도구]-[관계]를 선택한다.

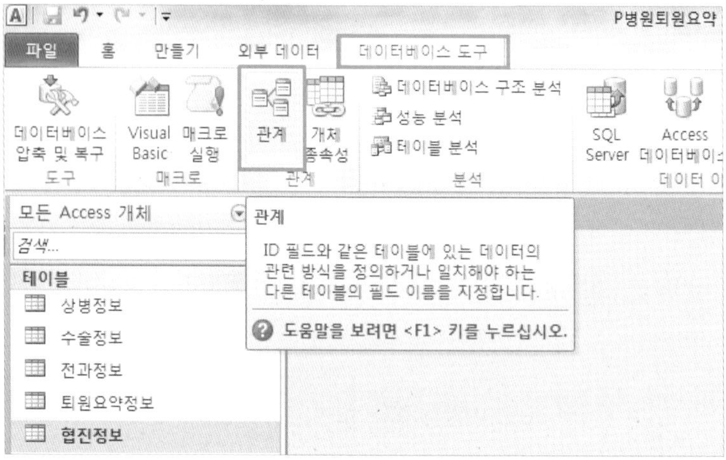

[그림 12-3]

○ 관계 창에 '상병정보', '수술정보', '전과정보', '퇴원요약정보', '협진정보' 테이블을 추가하고 닫기를 누른다.

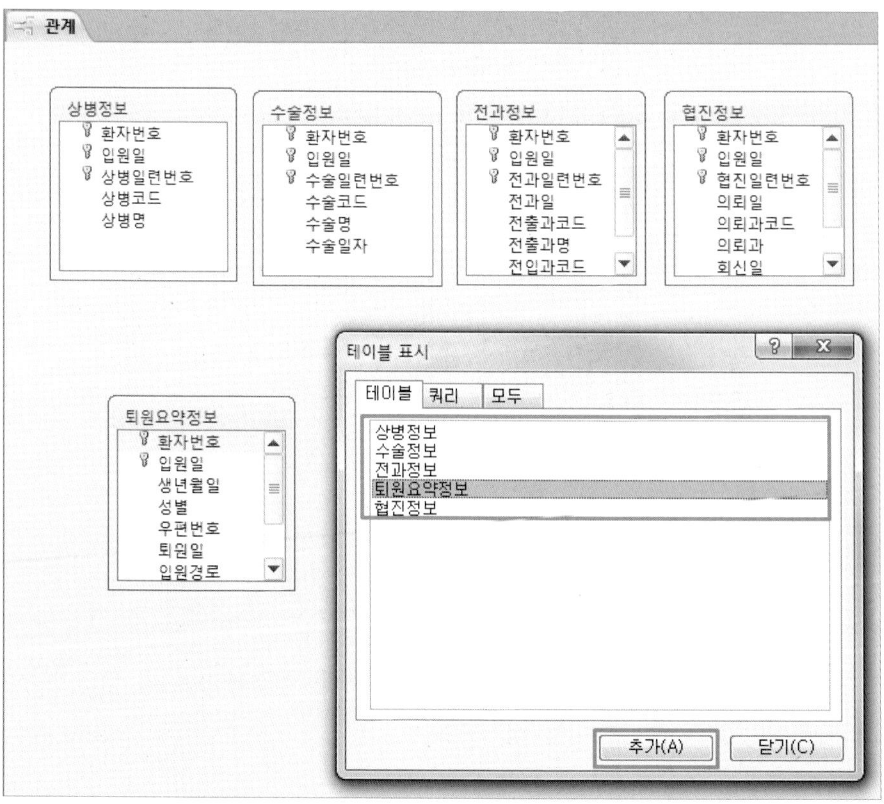

[그림 12-4]

○ '퇴원요약정보' 테이블을 기준으로 각 테이블의 '환자번호', '입원일' 필드를 키로 두어 일대다관계를 정의한다.

○ '항상 참조 무결성 유지'를 선택하고 '만들기'를 선택한다.

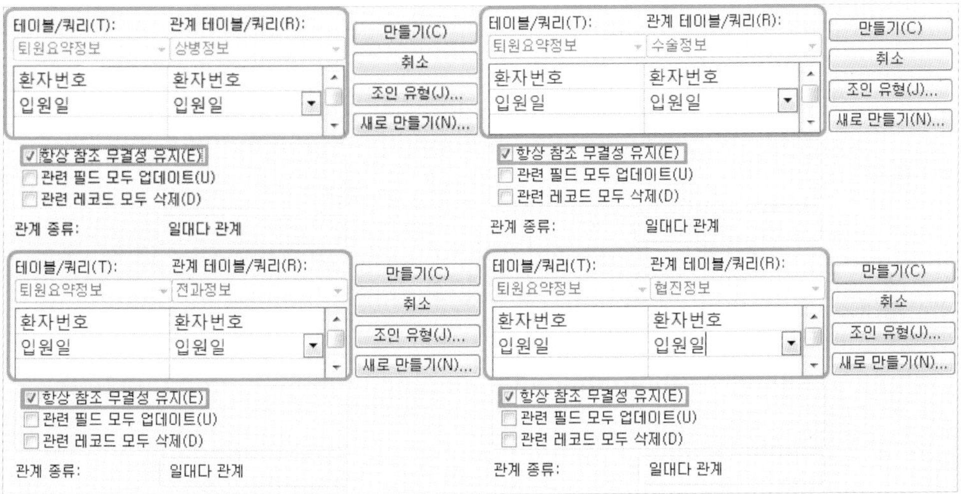

[그림 12-5]

○ 관계정의를 완료하면 아래의 [그림 12-11]과 같이 '퇴원요약정보' 테이블을 기준으로 각 데이블과의 1대다 관계가 정의된 것을 확인할 수 있다.

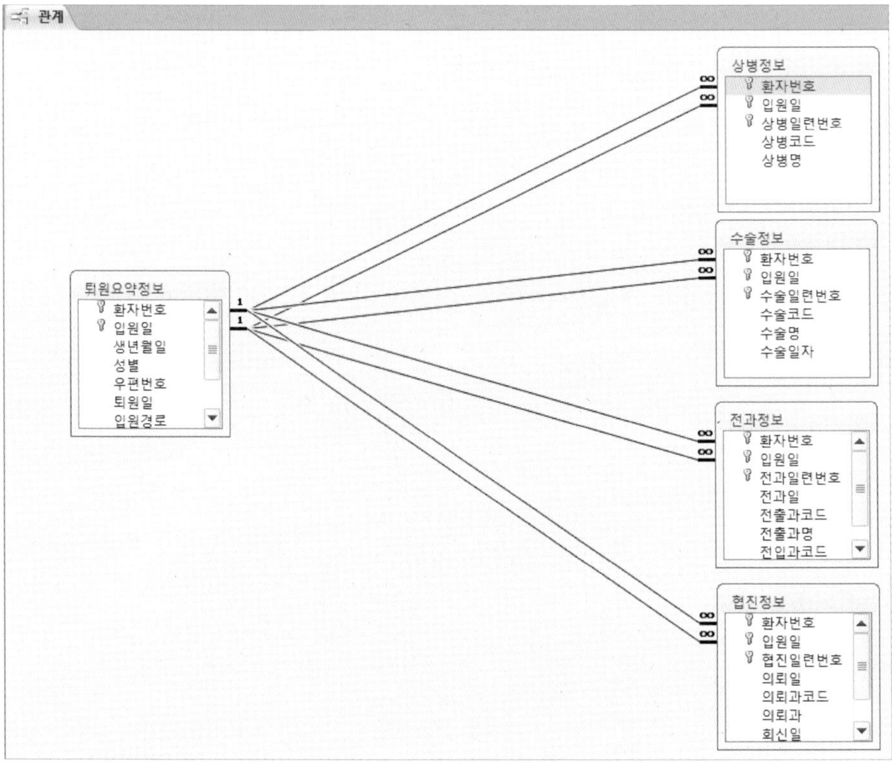

[그림 12-6]

2.1.4 입력 폼 만들기

○ 관계 창을 저장하고 닫은 후, 입력 폼을 만들기 위해 [만들기]-[폼 마법사]를 선택한다.

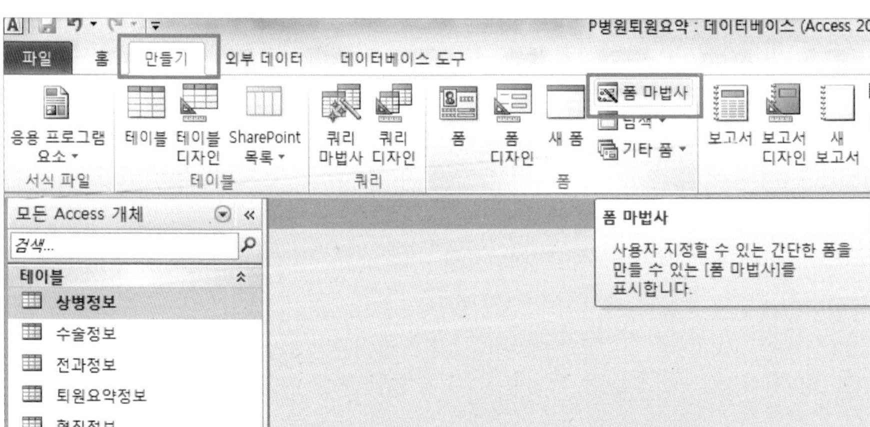

[그림 12-7]

○ 폼 마법사 창이 활성화되면, 먼저 퇴원요약정보 테이블을 선택하여 모든 필드를 선택하여 퇴원요약정보 폼을 만든다.

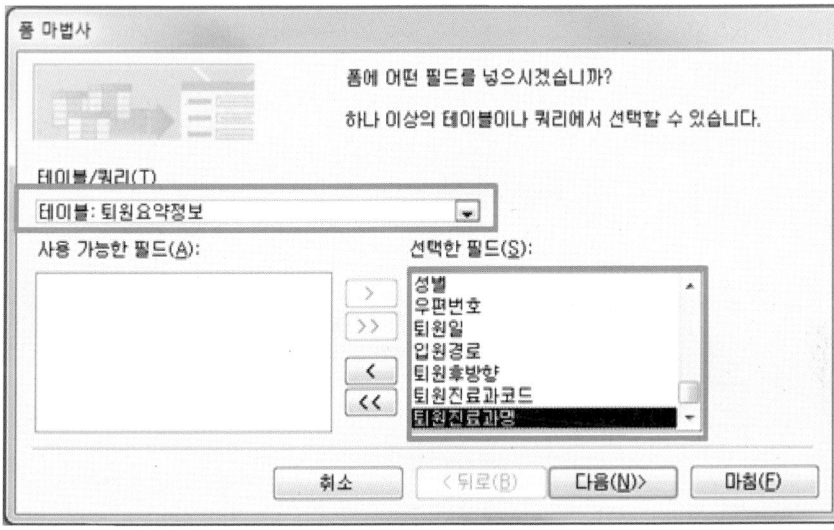

[그림 12-8]

○ 폼의 모양은 '열 형식' 으로 선택하고 다음을 누른다.

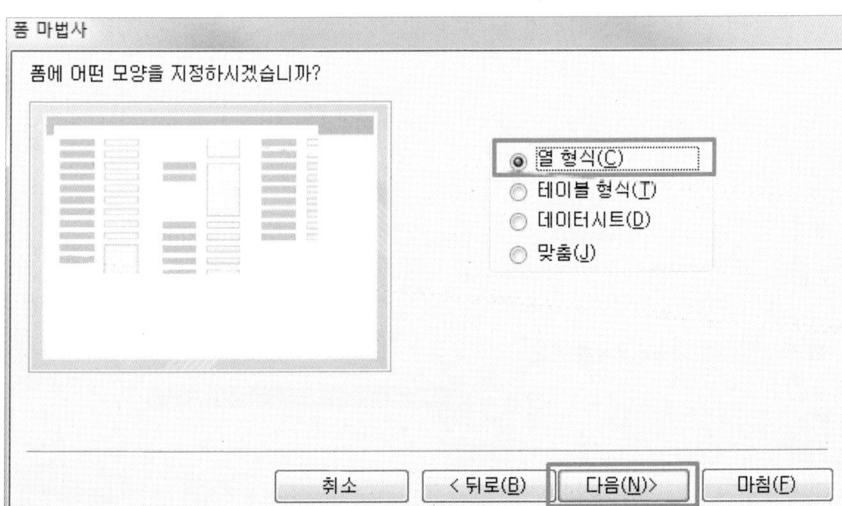

[그림 12-9]

○ 상병정보 테이블은 상병일련번호, 상병코드, 상병명 필드만 선택하여 '상병정보' 폼을 만든다.

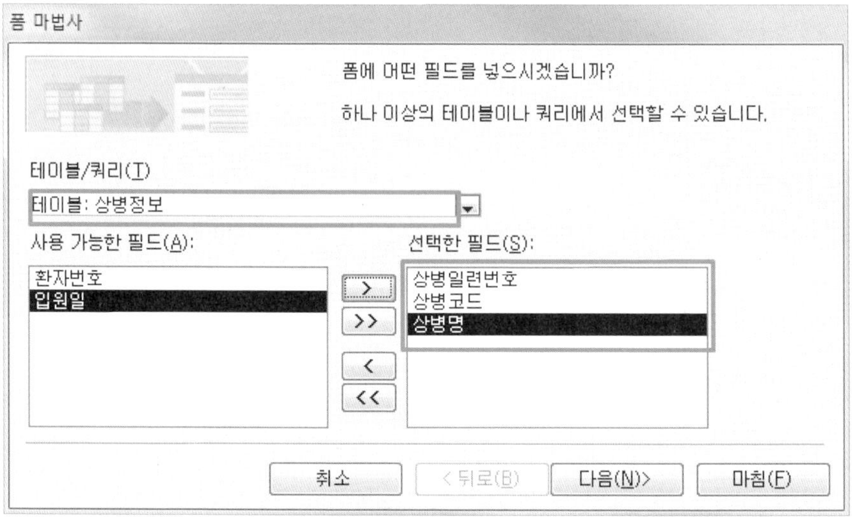

[그림 12-10]

○ 수술정보 테이블에서는 수술일련번호, 수술코드, 수술명, 수술일자를 선택하여 '수술정보' 폼을 만든다.

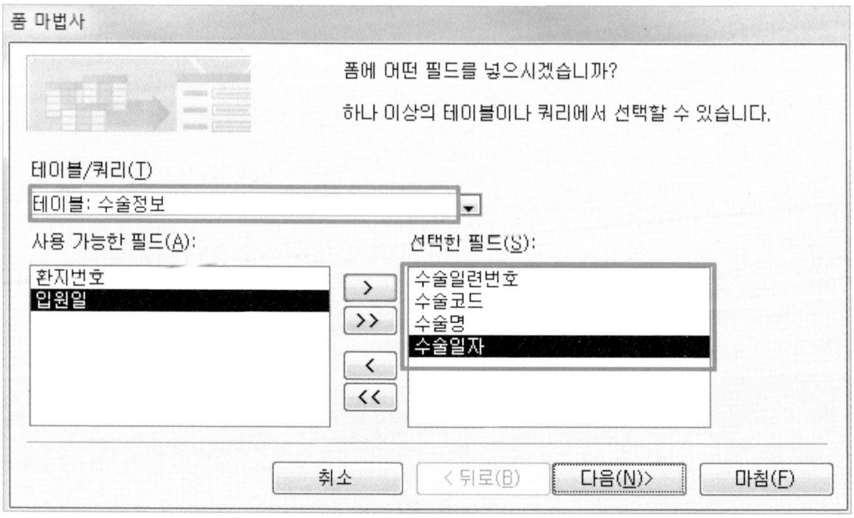

[그림 12-11]

○ 전과정보 테이블에서는 전과일련번호, 전과일, 전출과코드, 전출과명, 전입과코드, 전입과명 필드를 선택하여 '전과정보' 폼을 만든다.

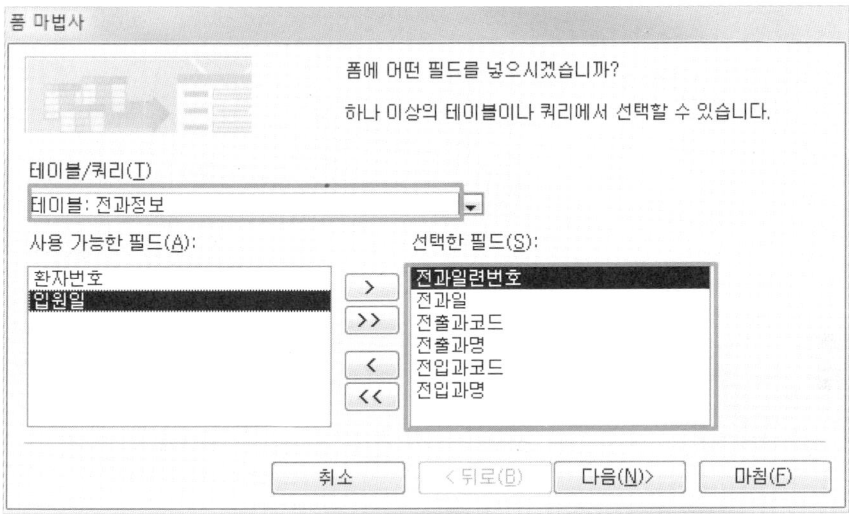

[그림 12-12]

○ 마지막으로 협진정보 테이블에서는 협진일련번호, 의뢰일, 의뢰과코드, 의뢰과, 회신일, 회신과코드, 회신과를 선택하여 폼을 만든다.

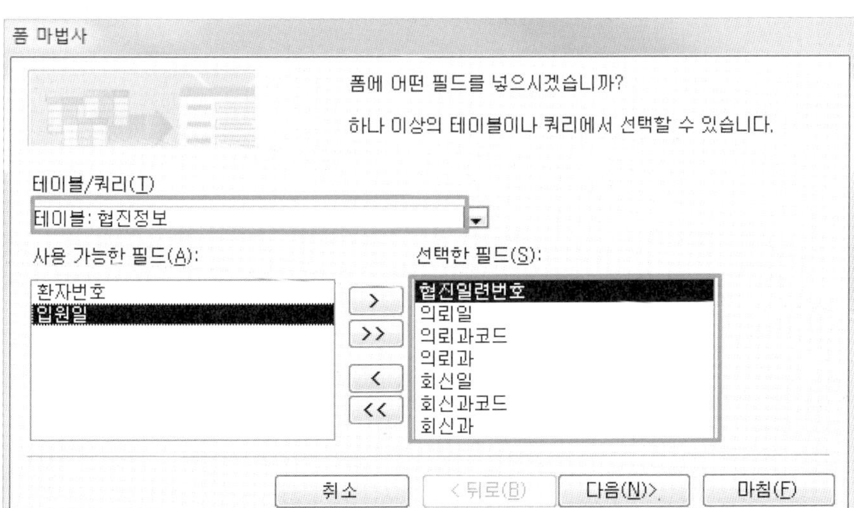

[그림 12-13]

○ 다섯 가지의 폼을 만들었으면, 각 폼의 디자인으로 들어가서 폼의 크기와 위치 및 모양을 알맞게 조절한다.

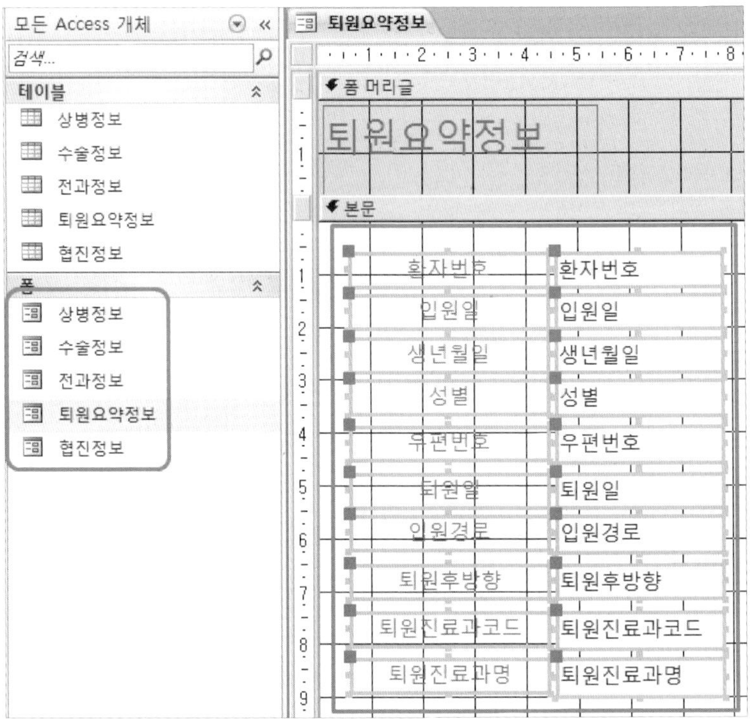

[그림 12-14]

○ 퇴원요약정보의 폼의 '디자인 보기'를 눌러서 [디자인]-[하위 폼/하위 보고서]를 선택하고 알맞은 위치에 하위 폼의 크기를 지정한다.

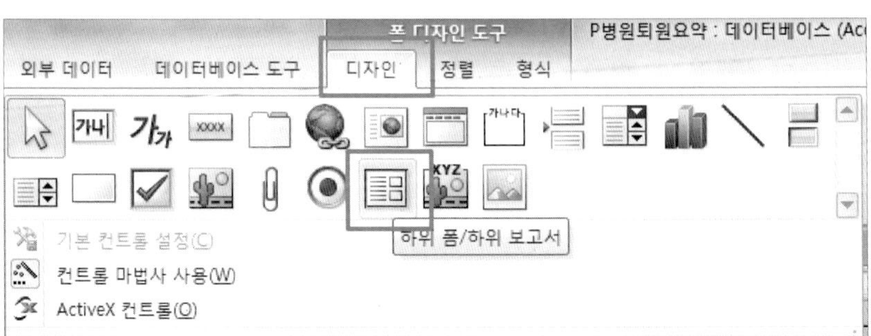

[그림 12-15]

○ 하위 폼 마법사가 활성화 되면 기존 폼 사용의 '상병정보' 폼을 선택하여 [다음]을 누른다.

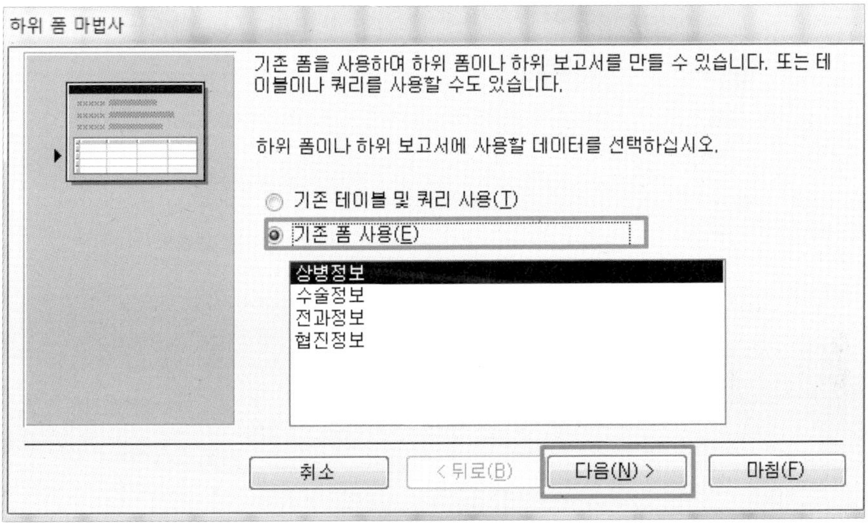

[그림 12-16]

○ 기본 키로 되어있는 환자번호, 입원일을 모두 사용하여 상병정보를 표시한다는 문구를 선택하고 다음을 누른다.

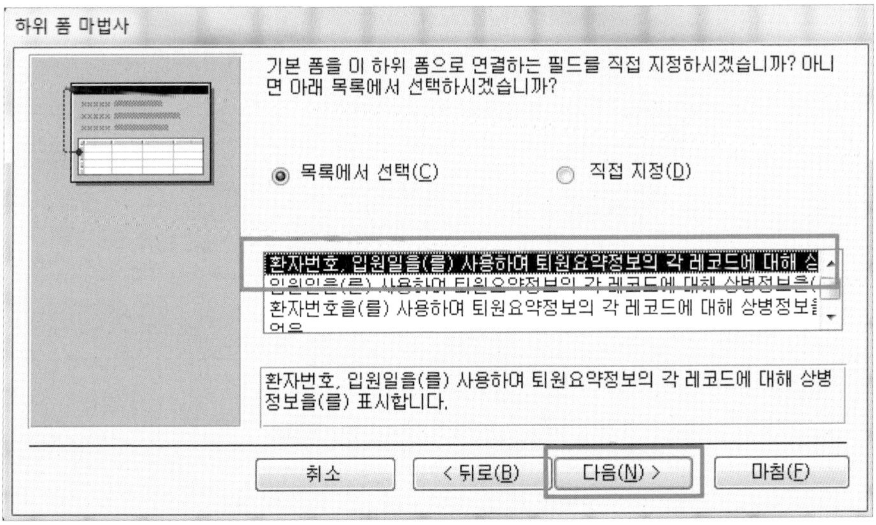

[그림 12-17]

○ 하위 폼 이름은 그대로 '상병정보'로 입력하고 [마침]을 누른다.

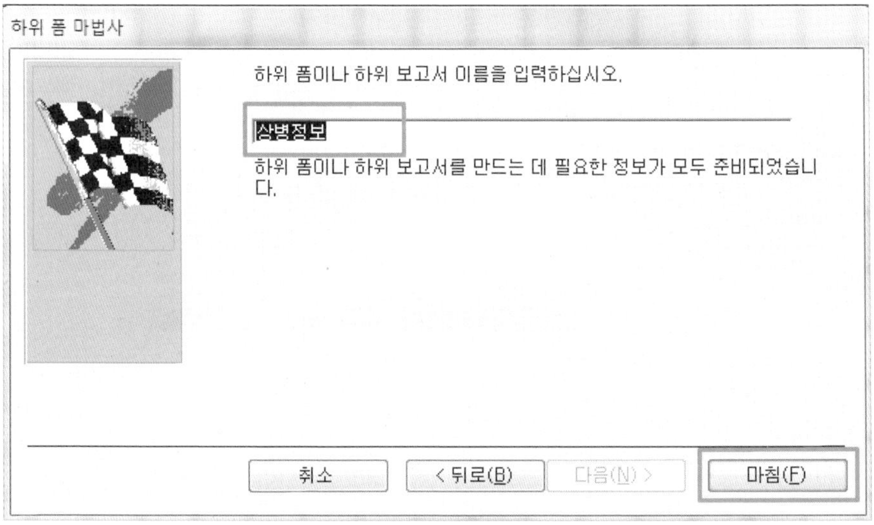

[그림 12-18]

○ [그림 12-19]와 같이 상병정보 하위 폼이 나타나면 위치와 크기를 알맞게 지정한다.

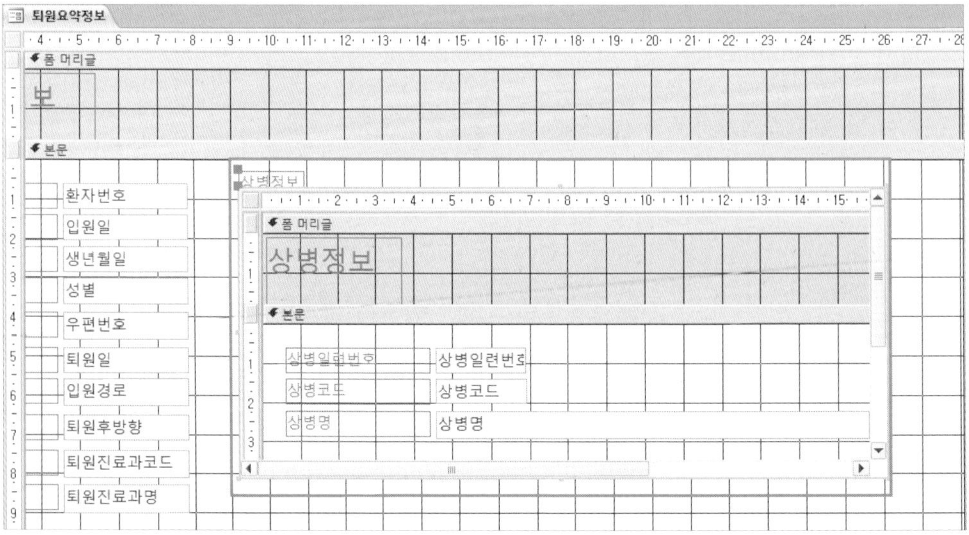

[그림 12-19]

○ 나머지 '수술정보', '전과정보', '협진정보'의 폼에 대해서도 퇴원요약정보 폼에 하위 폼으로 만들어 위치와 크기를 알맞게 지정한다[그림 12-20].

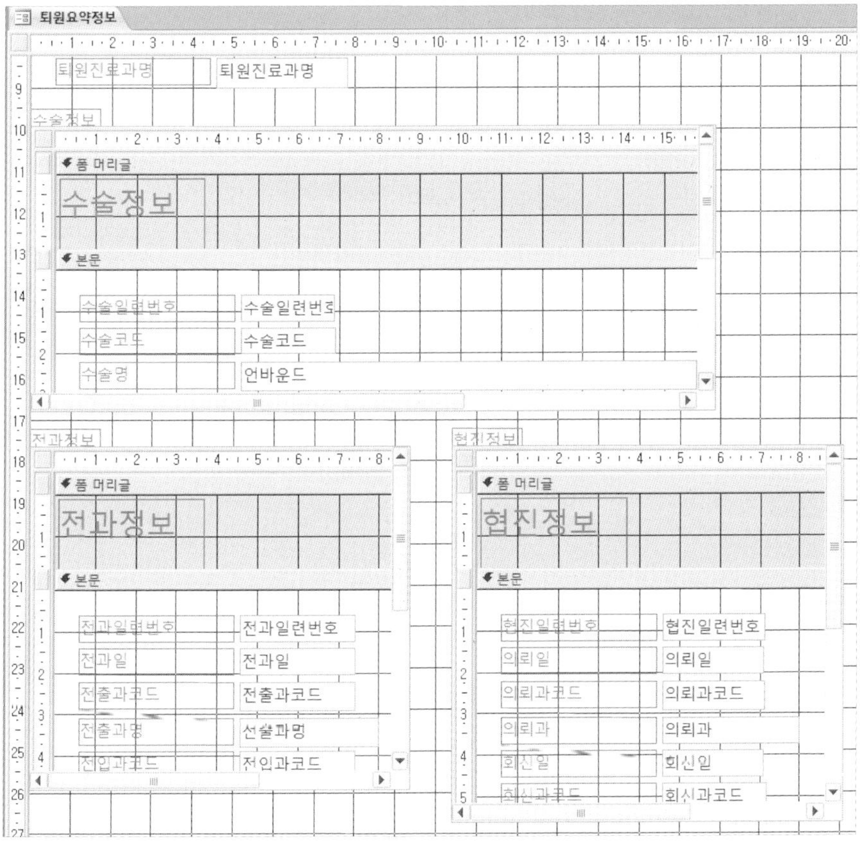

[그림 12-20]

○ 폼 디자인을 저장한 후, [폼 보기]를 하면 다음 [그림 12-21]과 같이 폼이 만들어 진다.

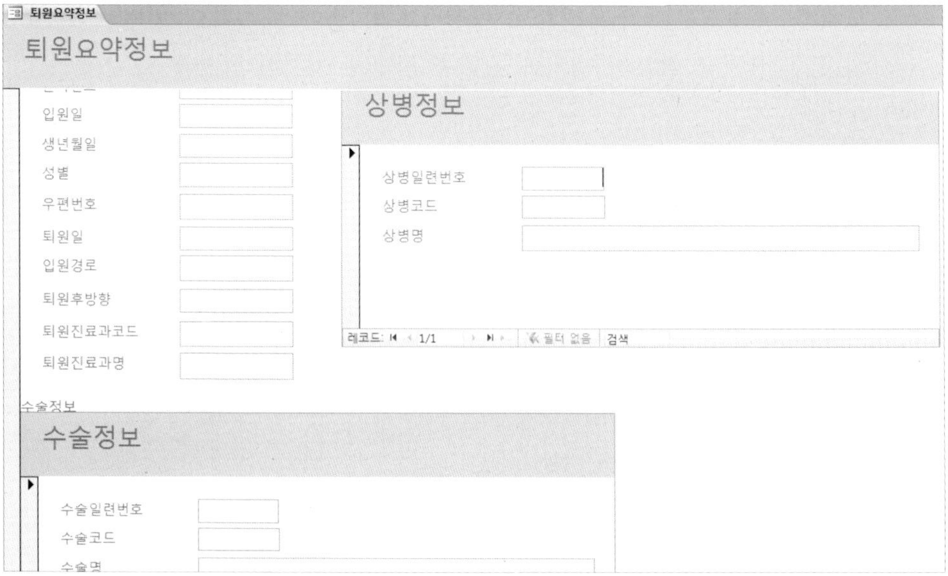

[그림 12-21]

2.1.5 입력 폼을 이용하여 데이터 입력하기

○ 만들어진 퇴원요약정보 폼에 '1.2 P병원의 퇴원요약데이터'에서 제시한 표를 참조하여 15명의 환자의 데이터를 입력 해본다.

○ 먼저 퇴원요약정보 폼에는 환자번호 '1'에 대한 환자 정보를 입력하면, '상병정보' 하위 폼에도 환자번호 '1'에 대한 상병정보만 입력을 해야 한다.

○ 한 환자에게 해당되는 상병정보가 많을 경우에는 상병일련번호를 두고 추가를 해야 하는데, '상병정보' 하위 폼의 (▶) 버튼을 눌러 다음 레코드로 넘긴 후 상병정보를 추가로 입력을 한다[그림 12-22],[그림 12-23].

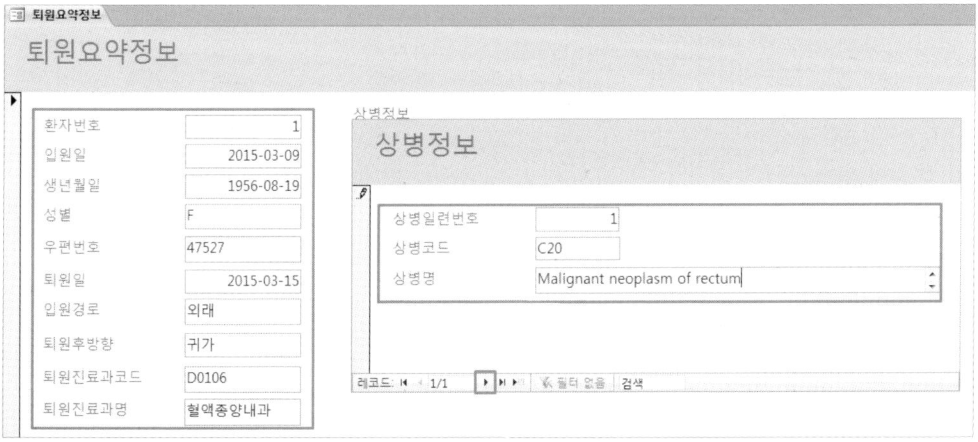

[그림 12-22]

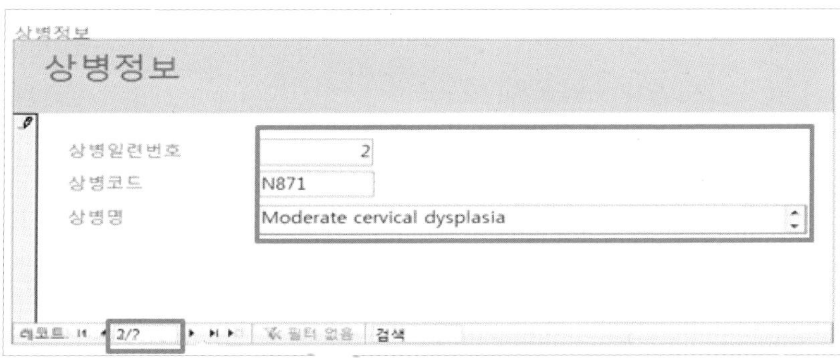

[그림 12-23]

○ 이와 같이 퇴원요약정보 폼에 '1.2 P병원의 퇴원요약데이터'의 표에 대해 환자 15명에 대한 퇴원요약정보폼과 상병정보, 수술정보, 전과정보, 협진정보에 대한 하위 폼을 입력한다.

○ 퇴원요약정보 폼의 다음 환자의 정보를 입력할 시에는 '퇴원요약정보' 폼의 아래에 있는 아래의 (▸) 버튼을 눌러 퇴원요약정보의 레코드로 넘긴 후, 다음 환자의 퇴원요약정보와 하위 폼을 작성한다[그림 12-24].

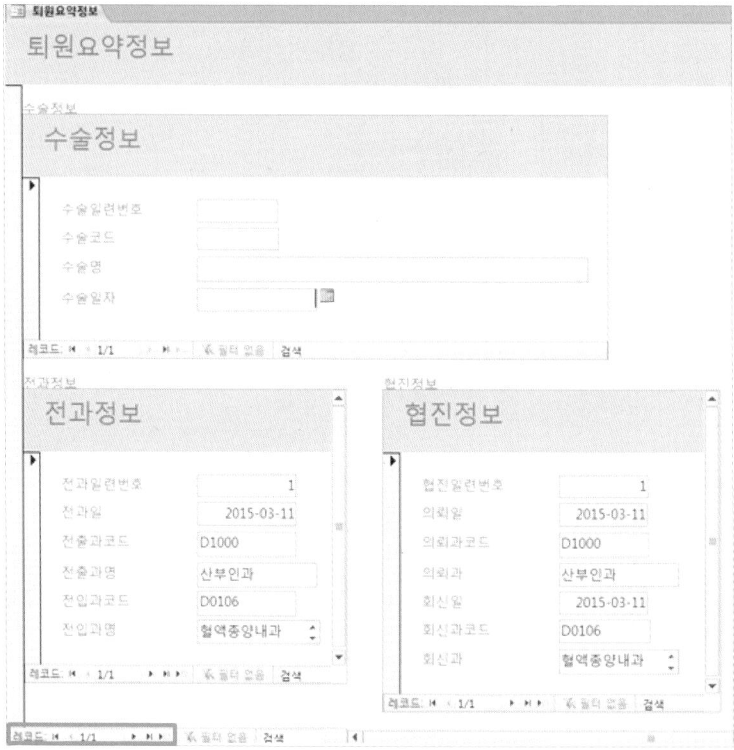

[그림 12-24]

○ P병원의 15명 환자에 대한 퇴원요약데이터가 입력이 완료가 되면, 각각의 테이블에 레코드가 입력이 된 것을 확인할 수 있다.[그림 12-25]~[그림 12-26]

퇴원환자정보 | 상병정보 | 수술정보 | 전과정보 | 협진정보

환자번호	입원일	생년월일	성별	우편번호	퇴원일	입원경로	퇴원후방향	퇴원진료과	퇴원진료과
1	2015-03-09	1956-08-19	F	47527	2015-03-15	외래	귀가	D0106	혈액종양내과
2	2015-10-27	1954-03-15	F	48722	2015-12-24	응급	귀가	D0107	감염내과
3	2015-07-06	1953-03-05	F	604815	2015-07-28	응급	귀가	D0400	외과
4	2015-06-28	1951-12-24	F	618802	2015-07-22	외래	귀가	D0700	흉부외과
5	2014-10-23	1948-08-16	F	614836	2015-02-09	응급	타병원이송	D0600	신경외과
6	2015-07-21	1944-02-05	F	621912	2015-09-24	응급	타병원이송	D2100	재활의학과
7	2015-11-04	1939-12-25	F	48091	2015-11-16	외래	귀가	D0106	혈액종양내과
8	2015-07-10	1939-05-02	F	636805	2015-09-30	응급	사망퇴원	D0105	신장내과
9	2014-12-03	1931-12-01	F	50550	2015-01-05	응급	귀가	D0400	외과
10	2015-09-08	1979-07-19	M	48070	2015-09-15	외래	귀가	D0104	내분비대사내
11	2014-09-29	1972-07-19	M	608830	2015-02-16	응급	귀가	D2100	재활의학과
12	2015-11-30	1969-05-10	M	51531	2015-12-18	응급	타병원이송	D0700	흉부외과
13	2014-10-17	1965-07-19	M	50919	2015-01-16	응급	귀가	D0800	성형외과
14	2015-07-19	1966-07-11	M	602802	2015-07-24	응급	귀가	D0108	류마티스내과
15	2015-12-16	1963-01-02	M	49344	2015-12-24	외래	귀가	D0103	호흡기알레르

레코드: 1/15 필터 없음 검색

[그림 12-25]

퇴원환자정보 | 상병정보 | 수술정보 | 전과정보 | 협진정보

환자번호	입원일	상병일련번	상병코드	상병명
1	2015-03-09	1	C20	Malignant ne
1	2015-03-09	2	N871	Moderate cei
1	2015-03-09	3	C1691	Stomach, uns
1	2015-03-09	4	C787	Secondary m
2	2015-10-27	1	G062	Extradural an
2	2015-10-27	2	B956	Staphylococc
2	2015-10-27	3	U801	Else
2	2015-10-27	4	I259	Chronic ische
3	2015-07-06	1	K819	Cholecystitis,
3	2015-07-06	2	C182	Ascending cc
3	2015-07-06	3	C772	Intra-abdomi
3	2015-07-06	4	K858	Other acute ∣
4	2015-06-28	1	Q231	Congenital ir
5	2014-10-23	1	M8998	Disorder of b
5	2014-10-23	2	I639	Cerebral infa
6	2015-07-21	1	S2700	Traumatic pn

레코드: 1/44 필터 없음 검색

[그림 12-26]

퇴원환자정보 | 상병정보 | 수술정보 | 전과정보 | 협진정보

환자번호	입원일	수술일련번	수술코드	수술명	수술일자
2	2015-10-27	1	0309	Total laminec	2015-10-27
3	2015-07-06	1	5123	Laparoscopic	2015-07-23
4	2015-06-28	1	3522	AVR	2015-07-02
5	2014-10-23	1	0124	Decompressi	2014-10-26
5	2014-10-23	2	0206	Other cranial	2014-10-26
6	2015-07-21	1	7939	Open reducti	2015-07-24
8	2015-07-10	1	7749	Biopsy of boı	2015-07-24
9	2014-12-03	1	527	Whipple's op	2014-12-18
11	2014-09-29	1	0109	EVD	2014-09-29
12	2015-11-30	1	3179	Open reducti	2015-12-09
13	2014-10-17	1	8628	Debridement	2014-10-17

레코드: 1/11 필터 없음 검색

[그림 12-27]

퇴원환자정보 | 상병정보 | 수술정보 | **전과정보** | 협진정보

환자번호	입원일	전과일련번	전과일	전출과코드	전출과명	전입과코드	전입과명
1	2015-03-09	1	2015-03-11	D1000	산부인과	D0106	혈액종양내과
2	2015-10-27	1	2015-11-10	D0600	신경외과	D0107	감염내과
3	2015-07-06	1	2015-07-22	D0101	소화기내과	D0400	외과
4	2015-06-28	1	2015-06-29	D0102	순환기내과	D0700	흉부외과
5	2014-10-23	1	2014-10-26	D0200	신경과	D0600	신경외과
6	2015-07-21	1	2015-08-07	D0700	흉부외과	D0400	외과
7	2015-11-04	1	2015-11-12	D0600	신경외과	D0106	혈액종양내과
8	2015-07-10	1	2015-09-22	D0600	신경외과	D0105	신장내과
9	2014-12-03	1	2014-12-16	D0101	소화기내과	D0400	외과
10	2015-09-08	1	2015-09-08	D0600	신경외과	D0104	내분비대사내
11	2014-09-29	1	2014-12-12	D0600	신경외과	D2100	재활의학과
12	2015-11-30	1	2015-12-09	D0400	외과	D0700	흉부외과
13	2014-10-17	1	2014-10-24	D0400	외과	D0800	성형외과
14	2015-07-19	1	2015-07-20	D0107	감염내과	D0108	류마티스내과
15	2015-12-16	1	2015-12-21	D0600	신경외과	D0103	호흡기알레르

레코드: 1/15 필터 없음 검색

[그림 12-28]

퇴원환자정보 | 상병정보 | 수술정보 | 전과정보 | **협진정보**

환자번호	입원일	협진일련번	의뢰일	의뢰과코드	의뢰과	회신일	회신과코드	회신과
1	2015-03-09	1	2015-03-11	D1000	산부인과	2015-03-11	D0106	혈액종양내과
2	2015-10-27	1	2015-10-28	D0600	신경외과	2015-10-29	D0107	감염내과
3	2015-07-06	1	2015-07-13	D0101	소화기내과	2015-07-14	D0400	외과
4	2015-06-28	1	2015-06-28	D0102	순환기내과	2015-06-29	F2100	구강악안면외
5	2014-10-23	1	2014-10-28	D0600	신경외과	2014-10-28	D0102	순환기내과
6	2015-07-21	1	2015-07-21	D0700	흉부외과	2015-07-21	D0500	정형외과
7	2015-11-04	1	2015-11-04	D0600	신경외과	2015-11-05	D2100	재활의학과
8	2015-07-10	1	2015-07-10	D0600	신경외과	2015-07-10	D0105	신장내과
9	2014-12-03	1	2014-12-04	D0101	소화기내과	2014-12-05	D0400	외과
10	2015-09-08	1	2015-09-08	D0600	신경외과	2015-09-08	D0104	내분비대사내
11	2014-09-29	1	2014-10-02	D0600	신경외과	2014-10-06	D2933	공공보건의료
12	2015-11-30	1	2015-12-01	D0400	외과	2015-12-01	D0500	정형외과
13	2014-10-17	1	2014-10-18	D0400	외과	2014-10-20	D0600	신경외과
14	2015-07-19	1	2015-07-20	D0107	감염내과	2015-07-20	D0108	류마티스내과
15	2015-12-16	1	2015-12-18	D0600	신경외과	2015-12-18	D0103	호흡기알레르

레코드: 1/15 필터 없음 검색

[그림 12-29]

2.2 퇴원요약 데이터베이스의 활용

P병원에서는 앞에서 구축한 데이터베이스에 4,000여명의 퇴원요약 정보를 데이터베이스로 구축하였다. 이 자료를 Acess를 이용하여 다음과 같이 활용할 수 있다. 먼저 12장의 'P병원퇴원요약데이터베이스.accdb' 데이터베이스 파일을 실행한다.

2.2.1 퇴원일 기준 연별, 월별, 과별 퇴원환자 수

○ 메뉴에서 [만들기]-[쿼리디자인]을 선택한다.

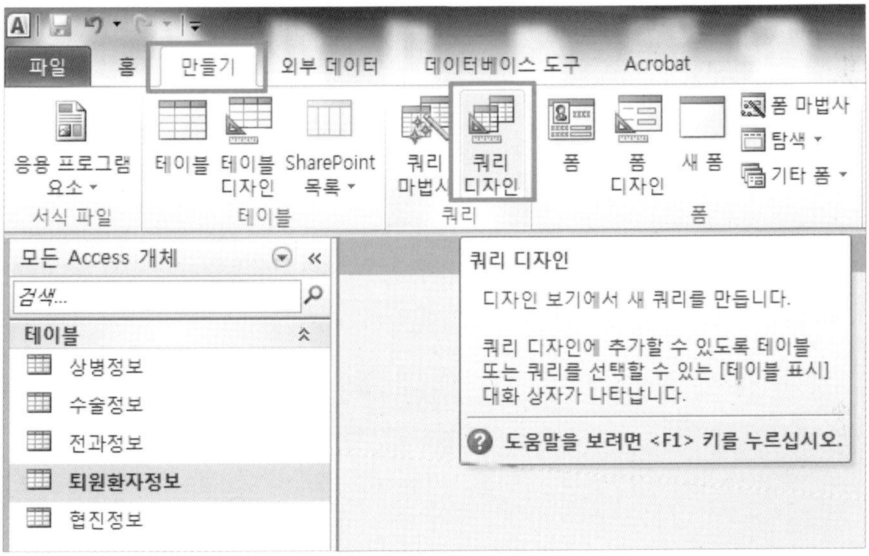

[그림 12-30]

○ 퇴원일, 퇴원진료과코드, 퇴원진료과명이 포함된 퇴원환자정보 테이블을 선택한 후 추가를 클릭한다.

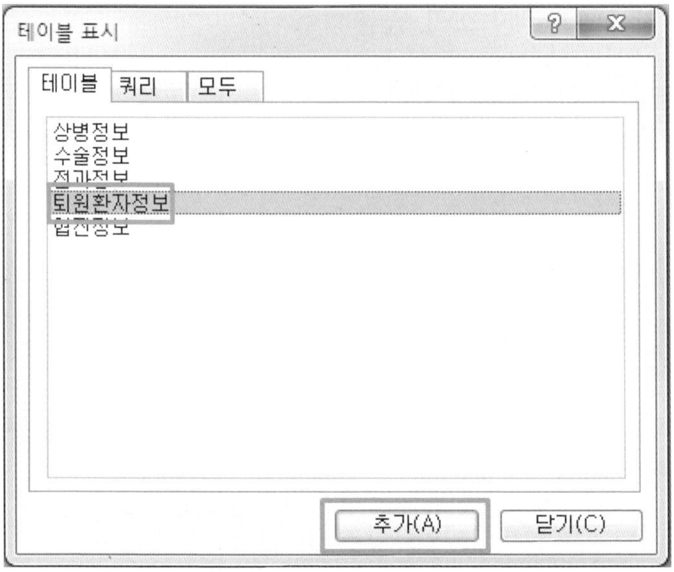

[그림 12-31]

○ 퇴원일 기준 연별, 월별, 과별 퇴원환자 수 자료를 산출하기 위해서는 퇴원일의 퇴원연도, 퇴원일의 퇴원월, 진료과 필드가 있어야 한다. 퇴원환자정보 테이블에는 퇴원일, 퇴원진료과 코드, 퇴원진료과명에 대한 필드만 포함되어 있음에 따라 퇴원일에서 퇴원연도, 퇴원월만 추출하여 새로운 필드를 생성시켜줘야 한다.

○ 퇴원일에서 퇴원연도, 퇴원월만 추출하여 새로운 필드를 생성시키기 위해 쿼리의 필드 창에 다음과 같이 입력한다.

- 퇴원연도 : Year([퇴원일])
- 퇴원월 : Month([퇴원일])

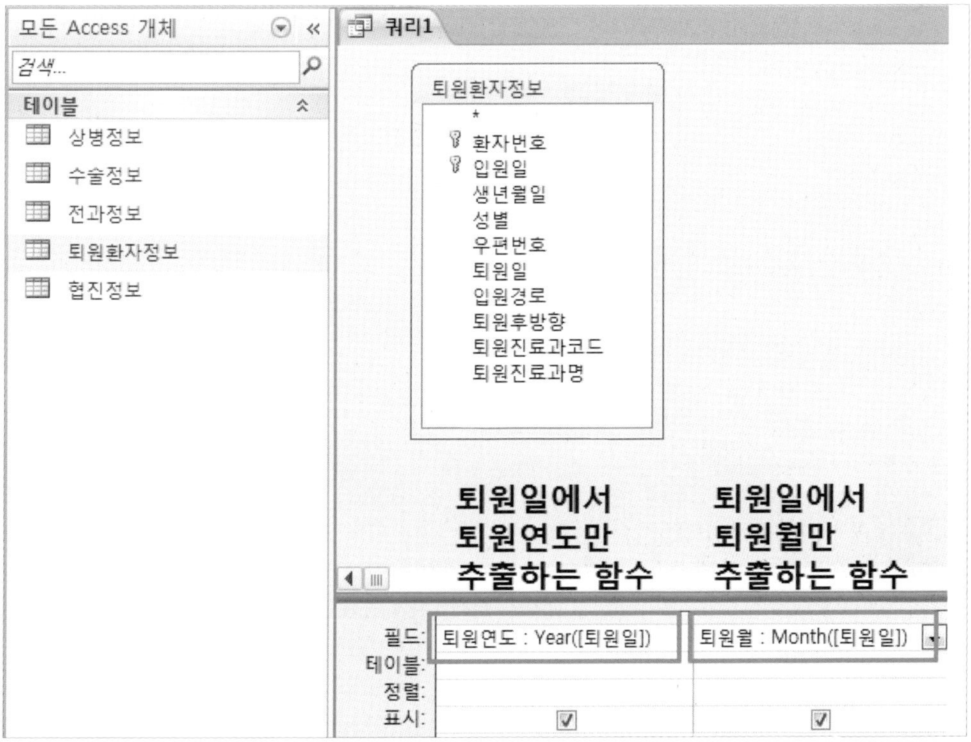

[그림 12-32]

○ 퇴원과별 퇴원환자수를 산출하기 위해 퇴원환자정보 테이블의 퇴원진료과코드, 퇴원진료과명을 더블클릭하여 쿼리 필드에 2개의 필드가 포함된 것을 확인한다.

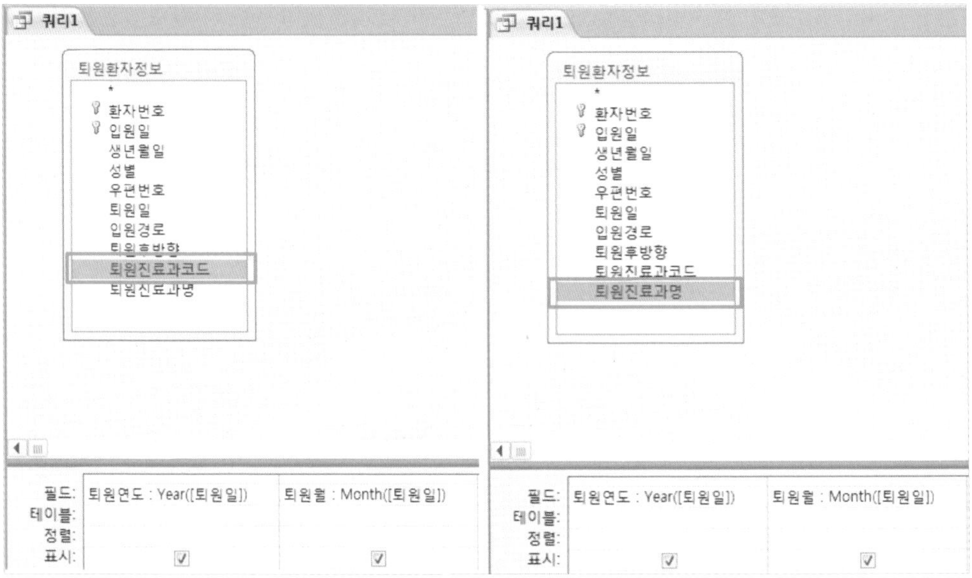

[그림 12-33]

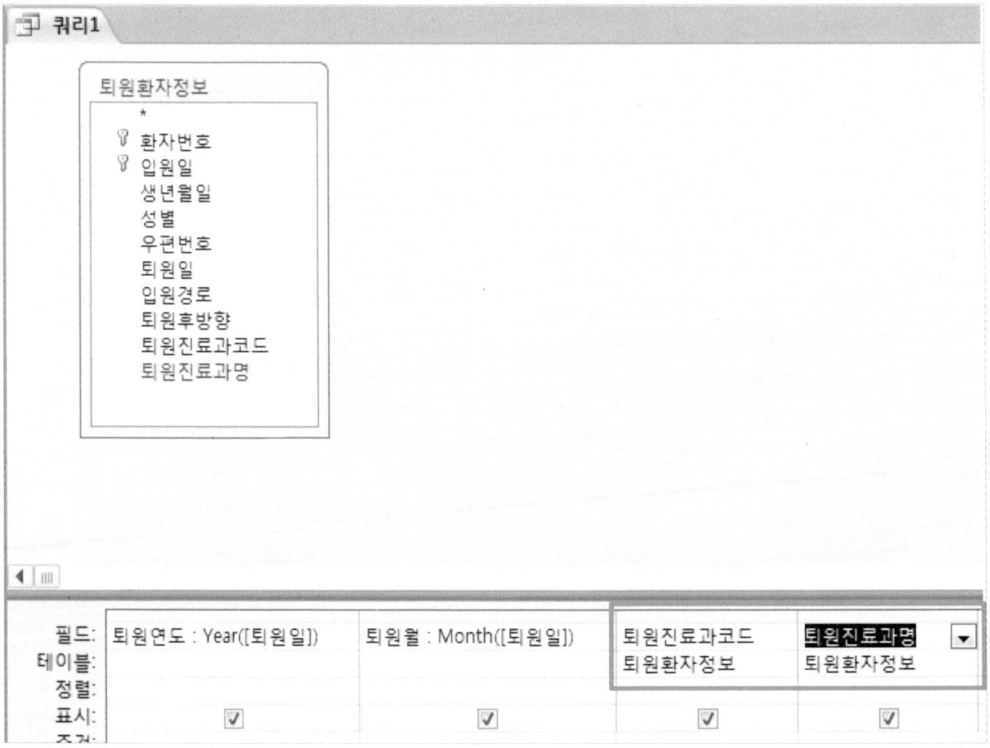

[그림 12-34]

○ 마지막으로 퇴원환자수를 생성하기 위해 퇴원환자정보 테이블에서 입원일을 더블클릭하여 쿼리 필드에 입원일이 추가된 것을 확인한다. 퇴원환자 수 즉, 통계 결과로 활용할 변수를 선택할 때는 입원일처럼 결측 값이 없는 필드를 선택하여야만 정확한 통계 결과를 얻을 수 있다. 따라서 통계 결과로 활용할 필드는 입원일 뿐 아니라 환자번호, 퇴원일, 입원경로, 퇴원 후 향방, 퇴원진료과코드, 퇴원진료과명 등 결측값이 없다고 확인된 필드를 사용해도 무방하다.

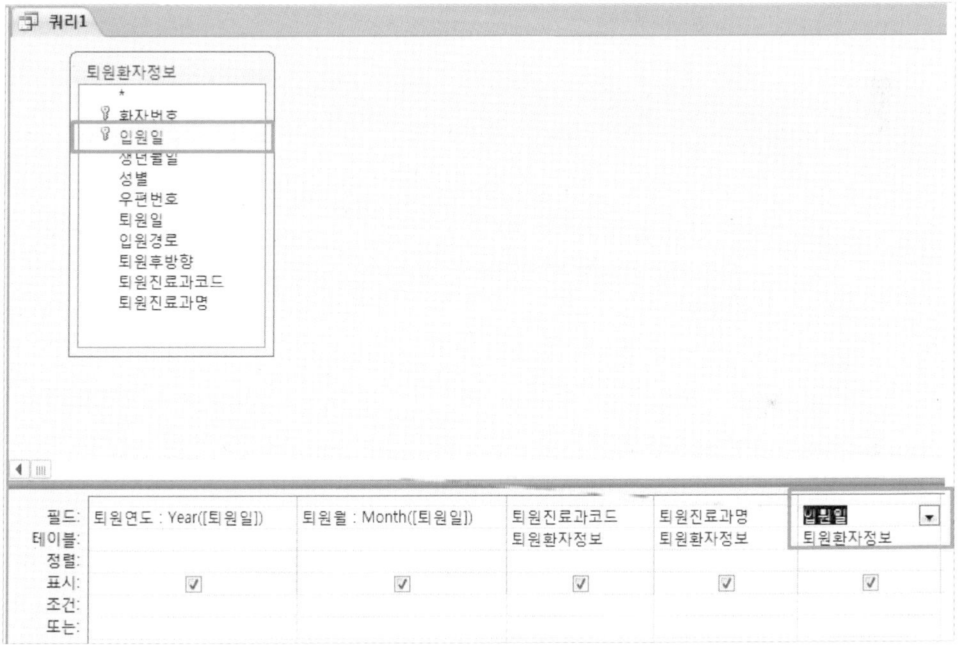

[그림 12-35]

○ 입원일 필드를 퇴원환자수의 통계결과로 활용하기 위해 쿼리도구 [디자인]의 [요약]을 선택한다.

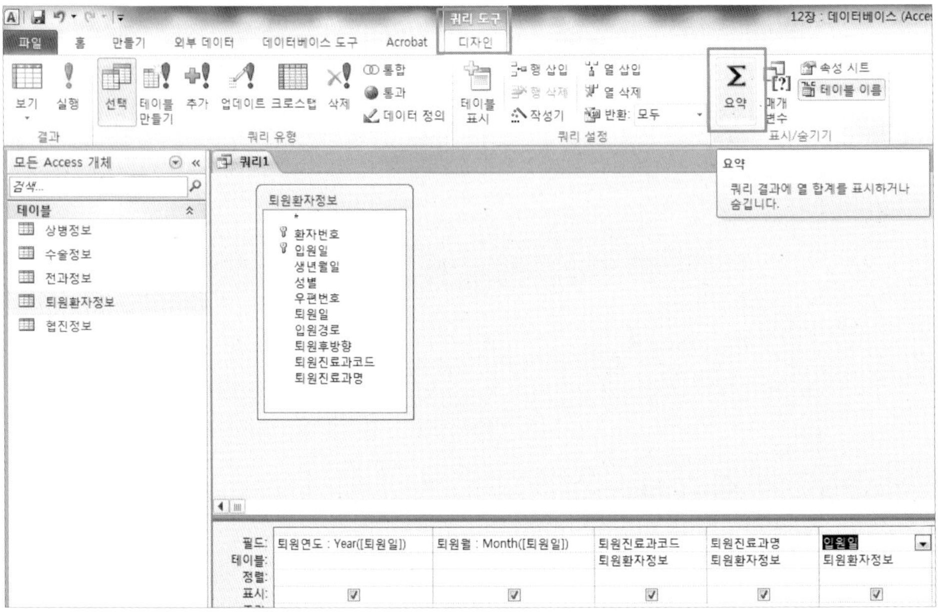

[그림 12-36]

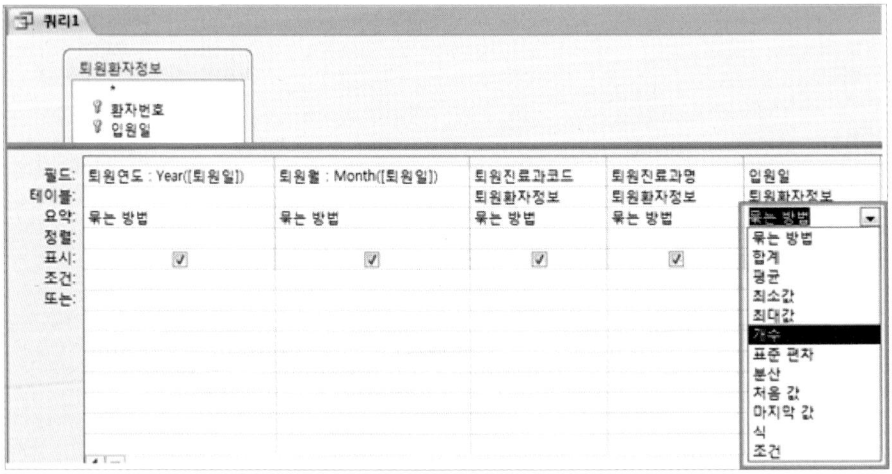

[그림 12-37]

○ 결과를 확인하기 위해 쿼리 도구 디자인의 [실행]을 선택한다.

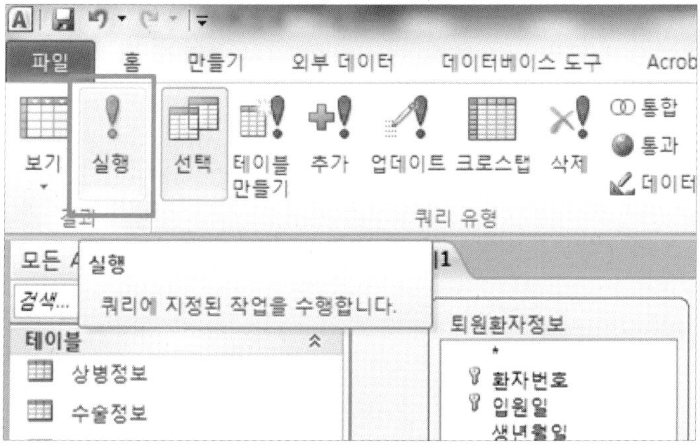

[그림 12-38]

○ 2015년 1월부터 12월까지 퇴원과별 퇴원환자수가 산출된 것을 확인할 수 있다.

쿼리1

퇴원연도	퇴원월	퇴원진료과	퇴원진료과명	입원일의개수
2015	1	D0101	소화기내과	28
2015	1	D0102	순환기내과	18
2015	1	D0103	호흡기알레르기내과	15
2015	1	D0104	내분비대사내과	2
2015	1	D0105	신장내과	5
2015	1	D0106	혈액종양내과	34
2015	1	D0107	감염내과	1
2015	1	D0108	류마티스내과	2
2015	1	D0200	신경과	12
2015	1	D0400	외과	35
2015	1	D0500	정형외과	21
2015	1	D0600	신경외과	23
2015	1	D0700	흉부외과	9
2015	1	D0800	성형외과	8

[그림 12-39]

위의 쿼리 결과로는 퇴원일 기준 연별, 월별, 과별 퇴원환자 수를 한눈에 명확하게 파악하기 힘들다. 퇴원일 기준 연별, 월별, 과별 퇴원환자수를 한눈에 명확히 파악하기 위해서는 크로스탭 쿼리 기능을 이용할 필요가 있다.

○ 쿼리 결과에서 [홈]-[보기]를 선택한다.

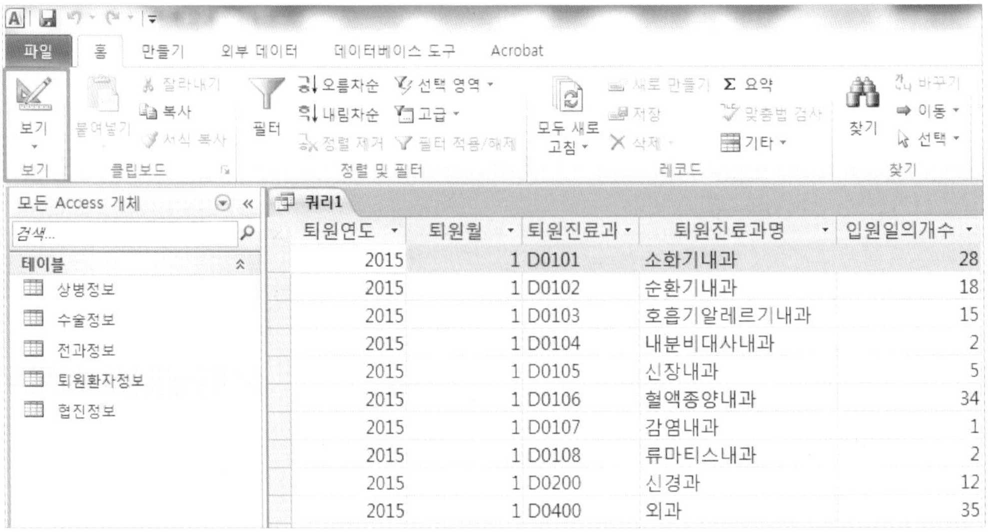

[그림 12-40]

○ 크로스탭 쿼리를 실행하기 위해 쿼리 결과를 테이블로 저장한다. 이를 위해 쿼리도구 디자인에서, [테이블 만들기]를 선택한다.

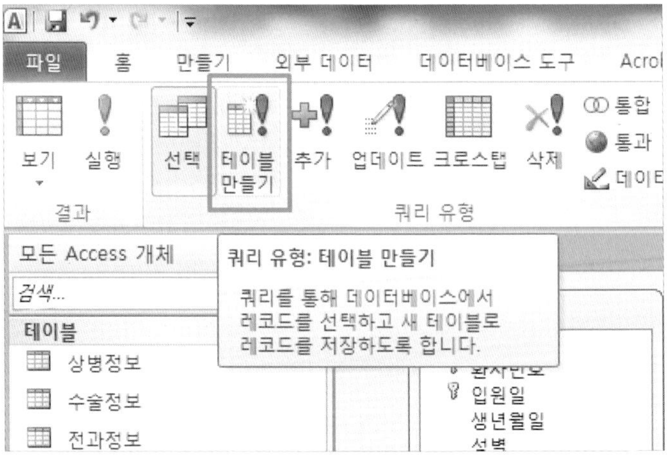

[그림 12-41]

○ 테이블 이름에 '연별 월별, 과별 퇴원환자수' 를 입력하고 확인을 클릭한다.

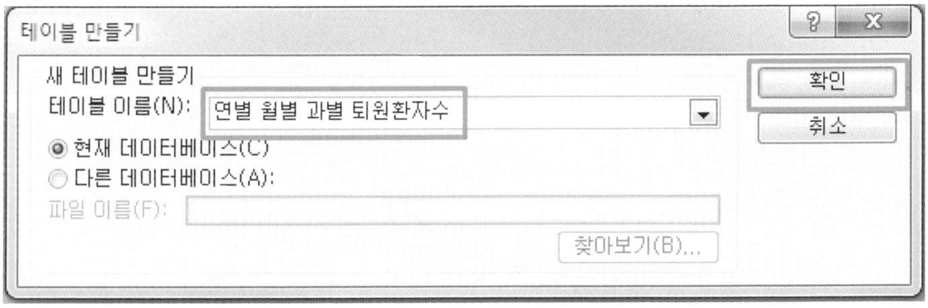

[그림 12-42]

○ 쿼리도구 디자인에서 [실행]을 선택한다.

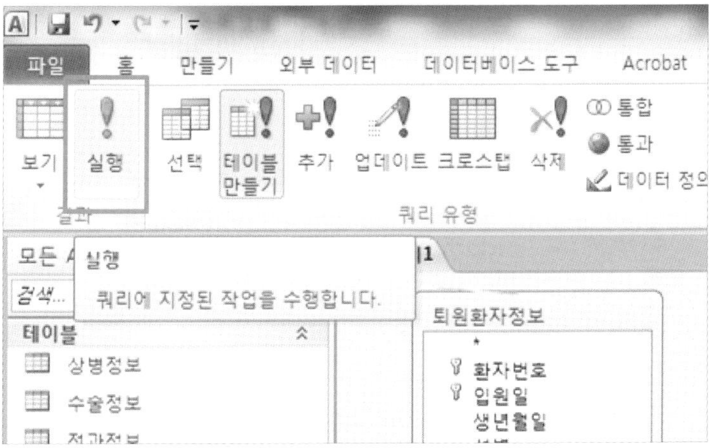

[그림 12-43]

○ 새 테이블 작성여부에서 예를 선택한다.

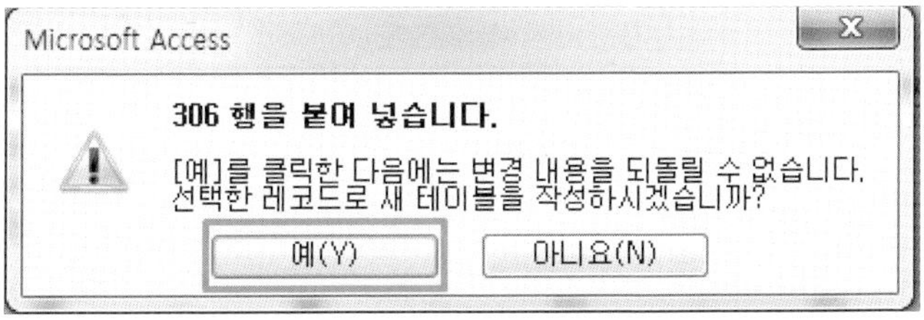

[그림 12-44]

○ 테이블에 '연별 월별, 과별 퇴원환자수' 테이블이 생성된 것을 확인할 수 있다.

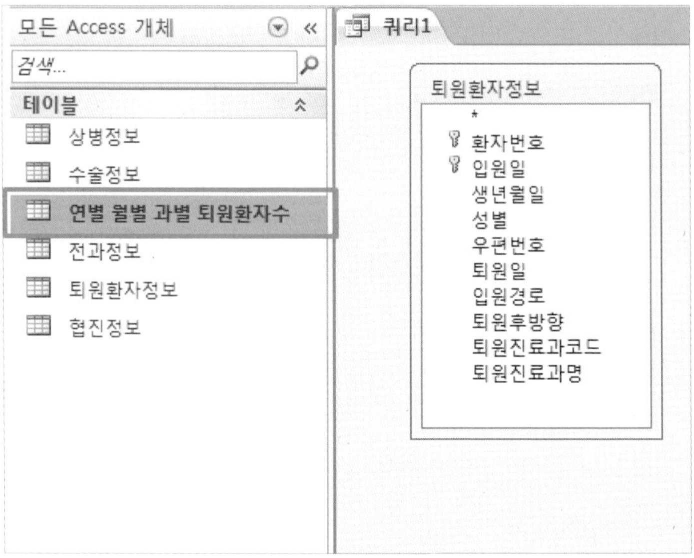

[그림 12-45]

○ 연별 월별, 과별 퇴원환자수 테이블을 더블클릭하면 쿼리결과가 테이블로 저장된 것을 확인 할 수 있다.

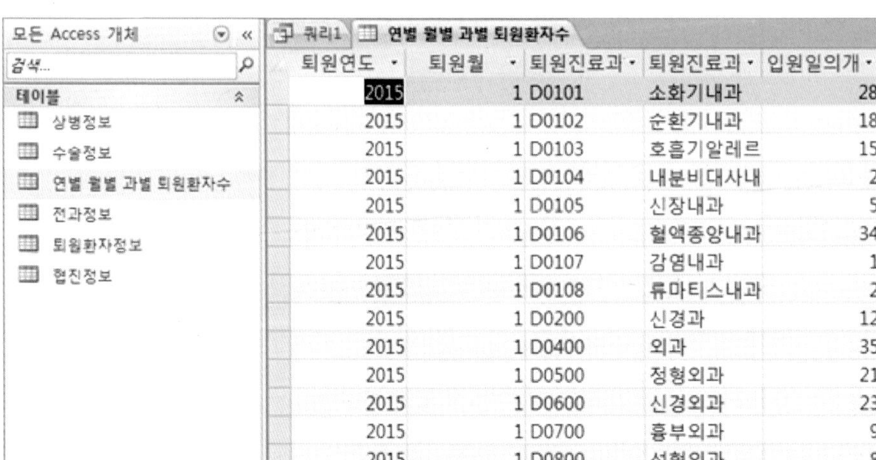

퇴원연도	퇴원월	퇴원진료과	퇴원진료과	입원일의개
2015	1	D0101	소화기내과	28
2015	1	D0102	순환기내과	18
2015	1	D0103	호흡기알레르	15
2015	1	D0104	내분비대사내	2
2015	1	D0105	신장내과	5
2015	1	D0106	혈액종양내과	34
2015	1	D0107	감염내과	1
2015	1	D0108	류마티스내과	2
2015	1	D0200	신경과	12
2015	1	D0400	외과	35
2015	1	D0500	정형외과	21
2015	1	D0600	신경외과	23
2015	1	D0700	흉부외과	9
2015	1	D0800	성형외과	8

[그림 12-46]

○ 크로스탭 쿼리 실행을 위해 활성화된 테이블을 모두 닫는다.

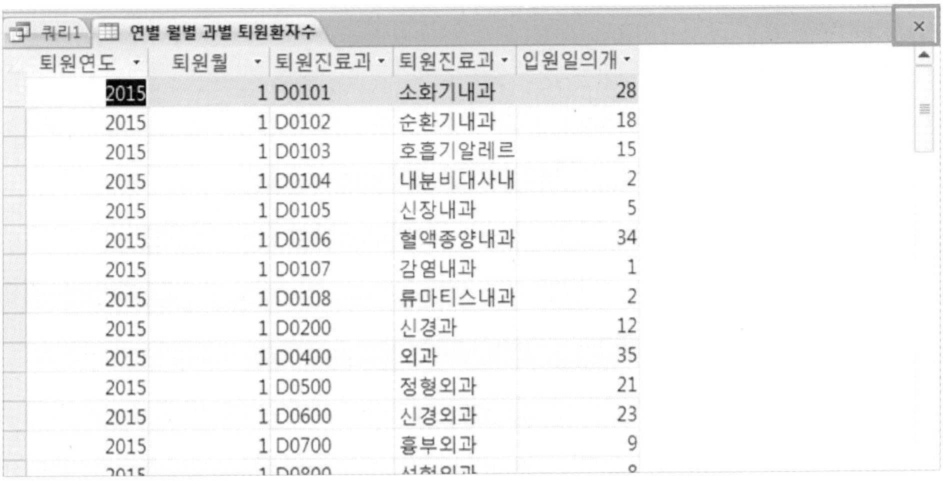

퇴원연도	퇴원월	퇴원진료과	퇴원진료과	입원일의개
2015	1	D0101	소화기내과	28
2015	1	D0102	순환기내과	18
2015	1	D0103	호흡기알레르	15
2015	1	D0104	내분비대사내	2
2015	1	D0105	신장내과	5
2015	1	D0106	혈액종양내과	34
2015	1	D0107	감염내과	1
2015	1	D0108	류마티스내과	2
2015	1	D0200	신경과	12
2015	1	D0400	외과	35
2015	1	D0500	정형외과	21
2015	1	D0600	신경외과	23
2015	1	D0700	흉부외과	9

[그림 12-47]

○ 쿼리결과는 새 테이블로 생성하였음에 따라 쿼리1의 결과는 저장하지 않는다.

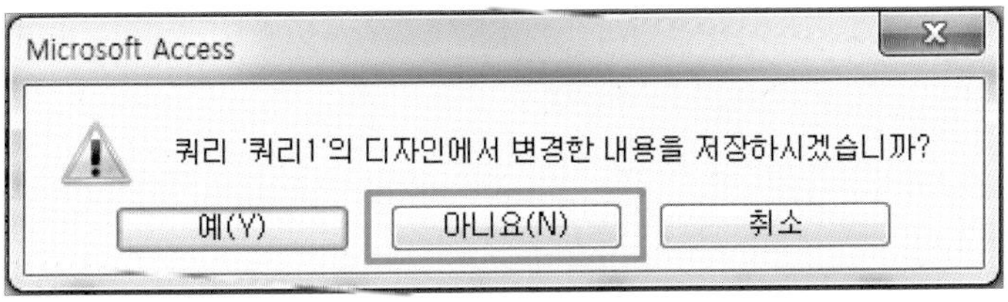
Microsoft Access
쿼리 '쿼리1'의 디자인에서 변경한 내용을 저장하시겠습니까?
예(Y)
아니요(N)
취소

[그림 12-48]

○ 크로스탭 쿼리 실행을 위해 [만들기]-[쿼리 마법사]를 선택한다.

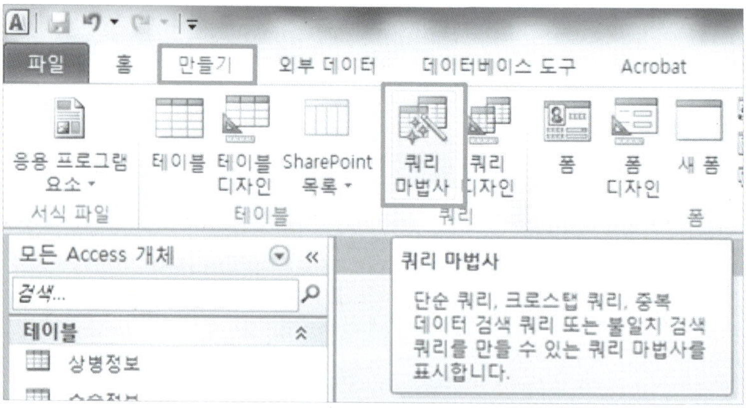

[그림 12-49]

○ 크로스탭 쿼리 마법사를 선택한 후 확인을 클릭한다.

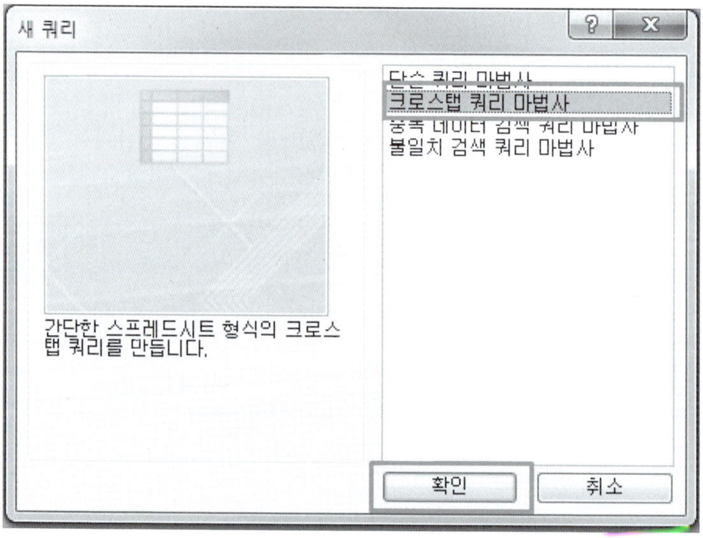

[그림 12-50]

○ 행 필드에는 퇴원진료과코드, 퇴원진료과명을 선택하고 다음을 클릭한다.

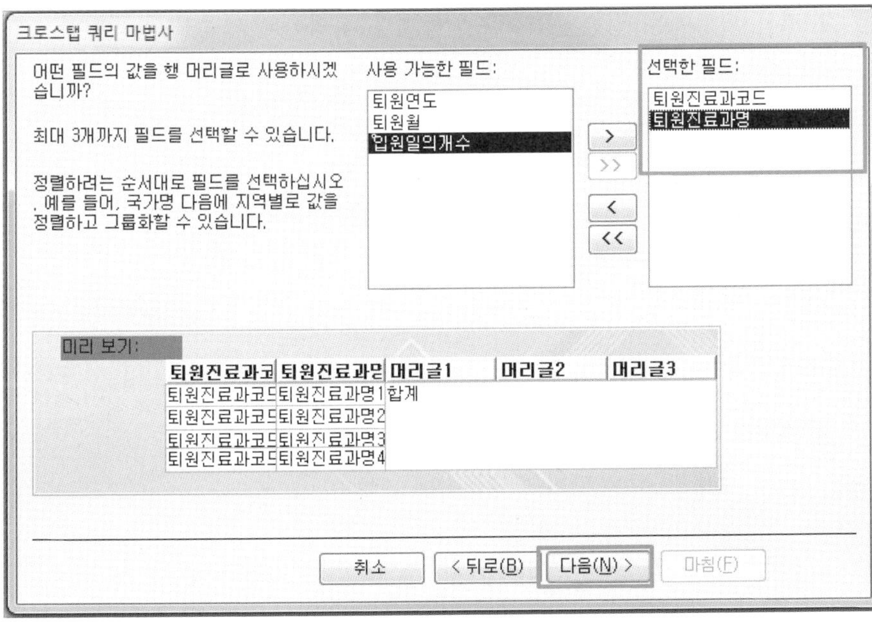

[그림 12-51]

○ 열 필드에는 퇴원월을 선택하고 다음을 클릭한다.

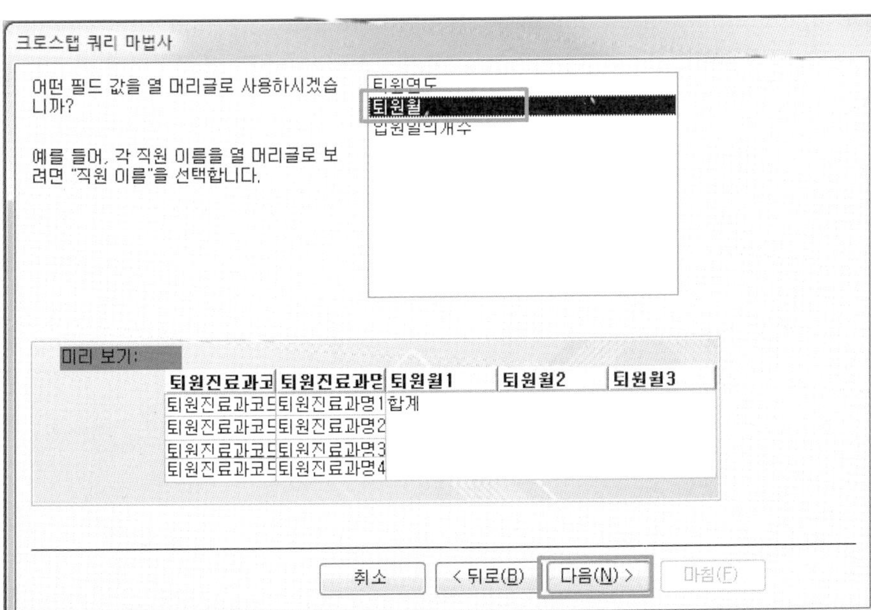

[그림 12-52]

○ 값 계산 필드에는 입원일의 개수, 총계를 선택하고 다음을 클릭한다.

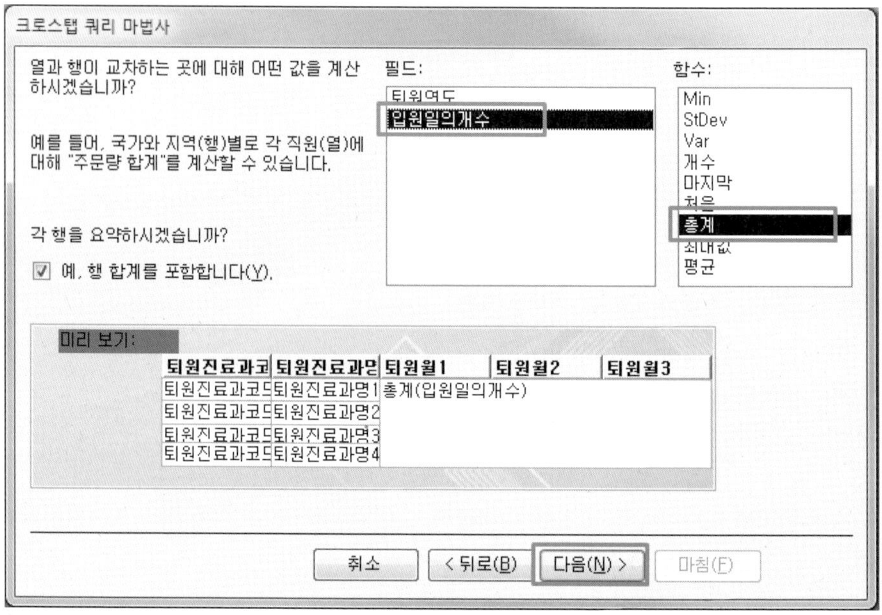

[그림 12-53]

○ 쿼리 이름을 입력하고 [마침]을 클릭한다.

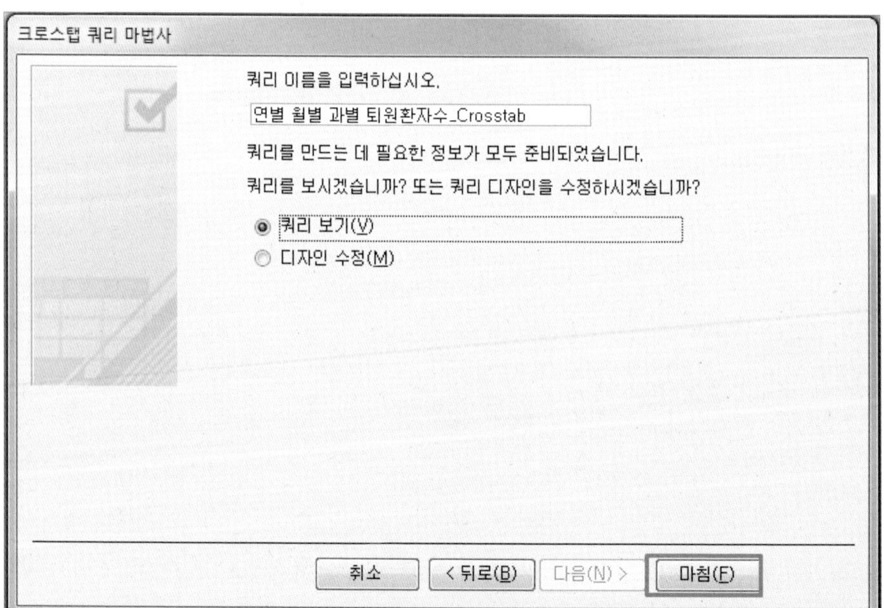

[그림 12-54]

○ 진료과별 월별 퇴원환자수가 1월부터 12월까지 한눈에 파악된 결과가 산출됨을 확인할 수 있다.

연별 월별 과별 퇴원환자수_Crosstab (진료과 / 2015년 합계 / 1월 ~ 12월 퇴원환자수)

퇴원진료과	퇴원진료과	합계 입원일	1	2	3	4	5	6	7	8	9	10	11	12
D0101	소화기내과	319	28	19	20	30	30	30	26	31	19	26	21	39
D0102	순환기내과	156	18	10	17	18	12	11	9	13	11	17	11	9
D0103	호흡기알레르	185	15	13	11	13	26	20	11	15	14	14	14	19
D0104	내분비대사내	33	2	1	3	2	1	2	4	4	5	2	3	4
D0105	신장내과	94	5	7	11	3	8	9	9	8	11	9	7	7
D0106	혈액종양내과	350	34	25	28	24	30	26	30	39	28	37	21	28
D0107	감염내과	27	1		3	4		1	2	2	1	6	4	3
D0108	류마티스내과	28	2	2	1	2	1	3	4	1	1	4	3	4
D0200	신경과	114	12	7	15	6	9	7	10	6	13	7	8	14
D0300	정신건강의학	18		5	1		1	1	3	1	3	1		2
D0400	외과	398	35	32	33	40	25	26	35	29	34	39	33	37
D0500	정형외과	222	21	20	13	17	15	21	23	21	16	22	21	12
D0600	신경외과	180	23	10	15	16	17	16	16	10	11	13	13	20
D0700	흉부외과	102	9	7	6	8	9	5	12	11	7	10	12	6
D0800	성형외과	63	8	7	3	9	5	2	6	2	4	6	6	5
D0900	마취통증의학	7	2					2		1	1			1
D1000	산부인과	281	26	17	28	20	21	21	24	26	31	18	24	25
D1100	소아청소년과	191	16	16	16	21	17	13	10	14	11	18	15	24
D1200	안과	544	42	45	55	46	43	45	49	40	37	45	47	50
D1300	이비인후과	250	23	21	27	19	18	21	12	25	19	21	22	22
D1400	피부과	35	3	2	3	2	5	2	3	5	2	5	2	1
D1500	비뇨기과	175	16	14	19	18	8	11	13	16	13	11	19	17
D2100	재활의학과	47	7	4	5	5	2	2	3	5	5	2	5	2
D2200	가정의학과	2								1			1	
D2300	핵의학과	17						3	5	4	1	3	1	
D2500	응급의학과	19	3	2	2			2	5	1			1	3
F2100	구강악안면외	33	2	3	3	3	1	2	2	2	4	1	8	2
W0302	건강증진센터	15	1	1		2	1		2	2	2	1	2	1
W0500	장애인구강진	6					1			2		2		1

[그림 12-55]

2.2.2 퇴원일 기준 연별, 월별, 과별 재원일수

퇴원환자정보 테이블에는 환자 당 재원일수 정보가 포함되어 있지 않다. 따라서 퇴원일 기준 연별, 월별, 과별 재원일수를 산출하기 위해서는 퇴원환자정보 테이블에 재원일수 정보를 생성시켜줘야 한다.

○ 메뉴에서 [만들기]-[쿼리]-[쿼리디자인]을 선택한다.

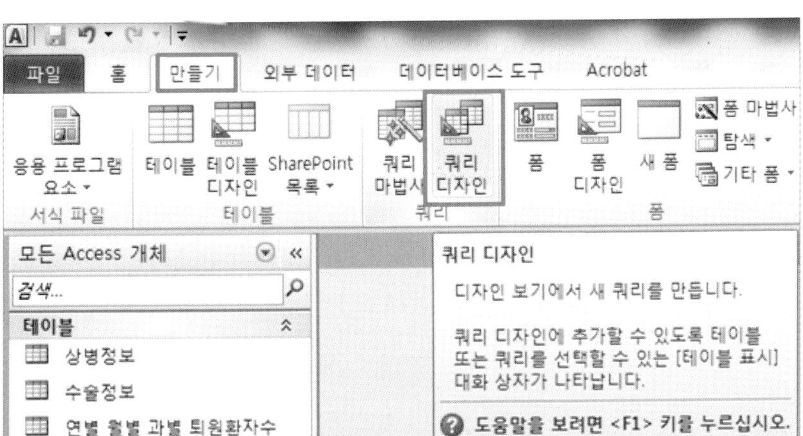

[그림 12-56]

○ 퇴원환자정보 테이블을 선택한 후 [추가]를 클릭한다.

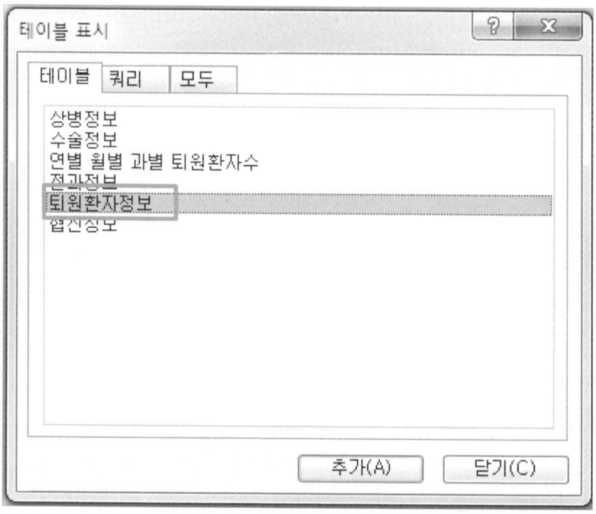

[그림 12-57]

○ 퇴원환자정보 테이블의 '*'를 더블클릭하여 퇴원환자정보 테이블 필드 모두를 필드로 가져온다.

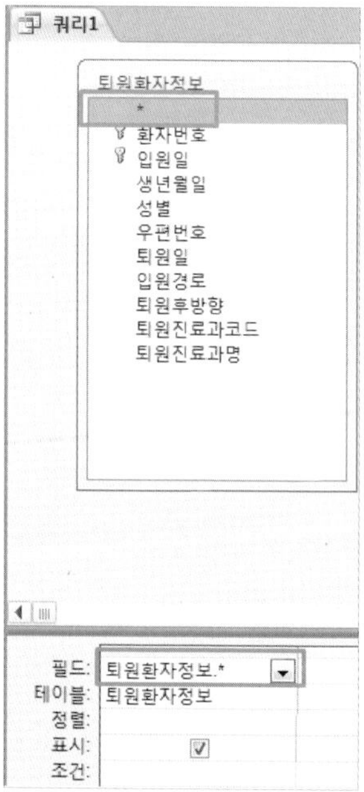

[그림 12-58]

○ 환자의 재원일수 산출을 위해 쿼리필드에 다음과 같이 입력한다.

- 재원일수 : 퇴원일-입원일
- 재원일수보정 : IIF(재원일수=0,1,재원일수)

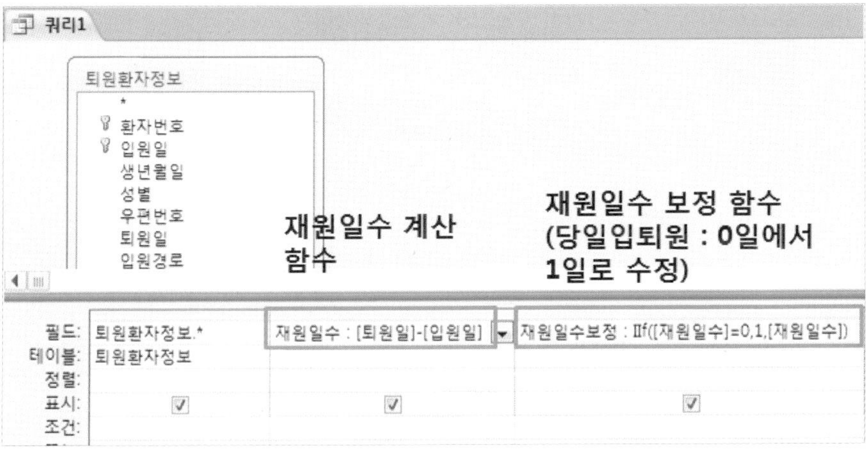

[그림 12-59]

○ 쿼리도구 디자인에서 [실행]을 선택하면 다음과 같은 결과가 산출됨을 알 수 있다.

쿼리1

환자번호	입원일	생년월일	성별	우편번호	퇴원일	입원경로	퇴원후방향	퇴원진료과	퇴원진료과	재원일수	재원일수보
1	2014-12-26	2014-07-11	F	730772	2015-01-01	응급	귀가	D1100	소아청소년과	6	6
2	2015-01-09	2014-07-28	F	618280	2015-01-15	외래	귀가	D1100	소아청소년과	6	6
3	2015-01-22	2014-08-08	F	50864	2015-01-23	외래	귀가	D0800	성형외과	1	1
4	2014-12-21	2014-12-21	F	616120	2015-01-28	분만실,신생0	귀가	D1100	소아청소년과	38	38
5	2015-02-02	2014-11-17	F	604783	2015-02-05	응급	귀가	D1100	소아청소년과	3	3
6	2015-02-04	2014-02-26	F	642757	2015-02-11	외래	귀가	D1100	소아청소년과	7	7
7	2015-02-06	2015-02-06	F	151814	2015-02-17	분만실,신생0	귀가	D1100	소아청소년과	11	11
8	2015-02-09	2015-02-09	F	618290	2015-02-26	분만실,신생0	귀가	D1100	소아청소년과	17	17
9	2015-02-23	2015-02-23	F	656892	2015-02-27	분만실,신생0	귀가	D1100	소아청소년과	4	4
10	2015-01-27	2015-01-27	F	621220	2015-03-08	분만실,신생0	귀가	D1100	소아청소년과	40	40
11	2015-03-17	2014-08-31	F	608759	2015-03-20	외래	귀가	D1100	소아청소년과	3	3
12	2015-03-26	2015-02-26	F	618706	2015-03-28	응급	귀가	D1100	소아청소년과	2	2
13	2015-03-30	2014-09-23	F	614822	2015-04-01	외래	귀가	D1100	소아청소년과	2	2
14	2015-03-02	2015-03-02	F	614848	2015-04-08	분만실,신생0	귀가	D1100	소아청소년과	37	37
15	2015-04-14	2014-05-18	F	617767	2015-04-18	응급	귀가	D1100	소아청소년과	4	4
16	2015-04-23	2015-01-16	F	550070	2015-04-23	외래	귀가	D0500	정형외과	0	1
17	2015-05-02	2015-04-01	F	645764	2015-05-03	응급	귀가	D1100	소아청소년과	1	1
18	2015-05-03	2015-03-18	F	656770	2015-05-07	응급	귀가	D1100	소아청소년과	4	4
19	2015-05-08	2014-08-18	F	602091	2015-05-10	응급	귀가	D1100	소아청소년과	2	2
20	2014-12-22	2014-12-22	F	601829	2015-05-18	분만실,신생0	귀가	D1100	소아청소년과	147	147
21	2015-05-22	2014-10-04	F	604815	2015-05-27	외래	귀가	D1100	소아청소년과	5	5
22	2015-03-31	2015-03-31	F	604810	2015-06-01	분만실,신생0	귀가	D1100	소아청소년과	62	62
23	2015-06-08	2015-06-08	F	613832	2015-06-12	분만실,신생0	귀가	D1100	소아청소년과	4	4
24	2015-06-15	2015-06-15	F	617760	2015-06-19	분만실,신생0	귀가	D1100	소아청소년과	4	4
25	2015-06-27	2014-07-25	F	600074	2015-06-27	응급	이송	D1100	소아청소년과	0	1
26	2015-07-07	2015-07-07	F	618230	2015-07-09	분만실,신생0	귀가	D1100	소아청소년과	2	2
27	2015-07-22	2015-07-22	F	604811	2015-07-27	분만실,신생0	귀가	D1100	소아청소년과	5	5
28	2015-07-31	2015-02-23	F	49086	2015-08-05	외래	귀가	D1100	소아청소년과	5	5
29	2015-08-03	2015-04-26	F	46509	2015-08-08	응급	귀가	D1100	소아청소년과	5	5

[그림 12-60]

○ 쿼리의 결과를 다음과 같이 새 테이블로 저장한다.

- 파일의 보기를 선택 -> 파일의 테이블 만들기 선택 -> 새 테이블 이름을 퇴원 환자정보_재원일수포함으로 저장 -> 파일의 실행 선택

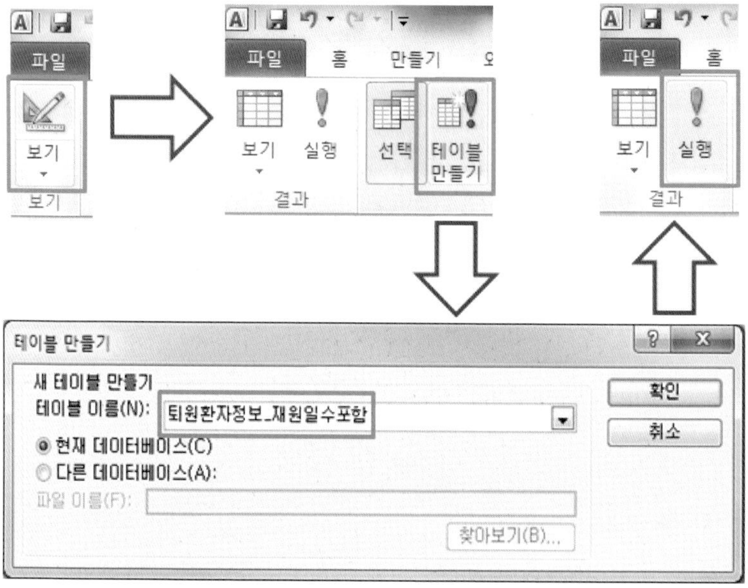

[그림 12-61]

○ 테이블에 '퇴원환자정보_재원일수포함' 테이블이 새로 생성됨을 확인한다.

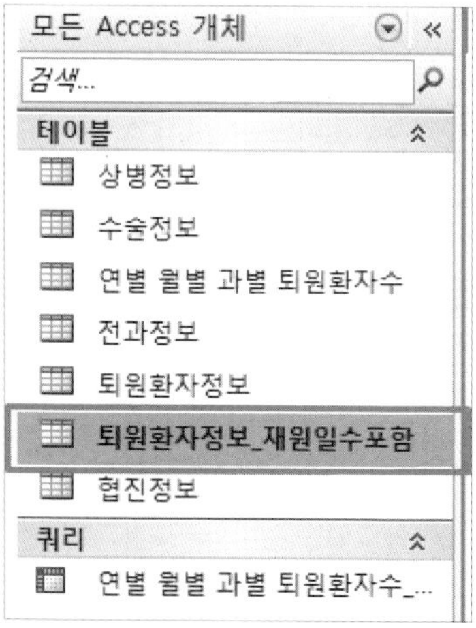

[그림 12-62]

○ 생성된 '퇴원환자정보_재원일수포함' 테이블을 이용하여 퇴원일 기준 연별, 월별, 과별 재원일수 합을 산출한다.

○ [만들기]-[쿼리 디자인]에서 퇴원환자정보_재원일수포함 테이블을 선택한다.

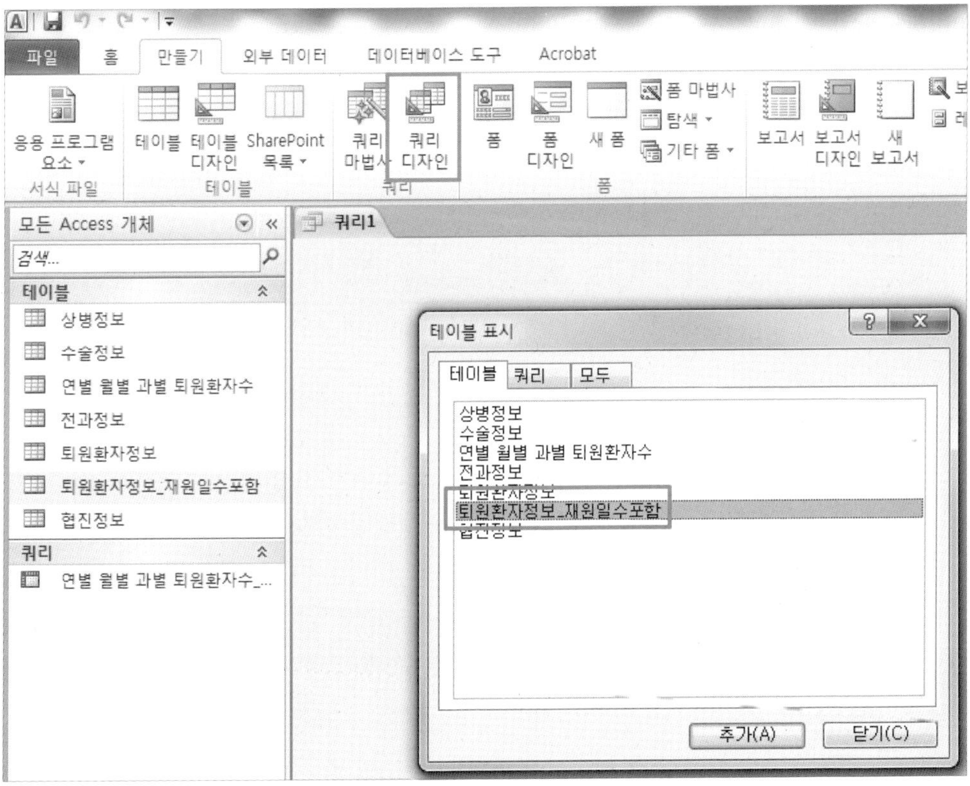

[그림 12-63]

○ 쿼리 필드를 다음과 같이 입력, 선택한다.

- 퇴원연 : Year(퇴원일)
- 퇴원월 : Month(퇴원월)
- 퇴원진료과코드, 퇴원진료과명, 재원일수보정 필드를 더블클릭하여 선택

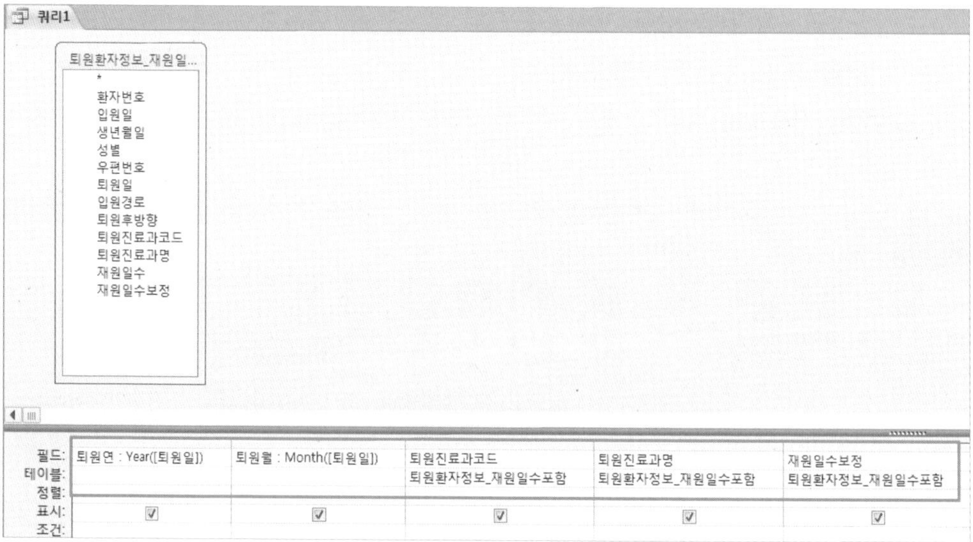

[그림 12-64]

○ 쿼리 도구 디자인의 [요약]을 선택한 후 재원일수보정 필드를 '묶는 방법'으로 합계를 선택한다.

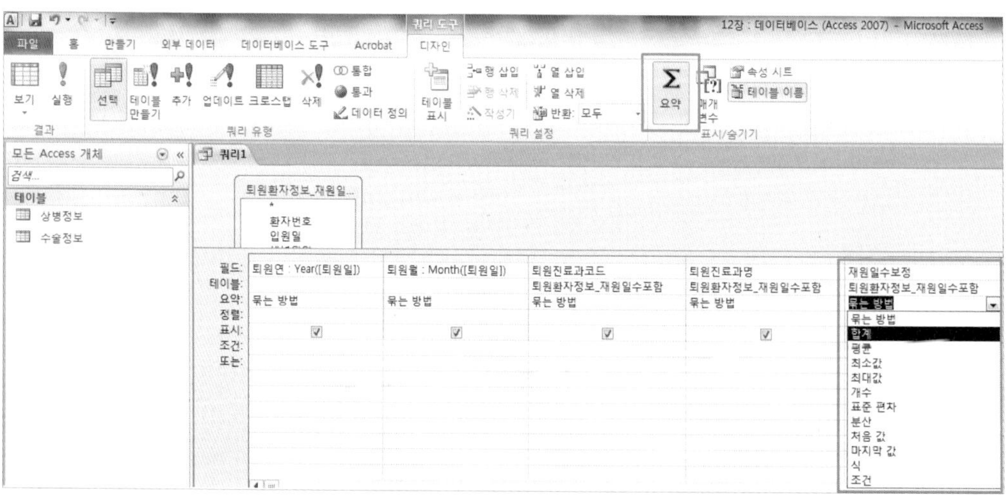

[그림 12-65]

○ 쿼리의 [실행]을 선택하면 다음의 쿼리 결과를 확인할 수 있다.

쿼리1

퇴원연	퇴원월	퇴원진료과	퇴원진료과	재원일수보정의합계
2015	1	D0101	소화기내과	155
2015	1	D0102	순환기내과	103
2015	1	D0103	호흡기알레르	95
2015	1	D0104	내분비대사내	10
2015	1	D0105	신장내과	93
2015	1	D0106	혈액종양내과	328
2015	1	D0107	감염내과	14
2015	1	D0108	류마티스내과	10
2015	1	D0200	신경과	57
2015	1	D0400	외과	193
2015	1	D0500	정형외과	270
2015	1	D0600	신경외과	203
2015	1	D0700	흉부외과	68
2015	1	D0800	성형외과	167
2015	1	D0900	마취통증의학	2
2015	1	D1000	산부인과	137
2015	1	D1100	소아청소년과	145
2015	1	D1200	안과	67
2015	1	D1300	이비인후과	145
2015	1	D1400	피부과	7
2015	1	D1500	비뇨기과	39
2015	1	D2100	재활의학과	319
2015	1	D2500	응급의학과	9
2015	1	F2100	구강악안면외	12
2015	1	W0302	건강증진센터	1
2015	2	D0101	소화기내과	162
2015	2	D0102	순환기내과	91
2015	2	D0103	호흡기알레르	170
2015	2	D0104	내분비대사내	3

[그림 12-66]

○ 쿼리 결과를 '연별 월별, 과별 재원일수 합' 테이블로 저장한다.

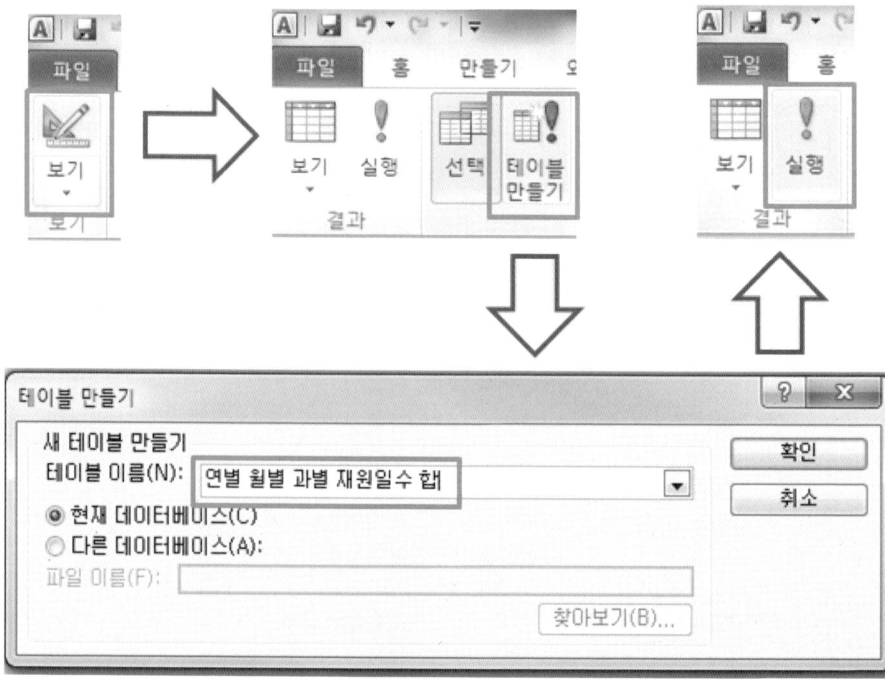

[그림 12-67]

○ 연별 월별, 과별 재원일수 합 테이블이 새로 생성됨을 확인할 수 있다.

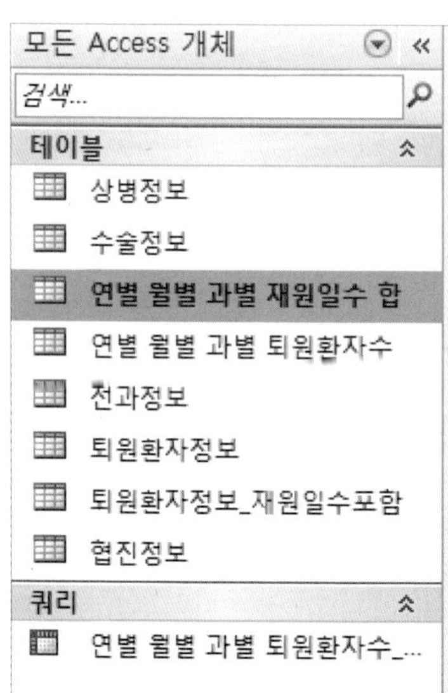

[그림 12-68]

2.2.3 퇴원일 기준 연별, 월별, 과별 평균재원일수

○ [만들기]-[쿼리 디자인]을 선택한 후 테이블에서 연별 월별, 과별 재원일수 합, 월별, 과별 퇴원환자수 테이블을 추가한다.

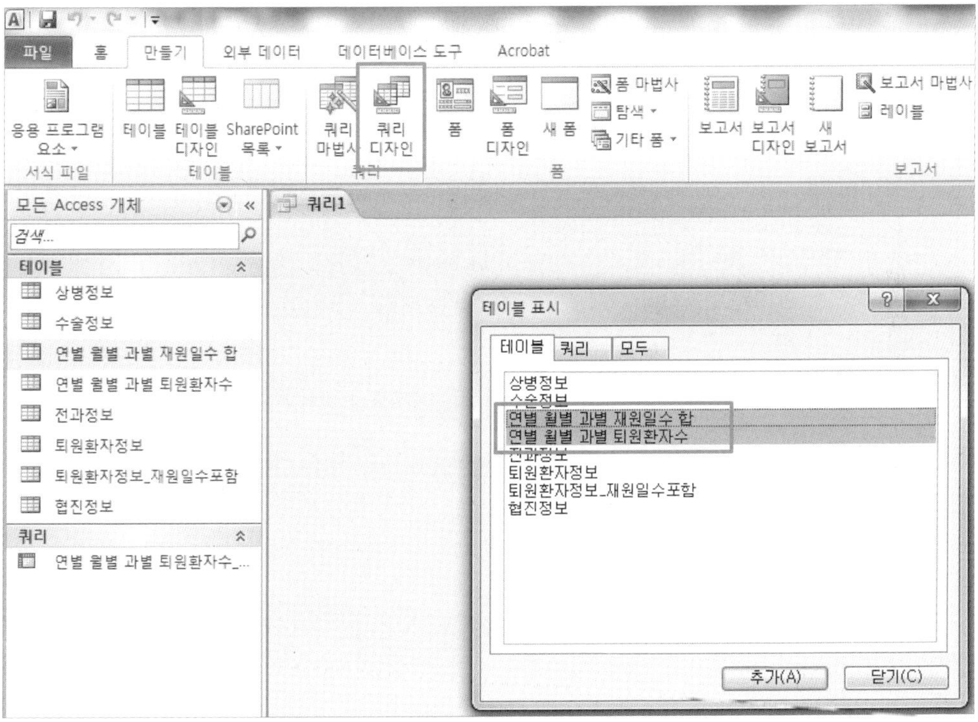

[그림 12-69]

○ 퇴원연, 퇴원월, 퇴원진료과코드, 퇴원진료과명을 조인한다.

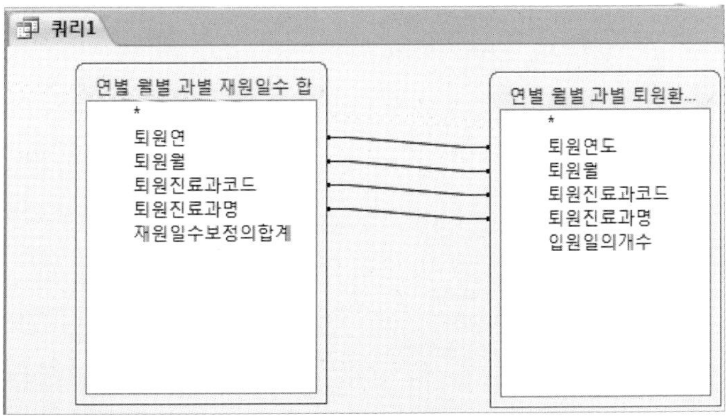

[그림 12-70]

○ 쿼리필드에 다음과 같이 선택, 입력하고 쿼리를 실행을 한다.

- 연별 월별, 과별 퇴원환자수 전체 선택
- 연별 월별, 과별 재원일수 합의 재원일수보정의합계 선택
- 평균재원일수 : 재원일수보정의합계/입원일의개수

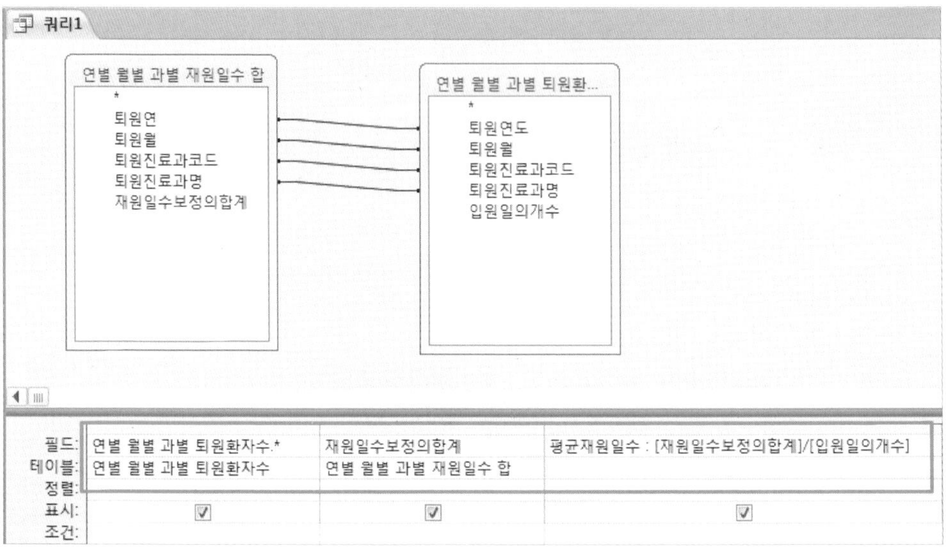

[그림 12-71]

○ 쿼리를 실행하면 다음과 같은 쿼리결과를 확인할 수 있다.

쿼리1

퇴원연도	퇴원월	퇴원진료과	퇴원진료과	입원일의개	재원일수보정의합계	평균재원일수
2015	1	D0101	소화기내과	28	155	5.53571428571429
2015	1	D0102	순환기내과	18	103	5.72222222222222
2015	1	D0103	호흡기알레르	15	95	6.33333333333333
2015	1	D0104	내분비대사내	2	10	5
2015	1	D0105	신장내과	5	93	18.6
2015	1	D0106	혈액종양내과	34	328	9.64705882352941
2015	1	D0107	감염내과	1	14	14
2015	1	D0108	류마티스내과	2	10	5
2015	1	D0200	신경과	12	57	4.75
2015	1	D0400	외과	35	193	5.51428571428571
2015	1	D0500	정형외과	21	270	12.8571428571429
2015	1	D0600	신경외과	23	203	8.82608695652174
2015	1	D0700	흉부외과	9	68	7.55555555555556
2015	1	D0800	성형외과	8	167	20.875
2015	1	D0900	마취통증의학	2	2	1
2015	1	D1000	산부인과	26	137	5.26923076923077
2015	1	D1100	소아청소년과	16	145	9.0625

[그림 12-72]

2.2.4 연별, 월별, 과별 입원경로 통계

○ [만들기]-[쿼리디자인]에서 '퇴원환자정보 테이블'을 선택하고 필드에 다음과 같이 입력하여, 쿼리도구 디자인의 [요약]을 선택하고 입원일 묶는 방법의 [개수] 선택하여 쿼리를 실행한다.

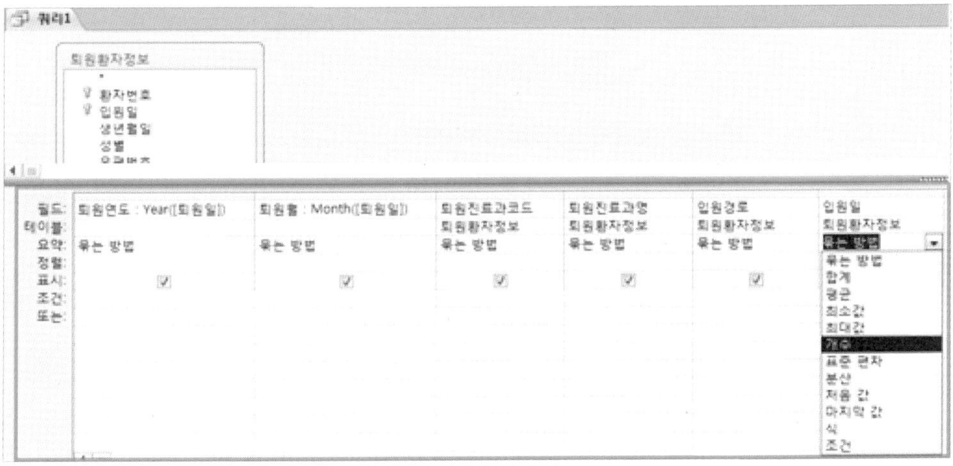

[그림 12-73]

○ 쿼리 실행 결과는 다음 [그림 12-74]와 같다.

쿼리1

퇴원연도	퇴원월	퇴원진료과	퇴원진료과	입원경로	입원일의개
2015	1	D0101	소화기내과	외래	20
2015	1	D0101	소화기내과	응급	8
2015	1	D0102	순환기내과	외래	7
2015	1	D0102	순환기내과	응급	11
2015	1	D0103	호흡기알레르	외래	7
2015	1	D0103	호흡기알레르	응급	8
2015	1	D0104	내분비대사내	외래	2
2015	1	D0105	신장내과	응급	5
2015	1	D0106	혈액종양내과	외래	28
2015	1	D0106	혈액종양내과	응급	6
2015	1	D0107	감염내과	응급	1
2015	1	D0108	류마티스내과	외래	1
2015	1	D0108	류마티스내과	응급	1
2015	1	D0200	신경과	외래	3

[그림 12-74]

○ 쿼리 결과를 '연별 월별, 과별 입원경로 통계' 새 테이블로 저장한다.

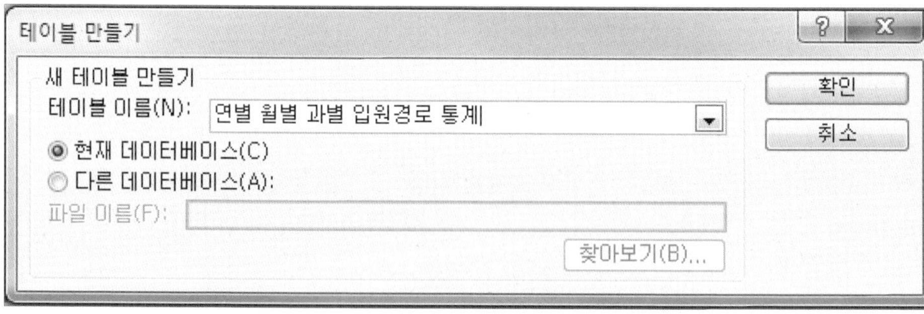

[그림 12-75]

2.2.5 연별, 월별, 과별 퇴원 후 방향 통계

○ [만들기]-[쿼리디자인]에서 '퇴원환자정보 테이블' 선택하고 필드에 '퇴원연도 : Year([퇴원일])', '퇴원월 : Month([퇴원일])'을 입력하고 퇴원진료과코드, 퇴원진료과명, 퇴원후방향, 입원일 필드를 선택하여 쿼리도구 디자인의 [요약]을 선택하고 입원일 묶는 방법의 [개수] 선택하고 쿼리를 실행한다.

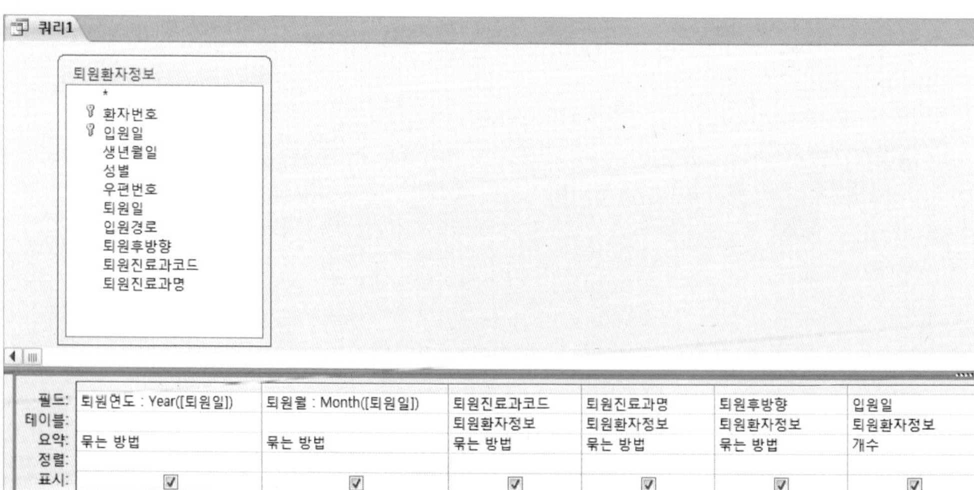

[그림 12-76]

○ 쿼리 결과를 '연별 월별, 과별 퇴원후방향 통계' 로 이름을 지정하고 새 테이블로 저장한다.

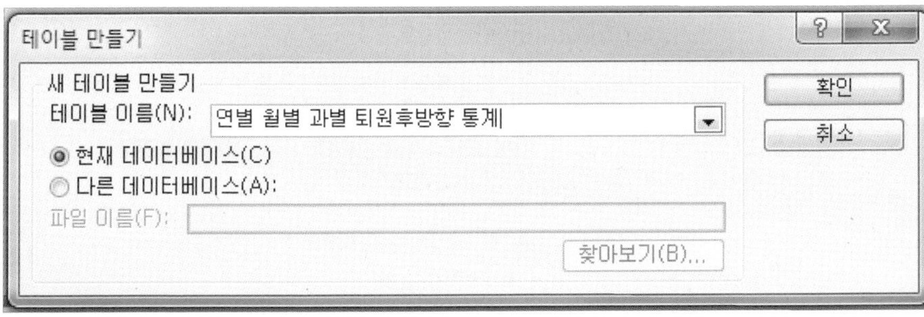

[그림 12-77]

2.2.6 연별, 월별, 과별 사망환자 수 및 사망률 통계

○ [만들기]-[쿼리 마법사]에서 '크로스탭 쿼리 마법사'를 실행한다.

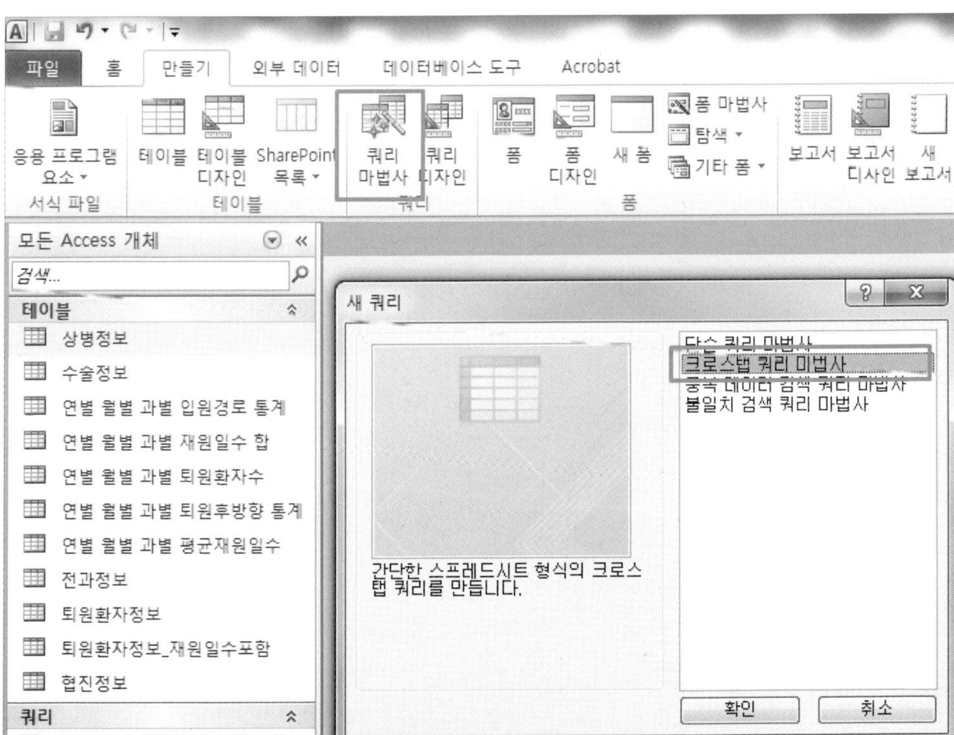

[그림 12-78]

○ 크로스탭 쿼리 마법사에서 '연별 월별, 과별 퇴원후방향 통계' 테이블을 선택한다.

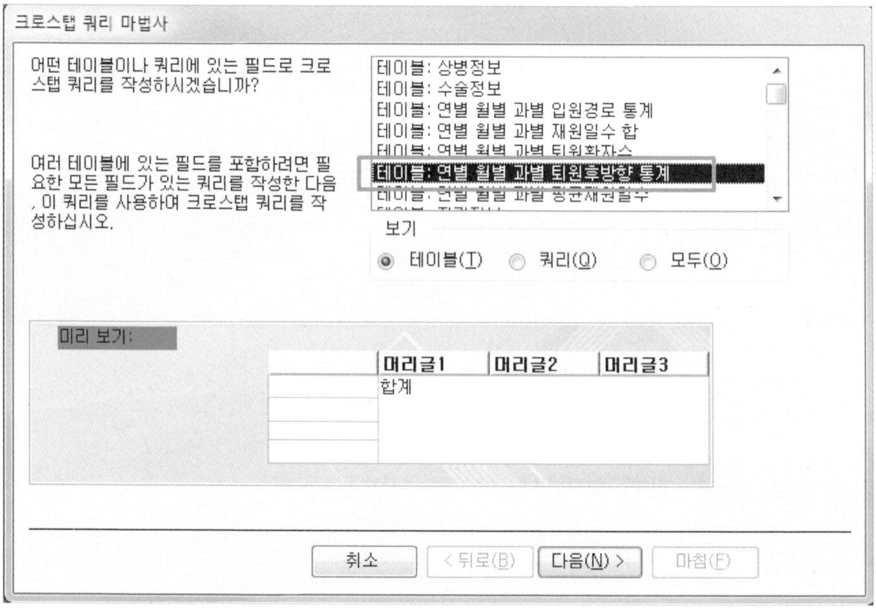

[그림 12-79]

○ 행 필드에 퇴원월, 퇴원진료과코드, 퇴원진료과명을 선택한다.

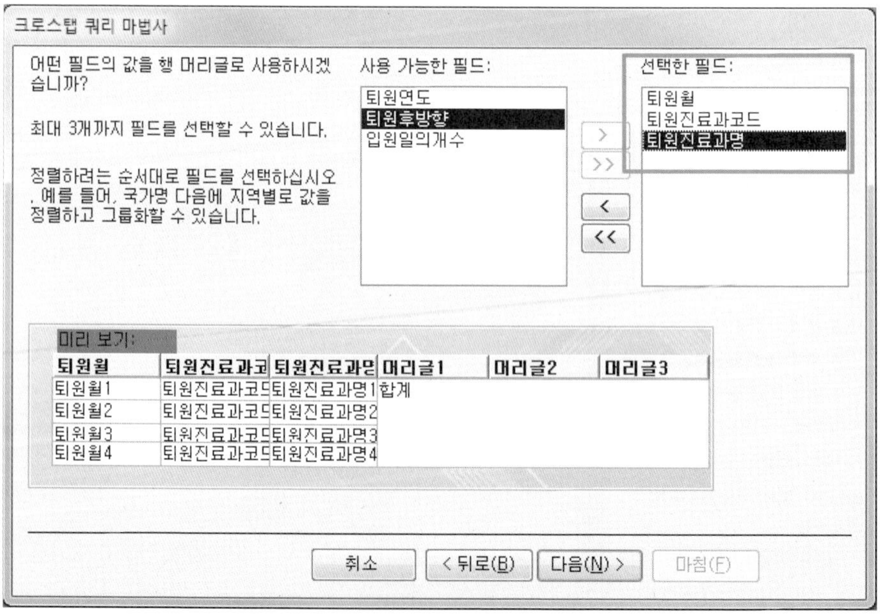

[그림 12-80]

○ 열 필드에 퇴원후방향을 선택한다.

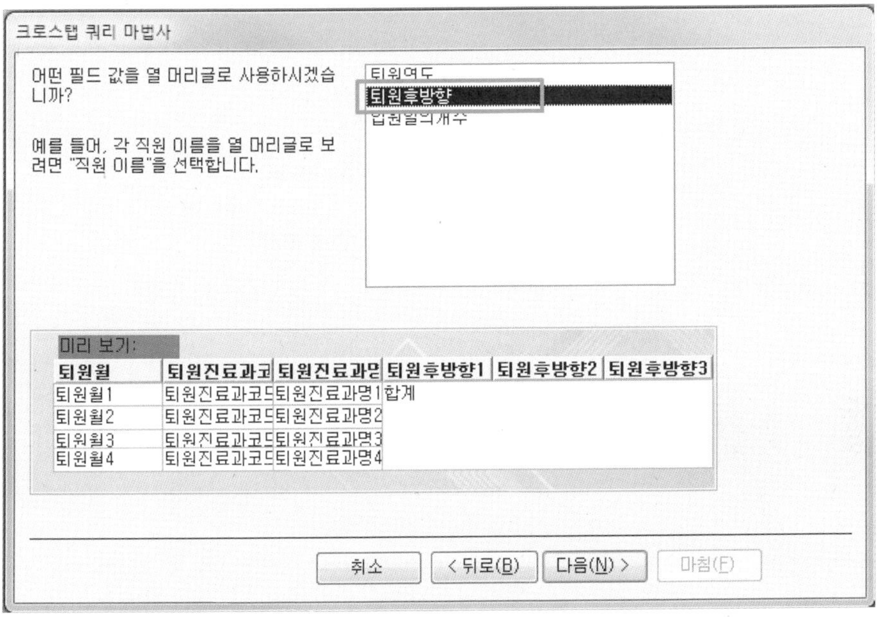

[그림 12-81]

○ 값 필드에는 입원일의개수, 총계를 선택한다.

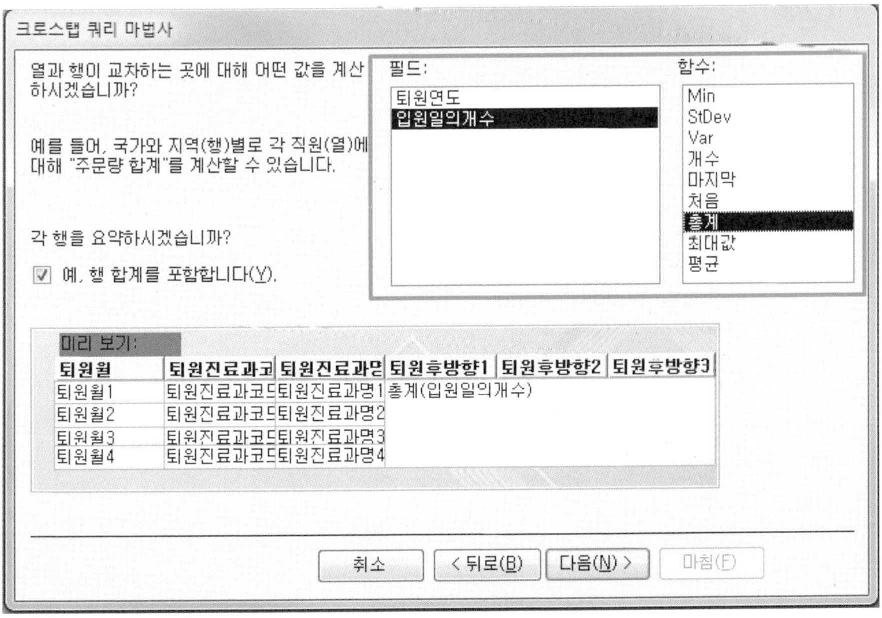

[그림 12-82]

○ 마침을 선택하고, 쿼리결과를 확인한다.

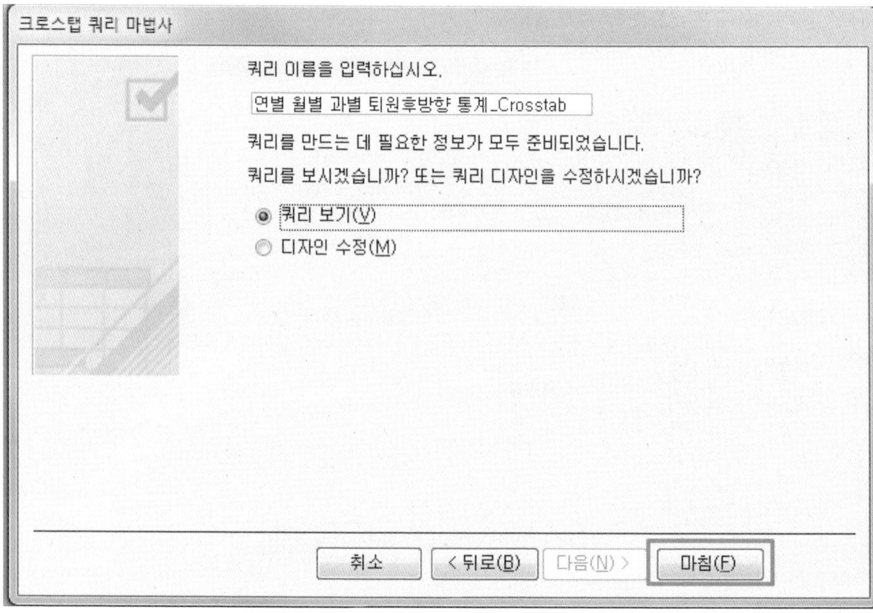

[그림 12-83]

연별 월별 과별 퇴원후방향 통계_Crosstab

퇴원월	퇴원진료과	퇴원진료과	합계 입원	귀가	사망퇴원	이송
1	D0101	소화기내과	28	28		
1	D0102	순환기내과	18	17		1
1	D0103	호흡기알레르	15	12	1	2
1	D0104	내분비대사내	2	2		
1	D0105	신장내과	5	4		1
1	D0106	혈액종양내과	34	27	6	1
1	D0107	감염내과	1	1		
1	D0108	류마티스내과	2	2		
1	D0200	신경과	12	12		
1	D0400	외과	35	35		
1	D0500	정형외과	21	21		
1	D0600	신경외과	23	20		3
1	D0700	흉부외과	9	8	1	
1	D0800	성형외과	8	8		
1	D0900	마취통증의학	2	2		
1	D1000	산부인과	26	25		1
1	D1100	소아청소년과	16	16		
1	D1200	안과	42	42		
1	D1300	이비인후과	23	23		

[그림 12-84]

크로스탭 쿼리 결과에서는 수식, 함수 등을 사용하는 것이 제한됨에 따라 쿼리를 이용하여 사망률을 산출한다.

○ [만들기]-[쿼리 디자인]에서 '연별, 월별, 과별 퇴원후방향 통계_Crosstab' 테이블을 선택한다.

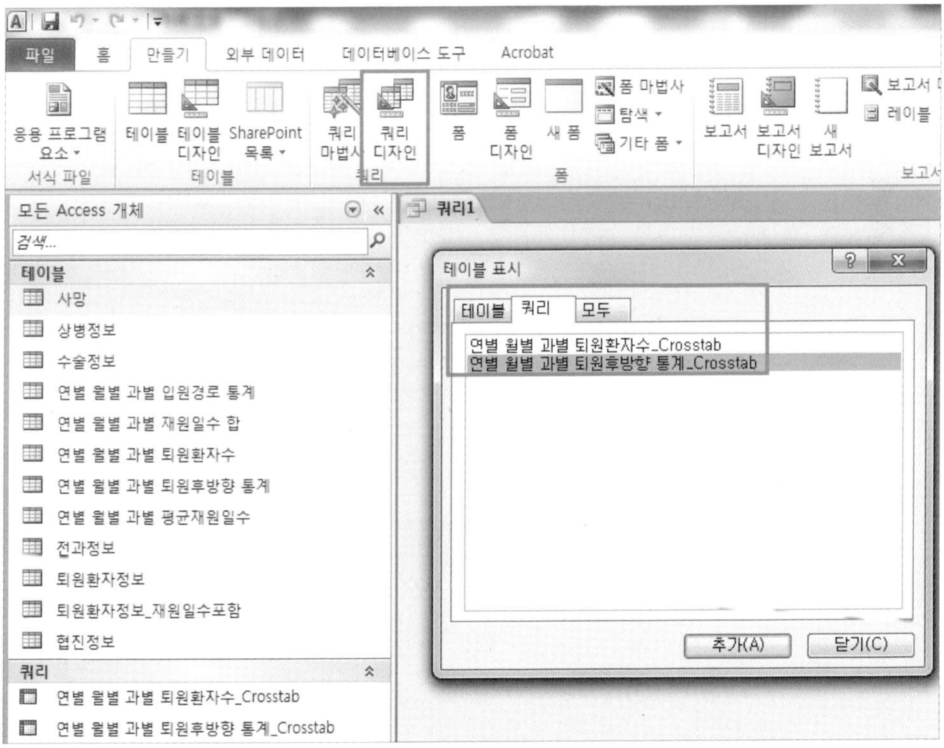

[그림 12-85]

○ 쿼리 필드에 다음과 같이 선택, 입력한다.

- 퇴원월, 퇴원진료과코드, 퇴원진료과명 선택
- 전체퇴원환자수 : 합계 입원일의개수 입력
- 사망퇴원 선택
- 사망률 : 사망퇴원/전체퇴원환자수 입력

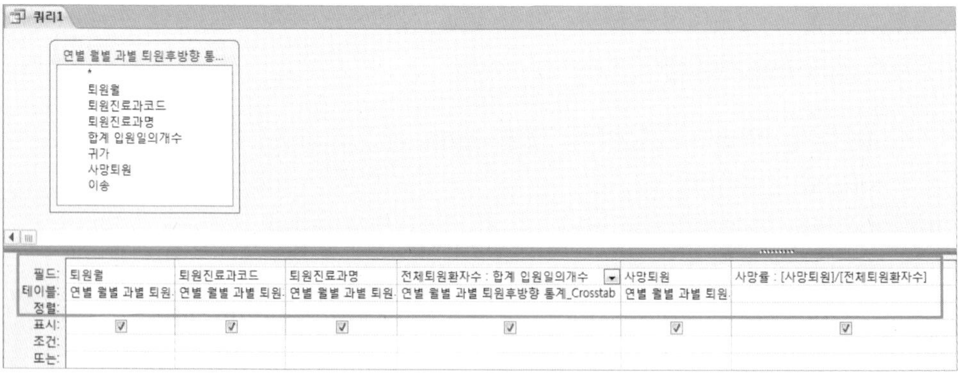

[그림 12-86]

○ 실행 후 쿼리 결과를 확인한다.

쿼리1

퇴원월	퇴원진료과	퇴원진료과	전체퇴원환자수	사망퇴원	사망률
1	D0101	소화기내과	28		
1	D0102	순환기내과	18		
1	D0103	호흡기알레르	15	1	6.66666666666667E-02
1	D0104	내분비대사내	2		
1	D0105	신장내과	5		
1	D0106	혈액종양내과	34	6	0.176470588235294
1	D0107	감염내과	1		
1	D0108	류마티스내과	2		
1	D0200	신경과	12		
1	D0400	외과	35		
1	D0500	정형외과	21		
1	D0600	신경외과	23		
1	D0700	흉부외과	9	1	0.111111111111111
1	D0800	성형외과	8		
1	D0900	마취통증의학	2		
1	D1000	산부인과	26		
1	D1100	소아청소년과	16		
1	D1200	안과	42		
1	D1300	이비인후과	23		
1	D1400	피부과	3		
1	D1500	비뇨기과	16		
1	D2100	재활의학과	7		
1	D2500	응급의학과	3		
1	F2100	구강악안면외	2		
1	W0302	건강증진센터	1		
2	D0101	소화기내과	19		
2	D0102	순환기내과	10		
2	D0103	호흡기알레르	13		
2	D0104	내분비대사내	1		
2	D0105	신장내과	7	1	0.142857142857143

[그림 12-87]

2.2.7 과별 주 진단 상병별 건수

○ 진료과별 주 진단의 건수를 보기 위해 [만들기]-[쿼리 디자인]을 선택한다.

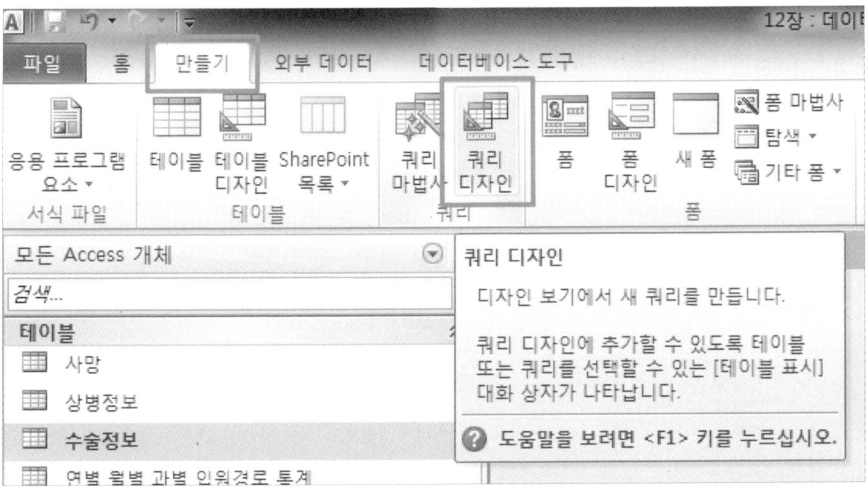

[그림 12-88]

○ 쿼리 디자인 화면에서 '퇴원환자정보', '상병정보' 테이블을 선택한다.
○ 관계 정의가 되어있어 조인이 자동으로 되어져 있는 것을 확인할 수 있다.
○ '되원환자정보' 테이블에서는 퇴원진료과코드, 퇴원진료과명 필드를 선택하고, 상병정보 필드에서는 상병일련번호, 상병코드, 상병명을 선택한다.

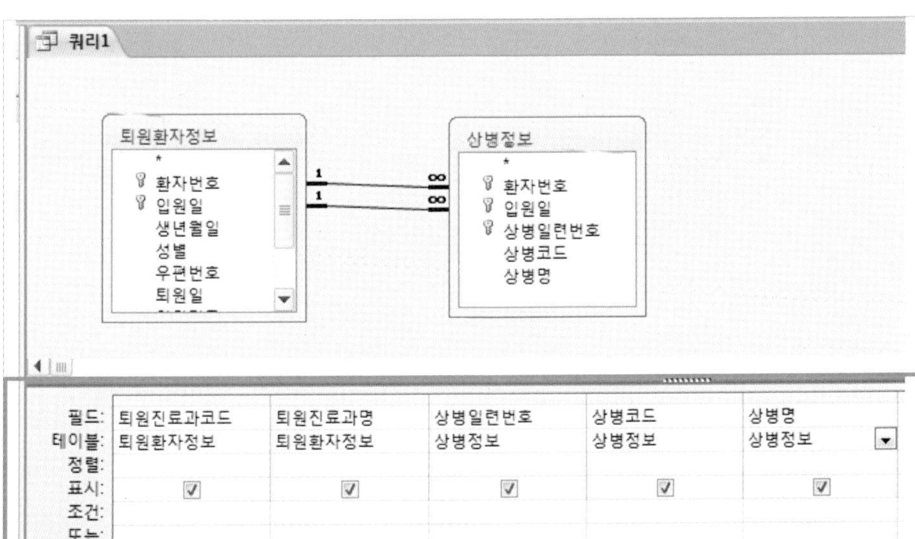

[그림 12-89]

○ '상병일련번호' 필드에 주 진단을 의미하는 '1'을 조건에 입력한다.
○ 디자인의 [요약]을 선택하여 상병명의 묶는방법을 '개수'로 선택한다.

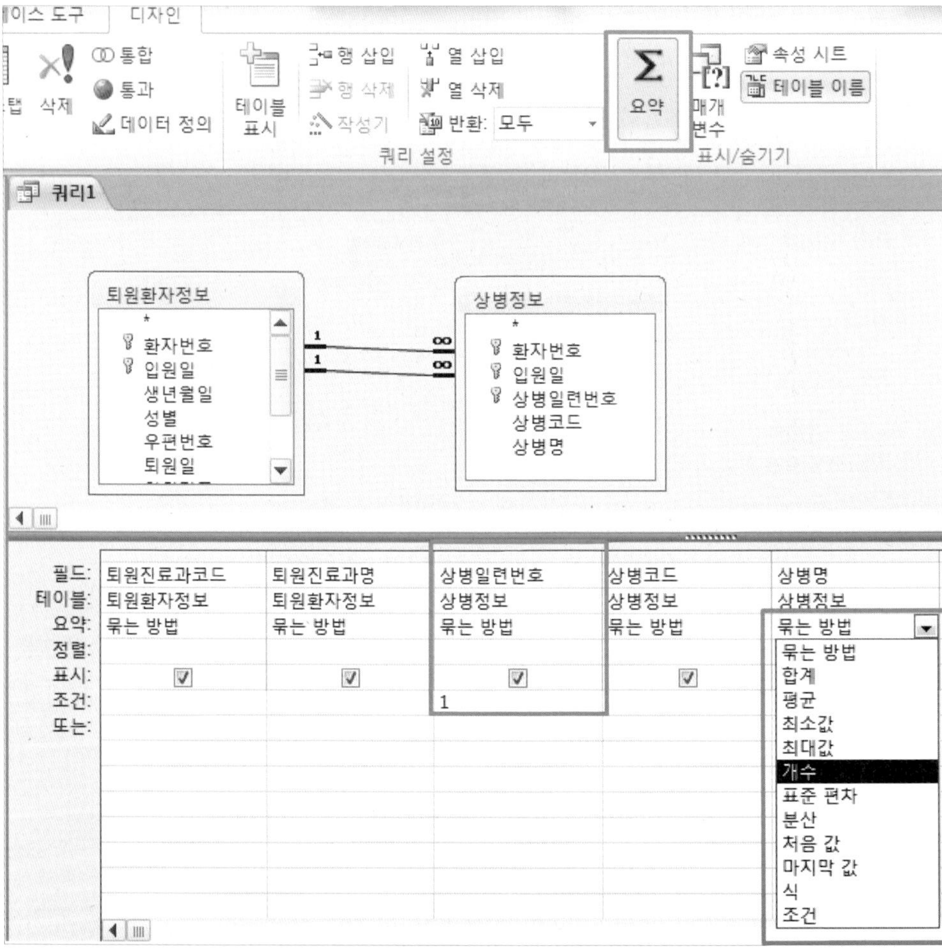

[그림 12-90]

○ [테이블 만들기]를 선택하여 '과별 주진단별 상병별 개수'로 테이블 이름을 입력하고 확인을 눌러 쿼리를 실행한다.

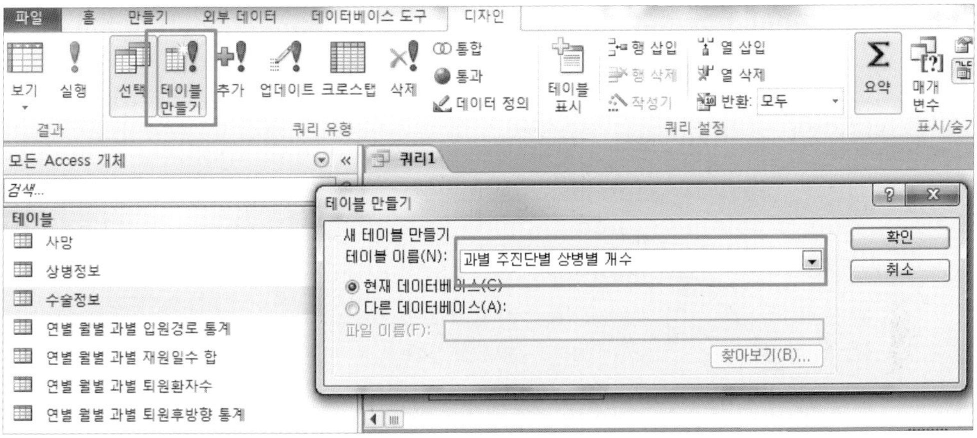

[그림 12-91]

○ 쿼리를 실행하면 다음과 같이 테이블이 만들어지는 것을 확인할 수 있다.

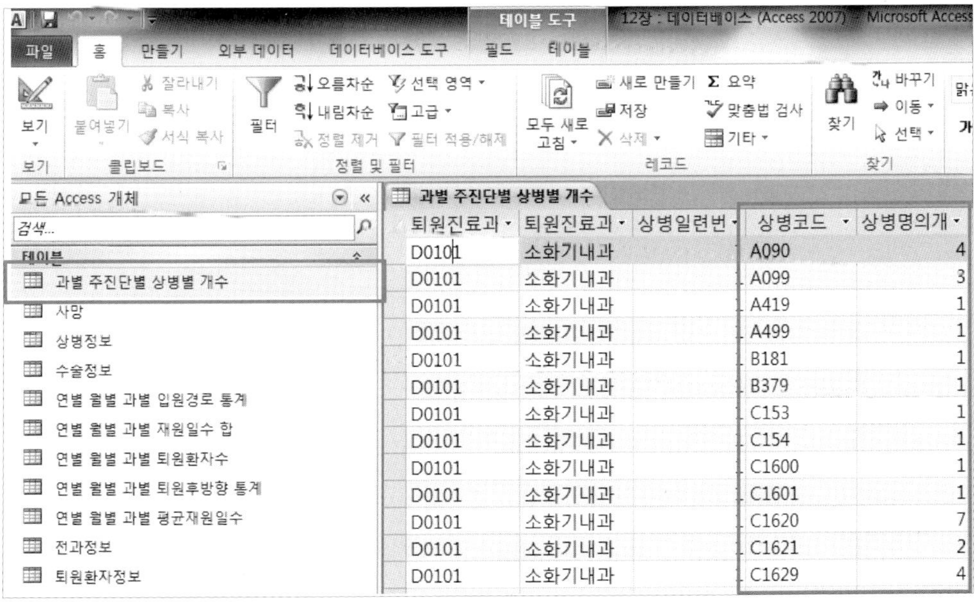

[그림 12-92]

2.2.8 과별 수술 건수

○ [만들기]-[쿼리 디자인]을 선택하고, '퇴원환자정보', '수술정보' 테이블을 추가한다.

○ '퇴원환자정보' 테이블에서는 퇴원진료과코드, 퇴원진료과명 필드를 선택하고, 수술정보 필드에서는 수술코드, 수술명을 선택한다.

○ 디자인의 [요약]을 눌러 수술명 필드의 묶는방법을 '개수'로 선택한다.

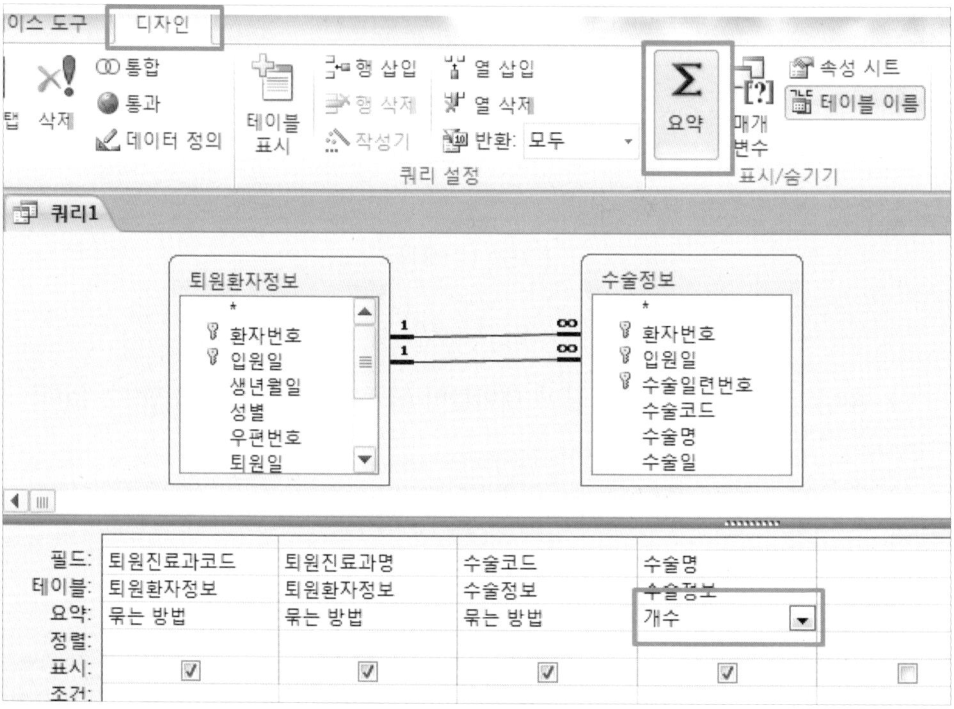

[그림 12-93]

○ [테이블만들기]를 선택하여 테이블 이름을 '과별 수술코드별 건수'로 입력하고 확인을 눌러 쿼리를 실행한다.

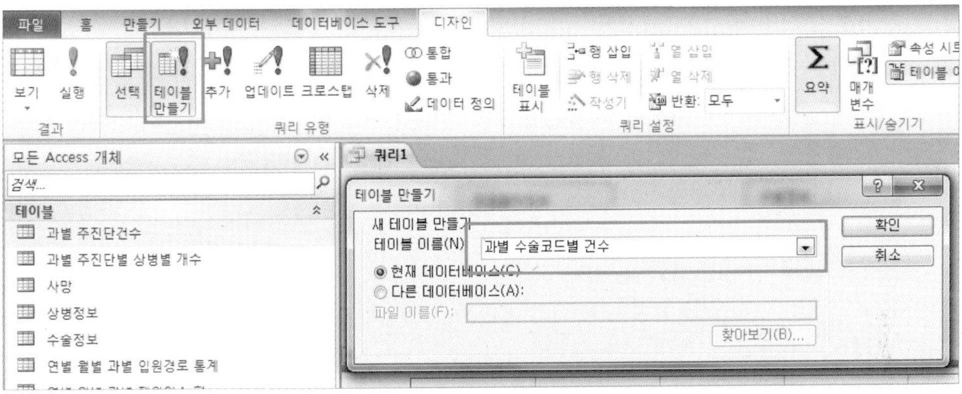

[그림 12-94]

○ 쿼리를 실행하면 [그림 12-95]과 같이 '과별 수술코드별 건수' 테이블이 만들어진 것을 알 수 있다.

과별 수술코드별 건수

퇴원진료과	퇴원진료과	수술코드	수술명의개
D0101	소화기내과	2184	1
D0101	소화기내과	3893	1
D0101	소화기내과	5123	1
D0101	소화기내과	5795	2
D0101	소화기내과	715	1
D0102	순환기내과	3610	1
D0102	순환기내과	3931	1
D0102	순환기내과	3979	1
D0102	순환기내과	5422	1
D0102	순환기내과	740	1
D0103	호흡기알레르	0309	1
D0103	호흡기알레르	0392	1
D0103	호흡기알레르	3229	1
D0103	호흡기알레르	3424	1
D0103	호흡기알레르	3712	1

레코드: 1/539 필터 없음 검색

[그림 12-95]

○ 다시 [쿼리디자인]을 실행하여 '퇴원진료과코드', '퇴원진료과명', '수술명의개수' 필드를 선택 후 디자인의 [요약]을 선택하여 '수술명의개수' 필드의 묶는 방법을 합계로 선택한다.

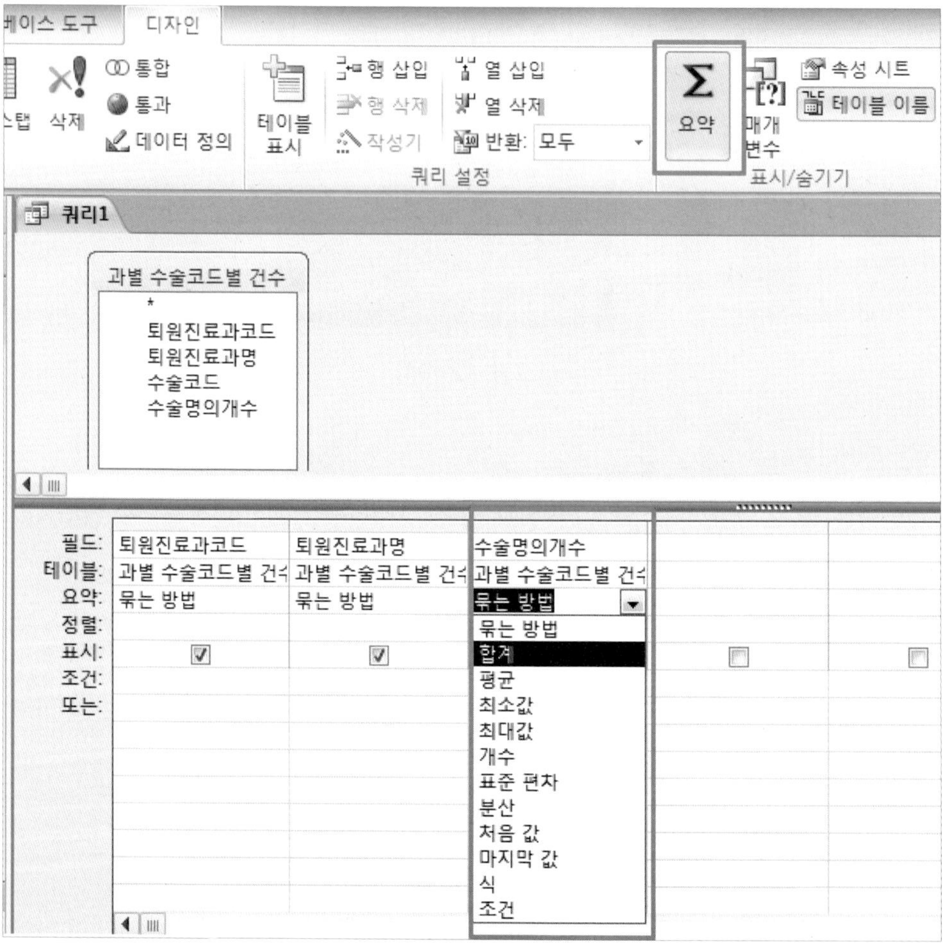

[그림 12-96]

○ [테이블 만들기]를 선택하여 테이블 이름을 '과별 수술 건수'로 입력하고 확인을 누른다.

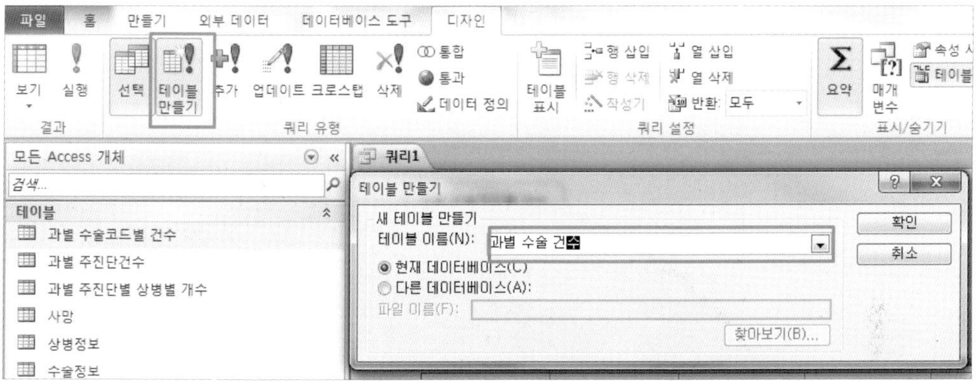

[그림 12-97]

○ 만들어진 '과별 수술 건수' 테이블의 [디자인 보기]에서 '수술명의개수의합계' 필드 이름을 '수술 건수'로 변경 후 테이블을 저장한다.

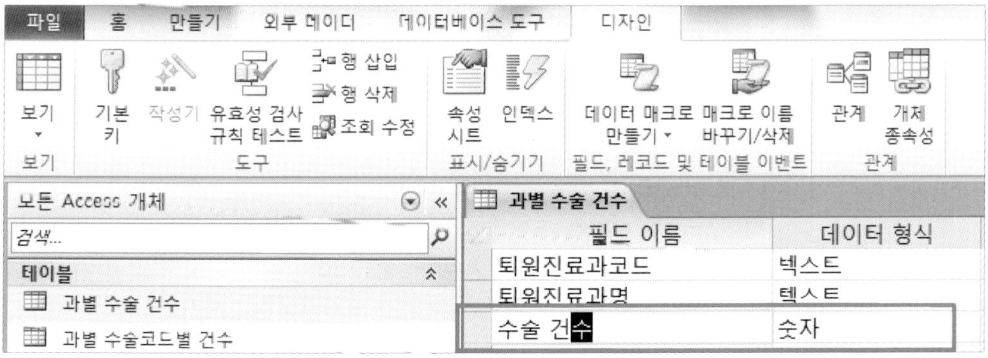

[그림 12-98]

○ 테이블을 저장하면 [그림 12-99]와 같이 진료과별로 수술 건수를 확인할 수가 있다.

과별 수술 건수

퇴원진료과	퇴원진료과	수술 건수
D0101	소화기내과	6
D0102	순환기내과	5
D0103	호흡기알레르	9
D0104	내분비대사내	4
D0105	신장내과	37
D0106	혈액종양내과	12
D0107	감염내과	2
D0200	신경과	3
D0400	외과	245
D0500	정형외과	246
D0600	신경외과	75
D0700	흉부외과	76
D0800	성형외과	70
D0900	마취통증의학	7
D1000	산부인과	189
D1100	소아청소년과	8
D1200	안과	400
D1300	이비인후과	348
D1400	피부과	4
D1500	비뇨기과	133
D2100	재활의학과	11
F2100	구강악안면외	32
W0500	장애인구강진	5

레코드: 24/24 필터 없음 검색

[그림 12-99]

2.2.9 과별 협진의뢰 및 시행 건수

○ [만들기]-[쿼리 디자인]을 선택하고, '퇴원환자정보', '협진정보' 테이블을 추가한다.

○ '퇴원환자정보' 테이블에서는 퇴원진료과코드, 퇴원진료과명 필드를 선택하고, 협진정보 필드에서는 수술코드, 수술명을 선택한다.

○ 디자인의 [요약]을 눌러 '의뢰과' 필드와 '회신과' 필드의 묶는방법을 '개수'로 선택한다.

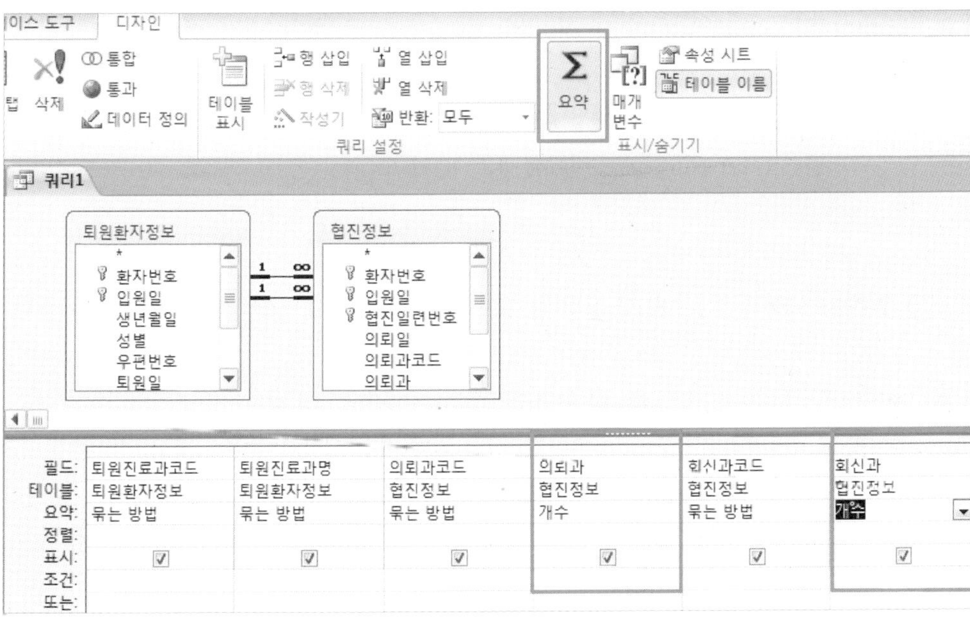

[그림 12-100]

○ [테이블만들기]를 선택하여 '진료과별 의뢰 및 회신 개수'로 테이블 이름을 입력하고 확인을 눌러 쿼리를 실행한다.

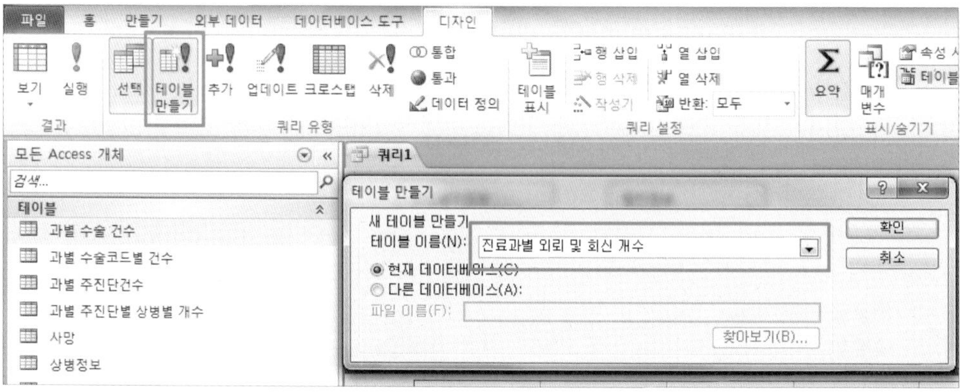

[그림 12-101]

○ 쿼리를 실행하면 [그림12-102]과 같이 테이블이 만들어진 것을 확인할 수 있다.

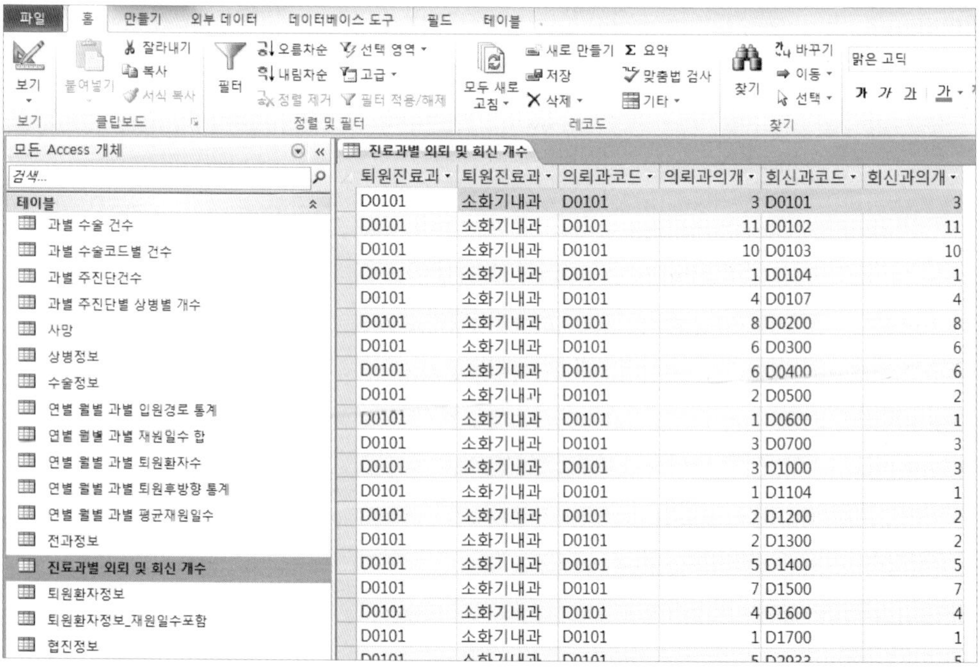

[그림 12-102]

○ [만들기]-[쿼리디자인]을 선택하여 '진료과별 의뢰 및 회신 개수' 테이블을 추가하고, '퇴원진료과코드', '퇴원진료과명', '의뢰과의개수', '회신과의개수' 필드를 선택하고, 디자인의 [요약]을 선택하여 '의뢰과의개수'와 '회신과의개수' 필드의 묶는 방법을 [합계]로 선택한다.

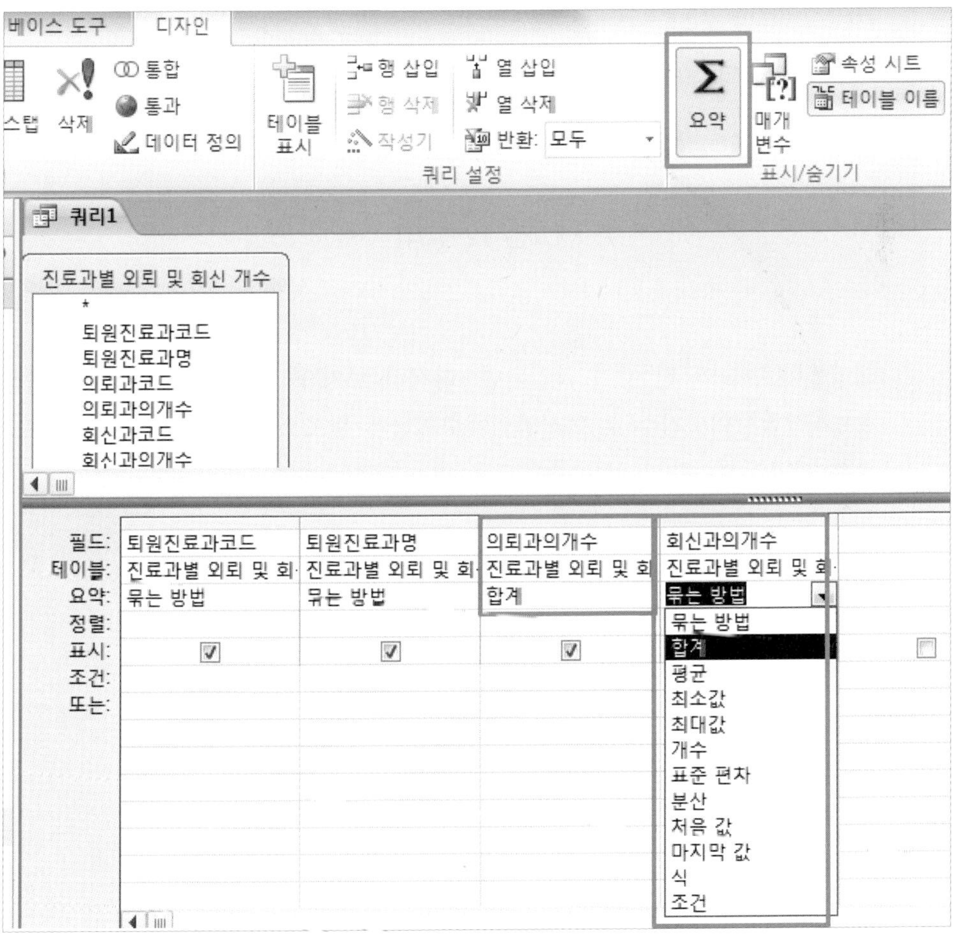

[그림 12-103]

○ [테이블만들기]를 선택하여 테이블이름을 '진료과별 의뢰 및 시행 건수'로 입력하고 확인을 눌러 쿼리를 실행한다.

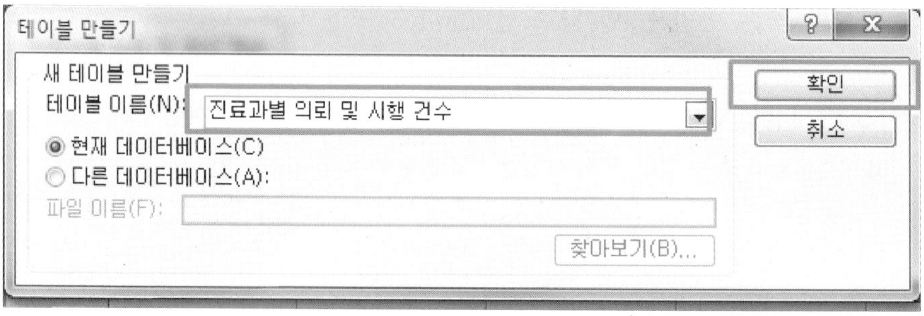

[그림 12-104]

○ 테이블이 만들어 진 것이 확인되면 '디자인 보기'를 눌러 의뢰과의개수의합계 필드는 '협진의뢰건수'로 회신과의개수의합계 필드는 '협진시행건수'로 필드이름을 변경하고 저장한다.

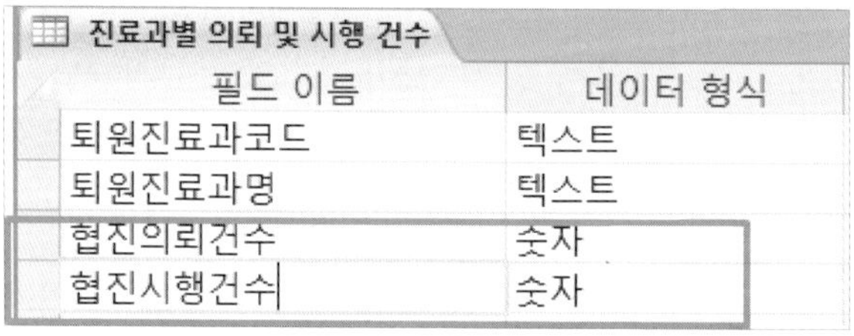

[그림 12-105]

○ 진료과별 의뢰 및 시행 건수의 테이블이 [그림 12-106]과 같이 만들어진다.

진료과별 의뢰 및 시행 건수

퇴원진료과	퇴원진료과	협진의뢰건수	협진시행건수
D0101	소화기내과	99	99
D0102	순환기내과	68	68
D0103	호흡기알레르	104	103
D0104	내분비대사내	22	22
D0105	신장내과	71	71
D0106	혈액종양내과	131	131
D0107	감염내과	21	21
D0108	류마티스내과	17	17
D0200	신경과	75	75
D0300	정신건강의학	12	12
D0400	외과	119	119
D0500	정형외과	98	98
D0600	신경외과	89	89
D0700	흉부외과	61	61
D0800	성형외과	22	22
D1000	산부인과	63	63
D1100	소아청소년과	66	66
D1200	안과	9	9
D1300	이비인후과	59	59
D1400	피부과	9	9
D1500	비뇨기과	13	13
D2100	재활의학과	32	32
D2200	가정의학과	2	2
D2500	응급의학과	14	14
F2100	구강악안면외	6	6

레코드: 26/26 필터 없음 검색

[그림 12-106]

찾아보기

INDEX

보건데이터베이스

2012년 3월 20일 초판발행
2012년 8월 20일 2판발행
2013년 8월 20일 3판발행
2016년 8월 30일 4판발행

지은이 / 최병관 · 황규연 · 서성현 · 감비싱 · 빅징선
박종호 · 박태현 · 임채혁 · 강성홍

펴낸이 / 이상태
펴낸곳 / 청구문화사
주 소 / 03706 서울특별시 서대문구 성산로11길 15
전 화 / 02) 332-0541(代) **팩스전송** / 02) 337-9577
등 록 / 1990년 11월 2일 제9-247호

가격 30,000원

ISBN 978-89-5616-713-8 93510